"十二五"职业教育国家规划立项教材

国家卫生和计划生育委员会"十二五"规划教材

全国中等卫生职业教育教材

供医学检验技术专业用

U0284952

微生物检验技术

主　编　崔艳丽

副主编　潘运珍　陈华民　田叶青

编　者（以姓氏笔画为序）

王钦玲（山东省莱阳卫生学校）　　　秦　艳（山西省长治卫生学校）

田叶青（辽宁省朝阳市卫生学校）　　高　莉（新疆伊宁卫生学校）

杨园园（运城护理职业学院）　　　　曹美香（黑龙江农垦职业学院）

吴剑美（贵阳护理职业学院）　　　　崔艳丽（山东省莱阳卫生学校）

陈华民（海南省卫生学校）　　　　　潘运珍（广东省连州卫生学校）

钟芝兰（广西玉林市卫生学校）　　　魏红云（吉林省通化市卫生学校）

姚伟妍（重庆市医药卫生学校）

人民卫生出版社

图书在版编目（CIP）数据

微生物检验技术 / 崔艳丽主编 . — 3 版 . — 北京：人民卫生出版社，2015

ISBN 978-7-117-21641-8

Ⅰ. ①微… Ⅱ. ①崔… Ⅲ. ①病原微生物 – 医学检验 – 医学院校 – 教材 Ⅳ. ①R446.5

中国版本图书馆 CIP 数据核字（2015）第 252761 号

| 人卫社官网 | www.pmph.com | 出版物查询，在线购书 |
| 人卫医学网 | www.ipmph.com | 医学考试辅导，医学数据库服务，医学教育资源，大众健康资讯 |

微生物检验技术
第 3 版

主　　编：崔艳丽
出版发行：人民卫生出版社（中继线 010-59780011）
地　　址：北京市朝阳区潘家园南里 19 号
邮　　编：100021
E - mail：pmph @ pmph.com
购书热线：010-59787592　010-59787584　010-65264830
印　　刷：中农印务有限公司
经　　销：新华书店
开　　本：787×1092　1/16　印张：23
字　　数：574 千字
版　　次：2002 年 7 月第 1 版　　2016 年 1 月第 3 版
　　　　　2023 年 1 月第 3 版第 11 次印刷（总第 25 次印刷）
标准书号：ISBN 978-7-117-21641-8/R·21642
定　　价：58.00 元
打击盗版举报电话：010-59787491　E-mail：WQ @ pmph.com
（凡属印装质量问题请与本社市场营销中心联系退换）

为全面贯彻党的十八大和十八届三中、四中、五中全会精神,依据《国务院关于加快发展现代职业教育的决定》要求,更好地服务于现代卫生职业教育快速发展的需要,适应卫生事业改革发展对医药卫生职业人才的需求,贯彻《医药卫生中长期人才发展规划(2011—2020 年)》《现代职业教育体系建设规划(2014—2020 年)》文件精神,人民卫生出版社在教育部、国家卫生和计划生育委员会的领导和支持下,按照教育部颁布的《中等职业学校专业教学标准(试行)》医药卫生类(第二辑)(简称《标准》),由全国卫生职业教育教学指导委员会(简称卫生行指委)直接指导,经过广泛的调研论证,成立了中等卫生职业教育各专业教育教材建设评审委员会,启动了全国中等卫生职业教育第三轮规划教材修订工作。

本轮规划教材修订的原则:①明确人才培养目标。按照《标准》要求,本轮规划教材坚持立德树人,培养职业素养与专业知识、专业技能并重,德智体美全面发展的技能型卫生专门人才。②强化教材体系建设。紧扣《标准》,各专业设置公共基础课(含公共选修课)、专业技能课(含专业核心课、专业方向课、专业选修课);同时,结合专业岗位与执业资格考试需要,充实完善课程与教材体系,使之更加符合现代职业教育体系发展的需要。在此基础上,组织制订了各专业课程教学大纲并附于教材中,方便教学参考。③贯彻现代职教理念。体现"以就业为导向,以能力为本位,以发展技能为核心"的职教理念。理论知识强调"必需、够用";突出技能培养,提倡"做中学、学中做"的理实一体化思想,在教材中编入实训(实验)指导。④重视传统融合创新。人民卫生出版社医药卫生规划教材经过长时间的实践与积累,其中的优良传统在本轮修订中得到了很好的传承。在广泛调研的基础上,再版教材与新编教材在整体上实现了高度融合与衔接。在教材编写中,产教融合、校企合作理念得到了充分贯彻。⑤突出行业规划特性。本轮修订紧紧依靠卫生行指委和各专业教育教材建设评审委员会,充分发挥行业机构与专家对教材的宏观规划与评审把关作用,体现了国家卫生计生委规划教材一贯的标准性、权威性、规范性。⑥提升服务教学能力。本轮教材修订,在主教材中设置了一系列服务教学的拓展模块;此外,教材立体化建设水平进一步提高,根据专业需要开发了配套教材、网络增值服务等,大量与课程相关的内容围绕教材形成便捷的在线数字化教学资源包,为教师提供教学素材支撑,为学生提供学习资源服务,教材的教学服务能力明显增强。

　　人民卫生出版社作为国家规划教材出版基地,有护理、助产、农村医学、药剂、制药技术、营养与保健、康复技术、眼视光与配镜、医学检验技术、医学影像技术、口腔修复工艺等 24 个专业的教材获选教育部中等职业教育专业技能课立项教材,相关专业教材根据《标准》颁布情况陆续修订出版。

医学检验技术专业编写说明

2010 年，教育部公布《中等职业学校专业目录(2010 年修订)》，将医学检验专业(0810)更名为医学检验技术专业(100700)，目的是面向医疗卫生机构，培养从事临床检验、卫生检验、采供血检验及病理技术等工作的、德智体美全面发展的高素质劳动者和技能型人才。人民卫生出版社积极落实教育部、国家卫生和计划生育委员会相关要求，推进《标准》实施，在卫生行指委指导下，进行了认真细致的调研论证工作，规划并启动了教材的编写工作。

本轮医学检验技术专业规划教材与《标准》课程结构对应，设置公共基础课(含公共选修课)、专业基础课、专业技能课(含专业核心课、专业方向课、专业选修课)教材。其中专业核心课教材根据《标准》要求设置共 8 种。

本轮教材编写力求贯彻以学生为中心、贴近岗位需求、服务教学的创新教材编写理念，教材中设置了"学习目标""病例／案例""知识链接""考点提示""本章小结""目标测试""实训／实验指导"等模块。"学习目标""考点提示""目标测试"相互呼应衔接，着力专业知识掌握，提高专业考试应试能力。尤其是"病例／案例""实训／实验指导"模块，通过真实案例激发学生的学习兴趣、探究兴趣和职业兴趣，满足了"真学、真做、掌握真本领""早临床、多临床、反复临床"的新时期卫生职业教育人才培养新要求。

本系列教材将于 2016 年 7 月前全部出版。

全国卫生职业教育教学指导委员会

总序号	适用专业	分序号	教材名称	版次
1	护理专业	1	解剖学基础 **	3
2		2	生理学基础 **	3
3		3	药物学基础 **	3
4		4	护理学基础 **	3
5		5	健康评估 **	2
6		6	内科护理 **	3
7		7	外科护理 **	3
8		8	妇产科护理 **	3
9		9	儿科护理 **	3
10		10	老年护理 **	3
11		11	老年保健	1
12		12	急救护理技术	3
13		13	重症监护技术	2
14		14	社区护理	3
15		15	健康教育	1
16	助产专业	1	解剖学基础 **	3
17		2	生理学基础 **	3
18		3	药物学基础 **	3
19		4	基础护理 **	3
20		5	健康评估 **	2
21		6	母婴护理 **	1
22		7	儿童护理 **	1
23		8	成人护理(上册)- 内外科护理 **	1
24		9	成人护理(下册)- 妇科护理 **	1
25		10	产科学基础 **	3
26		11	助产技术 **	1
27		12	母婴保健	3
28		13	遗传与优生	3

续表

总序号	适用专业	分序号	教材名称	版次
29	护理、助产专业共用	1	病理学基础	3
30		2	病原生物与免疫学基础	3
31		3	生物化学基础	3
32		4	心理与精神护理	3
33		5	护理技术综合实训	2
34		6	护理礼仪	3
35		7	人际沟通	3
36		8	中医护理	3
37		9	五官科护理	3
38		10	营养与膳食	3
39		11	护士人文修养	1
40		12	护理伦理	1
41		13	卫生法律法规	3
42		14	护理管理基础	1
43	农村医学专业	1	解剖学基础 **	1
44		2	生理学基础 **	1
45		3	药理学基础 **	1
46		4	诊断学基础 **	1
47		5	内科疾病防治 **	1
48		6	外科疾病防治 **	1
49		7	妇产科疾病防治 **	1
50		8	儿科疾病防治 **	1
51		9	公共卫生学基础 **	1
52		10	急救医学基础 **	1
53		11	康复医学基础 **	1
54		12	病原生物与免疫学基础	1
55		13	病理学基础	1
56		14	中医药学基础	1
57		15	针灸推拿技术	1
58		16	常用护理技术	1
59		17	农村常用医疗实践技能实训	1
60		18	精神病学基础	1
61		19	实用卫生法规	1
62		20	五官科疾病防治	1
63		21	医学心理学基础	1
64		22	生物化学基础	1
65		23	医学伦理学基础	1
66		24	传染病防治	1

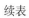

续表

总序号	适用专业	分序号	教材名称	版次
67	营养与保健专业	1	正常人体结构与功能 *	1
68		2	基础营养与食品安全 *	1
69		3	特殊人群营养 *	1
70		4	临床营养 *	1
71		5	公共营养 *	1
72		6	营养软件实用技术 *	1
73		7	中医食疗药膳 *	1
74		8	健康管理 *	1
75		9	营养配餐与设计 *	1
76	康复技术专业	1	解剖生理学基础 *	1
77		2	疾病学基础 *	1
78		3	临床医学概要 *	1
79		4	康复评定技术 *	2
80		5	物理因子治疗技术 *	1
81		6	运动疗法 *	1
82		7	作业疗法 *	1
83		8	言语疗法 *	1
84		9	中国传统康复疗法 *	1
85		10	常见疾病康复 *	2
86	眼视光与配镜专业	1	验光技术 *	1
87		2	定配技术 *	1
88		3	眼镜门店营销实务 *	1
89		4	眼视光基础 *	1
90		5	眼镜质检与调校技术 *	1
91		6	接触镜验配技术 *	1
92		7	眼病概要	1
93		8	人际沟通技巧	1
94	医学检验技术专业	1	无机化学基础 *	3
95		2	有机化学基础 *	3
96		3	分析化学基础 *	3
97		4	临床疾病概要 *	3
98		5	寄生虫检验技术 *	3
99		6	免疫学检验技术 *	3
100		7	微生物检验技术 *	3
101		8	检验仪器使用与维修 *	1
102	医学影像技术专业	1	解剖学基础 *	1
103		2	生理学基础 *	1
104		3	病理学基础 *	1

续表

总序号	适用专业	分序号	教材名称	版次
105		4	医用电子技术 *	3
106		5	医学影像设备 *	3
107		6	医学影像技术 *	3
108		7	医学影像诊断基础 *	3
109		8	超声技术与诊断基础 *	3
110		9	X 线物理与防护 *	3
111	口腔修复工艺专业	1	口腔解剖与牙雕刻技术 *	2
112		2	口腔生理学基础 *	3
113		3	口腔组织及病理学基础 *	2
114		4	口腔疾病概要 *	3
115		5	口腔工艺材料应用 *	3
116		6	口腔工艺设备使用与养护 *	2
117		7	口腔医学美学基础 *	3
118		8	口腔固定修复工艺技术 *	3
119		9	可摘义齿修复工艺技术 *	3
120		10	口腔正畸工艺技术 *	3
121	药剂、制药技术专业	1	基础化学 **	1
122		2	微生物基础 **	1
123		3	实用医学基础 **	1
124		4	药事法规 **	1
125		5	药物分析技术 **	1
126		6	药物制剂技术 **	1
127		7	药物化学 **	1
128		8	会计基础	1
129		9	临床医学概要	1
130		10	人体解剖生理学基础	1
131		11	天然药物学基础	1
132		12	天然药物化学基础	1
133		13	药品储存与养护技术	1
134		14	中医药基础	1
135		15	药店零售与服务技术	1
136		16	医药市场营销技术	1
137		17	药品调剂技术	1
138		18	医院药学概要	1
139		19	医药商品基础	1
140		20	药理学	1

** 为"十二五"职业教育国家规划教材
* 为"十二五"职业教育国家规划立项教材

前　言

　　《微生物检验技术》是中等卫生职业教育医学检验技术专业的一门专业核心课程,主要是适用于从事临床微生物检验工作的高素质、实用型医学检验专业人才的培养。同时本教材也对病理检验专业和卫生检验专业方向的人才培养具有一定的指导意义。

　　本教材根据全国中等卫生职业教育专业核心课程"十二五"规划教材的教学标准要求,结合中职学生的学习特点和临床微生物检验的工作任务和岗位能力需求,在充分讨论分析了第二版教材的基础上,对教材内容进行了调整优化及更新,体现了专业知识的条理性、系统性、逻辑性和专业技能的实用性,强调理论实践一体化,突出"做中学、学中做"的职业教育特点,贴近执业资格的考试要求,达到了中职教育医学检验人才的培养目标。

　　本教材内容分为两大部分:第一部分为微生物检验基本理论知识;第二部分为微生物检验实践技能训练。其中第一部分包括六篇:第一篇为微生物检验概论,通过学习使学生了解微生物的类型及微生物检验的起源与发展;第二篇为细菌检验,通过学习使学生掌握细菌检验的基本知识及各种病原菌的生物学特性和检验方法;第三篇为真菌检验,通过学习使学生掌握真菌检验的基本知识及各种病原性真菌的生物学特性和检验方法;第四篇为病毒检验,通过学习使学生掌握病毒检验的基本知识及各种常见病毒的生物学特性和检验方法;第五篇为临床微生物检验,通过学习使学生掌握临床上常见标本的微生物检验方法及报告方式,增强学生对所学知识的临床应用能力;第六篇为卫生微生物检验,通过学习使学生了解卫生微生物检验的基本项目及检验方法,为在卫生检验专业方向的岗位就业打下一定的基础。第二部分的实践技能训练,通过实践技能的训练使学生具备微生物检验的基本能力和综合能力。

　　本教材的特点主要有:①基本理论知识的内容是按照微生物的类型进行编排的,体现了知识的系统性,而每一类微生物的又按照其特性、临床意义、检验鉴定的顺序来编写,体现了知识的逻辑性。②实践技能训练中每个实训项目的编排都是按照微生物检验的临床实际工作过程来设计,实现了专业技能训练与临床实际应用相衔接。③本教材大多数章节设有案例模块,体现了任务引领的教学思路。在每一章节中还设有与执业资格考试相对接的考点提示和测试题,为今后的执业资格考试打下一定的基础。④在本书的最后设有三个附录,既能拓宽学生的知识面,也能为老师提供方便的教学素材。

　　在本教材的编写过程中,各位编者付出了辛苦的努力,也得到了同仁们和人民卫生出版社的大力支持,在此一并致以衷心的感谢!

　　由于本人的经验不足和水平有限,加之编写时间紧迫,书中定有不当之处,期望同仁们在教学实践中提出宝贵建议。

崔艳丽

2015 年 12 月

目 录

第一篇 微生物检验概论

第二篇 细 菌 检 验

第三篇　真　菌　检　验

第四篇　病　毒　检　验

第五篇　临床微生物检验

第六篇　卫生微生物检验

第一篇　微生物检验概论

第一章　微生物及微生物学检验

 学习目标

1. 掌握：微生物的概念、特点。
2. 熟悉：微生物的三大类型的特点及种类；微生物与人类的关系。
3. 了解：细菌的基本分类单位和命名方法；微生物检验的基本任务。

第一节　微　生　物

一、微生物的概念和特点

(一) 微生物的概念

微生物是一群体形微小、结构简单、肉眼不能直接看到、必须借助于光学显微镜或电子显微镜才能观察到的微小生物。

(二) 特点

微生物除了生物所共有的生命特征外，还具有其本身的特点和独特的生物多样性：

1. 个体微小，结构简单　微生物多为单细胞或个体结构较为简单的多细胞，甚至无细胞结构，仅有 DNA 或 RNA，但却承担了生命活动的全部功能。微生物的个体极其微小，通常用 μm（如细菌）或 nm（如病毒）作为测量单位。比如 1000 个葡萄球菌连接起来仅有 1mm 左右长，一滴腐败的牛奶中可含有 50 亿个以上细菌。

2. 繁殖迅速，代谢旺盛　微生物繁殖方式简单，绝大多数为无性繁殖，其繁殖速度非常快，如细菌一般 20~30 分钟可繁殖一代，经 48 小时，可产生 2.2×10^{43} 个后代，故由微生物引起的某些疾病在短时间内会造成严重的感染。然而，由于受各种条件的限制（如营养物质的消耗，代谢废物的积累等），细菌指数分裂只能维持几小时，不可能无限制地成倍繁殖，一般仅能达到每毫升 1 亿 ~10 亿个，最多达到 100 亿个。

微生物的代谢速率是其他任何生物所不及的，如大肠埃希菌在适宜的条件下，每小时可消耗相当于自身重量的 2000 倍的糖，而人体则需要 40 年之久。因此在培养保存微生物时，要定时转种,补充营养,以维持微生物的生长。微生物代谢的中间产物更是多种多样,均可用于生产各种各样的工业产品如酸、生物碱、醇、糖类、脂类、蛋白质、氨基酸、维生素、抗生素等,不同的产物也可用于鉴定微生物的种类。

3. 适应性强,容易变异 微生物对环境条件尤其是"极端环境"具有强大的适应能力,这是高等动物所无法比拟的。为适应不同的生存环境,微生物具有极强的抗热性、抗寒性、抗盐性、抗酸性、抗碱性、抗渗透压性、抗干燥性、抗缺氧、抗辐射和抗毒物等能力。

微生物很容易发生变异,而且在短时间内出现大量的变异后代。如常见的耐药性变异,给临床药物治疗带来困难;利用变异降低其毒力可制备疫苗。微生物的适应强易变异的特点也是引起其种类繁多的原因之一。

4. 种类繁多,分布广泛 在自然界中微生物资源极为丰富,约占地球生物总重量60%,其种类非常多,目前已经知道的有10万种以上,在江河、湖泊、海洋、土壤、空气、矿层及人类、动植物体表和与外界相通的腔道都有种类不同、数量不等的微生物的存在。

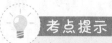

考点提示

微生物的概念与特点

二、微生物的种类与命名

(一) 微生物类型

微生物的种类繁多,按其结构和组成可分为三大类型:

1. 非细胞型微生物 这类微生物无细胞结构,仅有核酸组成的核心和蛋白质组成的衣壳,有的甚至只有一种核酸而没有蛋白质或仅有蛋白质而没有核酸,是结构最简单和最小的微生物,由此决定了它们必须寄生于活的易感细胞内生长繁殖,此类微生物有病毒。

2. 原核细胞型微生物 这类微生物是单细胞,细胞核分化程度低,无核膜、核仁,染色体仅为裸露的 DNA 分子,胞浆中缺乏完整的细胞器,此类微生物有细菌、放线菌、支原体、衣原体、立克次体和螺旋体。

3. 真核细胞型微生物 这类微生物细胞核分化程度高,有核膜、核仁和染色体,胞浆内有完整的细胞器,此类微生物有真菌。

考点提示

微生物的种类

(二) 微生物分类

细菌的分类系统有多种,伯杰分类系统是目前国际上普遍采用的分类系统。该分类系统于 1923 年问世,几经修订到 1984 年时,因其内容中既包括细菌的鉴定,又包括了详细的细菌分类资料,故将其由《伯杰鉴定细菌学手册》改为《伯杰系统细菌学手册》。

微生物的分类等级与其他生物相同,也分为界、门、纲、目、科、属、种。临床微生物检验中常用的分类单位是科、属、种,在科、属间可添加族,在属、种间可添加亚属。种是细菌的基本分类单位,种下还可分亚种、变种及型。同一种细菌来源不同,可成为该菌的不同菌株,具有该菌典型特征的菌株称为标准菌株,细菌的分类、鉴定、命名都以标准菌株为依据。

(三) 微生物命名

国际上多采用拉丁文双命名法。一个细菌的名称由两个拉丁字组成,前一字是属名,首字母大写;后一字为种名,首字母小写。中文的命名次序与拉丁文相反,如 *Staphylococcus aureus*,中文为金黄色葡萄球菌。拉丁文命名中,属名也可不将全文写出,只用第一个字母代表,则为 *S.aureus*。

三、微生物与人类的关系

微生物 35 亿年前就已出现在地球上,人类出现在地球上则只有几百万年的历史。人类与微生物"相识"甚晚,只有短短的几百年。从远古时期起人类就和微生物相依相存,绝大多数微生物对人类和动、植物的生存是有益而必需的,并用于人类生活和生产实践,但人类又不断遭遇微生物所引起的各种疾病,因此,微生物对人类来讲既有有利的作用也有有害的一面。

1. 微生物在物质循环中的作用 微生物参与自然界中的物质循环,如土壤中的微生物能将死亡动物和植物的蛋白质转化为含氮的无机化合物,供植物生长需要,而植物又为人类和动物所利用,可以这样说没有微生物,植物就不能新陈代谢,而人类和动物也将无法生存。

2. 微生物在生产实践中的应用 在农业方面,人类广泛利用一些微生物制备微生物饲料、微生物农药等,开辟了以菌造肥、以菌防病等农业增产新途径。在工业方面,微生物在食品、皮革、化工等领域的应用越来越广泛,尤其是在医药工业方面,几乎所有的抗生素都是微生物的代谢产物,另外还可利用微生物来制造一些维生素、辅酶、细胞因子、ATP 和疫苗等药物。

3. 微生物对人体的作用 绝大多数微生物对人、动物和植物是有益的,有些是必需的。在人和动物的体表和腔道中有许多微生物,这些微生物正常情况下对人体是无害的,称正常菌群,可以帮助我们消化食物和提供人类必需的营养物质(如维生素 B2、维生素 B12、维生素 K 等多种维生素和氨基酸)。这些共生菌还具有拮抗外来致病微生物的侵袭和定居的作用。但有些微生物能引起人类或动、植物的病害,这些具有致病性的微生物称为病原微生物。有些微生物在正常情况下不致病,而在特定条件下如微生物寄生部位改变、大量使用抗生素引起菌群失调或使用免疫抑制剂导致机体抵抗力下降时可引起疾病,称为条件致病性微生物。

4. 微生物的污染 正是由于微生物无处不在,可使药物、食品、生活用品被污染而导致其变质,甚至引起人体中毒、染病、致癌或死亡。我们生活的空间、工作场所都有微生物,可引起环境的污染,导致实验室、医院、水源、药品、食品等污染,从而引发实验室生物安全事故、医院交叉感染、药品和食品霉变等,因此,我们应根据工作要求,建立无菌环境(如超净工作台、生物安全柜等),进行无菌操作,杜绝微生物污染带来的危害。

第二节　微生物学检验

一、微生物学检验的概念

微生物学检验是医学微生物学、免疫学、临床医学和微生物学技术密切结合的一门学科,是医学检验的一门专业核心课程。

微生物学检验主要研究快速、准确地诊断感染性疾病的病原体的策略和方法,是应用医学微生物学的基础理论,及时、准确地对临床标本作出病原学诊断和抗菌药物敏感性报告,为临床感染性疾病的诊断、治疗和预防提供科学依据。

二、微生物学检验的发展

早在远古时代,人类就已利用微生物为自身服务,五、六千年前我国夏禹时代已有酿酒的记载,明隆庆年间已广泛使用人痘接种预防天花。但直到 17 世纪,荷兰人列文虎克发明了显微镜(图 1-1),人类才第一次观察到了微生物,认识了这一"自然界的秘密",才标志着微生物学实验研究阶段的开始。随后,许多研究者凭借显微镜对微生物类群进行了广泛的观察和研究,充实和扩大了人类对微生物类群认识的视野。

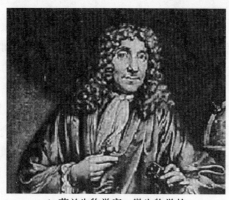
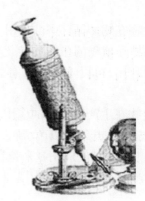

A. 荷兰生物学家,微生物学的
开山祖——列文虎克

B. 列文虎克自制的显微镜

图 1-1 列文虎克与他的显微镜

19 世纪 60 年代法国科学家"微生物学之父"巴斯德(图 1-2)对微生物生理学的研究为现代微生物学奠定了基础。他论证了酒和醋的酿造以及酒变酸、一些物质的腐败都是由一定种类的微生物引起的发酵过程,并不是发酵或腐败产生微生物;通过他的著名"曲颈瓶"试验否认了生命起源的"自然发生说",并创立了防止酒变质的加热灭菌法,后被称为巴氏消毒法,这一方法使得新生产的葡萄酒和啤酒长期保存。

德国学者郭霍用固体培养基从环境和患者标本中分离出细菌的纯培养,并创立了染色方法和实验性动物感染方法,为发现各种病原体提供了实验手段,他还提出了著名的郭霍原则:①在同样的疾病中可发现同一种病原菌。②这种病原菌可在体外获得纯培养。③将纯培养接种易感动物可发生相同疾病。④从人工感染的实验动物体内可重新分离到该菌的纯培

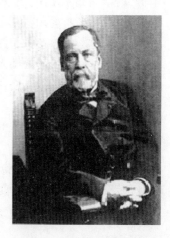

图 1-2 微生物学的奠基人——法国科学家巴斯德

养。在这法则的指导下,人们相继分离出了许多细菌性疾病的病原体。20 世纪电子显微镜的问世,又使人类发现了更加微小的另一类微生物—病毒,应用电子显微镜、组织培养、超速离心等新技术,病毒学的实验研究也蓬勃地发展起来。而免疫学的兴起,又为人们提供了从抗原抗体角度对微生物进行检验的另一类方法。

1860 年,英国外科医生李斯特应用药物杀菌,并创立了无菌的外科手术操作方法。1897 年德国学者毕希纳发现了酵母菌酒精发酵的酶促过程,将微生物生命活动与酶化学结合起来。从 20 世纪 30 年代起,人们利用微生物发酵进行乙醇、丙酮、氨基酸、酶制剂和维生

素等的工业化生产。1929年,弗莱明发现青霉菌能抑制葡萄球菌的生长,并发现了青霉素。1949年,瓦克斯曼在他多年研究土壤微生物所积累资料的基础上,发现了链霉素。此后陆续发现的新抗生素越来越多。

随着近年来科学技术的不断发展,微生物检验技术有了很大的变化。细菌的分类鉴定更侧重于用基因的检测,利用分子生物学方法,通过核酸的扩增将微生物的检测水平提高到pg甚至fg水平。系列的商品试剂盒和自动化仪器的使用,使微生物常规检验的速度有了很大的提高。微生物检验技术正不断向着更准确、更微量、更迅速的方向发展。

三、微生物学检验的任务及要求

1. 微生物学检验的任务 微生物检验的基本任务是:①诊断病原微生物。探讨各种病原微生物的鉴定程序,选择诊断病原体的最佳检验方法,为临床提供快速、准确的病原学诊断。②研究标本采集措施。标本质量是微生物检验结果准确的前提。研究标本的采集、运送、保存和处理等方法,以提高病原微生物的检出率。③筛选抗菌药物。执行国际标准操作程序和方法,进行抗微生物药物敏感性检测,为临床合理用药提供依据。④监控院内感染。研究医院感染的特点、实验室检测和控制措施,对医院感染进行监控。⑤评价检验方法。评价分析实验方法及临床意义,优化组合检验手段,提高诊断特异性,降低检验成本。⑥研究病原微生物流行特征。研究感染性疾病的病原体特征,了解病原体的变迁规律、耐药性和新种的出现等,了解其流行病学特征,制定防预病原体感染流行的措施。⑦进行卫生微生物学检验。对医院环境、医疗器械、医护人员等进行卫生微生物检验,院内消毒、灭菌的质量监测,以达到卫生学要求。

2. 微生物学检验的要求 ①确保临床标本可靠。要保证检验结果的正确,结合临床表现,正确采集适当部位的合理标本,是病原体诊断的第一步。同时,了解送检标本的临床背景和抗生素等药物的使用情况,可作为选择检验程序、方法和药敏试验的参考。②全面了解机体正常菌群。正确区分人体的正常菌群、条件致病菌,以评价检验结果的临床意义。③微生物定性、定量和定位分析。微生物检验结果,首先应定性和初步定量估计,判断是致病菌还是条件致病菌。如果分离出致病菌,不论其数量多少均有意义,数量多则显性感染的可能性大,数量少,则可能是带菌者。如果无致病菌,此培养结果有无意义应参考微生物数量判断是正常分布还是条件致病。无正常菌群分布的标本(如血液)培养出微生物,无论数量多少,在排除污染的情况下均有临床意义。④保证检验质量。严格执行检验前、中、后各环节(包括人员操作、试剂、设备、检验流程等)的质量控制,确保结果可靠并提供快速准确的信息。⑤主动与临床沟通。加强与临床联系,了解患者临床信息,以选择合理的检验程序和方法,帮助正确判断分析检验结果。同时,要求检验人员密切参与临床活动,如指导临床医护人员合理采集标本,参与患者临床抗感染治疗方案的制订,重症感染会诊和病例讨论,提供专业咨询,促进检验与临床的有机融合。

(潘运珍)

本章小结

微生物是一群体形微小、结构简单、代谢旺盛、繁殖迅速、种类繁多、分布广泛的须借助于显微镜才能观察到的微小生物。按其结构和组成分为非细胞型微生物,主要包括病毒;原核细胞型微生物,主要包括细菌、支原体、衣原体、立克次体、螺旋体和放线菌;真核细胞型微生物,主要包括真菌。微生物的分类等级与其他生物相同,临床微生物检验中常用的分类单位是科、属、种,种是细菌的基本分类单位,细菌的命名国际上采用拉丁文双命名法。一个细菌的名称由两个拉丁字组成,前一字是属名,首字母大写;后一字为种名,首字母为小写。绝大多数微生物对人类和动、植物的生存是有益而必需的。微生物检验是为感染性疾病提供微生物学的诊断,通过系统的检验方法,及时、准确地对临床标本作出病原学诊断和抗菌药物敏感性报告。

 目标测试

A1 型题

1. 最先发现微生物的科学家是
   A. 列文虎克   B. 巴斯德   C. 弗莱明
   D. 科赫   E. 李斯特

2. 下列不属于微生物的特性的是
   A. 肉眼不能直接观察到个体
   B. 可只有核酸构成
   C. 代谢慢
   D. 易受外界环境变化发生变异
   E. 某些细菌可在100℃的温泉中生存

3. 非细胞型微生物是
   A. 细菌   B. 支原体   C. 螺旋体
   D. 病毒   E. 真菌

4. 下列不属于微生物的作用的是
   A. 用于制备抗生素   B. 生命活动中能产生大量 O_2
   C. 引起感染   D. 为人类提供维生素 K
   E. 引起实验室污染

5. 微生物学检验的任务,错误的是
   A. 专门研究代谢产物检测方法
   B. 消毒灭菌效果评价
   C. 监测医院内感染
   D. 进行病原学诊断
   E. 筛选抗菌药物

6. 以细菌的核酸、蛋白质等在组成的同源程度分类是
   A. 传统分类法   B. 数值分类法   C. 现代分类法
   D. 遗传学分类法   E. 生物学分类法

7. 不同来源的同种细菌称为
   A. 种   B. 亚种   C. 菌株
   D. 型   E. 异种

第二篇 细菌检验

第二章 细菌的基本性状

学习目标

1. 掌握：细菌的基本形态和大小；细菌特殊结构及其作用和意义；正常菌群、条件致病菌、消毒、灭菌、无菌、无菌操作等概念；常用物理化学消毒灭菌法；细菌的致病因素；外毒素、内毒素等概念及主要特点。
2. 熟悉：细菌的基本结构及作用；细菌 L 型的概念和主要特征；细菌生长繁殖的条件、繁殖方式与规律；与医学有关的细菌合成代谢产物及其意义；细菌感染的发生与发展；医院感染的概念和流行病学。
3. 了解：细菌遗传变异的概念及常见细菌变异现象和意义；医院感染的监测和微生物学检验。

细菌是一类原核细胞型微生物。各种细菌在适宜的环境条件下具有相对恒定的生物学性状。了解细菌的形态、结构及生理，对研究细菌的生理活动、致病性、免疫原性和抵抗力具有重要的意义，并有助于鉴别细菌、诊断和防治细菌性疾病。

第一节 细菌的形态和结构

一、细菌的大小与形态

(一) 细菌大小

细菌个体微小，通常以微米（µm）作为测量单位（1µm=1/1000mm）。需用显微镜放大几百倍至几千倍才能看到。不同种类的细菌大小不一，同种细菌也可因菌龄或环境因素的变化出现差异。一般球菌的直径约为 1µm 左右，中等大小杆菌（如大肠埃希菌）长 2~3µm，宽 0.5~0.7µm，大杆菌（如炭疽芽胞杆菌）长 3~10µm，宽 1.0~1.5µm，小杆菌（如布鲁菌）长 0.6~1.5µm，宽 0.5~0.7µm。

(二) 细菌形态

1. 细菌的基本形态

细菌的基本形态有球形、杆形和螺形 3 种,按其外形将细菌分为球菌、杆菌和螺形菌 3 大类(图 2-1)。

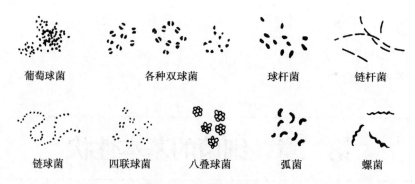

| 葡萄球菌 | 各种双球菌 | 球杆菌 | 链杆菌 |

| 链球菌 | 四联球菌 | 八叠球菌 | 弧菌 | 螺菌 |

图 2-1 细菌的基本形态

(1) 球菌:菌体一般呈球形,某些近似肾形、矛头状或半球形。按球菌繁殖时分裂平面和分裂后菌体排列方式的不同可分为:

1) 双球菌:细菌在一个平面上分裂,分裂后两个菌体呈双排列,如脑膜炎球菌、淋球菌、肺炎链球菌。

2) 链球菌:细菌在一个平面上分裂,分裂后多个菌体粘连成链状,如链球菌。

3) 葡萄球菌:细菌在多个不规则的平面上分裂,分裂后菌体粘连在一起似葡萄串状,如金黄色葡萄球菌。

4) 四联球菌和八叠球菌:细菌在 2 个相互垂直的平面上分裂为 4 个菌体,排列成正方形的称为四联球菌;在 3 个相互垂直的平面上分裂为 8 个菌体,排列在一起的称为八叠球菌。

(2) 杆菌:菌体多数呈直杆状。各种杆菌的长短、粗细差别很大。有的菌体短小,两端钝圆,近似椭圆形,称为球杆菌;有的末端膨大呈棒状,称为棒状杆菌,如白喉棒状杆菌。按杆菌分裂后菌体排列方式的不同可分为:

1) 单杆菌:散在排列,如大肠埃希菌。

2) 双杆菌:成双排列,如肺炎克雷伯菌。

3) 链杆菌:链状排列,如枯草芽胞杆菌、炭疽芽胞杆菌等。

4) 分枝杆菌:分枝状排列,如结核分枝杆菌。

(3) 螺形菌

1) 弧菌:菌体只有一个弯曲,呈弧状或逗点状,如霍乱弧菌。

2) 螺菌:菌体有两个或以上的弯曲,呈 S 形或海鸥状,如幽门螺杆菌。

2. 细菌的非典型形态 细菌的形态与结构在适宜的条件下是较为恒定的,但当环境条件改变时,它的形态与结构也会出现一定程度的变化。细菌在适宜条件下生长 8~18 小时时形态较为典型,幼龄与衰老的菌体或环境中含有不利于细菌生长的因素(如抗菌药物、抗体、过高盐分等)时,细菌的形态常会出现如梨形、丝状等不规则形态变化,有时难于鉴别。所以在观察细菌的形态特征时,应留意菌体因自身或环境因素等所引起的变化。

有时也可利用人为的条件,使细菌产生形态变异,以帮助鉴别某些细菌。如鼠疫耶尔森菌在含 3%~5%NaCl 培养基中培养 24 小时后,可观察该菌出现的多形性变化,有利于鉴别该菌。

二、细菌的基本结构

细菌的结构分为基本结构和特殊结构两部分。基本结构是所有细菌都具有的结构，由外向内依次为细胞壁、细胞膜、细胞质和核质（图2-2）。

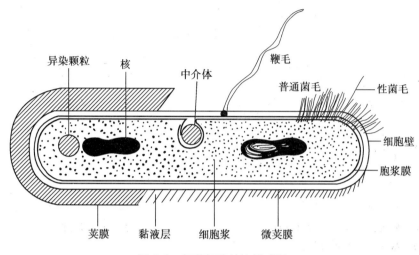

图 2-2　细菌细胞结构模式图

（一）细胞壁

位于细菌细胞最外层，紧贴于细胞膜之外，是一种无色透明、坚韧而富有弹性的膜状结构，一般于光学显微镜下不易看到，用电子显微镜可直接观察，或先经高渗溶液处理，使胞质膜与细胞壁分离后再经特殊染色后，光学显微镜下可见。

1. 化学组成与结构　用革兰染色法可将细菌分为两大类：革兰阳性菌（G⁺菌）和革兰阴性菌（G⁻菌）。两类细菌细胞壁既有共性也有差异。

（1）肽聚糖：是细菌细胞壁的主要组分，又称粘肽或糖肽，也是原核细胞所特有的成分。两类细菌均有肽聚糖，但各有差异。革兰阳性菌的肽聚糖由聚糖骨架、四肽侧链和五肽交联桥三部分构成三维框架结构；革兰阴性菌的肽聚糖由聚糖骨架与四肽侧链构成二维网状结构（图2-3）。聚糖骨架是由 N-乙酰葡萄糖胺、N-乙酰胞壁酸交替间隔排列，经 β-1,4 糖苷键连接而成；四肽侧链由四种氨基酸组成，连接在聚糖骨架的胞壁酸上；交联桥由 5 个甘氨酸组成，起连接相邻聚糖骨架上的四肽侧链的作用。在细胞壁合成的过程中，青霉素能抑制四肽侧链和五肽交联桥的连接，溶菌酶能破坏肽聚糖中的 N-乙酰葡萄糖胺和 N-乙酰胞壁酸间的 β-1,4 糖苷键，因而革兰阳性菌对青霉素和溶菌酶敏感。

（2）磷壁酸：为革兰阳性菌细胞壁特有的成分。磷壁酸穿插于肽聚糖层之中，按其结合部位不同分为壁磷壁酸和膜磷壁酸，两种磷壁酸分子长链一端游离于细胞壁外，壁磷壁酸另一端与细胞壁的肽聚糖连接，是革兰阳性菌重要的表面抗原，可用于细菌的血清学分型；膜磷壁酸另一端与细胞膜外层的糖脂连接，是黏附因子，与细菌的致病性有关（图2-4A）。

（3）外膜：为革兰阴性菌细胞壁特有的成分。位于细胞壁肽聚糖的外侧，由内向外包括脂蛋白、脂质双层和脂多糖三部分：①脂蛋白：由脂质和蛋白质构成，连接脂质双层和肽聚糖，具有稳定外膜的作用。②脂质双层：类似细胞膜的磷脂双层，中间镶嵌有一些特异功能的蛋白质。除进行物质交换外，还有屏障作用，能阻止青霉素、溶菌酶等进入细胞内，故革兰

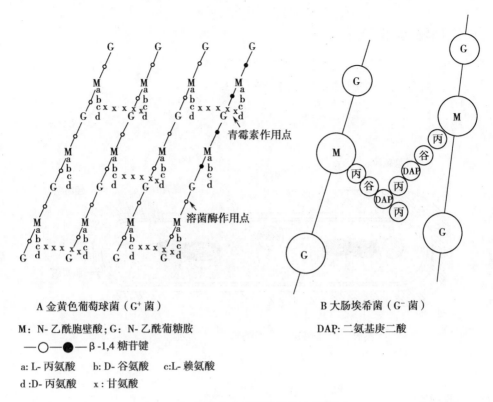

A 金黄色葡萄球菌（G⁺ 菌）　　　　　　　　　　B 大肠埃希菌（G⁻ 菌）

M：N- 乙酰胞壁酸；G：N- 乙酰葡糖胺　　　　　　　DAP：二氨基庚二酸

—○—●— β-1,4 糖苷键

a: L- 丙氨酸　　　b: D- 谷氨酸　　　c:L- 赖氨酸

d :D- 丙氨酸　　　x：甘氨酸

图 2-3　细菌细胞壁肽聚糖结构模式图

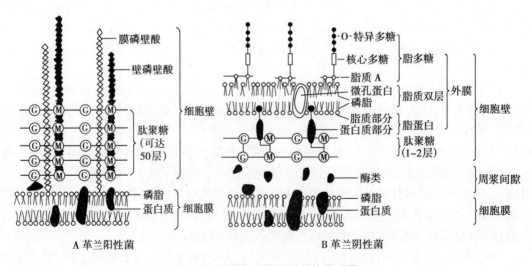

A 革兰阳性菌　　　　　　　　　　　　　B 革兰阴性菌

图 2-4　两类细菌细胞壁结构模式图

阴性菌因有外膜保护，并且肽聚糖含量少，所以对青霉素、溶菌酶不敏感。③脂多糖：由脂质 A、核心多糖、特异多糖三部分组成，为革兰阴性菌的内毒素，其中脂质 A 为内毒素的毒性部分，无种属特异性；核心多糖具有属的特异性，同一属细菌的核心多糖相同；特异多糖位于脂多糖最外层，是革兰阴性菌的菌体抗原（O 抗原），具有种的特异性（图 2-4B），可用于细菌的血清学分型。

革兰阳性菌和革兰阴性菌的细胞壁结构有着显著的不同(表 2-1),导致这两类细菌在染色性、免疫性、毒性和对药物的敏感性等方面均有很大的差异。

表 2-1 革兰阳性菌和革兰阴性菌的细胞壁结构比较

细胞壁结构	革兰阳性菌	革兰阴性菌
厚度	厚 20~80nm	薄 10~15nm
坚韧度	强	弱
肽聚糖组成	聚糖骨架、四肽侧链、五肽交联桥	聚糖骨架、四肽侧链
肽聚糖层数	多,可达 50 层	少,1~3 层
磷壁酸	有	无
外膜	无	有

2. 主要功能 ①维持细菌外形,抵抗低渗环境:细胞壁可承受细菌细胞内各种营养物质所形成的高渗透压,细菌细胞内可达 25 个大气压,使其生活在低渗透压环境中也不易破裂,细胞壁的坚韧性主要取决于肽聚糖。②物质交换作用:通过细胞壁

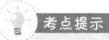
考点提示

G⁺ 菌与 G⁻ 菌细胞壁特点及主要功能

上的小孔,与细胞膜一起共同完成细胞内外物质交换。③屏障作用:防止抗菌药物等有害物质渗入。④免疫作用:细胞壁上有多种抗原,可引起机体的免疫应答,可用于细菌鉴定和分型。⑤致病作用:G⁻ 菌细胞壁上的脂多糖是具有致病作用的内毒素,G⁺ 菌细胞壁上的膜磷壁酸具有黏附作用。⑥有鞭毛的细菌,细胞壁是鞭毛运动的支点。

3. 细菌 L 型

(1) 概念:细菌 L 型即细菌细胞壁缺陷型。在人工诱导(如少量青霉素、头孢菌素的存在)或自然状态下,细菌的细胞壁缺失或丧失,成为细菌 L 型。细菌 L 型在体内或体外均能产生,其子代仍保留亲代的遗传特性,但在形态、染色性、培养特性等生物学性状上已发生了显著的变化,对作用于细胞壁的抗生素也具有抵抗力。几乎所有的细菌都有 L 型存在。革兰阳性菌细胞壁完全缺失时,称为原生质体,因菌体内渗透压高,只能在较高渗透压环境中生长。革兰阴性菌因细胞壁含肽聚糖少,有外膜保护,且内部渗透压较革兰阳性菌低,其细胞壁缺失时多呈圆球体,称为原生质球,可在高渗或非高渗环境中存活。

(2) 主要生物学特性:①多形性:细菌 L 型因缺失细胞壁,故呈现高度的多形性,常见的有球状、杆状或丝状(图 2-5A),且大多呈革兰阴性。②高渗生长性:细菌 L 型在普通培养基中不生长,在普通培养环境中不能耐受菌体内部的高渗透压而易破裂死亡,但在含10%~20% 的人或马血清的高渗培养基中能缓慢的生长,2~7 天可形成中间较厚、周围较薄的荷包蛋样小菌落,也有的呈颗粒或丝状菌落(图 2-6)。③可返祖性:将细菌 L 型在脱离诱导剂后继续培养仍可形成细胞壁,回复为原来细菌的形态与特征(图 2-5B)。故细菌 L 型只有在形态染色、生长特点及返祖试验符合上述情况时才能确定。④可致病性:细菌 L 型仍有一定的致病性,可引起多种组织的间质性炎症,感染呈慢性迁延、反复发作的特点,临床上常见有尿路感染、骨髓炎、心内膜炎等,并常在应用某些抗菌药物治疗中发生,但常规细菌学检查结果常呈阴性。因此,当临床上遇有明显症状而标本常规细菌检验为阴性者,应考虑细菌 L 型感染的可能性。

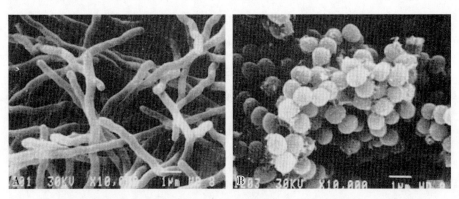

图 2-5 葡萄球菌 L 型
A.临床标本分离出的丝状 L 型菌落扫描电镜　B.丝状 L 型菌落回复后扫描电镜

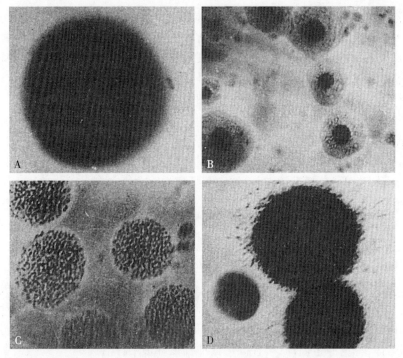

图 2-6 细菌 L 型菌落
A.原细菌型菌落　B.荷包蛋样 L 型菌落　C.颗粒型 L 型菌落　D.丝状型 L 型菌落

(二) 细胞膜

细胞膜位于细胞壁内侧,紧密包绕着细胞质,是一层柔软、有弹性、半渗透性的生物膜。主要组成为脂质双层,其中间镶嵌有多种蛋白质,这些蛋白质多为具有特殊作用的酶和载体蛋白,细菌细胞膜不含胆固醇,是其与真核细胞的区别点之一。

1. 主要功能　①物质转运作用:与细胞壁一起共同完成菌体内外物质的交换。②呼吸作用:细胞膜上有多种呼吸酶,参与细菌的呼吸过程,与能量的产生、储存和利用有关。③生物合成作用:细胞膜上有多种合成酶,参与了细胞壁、荚膜和鞭毛的合成。④分泌作用:分泌胞外酶等。

2. 中介体（又称中间体） 是细胞膜向胞浆内陷折叠成的囊状结构。它扩大了细胞膜的表面积，增强了细胞膜的生理功能，增加了呼吸酶的含量，可为细菌的生命活动提供大量的能量。中介体还与细菌的分裂、细胞壁的合成和芽胞的形成有关。中介体多见于革兰阳性菌。

（三）细胞质

是由细胞膜包裹的无色透明的胶状物质，其主要成分是水、蛋白质、核酸和脂类。细胞质内含有多种酶，是细菌细胞代谢的重要场所。细胞质中还含有多种重要结构。

1. 核糖体 又称核蛋白体，由 RNA 和蛋白质组成，是细菌合成蛋白质的场所，数量可达数万个。细菌核糖体的沉降系数(70S)与人体核糖体的沉降系数(80S)不同，某些药物如红霉素、链霉素等能与细菌的核糖体结合，干扰其蛋白质的合成，导致细菌死亡，但对人体核糖体无作用。

2. 胞浆颗粒 细胞质中含有多种颗粒，大多为营养贮藏物，包含多糖、脂类、磷酸盐等。胞浆颗粒并非细菌所必须的结构，各种细菌有不同的胞浆颗粒，同一种细菌在不同环境或不同的生活时期中胞浆颗粒也不一样。一般细菌在营养丰富时胞浆颗粒较多，能源缺乏时胞浆颗粒减少或消失。白喉棒状杆菌细胞质中有一种颗粒，含有大量的核糖核酸和多偏磷酸盐，嗜碱性强，经特殊染色后，着色较深，与菌体颜色不同，称为异染颗粒，对白喉棒状杆菌的鉴别有一定的意义。

3. 质粒 是染色体外的遗传物质，为环状闭合的双链 DNA 分子。质粒并非细菌生命活动所必需，但它携带某些遗传信息，能控制细菌某些特定的遗传性状，如菌毛、细菌素、毒素和耐药性的产生等。质粒还常作为基因运载体用于基因工程。

（四）核质

细菌属于原核细胞，无成形的细胞核，无核膜和核仁等，故称核质、核区或拟核。核质是由一条双链环状的 DNA 分子反复回旋、卷曲盘绕而成的松散的网状结构，呈球形、棒状或哑铃形。核质是细菌生命活动必须的遗传物质，控制着细菌的主要遗传变异性状。

三、细菌的特殊结构

细菌特殊结构是某些细菌才有的结构，包括鞭毛、荚膜、菌毛和芽胞等。

（一）鞭毛

是某些细菌菌体表面附着的细长呈波状弯曲的丝状物。所有弧菌、螺菌，约半数杆菌及极少的球菌有鞭毛。

1. 观察 鞭毛纤细，直径约为 12~18nm，不能直接在光学显微镜下观察，可通过以下几种方式观察：①经特殊染色，使其增粗并着色后可在光学显微镜下看到（图2-7）。②用电子显微镜直接观察鞭毛。③通过暗视野显微镜观察细菌的运动方式，推断鞭毛的有无。④在半固体培养基中观察细菌的生长现象，推断鞭毛的有无。

2. 类型 依据鞭毛的数目、生长位置的不同，将鞭毛菌分为四种(图2-8)：①单毛菌：菌体一端有单根鞭毛，如霍乱弧菌。②双毛

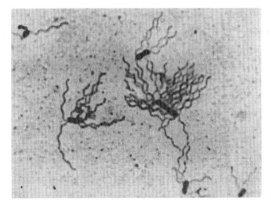

图 2-7 伤寒沙门菌鞭毛

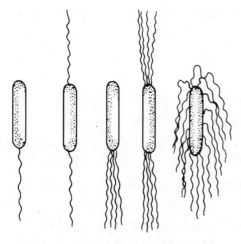

图 2-8　细菌鞭毛类型模式图

菌：菌体两端各有一根鞭毛，如空肠弯曲菌。③丛毛菌：菌体一端或两端有数根成丛的鞭毛，如铜绿假单胞菌。④周毛菌：菌体周身遍布鞭毛，如伤寒沙门菌。

3. 作用和意义　①运动作用：鞭毛是细菌的运动器官。②与致病有关：某些细菌的鞭毛具有其黏附性和侵袭力。③有免疫原性：鞭毛抗原又称 H 抗原，可刺激机体产生相应的抗体。④鉴定作用：可依据细菌鞭毛的有无、类型及鞭毛抗原的不同来鉴别细菌。

（二）菌毛

是某些细菌菌体表面的比鞭毛更短、直、细的丝状物。存在于大多数革兰阴性菌和少数革兰阳性菌。

1. 观察　必须用电子显微镜才能观察到。

2. 类型　根据菌毛功能的不同分为两种：普通菌毛和性菌毛。

（1）普通菌毛：遍布菌体的表面，可达数百根。大肠埃希菌、淋病奈瑟菌等均有此菌毛。

（2）性菌毛：比普通菌毛长而粗，约 1~4 根，中空呈管状，仅见于革兰阴性细菌。

3. 作用和意义　①普通菌毛：具有黏附作用，与致病有关。普通菌毛可黏附于多种细胞表面，并在黏附处定居繁殖，有助于细菌的进一步侵袭，增强细菌的致病性。有菌毛的细菌一旦失去菌毛，其致病力也大为降低或丧失。②性菌毛：又称 F 菌毛，具有接合作用，是两菌之间传递遗传物质的通道。有性菌毛的细菌称为 F⁺ 或雄性菌，无性菌毛的细菌称为 F⁻ 菌或雌性菌。雄性菌与雌性菌配对接合时，雄性菌的某些遗传物质如 F 质粒可通过性菌毛传递给雌性菌，使雌性菌获得雄性菌的产生性菌毛的特性。细菌的耐药性、毒力等均可通过这种方式传递。

（三）荚膜

某些细菌细胞壁外包绕着一层黏液性物质，当其厚度大于 0.2μm 时称为荚膜。

1. 观察　①一般染色法，荚膜不易着色，在光学显微镜下可见菌体周围有一肥厚的透明圈（图 2-9）。②特殊染色法，可将荚膜染成与菌体不同的颜色。

2. 形成条件与组成

细菌荚膜的形成受遗传和环境的影响，一般在动物体内或营养丰富的培养基中易形成荚膜，在普通培养基上荚膜不易长成，已失去荚膜的细菌通过动物体内培养时荚膜常得以恢复。

荚膜的化学成分随菌种而异，多数细菌

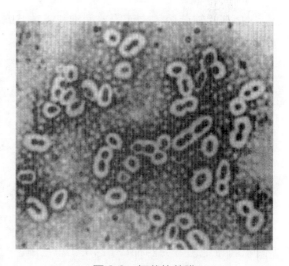

图 2-9　细菌的荚膜

的荚膜为多糖,如肺炎链球菌;少数细菌的荚膜为多肽,如炭疽芽胞杆菌。荚膜与同型抗荚膜血清结合后可逐渐增大,称为荚膜肿胀反应,可用于进行细菌鉴定和血清学分型。

3. 作用和意义 ①保护作用:荚膜具有抵抗吞噬细胞的吞噬及抵抗杀菌物质如溶菌酶、抗菌药物等的杀伤作用;荚膜贮存一定水分,也有抗干燥的作用。②与致病有关:因荚膜的保护作用,增强了细菌的侵袭能力,如细菌失去荚膜,其致病能力也随着减弱或丧失。③有免疫原性:荚膜可刺激机体产生抗体,相应抗体与荚膜结合,可使其失去抗吞噬的能力,故可用荚膜抗原制备有效的疫苗来预防疾病。④鉴定作用:可依据有无荚膜来鉴别细菌;另外,同一种细菌还可以根据荚膜组分的不同利用荚膜肿胀试验来进行分型,如肺炎链球菌可根据荚膜多糖成分的不同分为多个型别。

（四）芽胞

芽胞是某些细菌在一定环境条件下,细胞质脱水浓缩,在菌体内形成一个具有多层膜状结构、通透性低、折光性强的圆形或椭圆形小体。

1. 观察 ①一般染色,不易着色,在光学显微镜下可见菌体内有发亮的小体。②特殊染色(芽胞染色),可使之着色。

芽胞的大小、形状和在菌体中的位置随菌种不同而异(图 2-10)。

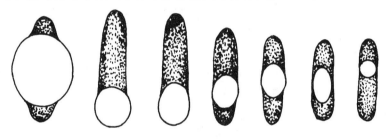

图 2-10 细菌芽胞的形状与位置

2. 形成条件与组成 细菌形成芽胞的能力取决于该菌体内是否有芽胞基因,此外还需要一定的环境条件,如碳源、氮源或某些生长因子的缺乏时容易形成芽胞;有些细菌在有氧环境中形成芽胞,如炭疽芽胞杆菌;有些细菌在无氧环境中形成芽胞。芽胞形成后,其菌体成为空壳,失去繁殖能力,并逐渐自溶崩溃,芽胞也脱出游离于环境中。

3. 特性 ①保留原菌的活性:芽胞带有完整的核质和酶系统,保持着原菌的全部生命活性。②为细菌的休眠体:芽胞内缺少水分,代谢过程缓慢,分裂停止,是细菌为适应不良环境而形成的休眠体。③可转为繁殖体:如芽胞遇到适宜环境条件,可吸水膨大,出芽发育成能生长繁殖的繁殖体。一个细菌只能形成一个芽胞,而一个芽胞也只能发育成一个繁殖体,故芽胞的形成不是细菌的繁殖方式。

4. 作用和意义 ①增强细菌的抵抗力:芽胞壁厚且通透性低,杀菌物质不易渗入;芽胞体含水量少,有耐热蛋白质和大量的吡啶二羧酸,这些因素提高了芽胞的耐热性,所以芽胞对热、干燥、化学消毒剂以及辐射等理化因素有强大的抵抗力;某些细菌的芽胞在自然界中可存活几年至几十年,有的芽胞能耐煮沸数小时。故杀灭芽胞最有效的方法是高压蒸汽灭菌法。②可成为潜在病源:芽胞并不直接引起疾病,但条件适宜时发芽成为繁殖体,并大量繁殖后可导致疾病的发生。③判断灭菌效果的指标:由于芽胞对理化因素抵抗力强,故常以杀死芽胞作为灭菌彻底的指标。④鉴定作用:根据芽胞的大小、形态及在菌体中的位置可对细菌进行鉴别。

第二节 细菌的生理

细菌的生理是研究细菌的新陈代谢、生长繁殖与生命活动的规律。细菌代谢活跃,繁殖迅速,代谢过程中可产生多种对医学和工农业生产均有重要意义的代谢产物,同时也是进行细菌生理检验的重要生化指标。了解细菌的生长繁殖及新陈代谢规律,有助于我们对细菌进行鉴定,判断病原菌的致病性。

一、细菌的主要理化性状

(一) 化学组成

与其他生物细胞相似,细菌的化学组成主要有水、无机盐、糖类、脂类、核酸和蛋白质等。水在细菌细胞中含量最多,占细胞总重量的 70%~90%;糖类大多为多糖,占细菌干重的 10%~30%;蛋白质约占细菌干重的 50%~80%;脱氧核糖核酸(DNA)主要存在于核质和质粒中,约占菌体干重的 3%;核糖核酸(RNA)存在于细胞质中,约占细菌干重的 10%。另外,还有少数无机离子,如钠、钾、镁、铁、钙和氯等,构成细胞的各种成分并且维持酶的活性和跨膜化学梯度。除此之外,菌体内还含有一些细菌特有的化学物质,如肽聚糖、磷壁酸、胞壁酸、二氨基庚二酸、D 型氨基酸、吡啶二羧酸等,这些物质在真核细胞中还未发现。

(二) 物理性状

1. 带电现象　细菌固体成分的 50%~80% 是蛋白质,它们是由兼性离子氨基酸组成的。因为氨基酸具有两性游离的性质,可在溶液中电离成带正电荷的氨基(NH_3^+)和带负电荷的羧基(COO^-),从而使细菌带上一定性质的电荷。在一定 pH 值溶液内,氨基酸电离的阳离子和阴离子数相等,此时 pH 值称为细菌的等电点(pI)。当溶液的 pH 值与细菌 pI 相同时,细菌不带电荷;溶液 pH 低于细菌 pI 时,细菌带正电荷;溶液 pH 高于细菌 pI 时,细菌带负电荷。革兰阴性菌的 pI 约为 pH4~5,革兰阳性菌的 pI 约为 pH2~3,所以在弱碱性或接近中性的环境中细菌均带负电荷。细菌的带电现象与细菌的凝集反应、染色反应、杀菌和抑菌等作用有密切关系。

2. 光学性质　细菌细胞为半透明体,当光线照射至菌体时,一部分光被折射,一部分光被吸收,所以细菌悬液呈现混浊状态。此现象可帮助判断液体中有无细菌繁殖。此外,液体中细菌数量越多,浊度就越大,因此可利用比浊法或分光光度计来粗略计算悬液中细菌的数量。由于细菌具有这种光学性质,也可用相差显微镜观察其形态和结构。

3. 渗透压　由于细菌细胞内含有高浓度的无机盐和有机物,因而具有较高的渗透压。一般革兰阴性菌的渗透压为 506.625~607.95kPa(5~6 个大气压),革兰阳性菌的渗透压高达 2026.5~2533.125kPa(20~25 个大气压)。细菌一般生活在低渗的环境中,由于有坚韧细胞壁的保护,才使细菌能承受细胞内部巨大的压力,不至于胀裂;如果细菌处在纯水中,仍可因大量吸水而破裂;若处在渗透压更高的环境中,则菌体内水分溢出,胞质浓缩,使细菌不能生长繁殖。

4. 表面积　细菌体积微小,但其单位体积表面积大,有利于细菌与外界物质交换,因此细菌代谢旺盛,繁殖迅速。

5. 半透性　细菌的细胞膜及细胞壁具有半透性的特点,可允许水及部分小分子物质通过,这种半透性有利于细菌吸收营养和排出代谢产物。

二、细菌的生长繁殖

(一) 细菌生长繁殖的条件

细菌的生长繁殖需要适宜的环境条件。不同种类的细菌,其生长繁殖所需的环境条件不尽相同,但基本条件主要有以下几个方面:

1. 营养物质 细菌的生长繁殖,需要充足、平衡的混合营养,主要包括水、氮源、碳源、无机盐和生长因子等。在体外人工培养细菌时,一般将细菌所需各种成分调配成培养基,来为细菌提供全部营养物质。

(1) 水:一切生命活动都离不开水。水既是细菌细胞的主要组成成分,又是很好的溶剂,可使营养物质溶解,有利于细菌的吸收。此外,水还是细菌新陈代谢、调节温度的重要媒介。

(2) 碳源:碳源是细菌合成蛋白质、糖类、脂类、核酸、酶类等菌体成分的原料,同时也为细菌新陈代谢提供能量。细菌主要从含碳化合物(如糖类、有机酸等)中获得碳源。

(3) 氮源:主要是提供合成菌体成分的原料,一般不提供能量。细菌主要从有机氮化物(蛋白胨、氨基酸等)中获得氮源。有的细菌也可利用无机氮化物(硝酸盐、铵盐等),如克雷伯菌可利用硝酸盐甚至是氮气,但利用率较低。

(4) 无机盐:细菌需要各种无机盐来提供其生长的各种元素,其需要浓度在 10^{-3}~10^{-4}mol/L 的元素为常用元素,浓度在 10^{-6}~10^{-8}mol/L 元素为微量元素。前者有钾、钠、镁、钙、铁、磷、硫等;后者有锌、铜、锰、钴、钼等。

各类无机盐的作用为:①构成菌体的必要成分。②参与能量的储存和转运。③调节菌体内外的渗透压。④作为酶的组成部分,维持酶的活性。⑤某些元素与细菌的生长繁殖和致病性密切相关。例如白喉棒状杆菌在含铁 0.14mg/L 的培养基中产生毒素的量最高,而铁的浓度达到 0.6mg/L 时则完全不产毒。一些微量元素并非所有细菌都需要,不同菌种只需要其中的一种或数种。

(5) 生长因子:是某些细菌自身不能合成、但生长繁殖必需的物质,如氨基酸、B 族维生素、嘌呤、嘧啶等。有些细菌还需要特殊的生长因子,如 V(辅酶Ⅰ或辅酶Ⅱ)因子、X(高铁血红素)因子。人工培养这类细菌时,通常需要在培养基中加入血清、血液、酵母浸出液等,为其提供生长因子。

不同种类的细菌对营养物质的要求不同,据此可将细菌分为两类:①非苛养菌:指对营养要求不高,在含碳源、氮源、无机盐的普通培养基中即可生长繁殖的细菌,如葡萄球菌、大肠埃希菌等。②苛养菌:对营养要求苛刻,在普通培养基中不生长或难以生长的一类细菌,如流感嗜血杆菌、百日咳鲍特菌等。苛养菌需在含有生长因子或其他特殊营养成分的培养基中才能生长。

2. 酸碱度 大多数病原菌的最适酸碱度为 pH7.2~7.6,在此酸碱环境中,细菌的酶活性强、新陈代谢旺盛。但个别细菌更适宜在酸性或碱性环境中生长,如结核分枝杆菌在 pH6.4~6.8、霍乱弧菌在 pH8.4~9.2 的环境中生长最好。

3. 温度 细菌生长所需的温度因种类不同而异。病原菌在长期进化过程中适应了人体环境,其最适生长温度多为 35~37℃。但个别细菌如耶尔森菌的最适生长温度为 20~28℃,而空肠弯曲菌的最适生长温度为 36~43℃。

4. 气体 细菌生长繁殖需要的气体主要是 O_2 和 CO_2。一般细菌在代谢过程中产生的 CO_2 及空气中的 CO_2 足够满足其需要,不需要额外补充。少数细菌如脑膜炎奈瑟菌、淋病奈瑟菌等,在初次分离培养时,所需 CO_2 浓度较高(5%~10%),需人为供给。

不同种类的细菌对 O_2 的需求不同,据此可将细菌分为四类:①专性需氧菌。此类细菌具有完善的呼吸酶系统,需要分子氧作为最终受氢体,来完成呼吸作用,因此必须在有氧环境中才能生长,如结核分枝杆菌、铜绿假单胞菌等。②专性厌氧菌。此类细菌缺乏完善的呼吸酶系统,不能利用分子氧,并且游离氧对其有毒性作用,只能在无氧的环境中进行无氧发酵,如脆弱类杆菌、破伤风梭菌等。③兼性厌氧菌。此类细菌既能进行有氧氧化,又能进行无氧发酵,因而在有氧和无氧环境中均能生长。但在不同环境中生成的产物不同,如大肠埃希菌在有氧环境中通过有氧呼吸产生大量 CO_2 及少量有机酸,而在无氧环境中则通过发酵生成大量乳酸、醋酸、甲酸及少量 CO_2。大多数病原菌属于兼性厌氧菌。④微需氧菌。此类细菌宜在 5% 左右的低氧环境中生长,氧浓度 >10% 对其有抑制作用,如空肠弯曲菌、幽门螺杆菌等。

(二) 细菌生长繁殖的方式和速度

1. 细菌的繁殖方式　细菌一般以无性二分裂方式进行繁殖。球菌可从不同平面分裂,杆菌则沿横轴分裂。细菌分裂后,有的分开成散在排列;有的聚集在一起,则形成葡萄状、链状等排列;个别细菌通过分枝方式繁殖,如结核分枝杆菌。

2. 细菌的繁殖速度　在适宜条件下,大多数细菌 20~30 分钟即可分裂一次,称为一代。但个别细菌繁殖速度较慢,如结核分枝杆菌需 18~20 小时才可繁殖一代。

💡 考点提示

　　细菌生长繁殖的条件、方式和速度

3. 细菌的生长曲线　将一定数量的细菌接种在定量的液体培养基中培养,间隔一定时间取样检测活菌数目。以培养时间为横坐标,以活菌数的对数为纵坐标绘制一条曲线,称为细菌的生长曲线(图 2-11)。

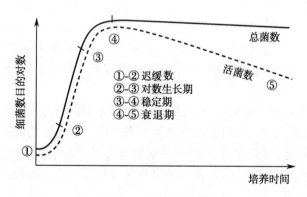

①-② 迟缓数
②-③ 对数生长期
③-④ 稳定期
④-⑤ 衰退期

图 2-11　细菌的生长曲线

根据生长曲线,细菌群体的生长繁殖可分为四期:

(1) 迟缓期:是细菌进入新环境后的适应时期。此期细菌几乎不繁殖,但代谢活跃、体积增大、合成各种酶、辅酶及代谢产物,为以后的繁殖做准备。迟缓期的长短与菌种、培养基性质有关,一般约 1~4 小时。

(2) 对数生长期:又称指数期。细菌在该期生长迅速,活菌数以几何级数增长,活菌数的对数在生长曲线图上则呈直线上升,达到顶峰状态。此期细菌的形态、染色性、生理活性等都较为典型,对外界环境因素也较敏感。因此,研究细菌的生物学性状(形态、染色、生化反

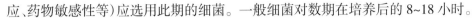

应、药物敏感性等)应选用此期的细菌。一般细菌对数期在培养后的 8~18 小时。

（3）稳定期：由于细菌在对数期迅速繁殖而导致培养基中营养物质被消耗、pH 改变、毒性代谢产物积累，因此在对数期后，细菌的繁殖速度逐渐减慢，死亡数量逐渐增多，细菌繁殖数和死亡数大致平衡，生长曲线趋于平稳。稳定期细菌的形态、生理活性等常有变异，如革兰阳性菌可能被染成革兰阴性。同时，细菌的多种代谢产物如抗生素、外毒素、色素等也逐渐产生和积累。另外，细菌芽胞也多在此期形成。

（4）衰亡期：在此期，由于营养物质的匮乏和毒性产物的大量积累，导致环境条件不断恶化，细菌繁殖速度越来越慢，死亡速度越来越快，死菌数超过了活菌数，活菌数越来越少。此期的细菌形态显著改变，生理代谢活动也趋于停滞，这些变化可影响对细菌的鉴定。

三、细菌的新陈代谢

细菌的新陈代谢包括细菌细胞内分解代谢与合成代谢两个方面。分解代谢是将复杂的营养物质降解为简单小分子物质的过程，同时伴有能量的释放。合成代谢是将简单的小分子物质合成复杂的菌体成分和酶的过程，这一过程需要消耗能量。伴随着代谢过程，细菌可产生多种代谢产物，其中一些产物在细菌的鉴别和医学研究上具有重要意义。

（一）细菌的分解代谢

不同种类的细菌具有不同的酶系统，因而对营养物质的分解能力和分解形成的代谢产物也不同。利用生化试验来检测细菌对各种物质的代谢产物以鉴别细菌，称为细菌的生化反应。

1. 糖的分解 细菌分泌的胞外酶先将多糖分解为单糖(葡萄糖)，再被吸收进入细胞，然后转化为丙酮酸，而对丙酮酸的进一步分解，不同的细菌会产生不同的终末产物。需氧菌将丙酮酸经三羧酸循环彻底分解成二氧化碳和水，在此过程中产生多种中间代谢产物。厌氧菌则发酵丙酮酸，产生各种酸类(甲酸、丙酸、醋酸等)、醛类(乙醛等)、醇类(丁醇、乙醇)、酮类(丙酮等)。检测糖的代谢产物有助于鉴别细菌。常用的检测糖分解产物的生化试验有糖发酵试验、甲基红试验和 VP 试验等。

2. 蛋白质的分解 细菌分泌的胞外酶先将复杂的蛋白质分解为短肽或氨基酸，然后吸收进入细胞，再由胞内酶将氨基酸继续分解。不同的细菌分解氨基酸的能力不同，主要通过脱氨、脱羧两种方式来实现。常用的检测蛋白质和氨基酸分解产物的生化试验有吲哚(靛基质)试验、硫化氢试验、苯丙氨酸脱氨酶试验等。

3. 其他物质的分解 细菌除能分解蛋白质和糖外，还可分解利用一些有机物和无机物，如产气杆菌可分解枸橼酸钠、变形杆菌可分解尿素。由于各种细菌产生的酶不同，其代谢形成的产物也不一样，故可用于鉴别细菌。

（二）细菌的合成代谢

细菌利用分解代谢中的产物和能量不断合成菌体自身成分，如细胞壁、蛋白质、多糖、核酸、脂肪酸等，同时也合成一些产物，以表现自身的特性。其中，在医学上具有重要意义的合成代谢产物主要有：

1. 热原质 又称致热原，是细菌合成的一种注入人体和动物体内能引起发热反应的物质。产生热原质的细菌大多是革兰阴性菌，为革兰阴性菌细胞壁中的脂多糖。

热原质耐高温，经 121℃ 20 分钟的高压蒸汽灭菌也不被破坏，在 250℃高温下干烤才能被破坏，液体中的热原质可用蒸馏法或用吸附剂来去除。临床上用于注射和输液的制剂如果含有热原质则很难去除,往往引起高热、寒战等输液反应,因此,在制备生物制品和注射制剂过程中要严格遵守无菌技术,防止细菌及其热原质的污染。

2. 毒素与侵袭性酶类　细菌产生的毒素包括外毒素和内毒素。外毒素是由革兰阳性菌及部分革兰阴性菌合成并释放到菌体外的毒性蛋白质,毒性强,不同细菌的外毒素对组织器官有高度的选择性。内毒素是革兰阴性菌细胞壁的脂多糖成分,当菌体死亡裂解后,才可释放到菌体外。不同细菌内毒素对组织器官无选择性,其毒性作用大致相同。

某些细菌还能产生具有侵袭性的酶类,如产气荚膜梭菌产生的卵磷脂酶、链球菌产生的透明质酸酶等。侵袭性酶能损伤机体组织,有助于细菌或毒素在体内侵袭和扩散。

3. 色素　某些细菌在一定环境条件下(营养、适宜温度、氧气等)能产生色素,可用于细菌的鉴别。细菌的色素有两类,一类为水溶性色素,能弥散到培养基或周围组织中,如铜绿假单胞菌产生的绿脓素使培养基或感染的脓液呈绿色;另一类为脂溶性色素,不溶于水,只存在于菌体内,使菌落显色而培养基颜色不变,如金黄色葡萄球菌产生的金黄色色素。

4. 抗生素　某些微生物在代谢过程中产生的一类能杀死或抑制其他微生物或肿瘤细胞的物质,称为抗生素,可用于疾病的治疗。抗生素主要由真菌和放线菌产生,由细菌产生的抗生素只有多粘菌素等少数几种。

5. 细菌素　某些细菌产生的一类具有抗菌作用的蛋白质称为细菌素。与抗生素不同的是细菌素抗菌范围狭窄,只对有近缘关系的细菌才有抑菌作用,故可用于细菌分型。常见的细菌素有铜绿假单胞菌产生的铜绿假单胞菌素、大肠埃希菌产生的大肠菌素等。

6. 维生素　有些细菌能合成一些维生素,除供菌体本身所需外,也能分泌到菌体外,为机体提供营养。如人体肠道内的大肠埃希菌能合成并分泌维生素 K 和维生素 B。

第三节　细菌与环境

细菌的生命活动与环境有着密切的关系。适宜的环境,能促进细菌的生长繁殖,不适宜的环境,可引起细菌的变异或死亡。所以熟悉细菌的分布情况及细菌与环境的基本知识,在医学实践中是非常重要的。一方面可创造有利条件采用人工的方法从标本中培养细菌,有助于感染性疾病的预防与诊断;另一方面,也可利用对细菌的不利因素,抑制或杀灭细菌,从而达到消毒灭菌和消灭传染病的目的。

 案例

某市妇儿医院爆发严重的医院传染事件。在该院手术的 292 例患者中,166 例术后伤口感染,切口感染率为 56.84%。追查原因是浸泡手术器械的戊二醛浓度只有0.005%,并且灭菌办法的选择出现原则性错误。

请问:采取哪些措施可避免患者的术后感染?

一、细菌的分布

(一)细菌在自然界的分布

1. 土壤中的细菌　土壤具备细菌生长繁殖所必需的水分、有机物、无机盐等营养物质,以及适宜的 pH 与气体等条件,是细菌生长繁殖的良好环境,因此,土壤中的细菌种类多,数量大，1g 肥沃的土壤含有的细菌以亿万计。土壤中的细菌主要分布于距地表 10~20cm 处，大多是非致病菌，它们在物质循环等方面发挥着重要作用。另外，也有来自患者和患病动物排泄物中的致病菌。多数致病菌抵抗力弱，在土壤中易死亡，但一些能形成芽胞的细菌如产气荚膜梭菌、破伤风梭菌、炭疽芽胞杆菌等，可在土壤中存活很多年，因此，伤口被泥土污染时，易发生气性坏疽、破伤风等疾病，应采取清创等必要的措施进行预防和治疗。

2. 水中的细菌　水是细菌生存的天然环境。水中有天然生存的细菌群，也有来自土壤、尘埃、人畜排泄物、垃圾的细菌。不同的水源以及不同的存在状态，水中的细菌种类和数量也有所不同，一般地面水比地下水含菌量多；沿岸水比中流水含菌量多；静止水比流动水含菌量多。一些致病菌如伤寒沙门菌、痢疾志贺菌、霍乱弧菌等，常通过人和动物粪便及其他方式进入水中，污染水源，从而引起各种消化道传染病，因此，加强粪便管理，保护水源，注意饮食卫生，是控制和消灭消化道传染病的关键措施。

3. 空气中的细菌　由于空气中缺乏营养物质及适当的温度，细菌不能生长繁殖，且常因干燥和阳光的照射作用而被消灭，故空气中细菌的种类和数量都较少。空气中的细菌主要来源于人及动物呼吸道的飞沫及地面飘扬起来的尘埃。室内空气中的微生物比室外多，尤其是人口密集的公共场所、医院门诊、病房等处，容易受到带菌者和病人的污染，常引起呼吸道传染病，如流脑、结核、白喉等。空气中的细菌也是培养基、医药制剂以及手术室等的污染源，因此，从事细菌检验工作时，需要在特定的无菌室进行并严格遵守无菌操作。

(二) 细菌在人体的分布

1. 正常菌群　正常人体的体表以及与外界相通的腔道黏膜(如口腔、鼻咽腔、肠道、泌尿生殖道等)上存在着不同种类和一定数量的微生物，这些微生物通常对人体是无害的，甚至是有益的，称为正常微生物群或正常菌群。寄居在人体各部位的正常菌群见表 2-2。

表 2-2　寄居在人体各部位的正常菌群

部位	常见菌种
皮肤	葡萄球菌、类白喉棒状杆菌、铜绿假单胞菌、丙酸杆菌、白假丝酵母菌、非致病性分枝杆菌等
眼结膜	葡萄球菌、干燥棒状杆菌、非致病性奈瑟菌等
外耳道	葡萄球菌、类白喉棒状杆菌、铜绿假单胞菌、非致病性分枝杆菌等
口腔	葡萄球菌、链球菌(甲型或乙型)、肺炎链球菌、非致病性奈瑟菌、乳酸杆菌、类白喉棒状杆菌、螺旋体、梭形杆菌、白假丝酵母菌、放线菌、类杆菌等
鼻咽腔	葡萄球菌、甲型链球菌、肺炎链球菌、非致病性奈瑟菌、流感杆菌、铜绿假单胞菌、大肠杆菌、变形杆菌等
胃	正常一般无菌
肠道	大肠埃希菌、产气肠杆菌、变形杆菌、铜绿假单胞菌、葡萄球菌、肠球菌、类杆菌、破伤风梭菌、产气荚膜梭菌、双歧杆菌、乳酸杆菌、白假丝酵母菌、变形杆菌等
尿道	大肠埃希菌、乳酸杆菌、阴道棒状杆菌、白假丝酵母菌等
阴道	葡萄球菌、乳酸杆菌、白假丝酵母菌、类白喉杆菌、大肠杆菌、非致病性分枝杆菌等

2. 正常菌群的生理意义

正常条件下，人体与正常菌群之间、正常菌群内各种微生物之间构成了一种生态平衡，既相互制约，又相互依存。正常菌群对保持人体生态平衡和内环境的稳定等方面起着重要作用。

（1）生物拮抗作用：正常菌群在人体体表和腔道表面构成一道生物屏障，可阻止外来细菌的入侵。还能通过产生有害代谢产物或竞争营养等方式抑制病原菌的生长。如大肠埃希菌产生的大肠菌素能抑制痢疾志贺菌的生长，口腔中唾液链球菌产生的过氧化氢能抑制白喉棒状杆菌与脑膜炎奈瑟菌的生长。

（2）营养作用：正常菌群参与机体部分营养物质的代谢，促进其消化和吸收。有的菌群还能合成人体所必需的维生素，供机体利用。如大肠埃希菌能合成维生素 K、维生素 B，乳酸杆菌、双歧杆菌可合成叶酸和维生素 B 等。

（3）免疫作用：正常菌群具有免疫原性的作用，促进机体免疫系统的发育和成熟，并能刺激机体产生抗体，从而能抑制或杀灭某些病原菌。

（4）抑癌作用：某些正常菌群可使体内出现的致癌物质转化为非致癌物质，抑制肿瘤生长。如乳酸杆菌和双歧杆菌，它们的抑癌作用机制可能与其能降解亚硝酸铵，并能激活巨噬细胞、提高吞噬能力有关。

此外，正常菌群对于宿主的生长、发育也起到了一定的作用。由于人体内有正常菌群分布，因此，在采集检测标本时，需注意避免正常菌群的污染；另外，若从有正常菌群存在的部位采集标本培养细菌时，需结合临床进行综合的分析，分辨是致病菌还是正常菌群。

3. 正常菌群的病理意义

（1）条件致病菌：在宿主体内正常菌群一般不致病，具有相对稳定性。但受某些因素的影响，两者之间的平衡被打破，原来不致病的正常菌群也可引起疾病。这种在正常情况下不致病，但在特定条件下能引起疾病的细菌称为条件致病菌或机会致病菌。

条件致病菌的致病条件主要有：①寄居部位发生改变：如寄生于肠道内的大肠埃希菌，由于外伤、手术、留置导尿管等原因进入血液、腹腔或泌尿生殖道等，可引起败血症、腹膜炎或泌尿道感染。②机体免疫力低下：如慢性消耗性疾病、大面积烧伤患者以及使用大剂量的皮质激素、抗肿瘤药物等造成机体免疫力低下时，正常菌群可大量繁殖引起感染。③菌群失调：长期使用广谱抗生素的患者，使正常菌群中各种菌的数量和比例发生了大幅度的改变，称为菌群失调。患者体内正常菌群中的敏感菌受药物影响被抑制，而对抗生素不敏感的菌株（如葡萄球菌、白假丝酵母菌等）趁机大量繁殖成为优势菌，可引起假膜性肠炎、白假丝酵母菌性肺炎等疾病。

（2）菌群失调症：严重的菌群失调可导致宿主出现一系列的临床症状，称为菌群失调症。菌群失调症的发生与不当使用抗菌药物有关。这种在抗菌药物治疗原有感染疾病的过程中诱发的第二次感染又称二重感染。引起二重感染的细菌以革兰阴性杆菌、金黄色葡萄球菌和白色念珠菌为多见。临床表现为肺炎、鹅口疮、肠炎、尿路感染或败血症等。若发生二重感染，应停用原来的抗生素，选用合适的敏感药物，以恢复正常菌群的生态平衡。

二、外界因素对细菌的影响

（一）基本概念

1. 消毒　是指杀死物体上的病原微生物但不一定杀死细菌芽胞的方法。用于消毒的化学药物称为消毒剂，消毒剂一般在常用浓度下只对细菌的繁殖体有效。

2. 灭菌　是指杀死物体上的所有的微生物（包括病原微生物、非病原微生物和细菌芽胞）的方法。

3. 防腐　是指防止或抑制微生物生长繁殖的方法。用于防腐的化学药物称为防腐剂。

某些化学药物,在高浓度时,具有杀菌作用,可作消毒剂;在低浓度时,仅能抑制细菌生长繁殖,可作为防腐剂。

4. 无菌和无菌操作 无菌是指没有活的微生物存在。防止微生物进入机体或其他物体的操作方法称为无菌操作。在进行外科手术、微生物实验以及插管、注射等医疗操作时,必须严格无菌操作以防止微生物的侵入。

(二) 物理因素对细菌的影响

一些物理因素如热力、紫外线、辐射、超声波等,对细菌可产生致死作用,因此实践中常利用这些方法来对物品或环境进行消毒灭菌。

1. 热力灭菌法 利用高温加热的方法进行消毒灭菌。高温可使菌体蛋白及酶类变性凝固、核酸结构破坏,从而导致细菌死亡。

热力灭菌法又分为干热灭菌法和湿热灭菌法。

(1) 干热灭菌法:以热空气为导热介质,提高物体温度,以达到灭菌目的。

1) 焚烧:灭菌彻底,但仅适用于废弃的污染物品和死于传染病动物的尸体。

2) 烧灼:将待灭菌的物品直接置于火焰中灼烧,如细菌实验中使用的接种环、试管口等多用此法灭菌。

3) 干烤:将物品置于专用的干烤箱内,通电后利用高热空气达到灭菌目的。此法适用于耐高温的物品,如瓷器、玻璃器皿、金属等,灭菌时一般加温至160~170℃,维持2~3小时。灭菌结束后,应关闭电源,待温度慢慢降至60℃左右时再开启箱门,以免高温的玻璃器皿因骤冷而破裂。

(2) 湿热灭菌法:以高温的水或水蒸气为导热介质,提高物品温度,以达到灭菌目的。在同一温度条件下,湿热灭菌比干热灭菌效果要好,原因是:①蛋白质在有水分的环境中更容易发生变性和凝固。②湿热的穿透力比干热强,可使被灭菌的物品温度迅速上升。③湿热蒸汽与物体接触后,凝固成水可释放出潜热,也可迅速提高物品的温度。

1) 高压蒸汽灭菌法:是目前使用最广泛、最有效的灭菌方法。灭菌是在密闭的高压蒸汽灭菌器内进行。在蒸汽不外溢的情况下,随着灭菌器内压力的增高,温度也逐渐升高。当压力为103.4kPa(1.05kg/cm^2)时,温度达到121.3℃,维持15~30分钟,即可杀灭所有细菌的繁殖体和芽胞。该法适用于耐高温、耐湿的物品,如手术器械、敷料、生理盐水、普通培养基、玻璃制品等。

某些微生物(如朊粒)对热力有比较强的抵抗力,高压蒸汽灭菌时需202kPa、134℃,维持1小时以上才能将其彻底杀灭。

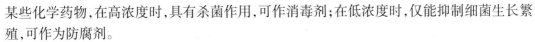

知识链接

高压蒸汽灭菌法的注意事项:①灭菌包不宜过大过紧(体积不应大于30cm×30cm×30cm),灭菌器内物品的放置总量不应超过灭菌器柜室容积的85%,各包之间留有空隙,以便于蒸汽流通、渗入包裹中央,排气时蒸汽迅速排出,保持物品干燥。②灭菌锅密闭前,应将冷空气充分排空。③布类物品放在金属、搪瓷类物品之上。④被灭菌物品应待干燥后才能取出备用。⑤盛放物品的容器应有孔,若无孔,应将容器盖打开。⑥随时观察压力及温度情况。⑦注意安全操作,每次灭菌前,应检查灭菌器是否处于良好的工作状态。⑧灭菌完毕后减压不要过快,压力表回至"0"位后才可打开盖或门。

2）间歇灭菌法：采用流动蒸汽间歇加热的方式，以达到灭菌的目的。具体操作方法：将需灭菌物品置于阿诺流通蒸汽灭菌器或普通蒸笼中，100℃加热30分钟，以杀死细菌繁殖体（但杀不死芽胞），然后取出物品置于37℃温箱过夜，使芽胞发育成繁殖体。次日，再于灭菌器内100℃加热30分钟，杀死细菌繁殖体后置于37℃温箱过夜。重复此过程3次，即可达到灭菌的目的。本法适用于一些不耐高温的物品灭菌，如含糖、血清或鸡蛋的培养基。

3）巴氏消毒法：巴氏消毒法采用较低的温度来杀灭物品中病原菌或特定的微生物，而不破坏其中的营养成分的消毒方法。此种方法是由巴斯德创立而得名，主要用于牛奶、酒类的消毒。消毒方法有两种：一种是于61.1~62.8℃加热30分钟；另一种是于71.7℃加热15~30秒。

4）煮沸法：将消毒物品浸于水中，加热至沸腾（100℃），经5~6分钟，可杀死一般细菌的繁殖体，细菌芽胞则需煮沸1~2小时才被杀灭。本法适用于食具、饮水、手术器械和注射器等消毒。若在水中加入2%碳酸氢钠可提高沸点达105℃，既可促进细菌芽胞死亡，又可防止金属器材的生锈。

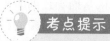

考点提示

常用的湿热消毒灭菌法及应用

2. 紫外线和电离辐射

（1）紫外线：紫外线的波长在200~300nm时有杀菌作用。其中以265~266nm最强。杀菌机制是该波段易被细菌DNA吸收，改变了DNA的构型，从而干扰DNA的复制，导致细菌变异甚至死亡。

紫外线穿透力弱，普通玻璃、纸张及空气中的尘埃、水蒸气等均可阻挡紫外线，因此，紫外线只适用于传染病房、手术室、微生物实验室等室内空气的消毒和物品表面的消毒。应用紫外线灯进行空气消毒

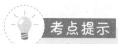

考点提示

紫外线灭菌机制

时，有效距离不超过2~3m，照射时间为1~2小时。紫外线对皮肤和眼睛有损伤作用，使用时应注意防护。日光中因含有紫外线，因而也具有一定的杀菌作用。若将被褥、衣服放在日光下暴晒2小时以上，可杀死其中大部分细菌。

（2）电离辐射：电离辐射包括X线、γ线和高速电子等，具有较高的穿透力与能量，可使细胞内的水分电离成H^+和OH^-，这些游离基是强烈的氧化剂和还原剂，能破坏微生物的核酸、酶和蛋白质，使微生物死亡。电离辐射可在常温下对物品进行灭菌而不升高被灭菌物品的温度，又称"冷灭菌"。可用于消毒不耐热的一次性医用塑料注射器和导管等。也能用于食品消毒而不破坏其营养成分。

3. 滤过 滤过是采取机械性阻留的方法，利用滤菌器除去空气或液体中的细菌等微生物。滤菌器含有微细小孔，液体或空气中小于滤孔孔径的物质（如病毒、支原体等）可通过，而大于孔径的细菌等颗粒被阻留。滤过除菌的效果与滤菌器孔径大小、滤速、电荷吸引等有关。常用滤菌器有薄膜滤菌器、玻璃滤菌器、蔡氏滤菌器等。

滤过除菌法可用于一些不耐高温、也不能用化学方法消毒的液体（如血清、抗毒素、抗生素及药液等制品）的除菌。此外，生物安全柜也是根据这个原理，利用空气过滤器的过滤作用，除去空气中的微生物，以达到无菌环境的目的。

4. 干燥 干燥可使细菌脱水、盐类浓缩和菌体蛋白变性，从而阻碍细菌生长繁殖和代谢，产生抑菌杀菌的作用。干燥对细菌的影响因菌种以及干燥的温度、程度、时间等因素而

异,如淋病奈瑟菌、脑膜炎奈瑟菌干燥数小时即可死亡,而结核分枝杆菌在干燥的痰中可保持传染性数月;细菌芽胞在干燥环境中仍可存活数月至数年;将细菌迅速冷冻干燥可维持生命数年之久。根据这些原理,常用干燥方法保存菌种、食品、药材等,如可用冷冻真空干燥法保存菌种、生物制品等。

(三) 化学因素对细菌的影响

许多化学药物(消毒剂)都具有抑菌、杀菌的作用,消毒剂不仅能杀死病原体,对人体细胞也有损害作用,所以消毒剂只能外用,不能内服。主要用于物品表面、环境和体表的消毒。

1. 常用消毒剂的种类和用途

消毒种类多,用途各异,在实际应用中可根据高效、低毒、价廉的原则选用(表2-3)。

表 2-3 常用消毒剂的种类和用途

类型	名称及使用浓度	应用范围
重金属盐类	0.05%~0.1% 升汞	非金属物品浸泡消毒
	2% 红汞(红药水)	皮肤黏膜小伤口消毒
	0.1% 硫柳汞	皮肤手术部位消毒
	1%AgNO$_3$	滴新生儿眼睛
酚类	3%~5% 苯酚(石炭酸)	地面擦洗,器具浸泡消毒
	2% 甲酚皂(来苏儿)	地面擦洗,器具浸泡消毒
醇类	70%~75% 乙醇	皮肤擦拭、体温计浸泡消毒
酸碱类	5~10ml/m^3 醋酸熏蒸	空气熏蒸消毒
	石灰按 1:4 或 1:8 加水成糊状	排泄物及地面消毒
醛类	10% 甲醛	标本浸泡,接种箱熏蒸消毒
	2% 戊二醛	内镜、精密仪器消毒
烷化剂	50mg/L 环氧乙烷	手术器械,手术用品消毒
	0.02%~0.05% 氯己定	术前洗手
	0.01%~0.02% 氯己定(洗必泰)	膀胱、阴道等冲洗
氧化剂	0.1% 高锰酸钾	皮肤阴道尿道及水果、蔬菜
	3% 过氧化氢(双氧水)	皮肤黏膜、创口消毒
	0.2%~0.5% 过氧乙酸	塑料玻璃浸泡消毒,洗手
卤素及化合物	0.2~0.5mg/L 氯气	饮水,游泳池水
	10%~20% 漂白粉	地面、厕所与排泄物
	2.5% 碘酒、0.5% 碘伏	皮肤消毒、外科洗手
表面活性剂	0.05%~0.1% 苯扎溴铵(新洁尔灭)	皮肤黏膜擦拭,手术器械浸泡及外科洗手
	0.05%~0.1% 杜灭芬	皮肤创伤,金属塑料浸泡
染料	2%~4% 龙胆紫(甲紫、紫药水)	浅表创伤、鹅口疮(1%)

2. 影响消毒剂作用的因素 消毒剂的作用效果受多种因素的影响,掌握并利用这些因素可提高消毒灭菌的效果。影响消毒灭菌效果的因素主要有以下几种:

(1) 消毒剂的性质、浓度和作用时间:各种消毒剂的性质不同,对细菌的作用效果也不同。如表面活性剂对革兰阳性菌的杀菌效果要强于革兰阴性菌。同一种消毒剂的浓度与作用时间不同,消毒效果也不一样。通常消毒剂的浓度越大,杀菌效果越强(但乙醇比较特殊,以 70%~75% 的浓度消毒效果最好);消毒剂在一定浓度下,作用时间的长短与消毒效果的强弱成正比。

(2)微生物的种类与状态:不同种类的微生物对消毒剂的敏感性不同,因此,同一种消毒剂对不同微生物的杀菌效果各不相同。例如,一般消毒剂对结核分枝杆菌的作用较其他细菌差;75% 乙醇可杀死一般细菌繁殖体,但不能杀灭细菌的芽胞;5% 苯酚 5 分钟可杀死沙门菌,而杀死金黄色葡萄球菌则需 10~15 分钟。此外,微生物的数量越多,消毒越困难,消毒所需的时间越长。

(3)温度与酸碱度:一般情况下,温度越高,消毒剂的作用效果越好。消毒剂的杀菌过程类似于化学反应过程,化学反应的速度随温度的升高而加快。例如,金黄色葡萄球菌在苯酚溶液中被杀死的时间在 20℃时比 10℃时大约快了 5 倍;2% 戊二醛杀灭每毫升含 10^4 个炭疽芽胞杆菌的芽胞,20℃时需 15 分钟,40℃时需 2 分钟,56℃时仅需 1 分钟。消毒剂的杀菌作用还受酸碱度的影响,如戊二醛水溶液呈弱碱性,不具有杀芽胞的作用,只有在加入碳酸氢钠后才发挥杀菌作用。

(4)环境中有机物质的存在:一般情况下,病原菌常与血清、脓液等有机物混合在一起,这些有机物中的蛋白质、油脂类物质包绕在菌体外可妨碍消毒剂的穿透,对细菌产生保护作用而降低消毒效果。此外,有机物质还可通过与消毒剂的有效成分结合产生中和作用,从而降低其杀菌效果。

(四)生物因素对细菌的影响

除各种理化因素外,一些生物因素也可对细菌产生杀菌作用,如噬菌体、细菌素等。此处对噬菌体作一简要介绍。

噬菌体是感染细菌、真菌等微生物的病毒。此类病毒感染细菌后能引起细菌裂解,故称噬菌体。噬菌体结构简单,只含有一种核酸(DNA 或 RNA);个体微小,需用电子显微镜观察;活细胞内寄生,在细胞内以复制方式进行增殖。

在电镜下噬菌体有三种外形,蝌蚪形、线形和微球形。大多数噬菌体呈蝌蚪形,由头部和尾部两部分组成(图 2-12)。噬菌体头部的形状常为六棱柱体,外壳为蛋白质,内含一种核酸。其尾部为噬菌体与细菌接触的器官。

1. 噬菌体和宿主菌的关系

噬菌体感染细菌时,先通过尾刺或尾丝等特异地吸附到敏感细菌表面受体上,然后借助于一种溶菌酶类物质,先将细菌细胞壁溶解一小孔使尾鞘插入,噬菌体头部的核酸很快注入进细菌的细胞,导致细菌发生感染。细菌被感染后可出现菌体裂解或形成溶源性细菌两种结果(图 2-13)。

噬菌体核酸进入细菌细胞后,细菌细胞即停止合成自身成分,转而按照噬菌体核酸所提供的遗传信息合成噬菌体子代核酸和蛋白质,在细菌细胞内装配成为完整成熟的子代噬菌体,当增殖到一定程度,宿主细胞发生裂解,释放出子代噬菌体,这种噬菌体称为毒性噬菌体。毒性噬菌体裂解细菌后,在平板上出现无菌生长的噬菌斑,在液体培养基中可导

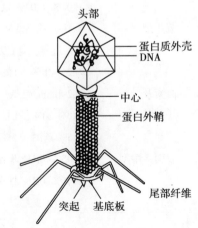

图 2-12 蝌蚪形噬菌体结构模式图

头部
蛋白质外壳
DNA
中心
蛋白外鞘
尾部纤维
突起　基底板

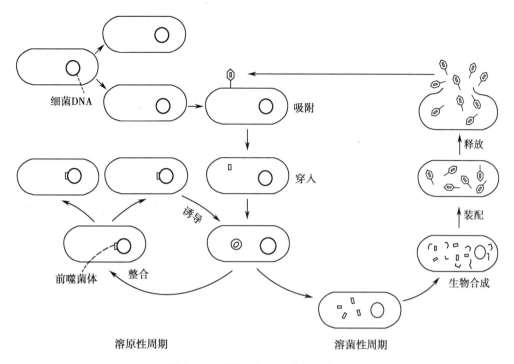

图 2-13 噬菌体与细菌的相互作用

致混浊的菌液变澄清。

有些噬菌体不在细菌细胞内增殖,而将基因整合于细菌基因组中,成为细菌基因组的一部分,当细菌分裂时,噬菌体的基因亦随着分布于两个子代细菌的基因中,这种噬菌体称为溶源性噬菌体或称温和噬菌体。整合在细菌 DNA 上的噬菌体基因称为前噬菌体,带有前噬菌体的细菌称为溶源性细菌。

2. 噬菌体在医学和生物学中的应用

(1) 细菌的鉴定与分型:噬菌体具有严格的寄生性和高度特异性。一种噬菌体只能裂解一种或与该种相近的细菌,故可用于细菌的鉴定和分型。目前已利用噬菌体将金黄色葡萄球菌分为四个群数百个型。

(2) 检测标本中的细菌:应用噬菌体效价增长试验检查标本中相应的细菌,如果在标本中检出某种噬菌体时,常提示有相应细菌的存在。

(3) 分子生物学研究的重要工具:噬菌体基因数量少,有些噬菌体经人工诱导的变异和遗传容易控制和辨认,并且可用于基因的转导等研究。近年来,噬菌体已成为遗传研究中的主要的基因载体工具。

第四节 细菌的遗传与变异

一、细菌的遗传物质

细菌和其他生物一样,具有遗传和变异的生命现象。细菌在繁衍后代的过程中,其子代和亲代之间在形态、结构、代谢等生物学性状具有相似性,此为细菌的遗传性。遗传可使细菌的基本性状保持相对稳定,且代代相传,使其种属得以保存。而在细菌的繁殖过程中,当外界环境条件发生变化或细菌的遗传物质结构发生改变时,细菌原有的性状也会随之发生改变,此为细菌的变异性。变异性可使细菌产生变种或新种,有利于细菌的生存和进化。引起细菌遗传、变异的物质基础主要有染色体、质粒和转座因子等。

(一) 细菌染色体

染色体是细菌的主要遗传物质,是一条环状闭合的双股 DNA,携带了细菌大部分的遗传信息。子代通过 DNA 的精确复制完全继承了亲代的 DNA 组成即基因型。

(二) 染色体外的 DNA

1. 质粒

质粒是细菌染色体外的 DNA,是环状闭合的双股 DNA,比染色体小,只携带有编码某些性状的基因,它能独立于染色体外进行自我复制。

(1) 质粒的种类:①致育质粒(F 质粒):编码细菌性菌毛。带有 F 质粒的细菌为雄性菌,有性菌毛;无 F 质粒的细菌为雌性菌,无性菌毛。②耐药性质粒(R 质粒):编码细菌的耐药性。③大肠埃希菌大肠菌素质粒(Col 质粒):编码大肠埃希菌产生大肠菌素。④毒力质粒(Vi 质粒):编码与细菌致病性有关的毒力因子,如大肠埃希菌含有毒力质粒,能编码产生肠毒素。

(2) 质粒的特性:①不相容性:是指相似的质粒在同一细胞中不能共存。②可转移性:质粒可通过接合、转化、转导等方式在细胞间转移,从而使受体菌获得相应的生物学性状。③自我复制性:质粒可独立于染色体进行复制。④可消失性:质粒可自然丢失或用人工方法消除。随着质粒的消失,质粒所赋予细菌的性状亦随之失去。

2. 转座因子

能在质粒之间或质粒与染色体之间自行转移位置的 DNA 序列,称为转座因子。由美国遗传学家 McClintock 于 20 世纪 50 年代通过对玉米遗传现象研究发现了第一个转座因子,直到 1968 年发现大肠埃希菌中转座因子,才引起人们的重视。转座因子几乎存在于所有的生物中,可能在基因组的进化中起主要作用。

二、常见的细菌变异现象

细菌的变异可表现在形态、结构、生理、致病性、耐药性等多个方面。

1. 形态与结构的变异

细菌在适宜的环境中呈典型形态,但在不同生长时期或当环境改变时,其形态、大小可发生改变。如鼠疫耶尔森菌在陈旧的培养物或在含 30~60g/LNaCl 的培养基上,形态可从两端钝圆的典型形态变为多形态性,如球形、棒形、丝状、哑铃形状等。又如许多细菌受一些理化因素(如青霉素、免疫血清、补体和溶菌酶等)影响下,其细胞壁合成受阻,成为细胞壁缺陷型细菌(细菌 L 型变异),形态呈现高度多形性。

细菌的一些特殊结构也可发生变异。常见的有:①荚膜变异:有荚膜的细菌在普通培养基上多次传代后逐渐失去荚膜,其毒力也会随之减弱。如再接种易感动物体内或在含有血清的培养基上培养后则又重新产生荚膜,恢复毒力。如肺炎链球菌在机体内或在含有血清的培养基中初分离时可形成荚膜,致病性强。经多次人工培养传代,其荚膜消失且毒力减弱,但通过小鼠的腹腔传代后又可重新产生荚膜,恢复毒力。②芽胞变异:某些可形成芽胞的细菌,体外培养时可失去形成芽胞的能力。例如,将有芽胞的炭疽芽胞杆菌在 42℃ 培养 10~20 天后,细菌可失去形成芽胞的能力,同时毒力也会相应减弱。③鞭毛变异:将有鞭毛的普通变形杆菌点种在普通琼脂培养基上,由于鞭毛的动力使细菌在平板表面弥散生长,称迁徙生长,菌落形似薄膜(德语 hauch 意为薄膜),故称 H 菌落。若将此菌点种在含 1g/L 苯酚琼脂的培养基上,细菌失去鞭毛,只能在点种处形成不向外扩展的单个菌落,称为 O 菌落(德语 Ohnehauch 意为无薄膜),通常将失去鞭毛的变异称为 H-O 变异,此变异是可逆的。

2. 菌落变异

细菌的菌落主要有光滑型(S 型)和粗糙型(R 型)两种。S 型菌落表面光滑、湿润、边缘整齐。R 型菌落表面粗糙、干燥而有皱纹,边缘不整齐。菌落在光滑型与粗糙型之间的变异,称为 S-R 变异。S-R 变异时,不仅菌落的特征发生改变,而且细菌的毒力、生化反应性、免疫原性等也发生改变。S 型菌落的致病性强,但有少数细菌如结核分枝杆菌、炭疽芽胞杆菌等,其典型有毒力的菌落是粗糙型,而变异的无毒力的菌落却为光滑型。一般而言,由光滑型变为粗糙型较为容易,由粗糙型变为光滑型比较困难。

3. 毒力变异

细菌的毒力变异包括毒力的增强和减弱两种情况。通常寄居在咽喉部的白喉棒状杆菌无毒力,不致病,当它感染了 β- 棒状杆菌噬菌体后变成溶源性细菌,则获得产生白喉毒素的能力,引起白喉。目前广泛用于预防结核病的卡介苗(BCG),是将强毒的牛型结核分枝杆菌培养在含有胆汁、甘油和马铃薯的培养基中,经 13 年传 230 代而获得的毒力减弱仍保留免疫原性的变异株。

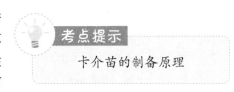

考点提示

卡介苗的制备原理

4. 耐药性变异

细菌对某种抗菌药物由敏感变为不敏感的变异称为耐药性变异。从抗生素广泛应用以来,细菌对抗生素耐药的不断增长是世界范围内的普遍趋势。金黄色葡萄球菌耐青霉素的菌株已从 1946 年的 14% 上升至目前的 80% 以上。耐甲氧西林金黄色葡萄球菌(MRSA)逐年上升,我国于 1980 年前仅为 5%,1985 年上升至 24%,1992 年以后达 70%。有些细菌还表现为同时耐受多种抗菌药物,即多重耐药性,甚至还有的细菌变异后产生对药物的依赖性。在临床疾病治疗中,合理用药对防止细菌发生耐药性变异有重要意义。

5. 免疫原性变异

菌落、形态变异多伴有细菌的免疫原性变异,尤其在志贺菌属和沙门菌属中更为普遍。沙门菌属的鞭毛抗原较易发生相的改变,即在 I 相和 II 相之间相互转变。菌体抗原也可以发生变化,如福氏志贺菌菌体抗原有 13 种,其中 Ia 型菌株的型抗原消失变为 Y 变种,II 型菌株的型抗原消失变为 X 变种。

6. 酶活性的变异

酶是细菌新陈代谢的重要因素,细菌发生酶活性变异,对其生长繁殖、生化反应等均会产生影响。细菌的酶活性发生变异,有的可遗传,有的不可遗传。如某些细菌由于紫外线照射或化学诱变剂等因素的作用,基因型发生改变,丧失了代谢途径中的某种酶,从而导致其合成生长所必需的某些氨基酸和维生素的能力缺失,必须加入某些营养素才能生长。这种变异称为营养缺陷型变异,常可传给后代。又如大肠埃希菌只有当培养基中有乳糖存在时才产生 β- 半乳糖苷酶以分解乳糖产生葡萄糖和半乳糖;当培养基中无乳糖时,这种诱导酶则不产生。这种变异与遗传物质无关,不能传给后代。

三、细菌遗传变异在医学上的应用

（一）在传染病诊断方面的应用

由于细菌在形态、菌落、毒力、耐药性、免疫原性等方面都可能发生变异，而使细菌的生物学性状不典型，给临床细菌学检验诊断带来困难。若不掌握变异规律，易造成误诊和漏诊。因此，细菌检验人员要作出正确的诊断，不但要熟悉细菌的典型特性，还要了解细菌各种性状的变异规律和变异现象。临床分离的菌株常因变异引起生物学性状改变而不易识别，但其遗传物质的改变不会太大。可根据对其 DNA 的检查来鉴定细菌。

（二）在传染病预防方面的应用

利用细菌变异制备各种菌苗、疫苗等，有效预防传染病的发生。除在自然界中寻找无毒菌株外，更多的是用人工方法促使细菌发生变异，使有毒株变成保留免疫原性的无毒或减毒株，以制备出各种免疫制剂。活菌苗所用菌株的毒力已高度减弱，注射后副作用小，免疫原性不变，效果好，如卡介苗、炭疽疫苗等均取得良好的免疫效果，起到预防作用。

（三）在传染病治疗方面的应用

由于近年来抗生素的广泛使用，耐药变异菌株逐渐增多，许多细菌常对多种药物均具有耐药性。为了提高药物的疗效，在选择抗菌药物治疗前应做药物敏感试验，根据试验结果选择敏感药物进行治疗。对于需要长期用药的慢性患者，应考虑联合用药，以减小细菌耐药性变异的几率。此外，加强细菌耐药性监测，注意耐药谱的变化和耐药机制的研究，将有利于指导正确选择抗菌药物和防止耐药菌株的扩散。

（四）在基因工程中的应用

基因工程是根据遗传变异中的细菌通过基因转移和重组而获得新性状的原理来设计的。基因工程也称遗传工程，在控制疾病、制造生物制剂和改造生物品系等方面有着重要意义。将目的基因转移并重组到细菌基因组中，可使细菌表达出需要的性状和产物。目前利用大肠埃希菌所制备的胰岛素、干扰素、乙肝疫苗等生物制品已广泛用于临床。目前还有应用基因工程来使细菌产生出病毒的抗原成分，来制备新型疫苗。

第五节 细菌的致病性与感染

细菌的致病性是指细菌引起疾病的能力，不同的病原菌对机体可引起不同的疾病，如结核分枝杆菌可引起结核病，伤寒沙门菌引起伤寒。病原菌的致病作用，与其毒力强弱、进入机体的数量，以及侵入部位是否合适有密切的关系。

一、细菌的致病因素

（一）细菌的毒力

毒力是指病原菌致病性的强弱程度。各种病原菌的毒力常不一致，同种细菌的毒力也可因型或株的不同而有差异，有强毒株、弱毒株和无毒株之分。构成毒力的物质基础主要包括侵袭力和毒素。

1. 侵袭力 病原菌突破机体的防御功能，侵入机体，并在体内生长繁殖、蔓延扩散的能力，称为侵袭力。主要包括侵袭性酶类和菌体表面结构。

（1）侵袭性酶类：侵袭性酶类是某些细菌代谢过程中产生的胞外酶，其本身一般不具有

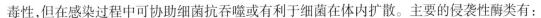

毒性,但在感染过程中可协助细菌抗吞噬或有利于细菌在体内扩散。主要的侵袭性酶类有:

1)血浆凝固酶:由金黄色葡萄球菌产生,它促使血浆中的纤维蛋白原转变为纤维蛋白,使血浆发生凝固,凝固物沉积在菌体表面及病灶周围,保护细菌不易被吞噬细胞吞噬及体液中抗菌物质杀灭,有利于细菌在局部繁殖。

2)透明质酸酶:又称扩散因子。乙型溶血性链球菌和产气荚膜梭菌等能产生此酶,它能分解结缔组织中起黏合作用的透明质酸,使细胞间隙扩大,通透性增加,有利于细菌及毒素向组织周围及深层扩散,易造成全身性感染。

3)链激酶:又称溶纤维蛋白酶。由溶血性链球菌产生,能激活血浆中溶纤维蛋白酶原为纤维蛋白酶,故可溶解血块或阻止血浆凝固,使细菌易于扩散。

4)脱氧核糖核酸酶:溶血性链球菌和金黄色葡萄球菌能产生此酶,能水解组织细胞坏死时释放的 DNA,使黏稠的脓液变稀,有利于细菌扩散。

5)胶原酶:如产气荚膜梭菌产生的胶原酶,主要分解细胞外基质中的胶原蛋白,从而使肌肉软化、崩解、坏死,有利于细菌的侵袭和蔓延。

(2)菌体表面结构:主要包括荚膜和黏附因子。

1)荚膜和类荚膜物质:有些细菌具有荚膜,如肺炎链球菌、炭疽芽胞杆菌等。有些细菌表面有类似荚膜的物质,但不如荚膜厚而明显,如 A 群链球菌的 M 蛋白、伤寒沙门菌的 Vi 抗原、某些大肠埃希菌的 K 抗原等。荚膜及类荚膜物质均有抗吞噬细胞吞噬和抗体液中杀菌物质(补体、溶菌酶等)的作用。当其失去荚膜后,则能迅速被吞噬杀灭。

2)黏附因子:细菌借黏附因子黏附于宿主细胞是其致病作用的第一步。多数革兰阴性菌的黏附因子主要是普通菌毛,如痢疾志贺菌的菌毛。革兰阳性菌的黏附因子是菌体表面毛发样突出物,如 A 群链球菌的膜磷壁酸。

2. 毒素 毒素是细菌在代谢过程中合成的毒性产物,可引起人和动物中毒。按其来源、性质和作用等的不同,可分为外毒素和内毒素两大类。

(1)外毒素:是细菌合成并分泌到菌体外的毒性蛋白质。主要由革兰阳性菌和少数革兰阴性菌产生。少数细菌合成的外毒素存在于菌细胞内,只有当细菌溶解后才释放出来,如鼠疫耶尔森菌产生的外毒素。

外毒素的主要特性有:①化学成分是蛋白质,性质不稳定:易被热、酸及蛋白酶破坏,如破伤风外毒素加热 60℃经 20 分钟即被破坏。②免疫原性强:可刺激机体产生抗体,称为抗毒素。外毒素经 0.4% 甲醛处理后脱去毒性仍保留免疫原性,称为类毒素。类毒素可用于预防接种,抗毒素用于治疗和紧急预防。③毒性强,且有组织选择性:极少量即可使易感动物死亡,如 1mg 纯化的肉毒梭菌外毒素能杀死 2 亿只小白鼠,是目前发现最剧毒的物质,比氰化钾毒性强 1 万倍。不同细菌产生的外毒素对机体的组织器官具有选择性的毒性作用,引起特殊的临床表现。

根据外毒素对宿主细胞的亲和性及作用方式不同可分为肠毒素、神经毒素和细胞毒素。常见细菌外毒素见表 2-4。

(2)内毒素:是革兰阴性菌细胞壁中的脂多糖,只有当细菌死亡、破裂时才释放出来。

内毒素的主要特性有:①化学成分是脂多糖,性质稳定:加热 160℃ 2~4 小时或用强碱、强酸、强氧化剂煮沸 30 分钟才能灭活。②免疫原性弱:刺激机体产生抗体的能力弱,不能被甲醛脱去毒性成为类毒素。③毒性弱,且无组织选择性:不同革兰阴性菌内毒素的毒性作用大致相同。

表 2-4　常见细菌外毒素

类别	产生细菌	毒素名称	作用机制	宿主表现
肠毒素	霍乱弧菌	肠毒素	激活肠黏膜腺苷酸环化酶,使细胞内 cAMP 浓度升高,使肠黏膜细胞分泌增加	呕吐、腹泻
	产毒素大肠埃希菌	肠毒素	不耐热肠毒素同霍乱弧菌,耐热肠毒素使 cGMP 增高	呕吐、腹泻
	产气荚膜梭菌	肠毒素	同霍乱肠毒素	呕吐、腹泻
	金黄色葡萄球菌	肠毒素	刺激呕吐中枢	呕吐为主、腹泻
神经毒素	破伤风梭菌	痉挛毒素	阻断上下神经元间抑制性神经冲动的传递	骨骼肌强直性痉挛
	肉毒梭菌	肉毒毒素	抑制胆碱能神经末梢释放乙酰胆碱	肌肉松弛性麻痹
细胞毒素	白喉棒状杆菌	白喉毒素	抑制细胞蛋白质的合成	肾上腺出血、心肌损伤、外周神经麻痹
	葡萄球菌	溶血素、杀白细胞素	细胞膜损伤	红细胞、白细胞溶解
	A 群链球菌	红疹毒素	破坏毛细血管内皮细胞	猩红热皮疹

内毒素的生物学作用有:①发热反应:极微量的内毒素(1~5ng/kg)入血,即可引起发热反应。②白细胞反应:机体注入内毒素后,血液循环中白细胞数先骤减,1~2 小时后,显著增多。但伤寒沙门菌内毒素是一例外,它始终使血液循环中白细胞数减少。③内毒素休克:内毒素使小血管功能紊乱,出现微循环障碍、血压下降为特征的内毒素休克。④弥漫性血管内凝血(DIC):内毒素可激活凝血因子,并使血小板凝聚和介质的释放,导致广泛血管内凝血和出血倾向。

考点提示

细菌内毒素和外毒素的特性

细菌外毒素与内毒素的主要区别见表 2-5。

(二) 细菌的侵入数量

具有毒力的病原菌侵入机体后,尚需要足够的数量才能引起疾病。引起感染的病原体的数量,与病原体毒力和宿主免疫力高低有关。一般是病原体毒力愈强,引起感染所需的病原体量愈小;反之则愈大。例如毒力强大的鼠疫耶尔森菌,有几个细菌侵入就可造成感染;而某些毒力弱的沙门菌,常需摄入数亿个细菌才能引起急性胃肠炎。

表 2-5　外毒素与内毒素的主要区别

区别要点	外毒素	内毒素
来源	革兰阳性菌和某些革兰阴性菌	革兰阴性菌
存在部位	由活菌分泌至菌体外,少数细菌裂解后释出	细胞壁成分,菌体裂解后释出
化学成分	蛋白质	脂多糖
稳定性	不稳定,不耐热(60~80℃,30 分钟被破坏)	稳定,耐热(160℃ 2~4 小时被破坏)
毒性作用	强,对组织器官有选择性的毒害作用,引起特殊的临床表现	弱,毒性作用大致相同,可引起发热反应、白细胞数变化、内毒素休克、DIC 等
免疫原性	强,刺激机体产生抗毒素,0.4% 甲醛处理可脱毒形成类毒素	弱,甲醛处理不形成类毒素

(三) 细菌的侵入门户

有了一定的毒力和足够数量的病原菌,还要经适当的侵入途径,到达一定的器官和组织细胞才能致病。各种细菌均有特定的侵入途径,如破伤风梭菌及其芽胞,只有进入深部创伤的缺氧环境中,才有可能发生破伤风,若经口进入则不能致病。痢疾志贺菌则必须经口进入肠道定位繁殖,才能引起痢疾,若经创口或皮肤侵入不致病。有些病原菌可经多个途径侵入机体,如结核分枝杆菌可经呼吸道、消化道、皮肤创伤部位等途径进入机体引起结核病。

二、细菌感染的发生与发展

细菌在一定条件下突破机体的防御功能,侵入机体的一定部位生长繁殖,引起病理反应,这一过程称为感染。感染常称传染。

(一) 感染的来源

1. 外源性感染　病原体来自宿主体外,如来自患者、带菌者、患病或带菌的动物以及外环境(食物、土壤、水、空气)等。

2. 内源性感染　病原体来自体内的正常菌群或少数以潜伏状态存在于体内的病原体,在正常菌群的定居部位改变、菌群失调或机体免疫功能降低的条件下,正常菌群中的条件致病菌迅速繁殖而引起感染。内源性感染在临床感染中已显得愈来愈重要,不容忽视。

(二) 感染的方式与途径

1. 呼吸道感染　吸入污染病原菌的飞沫或尘埃而感染。如肺结核、白喉、流脑、百日咳等的传染。

2. 消化道感染　食入病原菌污染的食物、水源等感染。如伤寒、痢疾、霍乱、食物中毒及甲型肝炎等。苍蝇等昆虫是引起消化道感染的重要媒介。

3. 接触感染　病原菌通过人与人、人与动物直接接触而引起的感染。如淋病、梅毒、布氏杆菌病等。

4. 创伤感染　病原菌侵入皮肤、黏膜创伤、破损处而引起的感染。如皮肤化脓性感染、破伤风、钩端螺旋体病等。

5. 虫媒感染　病原菌通过节肢动物为传播媒介而引起的感染。如鼠疫耶尔森菌可经鼠蚤作媒介传播鼠疫,乙型脑炎经蚊叮咬而感染。

6. 血液传播　病原菌通过输血、穿刺、注射等途径而引起的感染,多见于病毒(HBV、HIV、HCV、单纯疱疹病毒、巨细胞病毒等)引起的感染。

7. 垂直感染　一般是指病毒通过胎盘或产道直接由亲代传播给子代的感染,现已知有十余种病毒(HIV、HBV、风疹病毒等)可通过胎盘垂直传播,引起死胎、早产或先天畸形等。

(三) 感染的类型

感染的发生、发展和结局,是机体的免疫力和病原菌的致病作用在一定条件下相互斗争的过程。根据双方力量对比,可出现不感染、隐性感染、显性感染和带菌状态等感染类型。

1. 不感染　当机体免疫力很强,或侵入的病原体致病力很弱或数量不足,或侵入的部位不适当,机体的免疫系统会迅速将病原体清除,从而不发生感染。

2. 隐性感染　因机体的免疫力较强,或侵入的病原体毒力较弱、数量较少,感染后对人体损害较轻,不引起明显的临床症状,称隐性感染或亚临床感染。在感染过程中,机体可向体外排出病原菌而成为传染源。隐性感染后,机体可获得一定的免疫力。如脑膜炎奈瑟菌、结核分枝杆菌常可引起隐性感染。

3. 显性感染 机体免疫力较弱,或入侵的病原体毒力较强、数量较多,感染后对机体损害较重,出现明显的临床症状,称显性感染。

(1) 根据病程缓急不同分为:

1) 急性感染:突然发作,病程较短,一般是数日至数周。病愈后,病原体从宿主体内消失。如流感病毒、水痘病毒、脑膜炎奈瑟菌、霍乱弧菌等引起的感染。

2) 慢性感染:病程较长,常持续数月至数年。胞内菌和病毒往往引起慢性感染,如结核分枝杆菌、乙型肝炎病毒、EB病毒等引起的感染。

(2) 根据感染部位和性质分为:

1) 局部感染:病原体侵入机体特定部位生长繁殖引起病变的一种感染类型,例如头癣、甲癣和化脓性球菌所致疖、痈、牙龈脓肿等。

2) 全身感染:病原体或其毒性代谢产物向全身播散引起全身性症状的一种感染类型。细菌全身感染在临床上常见的有下列几种情况:①毒血症:是病原菌在入侵的局部组织生长繁殖,不侵入血流,仅其产生的毒素进入血流,引起特殊的中毒症状。如破伤风、白喉等。②菌血症:是病原菌由原发部位一时性或间歇性侵入血流,但不在血流中繁殖。如伤寒和流行性脑膜炎的早期可发生菌血症。③败血症:是病原菌侵入血流、大量繁殖并产生毒性代谢产物,引起全身中毒症状,如高热、白细胞增多、肝脾肿大等,严重者可导致休克死亡。鼠疫耶尔森菌、炭疽芽胞杆菌等可引起败血症。④脓毒血症:指化脓性病原菌侵入血流后,在其中大量繁殖,并通过血流扩散至机体的其他组织或器官,引起新的化脓性病灶。⑤内毒素血症:革兰阴性菌侵入血流,并在其中大量繁殖,崩解后释放出大量内毒素。

4. 带菌状态 机体在隐性或显性感染后,病原菌仍在体内继续存在,并不断向体外排出,称为带菌状态。处于带菌状态的人称为带菌者。隐性感染的带菌者称健康带菌者。患病后,临床症状消失,在短期内体内仍有病原菌者,称恢复期带菌者。由于带菌者经常或间歇排出病原菌,因而在疾病的传播和流行上是最重要的传染源。及时发现带菌者并对其进行隔离和治疗,对于控制传染源具有重要意义。

三、抗感染免疫

1. 非特异性免疫 非特异性免疫是个体生来具有的天然防御机能,它是机体抗菌免疫的第一道防线,发挥作用快,但无特异性,也不因病原菌的再次刺激而增强。非特异性免疫的组成包括机体的屏障结构、吞噬细胞和正常组织及体液中的抗微生物物质。

2. 特异性免疫 特异性免疫是个体出生后,在生活过程中与病原体及其毒性代谢产物等抗原物质接触后产生抗体等物质发挥免疫力,具有明显的特异性和记忆性,可因再次接受相同抗原刺激而使免疫效应增强。特异性免疫包括体液免疫和细胞免疫两类。

对不同类型的细菌感染,特异性免疫作用也有其侧重。

(1) 抗毒素免疫:是以抗毒素抗体为主的体液免疫,抗毒素对外毒素起中和作用。见于白喉棒状杆菌、破伤风梭菌等以外毒素致病的感染。

(2) 抗胞外菌免疫:主要以体液免疫为主,通过抗菌抗体发挥作用。见于化脓性球菌、肺炎链球菌等的胞外菌感染。

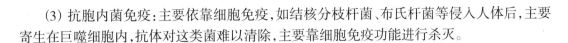

（3）抗胞内菌免疫：主要依靠细胞免疫，如结核分枝杆菌、布氏杆菌等侵入人体后，主要寄生在巨噬细胞内，抗体对这类菌难以清除，主要靠细胞免疫功能进行杀灭。

四、医院感染

（一）医院感染的概念

从广义上讲，医院感染包括各类人群在医院内所获得的感染，但主要是指住院患者在医院内获得的感染，包括在住院期间发生的感染和在医院内获得出院后发生的感染，但不包括入院前已开始或者入院时已处于潜伏期的感染。医院感染按其发生来源可分为：①内源性感染：是由患者本身的正常菌群引起的感染；②外源性感染：是由患者身体以外的微生物引起的感染。

（二）医院感染的流行病学

1. 医院感染发生的基本条件　感染源的存在、适当的传播途径和易感人群是医院感染发生的基本条件。

（1）感染源：住院患者、医院工作人员、探视者及陪护人员、来自医院的环境以及未彻底消毒灭菌的医疗器械、导管、血液制品等所携带的微生物均可以成为医院感染的感染源。

（2）传播途径：医院感染传播的主要途径有：空气、直接接触、间接接触（工作人员护理、便盆、尿壶等）、注射或接种（污染的血液制品、各种液体）、未彻底灭菌或污染的医疗器械、媒介昆虫等。

（3）易感人群：医院感染的易感人群主要包括：①婴幼儿、老年人、营养不良者及重症住院患者。②接受各种药物治疗（化疗、放疗、免疫抑制剂、皮质激素等），使机体免疫力严重下降者。③接受外科手术及侵入性操作（介入治疗、导管插管等），使天然屏障受到破坏者。

2. 医院感染常见的微生物　引起医院感染的微生物包括有细菌、衣原体、支原体、病毒和真菌等，其中细菌是主要引起医院感染的微生物（表2-6）。

表2-6　医院感染常见的微生物

种类	微生物名称
革兰阳性球菌	葡萄球菌属、肠球菌属、链球菌属
革兰阴性杆菌	肠杆菌科细菌、假单胞菌属、不动杆菌属、军团菌
厌氧菌	类杆菌、破伤风梭菌、产气荚膜梭菌、丙酸杆菌、消化球菌
其他细菌	产单核李斯特菌、结核分枝杆菌
真菌	念珠菌、组织胞浆菌、球胞子菌、隐球菌、曲霉菌
病毒	肝炎病毒、流感病毒、水痘病毒、单纯疱疹病毒、巨细胞病毒、轮状病毒、柯萨奇病毒
其他	弓形虫、卡氏肺胞菌、蓝氏贾第鞭毛虫

3. 医院感染的流行特点　医院感染大多以散发形式流行，病例之间常没有共同的传染源及相同的传播途径。如果在较短的时间内出现两例或两例以上的患者，且病例之间有共同的传染源和相同的传播途径，则为暴发性流行。

（三）医院感染的监测

医院感染的监测是预防医院感染的前提，只有进行深入细致的监测，发现存在的问题才能有针对性和有效地防治医院感染。

临床微生物学实验室在医院感染监测中的任务:①病原学诊断。②药物敏感试验(耐药菌株检测)。③环境、器械监测。④感染源追踪(细菌分型)。⑤医院感染问题的研究和宣传教育及培训活动。

环境因素在某些情况下作为传播媒介,会引起医院感染,因此进行微生物学监测很重要。环境监测的主要对象有新生儿室、重症监护病房、血液透析室、中心供应室、血库和手术室等。此外,还要对医院环境中的空气、物体表面和医务人员手部等进行细菌学监测,其细菌总数标准见表2-7。

表2-7 各类环境中空气、物体表面、医务人员手细菌总数卫生学标准

环境类别	范围	空气 (CFU/m³)	物体表面 (CFU/m²)	医务人员手 (CFU/m²)
Ⅰ类	层流洁净手术室、层流洁净病房	≤10	≤5	≤5
Ⅱ类	普通手术室、产房、婴儿室、早产儿室、普通保护性隔离室、供应室无菌区、烧伤病房、重症监护病房	≤200	≤5	≤5
Ⅲ类	儿科病房、妇产科检查室、注射室、换药室、治疗室、供应室的清洁区、急症抢救室、化验室、各类普通病房	≤500	≤10	≤10
Ⅳ类	传染病科及病房	—	≤15	≤15

医院采用的消毒、灭菌方法很多,对其效果也需要进行监测,包括对高压蒸气灭菌效果、紫外线杀菌效果和消毒剂效果及消毒剂使用过程中污染菌的监测。

本章小结

细菌的致病因素主要与细菌的毒力、侵入机体的数量及部位有关。细菌的毒力由细菌的侵袭力和毒素决定的,侵袭力包括侵袭性酶类和菌体表面结构;毒素分内毒素和外毒素。外毒素是细菌分泌到菌体外的毒性物质。主要是革兰阳性菌和少数革兰阴性菌产生。化学成分为蛋白质,性质不稳定,不耐热,毒性极强,对组织器官有选择性的毒害作用,引起特殊临床表现。免疫原性强,刺激机体产生抗毒素,中和游离外毒素的毒性作用,0.4%甲醛处理可脱毒成失去毒性而保留免疫原性的类毒素。内毒素是许多革兰阴性菌的细胞壁结构成分,只有当细菌死亡、破裂、菌体自溶,或用人工方法裂解细菌时才释放出来。化学成分是脂多糖,性质稳定,耐热,毒性较弱,各菌的毒性作用大致相同,可引起发热、白细胞数变化、内毒素休克、DIC等。免疫原性弱,刺激机体产生的抗菌抗体无明显中和作用,甲醛处理不形成类毒素。

细菌在一定环境条件影响下突破机体的防御功能,侵入机体的一定部位生长繁殖,引起病理反应的过程称为感染。细菌能否侵入机体引起感染,决定于细菌的致病性和机体的防御功能以及环境因素的影响。根据侵入体内的病原菌致病性与机体的免疫力双方力量对比和斗争发展的结果,可出现隐性感染、显性感染和带菌状态三种类型。处于带菌状态的人称为带菌者。及时发现带菌者并对其隔离和治疗,对于控制传染源具有重要意义。

医院感染是指住院患者在医院内获得的感染,包括在住院期间发生的感染和在医院内获得出院后发生的感染,引起医院感染的常见微生物包括有细菌、衣原体、支原

体、病毒和真菌等,其中细菌是主要的微生物。医院感染发生的基本条件是感染源的存在,适当的传播途径和易感人群。医院感染的控制目标是在监测的基础上,对各种危险因素采取有效的控制措施,预防医院感染的发生。

(潘运珍)

 目标测试

A1 型题

1. 革兰阳性菌与革兰阴性菌细胞壁共有的成分是
    A. 磷壁酸   B. 脂多糖   C. 肽聚糖
    D. 外膜   E. 脂蛋白

2. 能维持细菌固有外形的是
    A. 细胞核   B. 细胞壁   C. 细胞膜
    D. 细胞质   E. 中介体

3. 类似于真核细胞线粒体的细菌结构是
    A. 质粒   B. 中介体   C. 穿孔蛋白
    D. 脂多糖   E. 异染颗粒

4. 细菌的特殊结构不包括
    A. 芽胞   B. 荚膜   C. 中介体
    D. 菌毛   E. 鞭毛

5. 测量细菌大小的单位是
    A. cm   B. nm   C. dm
    D. mm   E. um

6. 革兰阳性菌细胞壁最主要的组成成分是
    A. 肽聚糖   B. 磷壁酸   C. 脂多糖
    D. 脂蛋白   E. 磷脂

7. 革兰阳性菌和革兰阴性菌细胞壁共同成分或结构是
    A. 脂多糖   B. 磷壁酸   C. 外膜
    D. 肽聚糖   E. 以上均不是

8. 与细菌的毒力无关的成分
    A. 荚膜   B. 鞭毛   C. 普通菌毛
    D. 细胞壁   E. 性菌毛

9. 下列细菌特殊结构中,具有较强抵抗力的是
    A. 荚膜   B. 鞭毛   C. 菌毛
    D. 芽胞   E. 性菌毛

10. 关于细菌 L 型,下列哪一项是正确的
     A. 细菌细胞壁缺陷型   B. 对青霉素耐药   C. 形态为 L 型
     D. 在血培养基上生长   E. 革兰染色阳性

11. 大多数细菌的最适环境 pH 为

A. 3.2~3.6   B. 4.2~4.6   C. 5.2~5.6

D. 6.2~6.6   E. 7.2~7.6

12. 实验室感染来源,不包括

     A. 微生物气溶胶   B. 菌液滴落物体表面   C. 注射时不慎刺伤皮肤

     D. 接触感染材料   E. 接触肝炎患者

13. 在细胞的生长曲线中,细菌的活菌数减少,细菌总数开始下降的阶段是

     A. 衰亡期   B. 对数生长期   C. 稳定期

     D. 迟缓期   E. 死亡期

14. 注射前在局部用碘酒和乙醇处理属于

     A. 消毒   B. 灭菌   C. 防腐

     D. 无菌   E. 无菌操作

15. 血清标本除菌可用的方法是

     A. 煮沸法   B. 高压蒸汽灭菌法   C. 化学消毒法

     D. 紫外线照射法   E. 过滤除菌法

16. 杀灭细菌芽胞最有效的方法是

     A. 煮沸法   B. 流通蒸汽灭菌法   C. 高压蒸汽灭菌法

     D. 紫外线照射   E. 巴氏消毒法

17. 适用于物体表面和空气灭菌的方法是

     A. 干热灭菌法   B. 湿热灭菌法   C. 紫外线杀菌法

     D. 滤过除菌法   E. 超声波杀菌法

18. 70%~75% 乙醇的消毒灭菌机制是

     A. 蛋白质变性和凝固   B. 损伤细胞膜   C. 破坏 DNA

     D. 氧化作用   E. 烷化作用

19. 检查高压灭菌器的灭菌效果时用的生物指标是

     A. 大肠埃希菌   B. 金黄葡萄球菌   C. 枯草芽胞杆菌

     D. 铜绿假单胞菌   E. 嗜热脂肪芽胞杆菌

20. 乙醇常用的消毒浓度是

     A. 50%~55%   B. 70%~75%   C. 80%~85%

     D. 90%~95%   E. 95%~99%

21. 防止微生物进入机体或其他物品的操作称

     A. 消毒   B. 灭菌   C. 防腐

     D. 无菌   E. 无菌操作

22. 高压蒸汽灭菌效果监测的直接指标是

     A. 仪表可靠性的检查   B. 化学指标的检查   C. 操作步骤检查

     D. 生物指标检查   E. 仪器性能检查

23. 下列细菌可经巴氏消毒法灭活的是

     A. 金黄色葡萄球菌   B. 结核杆菌   C. 炭疽杆菌

     D. 破伤风杆菌   E. 肉毒杆菌

24. 细菌的等电点

     A. pH2~5   B. pH4~5   C. pH5~6

D. pH5~7　　　　　　　E. pH6~8

25. 细菌的遗传物质是
　　A. 染色体、核糖体、质粒
　　B. 染色体、核糖体、转位因子
　　C. 染色体、中介体、转位因子
　　D. 染色体、核糖体、中介体
　　E. 染色体、质粒、转位因子

26. 作为细菌分类依据的碱基对是
　　A. G+C%　　　　　　B. A+C%　　　　　　C. A+G%
　　D. T+G%　　　　　　E. C+T%

27. 细菌核质的特点是
　　A. 有典型细胞核结构　　B. 含组蛋白　　　　C. 无核膜与核仁
　　D. 含两条染色体　　　　E. DNA 呈线状

28. 条件致病性微生物是
　　A. 不引起疾病
　　B. 机体抵抗力下降时,可致病
　　C. 寄居部位不变
　　D. 与抗生素的使用无关
　　E. 与免疫抑制剂的使用无关

29. 长期使用广谱抗生素可引起
　　A. 菌血症　　　　　　B. 败血症　　　　　　C. 毒血症
　　D. 脓毒血症　　　　　E. 菌群失调症

30. 医院感染最主要的病原体是
　　A. 衣原体　　　　　　B. 支原体　　　　　　C. 细菌
　　D. 病毒　　　　　　　E. 真菌

31. 有关感染性废物的处理,正确的是
　　A. 污染材料拿出实验室不必消毒
　　B. 液体废弃物只要收集在防漏、未破的容器内即可
　　C. 对剩余标本、接种过的培养基直接丢弃
　　D. 动物房的废弃物不用消毒
　　E. 对任何有污染的锐器处理前不要用手接触

32. 医院感染的特点,不包含
　　A. 大多数为条件致病菌
　　B. 来自患者的细菌毒力强
　　C. 耐药菌群增多　　　　D. 常为多重耐药
　　E. 正常菌群不引起医院感染

33. 绝大多数微生物对人类和动植物是
　　A. 有益的　　　　　　B. 有害的　　　　　　C. 可有可无的
　　D. 引起内源性感染　　E. 病原菌

34. 医院感染环境检测的主要对象,不包括

A. 手术室   B. 重症监护病房   C. 血液透析室

D. 机关办公室   E. 临床实验室

35. 医院感染检测的内容一般不包括

A. 病原微生物   B. 易感人群   C. 媒介因素

D. 环境   E. 流行病学调查

36. 化脓性病原菌由局部侵入血流,并在血液中成长繁殖是为

A. 毒血症   B. 菌血症   C. 败血症

D. 脓毒血症   E. 内毒素血症

37. 病原微生物进入机体能否引起疾病取决于

A. 细菌的侵袭力

B. 机体的抵抗力

C. 细菌的毒力和机体的抵抗力

D. 细菌的毒素

E. 细菌的毒素和侵袭力

38. 类毒素是甲醛处理后的

A. 内毒素

B. 肉毒素

C. 细菌素

D. 失去毒性的外毒素,并保留免疫原性

E. 失去毒性的外毒素,并失去免疫原性

第三章 细菌检验基本技术

 学习目标

1. 掌握:细菌染色标本检查的基本程序及染色方法;常规细菌接种和培养及细菌在培养基中的生长现象;常见细菌生化反应的原理和结果判断。
2. 熟悉:显微镜的使用。培养细菌常用培养基的种类。
3. 了解:不染色标本的检查法和用途。

第一节 细菌形态检验技术

细菌形态学检查是细菌检验技术中最常用的方法之一,利用显微镜对细菌的大小、形态、排列、结构和染色性等特点进行观察分析,可对细菌进行初步识别和分类,为进一步做培养和鉴定提供依据。对某些细菌,如痰液中的抗酸杆菌、脑脊液中的脑膜炎奈瑟菌等,通过形态学检查可对其进行初步诊断和报告,为临床早期诊断和治疗提供依据。

一、染色标本镜检

细菌是无色半透明的微小生物,在光学显微镜不能观察清楚。可将细菌制片染色后再进行显微镜镜检。细菌着色后,可与周围环境形成鲜明对比,在普通光学显微镜下能清楚看到细菌的大小、形态、排列、染色性,有助于对细菌进行鉴别,因此染色标本的检查已广泛用于细菌的鉴定。

(一) 染色标本检查的一般程序

1. 涂片 根据所用标本不同,涂片的方法亦有差异。临床标本或液体培养物直接涂于玻片上;固体培养物涂于玻片上预先加的生理盐水中并混匀,涂成 $1cm^2$ 的圆形或蚕豆大小的菌膜。

2. 干燥 涂片后最好在室温下自然干燥,也可置火焰上方微微加热以加速干燥,切记勿接触火焰,防止高温引起细菌变形。

3. 固定 最常用的方法是火焰固定。将干燥好的菌膜向上,在酒精灯的外焰中以钟摆速度来回通过 3 次,以手背触及玻片不烫手为宜。也可用化学固定法。固定的目的:①杀死细菌,并使菌体蛋白质凝固,形态固定。②改变细菌对染料的通透性,以利于着色。③使菌体牢固黏附在玻片上,水洗时不易冲掉。

4. 染色 根据所用染料的种类分单染法和复染法。染液所用量以覆盖菌膜为宜,染色时间因方法而异。

单染色法只选用一种染料染色,如吕氏亚甲蓝和稀释苯酚复红染色法,染色后可观察到细菌的形态、大小、排列及简单的结构,但无法观察不同细菌的染色特性。

复染色法是用两种或两种以上的不同染料进行染色,染色后既可观察到细菌的形态、大小和排列方式,又可观察不同种类细菌或同一细菌不同结构的染色性,有利于更好地鉴别细菌,因此又称为鉴别染色法。复染色法是细菌检验中最常用的染色法,常用的有革兰染色法和抗酸染色法。

复染色法的基本程序有涂片、干燥、固定及染色,其中染色过程又可分为初染、媒染、脱色、复染4个步骤。

(1)初染:对已固定好的细菌涂片进行初次染色,可以初步显示细菌的形态特征和排列方式。

(2)媒染:用媒染剂来增强初染的染料与细菌的亲和力,使染料固定于菌体内,或使细菌细胞膜通透性改变,有利于染料进入菌体以提高染色效果。常用的媒染剂有苯酚、碘液、鞣酸、明矾、酚等。

(3)脱色:用脱色剂使已着色的细菌脱去颜色,以检测染料与细菌结合的稳定性。常用的脱色剂有醇类、三氯甲烷、丙酮、酸类和碱类,其中95%乙醇是最常用的脱色剂。

(4)复染:经过脱色处理的细菌再以复染液进行染色使其重新着色,并与初染颜色形成鲜明的对比,故又称对比染色。常用的复染剂有稀释复红、沙黄、亚甲蓝、苦味酸等。复染液颜色不宜过深,染色时间不宜过长,以免复染颜色遮盖初染的颜色。

5. 镜检 将染色好的标本干燥后,置显微镜下观察其形态、结构和染色性。

(二)常用的染色方法

1. 单染色法

(1)染液:稀释苯酚复红液、吕氏亚甲蓝液等。

(2)染色方法:细菌标本经涂片、干燥、固定后,滴加染液染色1min,水洗后待玻片干燥后即可在显微镜下进行观察。

2. 复染色法

(1)革兰染色法

1)染液:结晶紫染液、碘液(卢戈碘液)、95%酒精、稀释石炭酸复红或沙黄。

2)染色方法:将固定好的标本片先用结晶紫初染1min,用细流水冲洗,再用碘液媒染1min,用细流水冲洗,再用95%酒精脱色直至菌膜无紫色脱出为止,大约30s,用细流水冲洗,最后用稀释石炭酸复红或沙黄复染30s,用细流水冲洗,干燥后镜检。

3)结果:紫色为革兰阳性菌(G^+菌),红色为革兰阴性菌(G^-菌)。

4)染色原理:革兰染色的原理主要有3种学说:

① 细胞壁学说:G^+菌细胞壁结构较致密,肽聚糖层厚,脂质少,酒精不容易透入,并能使细胞壁脱水,间隙缩小,形成一层屏障,阻止结晶紫-碘复合物从胞内渗出,保留紫色。而G^-菌细胞壁结构较疏松,肽聚糖层薄,脂质多,易被酒精溶解,使细胞壁通透性增高,菌体内的结晶紫-碘复合物易被乙醇溶解逸出而脱掉紫色,复染后成红色。

② 等电点学说:G^+菌等电点(PI2~3)比G^-菌(PI4~5)低,在相同pH染色环境中,G^+菌所带负电荷多,与带正电荷的结晶紫染料结合较牢固,不容易被酒精脱色,保留紫色。而G^-菌所带负电荷少,与带正电荷的结晶紫染料结合不牢固,很容易被酒精脱色,复染后成红色。

③ 核糖核酸镁盐学说:G^+菌含有大量的核糖核酸镁盐,可与结晶紫-碘液结合形成大

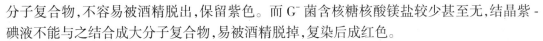

分子复合物,不容易被酒精脱出,保留紫色。而 G⁻ 菌含核糖核酸镁盐较少甚至无,结晶紫-碘液不能与之结合成大分子复合物,易被酒精脱掉,复染后成红色。

5）革兰染色的实际意义：①鉴定细菌：通过革兰染色可将细菌分为两类：一类是革兰阳性菌,另一类是革兰阴性菌。便于初步鉴定细菌,缩小检验范围,有助于进一步选择检验方法。②参考用药：如大多数革兰阳性菌对青霉素、溶菌酶和头孢菌素等敏感,而革兰阴性菌对青霉素不敏感,对链霉素、庆大霉素和氯霉素等敏感。③了解细菌的致病性：大多数革兰阳性菌以外毒素致病,而革兰阴性菌则以内毒素致病。

6）影响因素

① 操作因素：影响革兰染色的关键步骤是脱色,染色结果的准确性与脱色时间的长短有直接关系;涂片太厚、太薄都会使菌体分布不匀;干燥时过热会导致菌体变形,排列异常等;水洗后没有甩干,菌膜上留有水分过多,会造成染液稀释从而影响染色效果。

② 染液因素：染液放置过久可能会因水分蒸发、化学沉淀等原因而降低浓度。如革兰碘液放置过久或被光照射后容易失去媒染作用;95% 乙醇可能会因瓶盖密封不良而挥发导致浓度降低;结晶紫与草酸铵混合溶液放置时间过久,容易出现沉淀影响其浓度。一般染液新配制出后应先用已知的革兰阴性菌和革兰阳性菌做对照实验以鉴定染液质量。

③ 细菌因素：不同时期的细菌标本或培养物,染色结果会有所差异。一般幼龄细菌或正常生长状态下的细菌形态染色较为典型,衰老、变异或死亡的细菌染色性质会发生明显改变。细菌染色应选用新鲜标本或培养 18~24h 的细菌培养物。

（2）抗酸染色法：分枝杆菌的细胞壁内含大量脂质（主要是分枝菌酸）,一般不易着色,要经过加热和延长染色时间来促使其着色,可一旦着色,又能抵抗酸酒精脱色,故名抗酸染色。

1）染液：5% 石炭酸复红、3% 盐酸酒精、吕氏亚甲蓝液。

2）染色方法：将固定好的标本片滴加 5% 石炭酸复红并加热至冒蒸汽初染 5min,冷却后用细流水冲洗,再用 3% 盐酸酒精脱色直至菌膜无红色脱出为止,大约 30s,用细流水冲洗,最后用吕氏亚甲蓝复染 1min,用细流水冲洗,干燥后镜检。

3）结果：红色为抗酸菌,蓝色为非抗酸菌,背景也为蓝色。

3. 其他染色法

（1）特殊染色法：细菌的某些结构如细菌的细胞壁、异染颗粒、芽胞、鞭毛、荚膜等,用普通染色法不易着色,需要用相应的特殊染色法才能染上颜色。

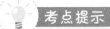

考点提示

革兰染色的方法及结果

常用的特殊染色法有细胞壁染色法、异染颗粒染色法、芽胞染色法、鞭毛染色法和荚膜染色法等。

（2）负染色法：是使被观察的菌体或某个结构不着色而背景着色的染色法,又称为衬托染色法和间接染色法,如墨汁染色法和刚果红染色法。实际工作中常用于检查荚膜。

（3）荧光染色法：用各种可以发荧光的物质来染细菌,置于荧光显微镜下观察,可见细菌发出某种颜色的荧光。

二、不染色标本镜检

细菌不经染色直接镜检,主要观察活菌的动力和运动情况。

（一）常用方法

1. 压滴法 就是将菌液滴加在洁净的载玻片中央,取一盖玻片使其一边接触菌液的边

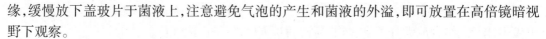

缘,缓慢放下盖玻片于菌液上,注意避免气泡的产生和菌液的外溢,即可放置在高倍镜暗视野下观察。

2. 悬滴法 取凹玻片和盖玻片,在凹玻片的凹孔周围涂少许凡士林,在盖玻片中央加一小滴菌液,然后将凹玻片的凹孔对准盖玻片的菌液盖上,迅速翻转凹玻片,按紧盖玻片,即可放置在显微镜下观察。

(二) 影响因素

1. 操作因素 菌液应适量,以免菌液外溢或产生气泡。制好片后尽快观察,以免水分蒸发。冬天注意保温,以免影响动力。

2. 玻片因素 选择干净无油渍无划痕的玻片,厚度 1.0~1.1mm。

3. 光线亮度 不染色标本镜检时,光线不宜过亮,可通过调节光圈的大小和聚光器的位置来控制光线的亮度。光圈应调小些,光亮应暗些。

三、其他显微镜检查

1. 暗视野显微镜检查法 暗视野显微镜又叫暗场显微镜,是一种通过观察样品受侧向光照射时所产生的散射光来分辨样品细节的特殊显微镜。主要用于检查未染色标本的细菌形态和动力。

(1) 原理:暗视野显微镜装有一个中央遮暗的聚光器,使光线不能通过聚光器,而只能从聚光器四周边缘及未遮暗的部位斜射到载玻片的标本上。因光线是斜射的,不能进入物镜,故观察的视野是暗的,而聚光器斜射到菌体上的光线,因菌体对光散射作用反射到物镜内,而使菌体发出亮光,这样在显微镜中可见到暗视野中明亮的物像。

(2) 方法:按照压滴法制片备用。先用低倍物镜观察,调节光环置中央后,在暗视野聚光器表面滴上香柏油,再将标本夹在标本夹上。调节暗视野聚光器,使油滴与镜台上的载玻片底面接触。其余操作同普通显微镜。

(3) 结果:背景黑暗,菌体呈发亮的小体。

2. 电子显微镜检查法 电子显微镜是根据电子光学原理,用电子束和电子透镜代替光束和光学透镜,使菌体的细微结构在非常高的放大倍数下成像的仪器。电子显微镜有透射电子显微镜和扫描电子显微镜。

第二节 细菌接种与培养技术

一、培养基

培养基是指用人工方法配制的适合于细菌生长繁殖的营养基质。

(一) 培养基的成分和作用

1. 营养物质

(1) 肉浸液:是用新鲜牛肉浸泡、煮沸而制成的肉汤。其中含有可溶性含氮浸出物和非含氮浸出物,还有一些生长因子。肉浸液可为细菌提供氮源和碳源。

(2) 牛肉膏:由肉浸液经长时间加热浓缩而制成。糖类在加热过程中被破坏,所以其营养价值低于肉浸液,但因无糖可用作肠道杆菌鉴别培养基的基础成分。

(3) 蛋白胨:蛋白胨是制备培养基时最常用的成分之一,主要提供细菌生长繁殖所需要

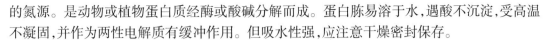

的氮源。是动物或植物蛋白质经酶或酸碱分解而成。蛋白胨易溶于水,遇酸不沉淀,受高温不凝固,并作为两性电解质有缓冲作用。但吸水性强,应注意干燥密封保存。

(4) 无机盐类:提供细菌生长所需要的各种元素,如钾、钠、铁、镁、钙、磷、硫等。用于制备培养基的无机盐类有多种,其中最常用的有氯化钠和磷酸盐,前者对维持酶的活性、调节菌体内外的渗透压非常重要,后者是细菌良好的磷源,并在培养基中具有缓冲作用。

(5) 糖类与醇类:为细菌生长提供碳源和能源。常用的糖类有单糖(葡萄糖和阿拉伯糖等)、双糖(乳糖和蔗糖等)和多糖(淀粉和菊糖等)。常用的醇类有甘露醇、卫茅醇等。糖类和醇类还可用于鉴定细菌。糖类物质不耐热,需用115℃ 30min灭菌,超过这个温度容易碳化。

(6) 血液:血液中既含有蛋白质、氨基酸、糖类和无机盐等营养物质,又能提供辅酶(如V因子)和血红素(X因子)等特殊生长因子,所以培养基中加入血液用于培养营养要求较高的细菌。另外,还可根据细菌在血液培养基中的溶血现象而进行鉴定。

(7) 鸡蛋和动物血清:不是培养基的基本成分,却是某些细菌生长所必需的营养物质,所以仅用于制备一些特殊的培养基,如培养结核分枝杆菌的鸡蛋培养基和培养白喉杆菌的吕氏血清培养基等。此外,鸡蛋和动物血清还有凝固剂的作用,便于观察细菌的菌落和生长现象。

(8) 生长因子:是某些细菌生长所必需的,需要量很小,但自身不能合成的物质。在制备培养基时,常加入肝浸液、肉浸液、酵母浸液和血液以提供维生素、氨基酸、嘌呤、嘧啶等生长因子。

2. 水 水是细菌代谢过程中最重要的物质,菌体所需要的营养物质都是溶解于水中被吸收的。用于制备培养基的水常用不含杂质的蒸馏水和去离子水。

3. 凝固物质 制备固体培养基时,需要在液体培养基中加入凝固物质。最常用的凝固物质为琼脂,特殊情况下也可用明胶、卵白蛋白和血清等。

琼脂是从石花菜中提取出来的一种半乳糖胶,当温度达98℃以上时可溶于水,在45℃以下则凝固成凝胶状态,无营养作用,不能被细菌分解利用,是一种理想的凝固剂。

4. 指示剂 在培养基中加入一定种类的指示剂,是为了便于观察细菌是否分解培养基中的糖、醇类等以鉴定细菌。常用的有酚红(酚磺酞)、中性红、甲基红、溴甲酚紫、碱性伊红、溴麝香草酚蓝和中国蓝等酸碱指示剂。美兰和刃天青常用作氧化还原指示剂。

5. 抑制剂 在培养基中加入一定种类的抑制剂,目的在于抑制非检出菌(非病原菌)的生长,以利于检出菌(病原菌)的生长。常用的有胆盐、煌绿、亚硫酸钠、玫瑰红酸、亚硒酸钠、亚碲酸盐、四硫磺酸盐、叠氮钠及一些染料和某些抗生素等。

(二) 培养基的种类

1. 按物理性状分类

(1) 液体培养基:在肉浸液中加入0.5%的氯化钠和1%的蛋白胨,加热溶化,调pH至7.4即成。常用于增菌培养或纯培养后观察细菌在其中的生长现象。

(2) 固体培养基:是在液体培养基中加入1.5%~2.0%的凝固剂如琼脂等。固体培养基常用于微生物分离纯化、鉴定、药敏、菌落计数和菌种保存等方面。

(3) 半固体培养基:是在液体培养基中加入0.2%~0.5%的凝固剂如琼脂等。可用于观察细菌的动力、菌种保存等方面。

2. 按用途分类

(1) 基础培养基:只含有一般微生物生长繁殖所需基本营养物质的培养基。如肉汤和普通琼脂平板等。

(2) 营养培养基:是在基础培养基中加入血液、血清、动植物组织提取液制成的培养基。用于培养营养要求比较苛刻的某些微生物。如血清肉汤、血琼脂平板和巧克力琼脂平板等。

(3) 选择性培养基:是在普通培养基中加入抑制剂,以抑制非目的菌而促进目的菌的生长。如 SS 培养基和麦康凯培养基等。

(4) 鉴别培养基:是在培养基中加入特定底物和指示剂,通过指示剂的显色等变化观察细菌对特定底物的利用情况,从而鉴定和鉴别细菌。如 SS 培养基和麦康凯培养基等。

(5) 增菌培养基:大多为液体培养基,是因为标本中的微生物数量较少,直接检出率不高,为了提高检出率,需要增菌培养。根据培养目标分非选择性增菌培养基和选择性增菌培养基。如葡萄糖肉汤和碱性蛋白胨水等。

(6) 特殊培养基:包括厌氧培养基和细菌 L 型培养基。厌氧培养基如疱肉培养基是培养专性厌氧菌的培养基,除含营养成分外,还加入还原剂以降低培养基的氧化还原电势。细菌 L 型培养基是针对细胞壁缺损的细菌 L 型,由于胞内渗透压较高,故培养基必须采用高渗低琼脂培养基。

(三) 培养基的制备

1. 培养基制备的一般程序　配料→溶化→矫正 pH →过滤→分装→灭菌→检定→保存。

2. 培养基的制备　不同细菌所需的营养成分不同,培养基的制备也就不同,但主要步骤是一致的。

(1) 配料:按培养基配方比例准确地称量各成分,置于含蒸馏水的三角烧瓶中。

(2) 溶化:在有石棉网的电炉上加热使其溶解。加热过程中,需不断搅拌,以防外溢和糊底。最后补足所失的水分。

(3) 矫正 pH:用 pH 比色计、精密 pH 试纸或比色法矫正。一般矫正到 pH7.6。常用 1mol/LHCl 或 1mol/LNaOH 进行调节。

(4) 过滤:趁热用滤纸或多层纱布过滤,使之澄清以利于细菌生长现象的观察。一般无特殊要求的情况下,这一步可以省去。

(5) 分装

1) 基础培养基:基础培养基一般分装于三角烧瓶中,灭菌后备用。

2) 琼脂平板:将溶化的固体培养基(已灭菌),按无菌操作倾入无菌平皿内,轻摇平皿,使培养基铺于平皿底部,凝固后备用。一般内径为 90mm 的平皿中倾入培养基的量约为 13~15ml,如为 MH 琼脂则每个平皿倾入培养基的量为 25ml。内径为 70mm 的平皿内,倾入培养基约 7~8ml 较为适宜。

3) 半固体培养基:半固体培养基一般分装于试管内,分装量约为试管长度的 1/3,灭菌后直立凝固待用。

4) 琼脂斜面:制备琼脂斜面应将培养基分装在试管内,分装量为试管长度的 1/5,灭菌后趁热放置斜面凝固,斜面长约为试管长度的 2/3。

5) 液体培养基:液体培养基一般分装在试管内,分装量为试管长度的 1/3,灭菌后备用。

(6) 灭菌:培养基的灭菌可根据其性质和成分的不同选择不同的灭菌方法。普通基础培养基一般用高压蒸汽法灭菌,此类培养基分装量少时,用 103.4kPa/cm² 的压力灭菌 15min 即可,若分装量多则用此压力灭菌 30min。培养基中若含糖和明胶时,则以 68.45kPa/cm² 的压力灭菌 15min 为宜。培养基中如含有糖、血清、牛乳、鸡蛋等不耐高温高压的物质则选用间歇蒸汽灭菌法灭菌。含尿素、血清、腹水等物质的培养基选用过滤除菌为宜。

(7) 检定:培养基制备后是否符合要求,需要进行质量检查。检查内容包括无菌检测和效果检测。无菌检测是将制备好的培养基置于 35℃环境培养 18~24h,若无菌生长说明被检培养基无菌。效果检测则用标准菌株接种在被检培养基上,观察细菌在该培养基上生长的菌落和形态等是否典型。

(8) 保存:制备好的培养基注明名称、配制的日期等,置保鲜袋内存放于冰箱(4℃)或冷暗处,保存时间一般不超过两周。培养基贮存时间不宜过长,应根据实际需要制备。

二、接种工具与无菌技术

(一) 接种工具

接种环和接种针是最常用的接种工具。由三部分组成,即接种环(针)、金属杆和绝缘柄。环(针)一般由镍合金制成。环的直径一般 2~4mm,针的长度 50~80mm。使用时右手持笔式握住绝缘柄,将环(针)放于酒精灯火焰的外焰中灭菌,冷却后,取菌,接种后再灭菌。

(二) 无菌技术

微生物检验的标本中可能有致病菌,具有传染性,操作不当有可能导致感染。另外,微生物广泛分布于自然界及正常人体,这些微生物可能污染实验环境、实验材料等,因而影响实验结果的判断。因此,微生物检验工作中,工作人员必须牢固树立无菌观念,严格执行无菌操作技术,避免标本中的致病菌引起感染,同时避免环境中的杂菌污染标本。

1. 无菌室、超净工作台、生物安全柜使用前必须消毒。

2. 微生物检验所用物品在使用前应严格进行灭菌,在使用过程中不得与未灭菌物品接触,如有接触必须更换无菌物品。

3. 接种环(针)在每次使用前后,均应在火焰上烧灼灭菌。

4. 无菌试管或烧瓶在拔塞后及回塞前,管(瓶)口应通过火焰 1~2 次,以杀灭管(瓶)口附着的细菌。

5. 细菌接种、倾注琼脂平板等应在超净工作台或生物安全柜内进行操作。

6. 使用无菌吸管时,吸管上端应塞有棉花,不能用嘴吹出管内余液,以免口腔内杂菌污染,应使用洗耳球轻轻吹吸。

7. 微生物实验室所有污染性废弃物、细菌培养物等不能拿出实验室,亦不能随意倒入水池。需进行严格消毒灭菌处理后,用医用废物袋装好,送医疗废物集中处置部门处置。

8. 临床微生物检验工作人员须加强个人防护,工作时穿工作衣、戴口罩及工作帽。必要时穿防护衣、戴防护镜及手套,离开时更衣、洗手。实验台在工作完毕应进行消毒灭菌。

三、常用的接种方法

(一) 平板划线接种法

用于细菌的分离培养。将标本划线接种到固体培养基表面,由于划线的作用使细菌分散开,培养后单个细菌可繁殖成肉眼可见的细菌集团,称为菌落,有利于从含有多种细菌的标本中分离出目的菌。这种将混有杂菌的标本在固体培养基表面分离开来的过程叫分离培养。将分离后的单个菌落接种到另一个培养基中生长出的细菌称为纯种菌,此方法为纯培养。

1. 分区划线法 接种环经火焰灭菌,待冷却后,挑取标本少许涂于培养基表面一角,并以此为起点进行连续平行划线,接种环与平板表面成 30°~40° 角,划线范围约占培养基表面积的 1/5,此为第一区。烧灼接种环,杀灭环上残留细菌,待冷却后,转动平板约 70°,将接种环通过第一区 3~4 次划线后,再继续连续平行划线,范围约占培养基表面积的 1/5,依次划第三区、第四区,将平板表面划完(图 3-1)。此法用于含菌量多的标本的分离培养。

2. 连续划线法 将标本涂于平板培养基的 1/5 处,然后由此开始在平板表面连续平行划线,直至画满整个平板(图 3-2)。此法用于含菌量少的标本的分离培养。

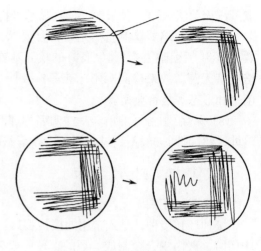

图 3-1 分区划线分离法示意图

(二) 斜面接种法

主要用于纯培养、保存菌种或生化反应所用的斜面培养基的接种。挑取少量菌落将其立即伸入斜面培养基底部,由下而上在斜面上划一条直线,返回底部由下而上在斜面上蛇行划线即可(图 3-3)。

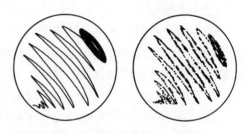

图 3-2 连续划线分离法示意图

(三) 穿刺接种法

主要用于观察动力的半固体培养基或生化反应所用的高层斜面培养基(双糖铁培养基)接种。用接种针取细菌少许,从培养基中央平行于管壁垂直刺入,接近管底但不可接触管底(距管底约 0.4cm),然后将接种针沿原路退出(图 3-4)。若是高层斜面培养基接着再在斜面划线接种(图 3-5)。

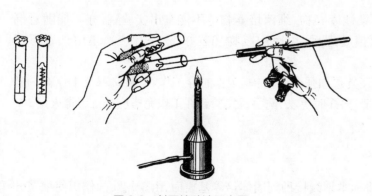

图 3-3 斜面接种法示意图

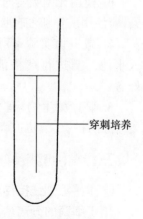

穿刺培养

图 3-4 穿刺接种法示意图

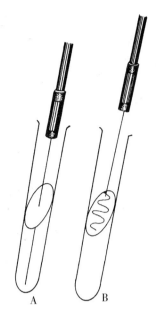

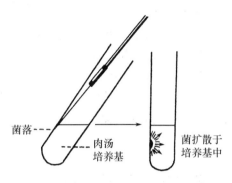

图 3-5　高层斜面接种法示意图　　　　图 3-6　液体接种法示意图

（四）液体接种法

多用于增菌培养基（肉汤）或生化反应所用的液体培养基的接种。用灭菌接种环取菌少许，倾斜试管，在试管内壁与液面交接处的管壁上轻轻研磨，使细菌混合于培养液中（图 3-6）。

（五）倾注平板法

用于尿液、牛乳和饮水等标本细菌计数。将标本稀释液 1ml 加入已灭菌的平皿内，倾入已溶化并冷却至 45℃左右的琼脂培养基，混匀，待凝固后倒置、培养。根据培养基内的菌落数和稀释倍数，即可计算出标本的细菌数。

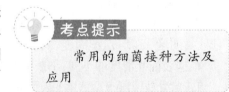

考点提示

常用的细菌接种方法及应用

（六）涂布接种法

多用于药敏试验。用无菌棉拭子蘸取菌液，在琼脂平板表面均匀涂抹接种 3 次，每次旋转 60°，最后在平板内壁来回涂抹 2 周。

四、细菌的培养方法

根据培养细菌的目的和细菌类型选择合适的培养方法。培养方法分为一般培养法、二氧化碳培养法和厌氧培养法等三种。

（一）一般培养法

也称为需氧培养法，适用于需氧和兼性厌氧菌的培养。将已接种过的培养基，置 37℃培养箱内 18~24h。少数生长缓慢的细菌，需培养 3~7 天直至一个月才能生长。为使培养箱内保持一定湿度，可在其内放置一杯水。培养时间较长的培养基，接种后应将试管口塞棉塞后用石蜡凡士林封固，以防培养基干裂。

(二) 二氧化碳培养法

有些细菌(如布鲁菌、脑膜炎奈瑟菌和淋球菌等)需要在含有 5%~10% CO_2 的空气中才能生长,尤其是初代分离培养要求更为严格。二氧化碳培养法有以下几种:

1. 二氧化碳培养箱培养法 二氧化碳培养箱可以调节箱内的二氧化碳的含量、温度和湿度。将已接种过的培养基直接放入箱内孵育,即可获得二氧化碳环境。

2. 烛缸法 将已接种标本的培养基置于标本缸或干燥器内,再放入小段点燃的蜡烛于缸内,用凡士林密封缸盖。燃烧的蜡烛因缺氧自行熄灭,此时容器内产生的二氧化碳含量约为 5%~10%。连同容器一并置于 37℃ 温箱中培养。

3. 化学法(重碳酸钠盐酸法) 将已接种标本的培养基置于标本缸或干燥器内,按标本缸每升容积加重碳酸钠 0.4g 与浓盐酸 0.35ml 的比例,分别将两者置于平皿内,将该平皿也放入标本缸,用凡士林密封缸盖后,倾斜标本缸,使盐酸与重碳酸钠接触生成二氧化碳。

(三) 厌氧培养法 详见第九章。

五、细菌的生长现象

(一) 细菌在液体培养基中的生长现象

1. 混浊 大多数细菌在液体培养基中生长后,使培养基变混浊。

2. 沉淀 少数链状细菌在液体培养基底部生长形成沉淀,如链球菌和炭疽芽胞杆菌等。

3. 菌膜 专性需氧菌在液体培养基表面生长形成菌膜,如枯草杆菌和结核分枝杆菌等。

(二) 细菌在固体培养基上的生长现象

1. 菌落 细菌在固体培养基上分离培养,由单个细菌繁殖形成的肉眼可见的细菌集团称为菌落。不同的细菌菌落特性不同,可用于鉴别细菌。菌落的特性包括大小、形状、颜色、气味、透明度、光滑度、湿润度、黏度、边缘和溶血性等。

根据表面光滑度的不同,细菌的菌落大体分为三型:

1) 光滑型菌落(S 型菌落):表面光滑、湿润、边缘整齐。新分离的细菌大多为光滑型菌落。

2) 粗糙型菌落(R 型菌落):表面粗糙、干燥,呈皱纹或颗粒状,边缘不整齐。R 型细菌多为 S 型细菌变异,失去表面多糖或蛋白质而形成,其细菌抗原不完整,毒力及抗吞噬能力均比 S 型细菌弱。但也有少数细菌新分离的毒力株为 R 型,如结核分枝杆菌和炭疽芽胞杆菌等。

3) 黏液型菌落(M 型菌落):表面光滑、湿润、黏稠、有光泽,似水珠样。多见于有厚荚膜或丰富黏液层的细菌,如肺炎克雷伯菌等。

另外,细菌在血琼脂平板上生长可出现不同的溶血现象。如出现 α 溶血(亦称不完全溶血),菌落周围出现 1~2mm 的草绿色溶血环,可能为细菌代谢产物使红细胞中的血红蛋白变为高铁血红蛋白所致;β 溶血(又称完全溶血),菌落周围出现完全透明的溶血环,系由细菌产生溶血素使红细胞完全溶解所致;γ 溶血(即不溶血),菌落周围无溶血环。

有些细菌在代谢过程中产生水溶性色素,使菌落及周围培养基出现颜色变化,有些细菌产生脂溶性色素,使菌落本身出现颜色变化,此外,有的细菌在琼脂平板上生长繁殖后,可产生特殊气味,如铜绿假单胞菌产生生姜味、白假丝酵母菌产生酵母味等。

2. 菌苔 多个菌落融合成片称为菌苔。

(三) 细菌在半固体培养基中的生长现象

1. 无鞭毛的细菌 只沿穿刺线呈线状生长,穿刺线清晰,周围培养基澄清透明。

2. 有鞭毛的细菌 可沿穿刺线呈扩散生长,穿刺线模糊,周围培养基呈羽毛状或云雾状混浊。

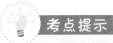

考点提示

细菌在培养基中的生长现象

第三节 细菌生化反应鉴定技术

不同的细菌具有不同的酶系统,因而在代谢过程中对底物的分解能力不相同,所产生的代谢产物也不同。利用生化试验来检测这些代谢产物,可以鉴别和鉴定细菌,称为细菌的生化反应。在临床细菌检验工作中,除根据细菌的形态与染色及培养特性对细菌进行初步鉴定外,细菌的生化反应对绝大多数分离的未知菌属(或种)的鉴定具有重要作用,无论是用手工鉴定,还是应用自动化仪器进行鉴定,都是通过生化反应来实现的,因此,掌握细菌生化反应的原理、方法及应用对于鉴定和鉴别细菌具有重要意义。

一、糖(醇)类代谢试验

(一) 糖发酵试验

1. 原理 不同细菌含有分解不同糖(醇)的酶,因而分解糖形成的产物不同,有些细菌分解糖(醇)产酸产气,有些只产酸不产气,有的不分解糖类。根据指示剂(溴甲酚紫)的变色反应可鉴别细菌。

2. 方法 将待检菌无菌操作接种于糖(醇)发酵培养基中,于37℃培养18~24h,观察结果。

3. 结果 ①只产酸,溴甲酚紫呈黄色;为＋②产酸又产气,溴甲酚紫呈黄色,小倒管内有气泡;为⊕③不分解糖,溴甲酚紫不变色仍呈紫色为－。

4. 应用 是鉴定细菌最常用最基本的生化反应,特别是肠杆菌科细菌的鉴别。

(二) 甲基红试验(MR 试验)

1. 原理 有些细菌分解葡萄糖产生丙酮酸后,将其继续分解产生甲酸、乙酸、乳酸等大量混合酸,使培养基 pH 降至4.4以下,加入甲基红指示剂显红色,为阳性;若细菌产酸量少或将酸转化为醇、醛、酮等,使培养基 pH 在5.4以上,加入甲基红指示剂显黄色,为阴性。

2. 方法 将待检菌接种于葡萄糖蛋白胨水培养基中,置37℃培养18~24h后,滴加入甲基红试剂,轻摇后观察结果。

3. 结果 红色为甲基红试验阳性,黄色为甲基红试验阴性。

4. 应用 甲基红试验主要用于肠杆菌科细菌的鉴别。

(三) V-P 试验

1. 原理 有些细菌能分解葡萄糖产生丙酮酸,丙酮酸脱羧成乙酰甲基甲醇,后者在强碱环境下,被空气中氧氧化为二乙酰,二乙酰与胍基化合物反应生成红色化合物。

2. 方法 将待检菌接种于葡萄糖蛋白胨水培养基中,置37℃培养18~24h后,加入含0.3%的肌酸或肌酐(含胍基)的40%KOH溶液0.1ml,充分振荡后观察结果。

3. 结果 红色为 V-P 试验阳性,不变色为 V-P 试验阴性。

4. 应用 主要用于肠杆菌科细菌的鉴别。

二、蛋白质类和氨基酸的代谢试验

(一) 靛基质(吲哚)试验

1. 原理　有些细菌产生色氨酸酶,可分解蛋白胨中的色氨酸,生成靛基质(吲哚),靛基质与对二甲基氨基苯甲醛作用,生成玫瑰靛基质,呈红色。

2. 方法　将待检菌接种于蛋白胨水培养基中,置37℃培养18~24h后,沿管壁缓缓加入靛基质试剂(对二甲基氨基苯甲醛),观察结果。

3. 结果　试剂与培养基两液面交界处出现红色为阳性,无色为阴性。

4. 应用　主要用于肠杆菌科细菌的鉴定。

(二) 硫化氢试验

1. 原理　有些细菌分解蛋白质中的含硫氨基酸,生成硫化氢,硫化氢与培养基中的铁盐或铅盐结合生成黑色硫化亚铁或硫化铅。

2. 方法　将待检菌接种含硫酸亚铁或醋酸铅的培养基中,于37℃培养18~24h后,观察结果。

3. 结果　出现黑色为阳性。无色为阴性。

4. 应用　主要用于肠杆菌科属间鉴定。

(三) 尿素酶(脲酶)试验

1. 原理　有些细菌产生脲酶,可水解尿素生成氨和CO_2,由于氨使培养基呈碱性,从而使指示剂(酚红)呈红色。

2. 方法　将待检菌接种于尿素培养基中,于37℃培养18~24h后,观察结果。

3. 结果　红色为阳性,不变色者为阴性。

4. 应用　主要用于肠杆菌科属间鉴定。

(四) 苯丙氨酸脱氨酶试验

1. 原理　有些细菌能产生苯丙氨酸脱氨酶,可使培养基中的苯丙氨酸脱氨,形成苯丙酮酸,苯丙酮酸与三氯化铁作用,形成绿色化合物。

2. 方法　将待检菌接种于苯丙氨酸培养基中,置37℃培养18~24h后,加入含10%的三氯化铁试剂,观察结果。

3. 结果　绿色为阳性,不变色者为阴性。

4. 应用　主要用于肠杆菌科细菌的鉴定。

(五) 氨基酸脱羧酶试验

1. 原理　有些细菌可产生氨基酸脱羧酶,使氨基酸脱羧生成胺和二氧化碳,胺使培养基呈碱性,从而使指示剂(溴甲酚紫)呈紫色。

2. 方法　将待检菌分别接种于1支氨基酸(赖氨酸,鸟氨酸或精氨酸)脱羧酶培养基和1支氨基酸对照管(无氨基酸),各覆盖至少0.5cm高度的无菌石蜡油,于37℃培养18~24h后,观察结果。

3. 结果　对照管应为黄色,表示有菌生长。试验管紫色为阳性,黄色为阴性。

4. 应用　主要用于肠杆菌科细菌的鉴定。

三、碳源利用试验

(一) 枸橼酸盐利用试验

1. 原理　有些细菌能利用培养基中的枸橼酸盐为唯一碳源,铵盐为唯一氮源,在生长过程中分解枸橼酸盐产生碳酸盐,分解铵盐产生氨,使培养基呈碱性,指示剂(溴麝香草酚蓝)呈蓝色。

2. 方法　将待检菌接种于枸橼酸盐斜面培养基上,于 37℃培养 24~48h 后,观察结果。

3. 结果　培养基变深蓝色为阳性;颜色不变保持绿色为阴性。

4. 应用　主要用于肠杆菌科属间的鉴别。

四、酶类试验

(一) 触酶(过氧化氢酶)试验

1. 原理　有些细菌具有触酶,能催化过氧化氢生成水和氧气,出现气泡。

2. 方法　用接种环挑取待检菌置于洁净玻片上,加 3%H_2O_2 试剂 1~2 滴,立即观察结果。

3. 结果　若 1min 内出现大量气泡为阳性,无气泡为阴性。

4. 应用　主要用于革兰阳性球菌的初步分类。葡萄球菌阳性,链球菌阴性。

(二) 氧化酶(细胞色素氧化酶)试验

1. 原理　某些细菌具有氧化酶,能将盐酸四甲基对苯二胺或盐酸二甲基对苯二胺氧化生成红色化合物。

2. 方法　取洁净滤纸条,蘸取待检菌少许,然后加氧化酶试剂于菌上,或将氧化酶试剂直接滴加于待检菌菌落上,立即观察结果。

3. 结果　立即出现红色为阳性,继而变为深红色甚至深紫色。

4. 应用　主要用于肠杆菌科细菌与非发酵菌的鉴别,前者为阴性,后者为阳性。

(三) 凝固酶试验

1. 原理　金黄色葡萄球菌能产生血浆凝固酶,使血浆中纤维蛋白原转变为不溶性纤维蛋白。凝固酶有两种,一种是结合凝固酶,在细菌细胞壁上,可用玻片法检测,另一种是游离凝固酶,分泌到菌体外,可用试管法检测。

2. 方法

(1) 玻片法:在 1 张洁净玻片中央加 1 滴生理盐水溶液,用接种环取待检菌与其混合制成菌悬液(需做阳性对照及阴性对照),若经 10~20s 内无自凝现象发生,则加入兔新鲜血浆 1 环,与菌悬液混合,立即观察结果。

(2) 试管法:试管中加入 0.5ml 1:4 稀释的新鲜兔血浆,再加入 0.5ml 待检菌肉汤培养物(需做阳性对照及阴性对照),混匀后置 37℃水浴中,每 30min 观察 1 次结果。

3. 结果

(1) 玻片法:5~10s 内出现凝集者为阳性。

(2) 试管法:3h 内出现凝固为阳性。

4. 应用　凝固酶试验仅用于致病性葡萄球菌的鉴定。

(四) DNA 酶试验

1. 原理　某些细菌产生 DNA 酶,能分解培养基中的 DNA,使长链 DNA 水解成寡核苷酸链。由于长链 DNA 可被酸沉淀,寡核苷酸链则溶于酸,在琼脂平板上加入酸后,菌落周围形成透明环。

2. 方法　将被检细菌接种到 DNA 琼脂平板上,35℃培养 18~24h 后,用 1mol/L 盐酸覆盖琼脂平板。

3. 结果　菌落周围出现透明环者为阳性；无透明环者为阴性。

4. 应用　可用于葡萄球菌、沙雷菌及变形杆菌的鉴定，三者均为阳性。

(五) 硝酸盐还原试验

1. 原理　某些细菌能还原培养基中的硝酸盐为亚硝酸盐，亚硝酸盐与醋酸作用，生成亚硝酸，亚硝酸与试剂中的对氨基苯磺酸作用生成重氮磺酸，再与 α- 萘胺结合，生成 N-α-萘胺偶氮苯磺酸(红色化合物)。

2. 方法　将待检细菌接种于硝酸盐培养基中，35℃培养 18~24h，加入甲液(对氨基苯磺酸 0.8g、5mol/L 醋酸 100ml) 和乙液 (α- 萘胺 0.5g、5mol/L 醋酸 100ml) 等量混合液，观察结果。

3. 结果　立即出现红色者为阳性。若加入试剂不出现红色，需要检查硝酸盐是否被还原，可于培养管内加入少许锌粉，如无色，说明亚硝酸盐进一步分解，硝酸盐还原试验为阳性。若加锌粉后出现红色，说明锌使硝酸盐还原为亚硝酸盐，而待检细菌无还原硝酸盐的能力，硝酸盐还原试验为阴性。

4. 应用　硝酸盐还原试验可用于肠杆菌科细菌、假单胞菌及厌氧菌的鉴定。如肠杆菌科的细菌、铜绿假单胞菌、嗜麦芽窄食单胞菌、韦荣球菌等硝酸盐还原试验阳性。

(六) 卵磷脂酶试验

1. 原理　有些细菌产生卵磷脂酶(α- 毒素)，在钙离子存在时，此酶可迅速分解卵磷脂，生成混浊沉淀状的甘油酯和水溶性磷酸胆碱，在卵黄琼脂平板上菌落周围形成不透明的乳浊环，或使血清、卵黄液变混浊，以此鉴别细菌。

2. 方法　将被检菌划线接种或点种于卵黄琼脂平板上，于 35℃培养 3~6h。

3. 结果　若 3h 后在菌落周围形成乳浊环，即为阳性，6h 后乳浊环可扩展至 5~6mm。无乳浊环，即为阴性。

4. 应用　主要用于厌氧菌的鉴定。产气荚膜梭菌、诺维梭菌卵磷脂酶试验阳性，其他梭菌为阴性。

(七) 胆汁溶菌试验

1. 原理　肺炎链球菌可以产生自溶酶，一般培养 24h 后菌体可以发生自溶，自溶酶可以被胆汁所激活加速细菌的自溶。

2. 方法

(1) 平板法：取 10% 脱氧胆酸钠溶液一接种环，滴加于被测菌的菌落上，置 35℃ 30min后观察结果，菌落消失判为阳性。

(2) 试管法：取 2 支含 0.9ml 被检菌液，分别加入 10% 脱氧胆酸钠溶液和生理盐水(对照管)0.1ml，摇匀后置 35℃水浴 10~30min，观察结果。加胆盐的菌液变透明，对照管仍混浊判为阳性。

3. 应用　主要用于肺炎链球菌和甲型溶血性链球菌的鉴别。

五、复合生化试验

(一) 克氏双糖铁(KIA)试验

1. 原理　克氏双糖铁培养基制成高层斜面，其中含有葡萄糖和乳糖(1∶10)、硫酸亚铁、酚红。若细菌只分解葡萄糖而不分解乳糖，因葡萄糖量较少，所生成的酸量少，斜面和底层均先呈黄色，后因斜面上少量酸接触空气而氧化，加之细菌分解氨基酸生成氨中和斜面部分酸,因此斜面部分又变成红色;若细菌分解葡萄糖、乳糖则产生大量酸,使斜面与底层均呈黄色;若细菌产生硫化氢,可与培养基中的硫酸亚铁作用,形成黑色的硫化亚铁。

2. 方法 用接种针挑取待检菌,先穿刺接种到 KIA 深层,退回后在斜面上划线,于 37℃培养 18~24h 后,观察结果。

3. 结果 常见的 KIA 反应有如下几种。

(1) 斜面碱性(K)/底层碱性(K):不发酵糖类,如铜绿假单胞菌。

(2) 斜面碱性(K)/底层酸性(A):发酵葡萄糖、不发酵乳糖,如志贺菌。

(3) 斜面碱性(K)/底层酸性(A)(黑色):发酵葡萄糖、不发酵乳糖,产生硫化氢,如沙门菌和变形杆菌等。

(4) 斜面酸性(A)/底层酸性(A):发酵葡萄糖和乳糖,如大肠埃希菌、克雷伯菌属和肠杆菌属。

4. 应用 主要用于肠杆菌科细菌的鉴别。

(二) 动力 - 吲哚 - 脲酶(MIU)试验

1. 原理 MIU 培养基,为半固体培养基,其中除含有 200g/L 尿素和酚红指示剂外,其蛋白胨较原克利斯顿森尿素培养基高 10 倍。产生尿素酶的细菌分解培养基中的尿素产碱,使酚红显桃红色。产生色氨酸酶的细菌可以水解蛋白胨中的色氨酸形成吲哚,加入吲哚试剂后形成红色玫瑰吲哚。因此,该试验可同时观察细菌动力、尿素分解和吲哚产生的情况。

2. 方法 取待检细菌穿刺接种到 MIU 培养基内,于 37℃培养 18~24h 后,观察结果。

3. 结果 接种线变宽,变模糊,培养基变混浊为动力试验阳性;培养基全部变成桃红色为尿素酶试验阳性;加入吲哚试剂后,试剂与培养基的接触界面形成玫瑰红色为吲哚试验阳性。

考点提示

糖发酵试验、IMViC、KIA、MIU 生化反应的原理和结果

4. 应用 MIU 常与 KIA 共同用于肠杆菌科细菌的鉴别。

第四节 细菌的其他鉴定技术

一、免疫学鉴定

免疫学检测是应用免疫学试验的原理和方法,用已知的抗原(或抗体)来检测标本中的抗体(或抗原),是细菌感染性疾病重要的诊断方法。

(一) 抗原检测

许多免疫学方法都可以检测细菌的抗原,较常用的方法有凝集反应、荧光免疫显微技术、酶联免疫吸附试验(ELISA)等。

1. 凝集反应 玻片凝集试验、反向间接凝集试验、协同凝集试验可检测传染病病人早期血液、脑脊液和其他分泌液中可能存在的抗原。如取流行性脑脊髓膜炎患者的脑脊液,用脑膜炎奈瑟菌特异性诊断血清可直接检测脑膜炎奈瑟菌。

2. 荧光免疫显微技术 荧光免疫技术是以荧光显微镜为检测工具,用荧光素标记抗体,检测固定标本上的细菌抗原的技术。常用于脑膜炎奈瑟菌、淋病奈瑟菌、链球菌、致病性大肠埃希菌、志贺菌、沙门菌等细菌的检测。

3. 酶联免疫吸附试验（ELISA） 具有高度的特异性和敏感性,可用于细菌抗原及细菌代谢产物的检测,是临床细菌检验中应用最为广泛的免疫学检测技术。

除上述方法外,对流免疫电泳、免疫印迹试验、化学发光免疫技术等亦可用于临床标本中细菌抗原的检测。

（二）抗体的检测

人体感染病原性细菌后,细菌抗原刺激机体免疫系统发生免疫应答而产生特异性抗体。产生抗体的量常随感染过程而改变,表现为效价（滴度）的改变。因此用已知细菌抗原检测病人血清中有无相应抗体及其效价的动态变化,可作为某些传染病的辅助诊断,特别适用于不能人工培养或难于培养的病原体引起的感染性疾病。

常用于检测细菌特异性抗体的免疫学方法有:①直接凝集试验:如肥达试验（用于辅助诊断伤寒、副伤寒）、外 - 斐试验（用于辅助诊断斑疹伤寒）等。②沉淀试验:如性病研究实验室试验（用于辅助诊断梅毒）等。③ELISA:诊断各类微生物引起的感染性疾病等。

二、药敏鉴定试验

细菌对药物的敏感试验是在体外测定药物抑制或杀死细菌能力的试验,有些药敏试验亦可用于鉴定某些细菌。

（一）杆菌肽敏感试验

A 群链球菌可被低浓度的杆菌肽所抑制,而其他链球菌大多数不受抑制。试验时取待检细菌肉汤培养物均匀涂布在血琼脂平板上,贴上杆菌肽纸片（0.04u/ 片）,35℃培养18~24h,观察结果。抑菌圈大于 10mm 为敏感,抑菌圈小于 10mm 时为耐药。该试验为鉴定A 群链球菌的首选试验。

（二）O/129 敏感试验

O/129 即二氨基二异丙基蝶啶,该化合物对弧菌属、邻单胞菌属等的菌株有抑制作用。试验时取 80mg 二氨基二异丙基蝶啶溶于 10ml 无水酒精中。吸取此液 1ml 于 200 片直径6mm 的无菌滤纸片中,充分浸匀后,35℃烘干备用。将待检细菌的蛋白胨水培养物均匀地涂布于碱性琼脂平板上,贴上 O/129 纸片,35℃培养 18~24h,观察结果。出现抑菌圈为敏感,无抑菌圈者为阴性。O/129 抑菌试验主要用于鉴定弧菌属、邻单胞菌属、气单胞菌属、发光杆菌属及假单胞菌属。弧菌属、邻单胞菌属、发光杆菌属均为敏感。气单胞菌属、假单胞菌属为耐药。

（三）Optochin 敏感试验

肺炎链球菌对 Optochin（乙基氢化羟基奎宁）敏感,而其他链球菌则对 Optochin 耐药。将待检菌液均匀地涂布在血琼脂平板上,贴上 Optochin 纸片,35℃培养 18~24h,观察结果。抑菌圈直径大于 14mm 为敏感,抑菌圈小于 14mm 时,参照胆汁溶菌试验,以证实是否为肺炎链球菌。Optochin 敏感试验主要用于鉴定肺炎链球菌及其他链球菌。

三、毒素检测

毒素是细菌代谢过程中产生的毒性物质,包括外毒素和内毒素等。

外毒素的检测常有体内法（即动物试验,如幼猫试验检测金黄色葡萄球菌肠毒素）和体外法（多为免疫学试验,如检测白喉外毒素的 Elek 平板毒力试验）。外毒素检测可用于待检菌的鉴定,也可区分细菌是否为产毒株。

内毒素检测常用鲎试验,方法是:取 3 支盛有鲎试剂的安瓿,各加入 0.1ml 无热原质生理盐水使试剂溶解,在上述安瓿瓶中,分别加入 0.1ml 检样、0.1ml 无菌蒸馏水、0.1ml 标准内毒素,混匀后于 37℃水浴箱中孵育 1h。鲎试剂不形成凝胶,判定为阴性,鲎试剂形成凝胶,判定为阳性。该试验简单、快速、灵敏和准确,常用于检测药物制剂中有无内毒素存在,也可帮助查明病原菌类型,有助于临床合理用药。

四、分子生物学检测

(一) 聚合酶链反应

聚合酶链反应(PCR)即试管内 DNA 的扩增技术,是一种体外进行 DNA 基因片段扩增的方法,该方法具有特异性强、灵敏度高、快速、简便、重复性好和易自动化等突出优点。PCR 基本操作分为 DNA 模板制备、PCR 循环和 PCR 产物测定 3 个步骤。对于目前传统培养方法不能及时准确检出或培养时间较长的病原体可应用 PCR 技术检测。如结核分枝杆菌培养需 6~8 周,需要的时间长,影响诊断;麻风分枝杆菌迄今不能用人工方法培养,病原诊断仅能从组织活检中取材做抗酸染色镜检,检出的阳性率低;沙眼衣原体感染时常无典型症状,而且需要用组织培养;军团杆菌、肺炎支原体、立克次体等用 PCR 检测均可做出快速鉴定。

另外,PCR 技术在检测细菌的毒素方面也有广泛应用,根据不同细菌毒素基因序列设计合成各自特异的引物,扩增特异的毒素基因片段。如金黄色葡萄球菌产生的肠毒素、霍乱肠毒素、ETEC 产生的 LT 和 ST、EHEC 产生的 Vero 毒素等都可通过 PCR 进行基因检测。

(二) 核酸杂交

单链核酸分子在适宜条件下,与具有碱基互补序列的异源核酸形成双链杂交体的过程称为核酸分子杂交。核酸分子杂交是分子生物学研究中应用最为广泛的技术之一,是定性或定量检测特异 DNA 和 RNA 序列片段的重要工具。该技术特异性强、敏感、简便和快速,可直接检出临床标本中的病原菌的基因。核酸杂交的方法是制备特定序列 DNA 片段,进行标记后用作探针,在一定条件下,按碱基互补配对原则与标本中已变性的待检细菌 DNA 进行杂交,通过检测杂交信号确定是否发生杂交反应,从而鉴定标本中有无相应的待检细菌基因。目前,核酸分子杂交技术已广泛用于致病性大肠埃希菌、沙门菌、志贺菌、空肠弯曲菌、结核分枝杆菌、衣原体等多种病原体的检测。也可根据毒素基因中的特异碱基序列而制成探针,直接检测分离菌株或临床标本中某一毒素基因,如霍乱弧菌产生的霍乱毒素等的检测。

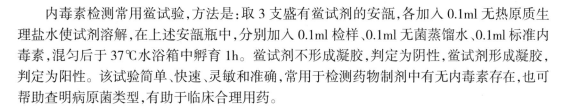

本章小结

1. 细菌形态检验是细菌检验的重要手段之一,主要通过染色镜检。染色方法主要有革兰染色法和抗酸染色法。观察细菌动力常用的方法有压滴法、悬滴法。

2. 细菌接种与培养技术也是细菌检验的重要手段之一。细菌常用的接种方法有平板划线接种法、斜面接种法、穿刺接种法、液体接种法、倾注平板法、涂布接种法。

3. 细菌的生化反应对鉴别细菌有重要作用,尤其是肠道杆菌科的细菌。包括糖(醇)类代谢试验、蛋白质类和氨基酸的代谢试验、碳源利用试验、酶类试验、复合生化试验等。

(曹美香)

目标测试

A1 型题

1. 制备普通琼脂培养基,灭菌宜采用
   A. 煮沸法　　　　　　　B. 巴氏消毒法　　　　　　C. 流通蒸汽灭菌法
   D. 高压蒸汽灭菌法　　　E. 间歇灭菌法

2. 革兰染色所用染液的顺序是
   A. 稀释复红,碘液,乙醇,结晶紫
   B. 结晶紫,乙醇,碘液,稀释复红
   C. 结晶紫,碘液,乙醇,稀释复红
   D. 稀释复红,乙醇,结晶紫,碘液
   E. 稀释复红,结晶紫,碘液,乙醇

3. 从患者标本中新分离的 L 型菌落常呈
   A. 颗粒型　　　　　　　B. 荷包蛋样　　　　　　　C. 丝状菌落
   D. 露珠样　　　　　　　E. 脐状菌落

4. 细菌的革兰染色性质不同是由于
   A. 细菌核结构不同　　　B. 细菌壁结构不同　　　　C. 细菌膜结构不同
   D. 中介体的有无　　　　E. 胞质颗粒的有无

5. 不属于细菌形态学观察的是
   A. 平板分区划线观察单个菌落
   B. 鞭毛染色观察细菌动力
   C. 光镜观察细菌排列
   D. 革兰染色观察细菌染色
   E. 暗视野显微镜观察细菌动力

6. 能提供细菌生长所需的辅酶的培养基成分是
   A. 蛋白胨　　　　　　　B. 血液　　　　　　　　　C. 糖类
   D. 牛肉膏　　　　　　　E. 无机盐类

B1 型题

(7~8 题共用备选答案)
   A. 蓝色　　　　　　　　B. 绿色　　　　　　　　　C. 紫色
   D. 红色　　　　　　　　E. 黄色

7. 革兰染色阳性菌呈
8. 革兰染色阴性菌呈

第四章　细菌对抗菌药物敏感性检验

学习目标

1. 掌握:抗菌药物敏感试验的基本概念和纸片扩散(K-B)法的原理、方法和结果判读。
2. 熟悉:联合药物敏感试验的方法及应用。
3. 了解:稀释法和 E-test 法的方法及应用。

随着临床抗菌药物长期、广泛和大量的使用,细菌的耐药性越来越严重,甚至产生超级细菌,给临床治疗带来很大的困难。了解病原微生物对各种抗菌药物的敏感(或耐受)程度,可以指导临床合理选用抗菌药物,因此,能够准确地报告细菌对抗菌药物的敏感性是临床微生物实验室的主要工作之一。

案例

患者,女,37岁。尿频,尿急,尿痛三天,体检:体温 38.5℃,明显肾区叩痛,双下肢无水肿。实验室检查:尿白细胞 25~30 个 /HP,偶见白细胞管型。中段尿培养为大肠埃希菌 >10^8CFU/L,纸片扩散法药敏试验结果为头孢噻肟 6mm,头孢噻肟 / 棒酸 26mm,头孢他啶 21mm 头孢他啶 / 棒酸 27mm,呋喃妥因 25mm(中介判定值为 15~16mm)。

请问:1. 根据以上病情,该患者最可能的诊断是什么?

2. 根据题目中所给出的药敏试验结果,可判断此菌株存在哪种耐药机制,由于这种耐药机制的存在,临床抗生素应用应注意哪些方面?

一、基本概念

1. 细菌对抗菌药物敏感性试验　是指在体外测定抗菌药物抑制或杀灭细菌能力的试验。
2. 敏感(S)　指待检菌可被常规剂量测定药物在感染部位达到的浓度所抑制或杀灭。
3. 耐药(R)　指待检菌不能被常规剂量测定药物在感染部位达到的浓度所抑制。
4. 中介(M)　指待检菌对常规剂量测定药物在感染部位达到的浓度的反应性低于敏感株,但在测定药物浓集部位的体液(如尿液)或使用高于正常给药量临床上使用有效。
5. 最低抑菌浓度(MIC)　能抑制待检菌生长的最低药物浓度。
6. 最低杀菌浓度(MBC)　能杀灭待检菌的最低药物浓度。

抗菌药物敏感试验的意义在于:①预测抗菌治疗的效果。②指导抗菌药物的临床应用。③发现细菌耐药机制的存在,帮助临床医生合理选择药物,避免产生或加重细菌的耐药。

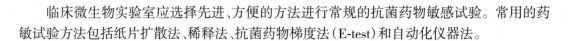

临床微生物实验室应选择先进、方便的方法进行常规的抗菌药物敏感试验。常用的药敏试验方法包括纸片扩散法、稀释法、抗菌药物梯度法（E-test）和自动化仪器法。

二、药敏试验方法

（一）纸片扩散法

纸片扩散法又称 Kirby-Bauer（K-B）法，该方法操作简便、选药灵活、成本低廉，被 WHO 推荐为定性药敏试验的基本方法，是目前临床实验室应用最广泛的药敏试验方法。

1. 原理　将含有定量抗菌药物的纸片贴在接种有待检菌的琼脂平板上，纸片中所含的药物吸收琼脂中的水分溶解后不断地向纸片周围扩散，形成递减的浓度梯度。在纸片周围抑菌浓度范围内待检菌的生长被抑制，从而形成无菌生长的透明圈即抑菌圈。抑菌圈的大小反映待检菌对测定药物的敏感性，并与该药对待检菌的最低抑菌浓度（MIC）呈负相关，即抑菌圈越大，MIC 越小。

2. 实验材料

（1）水解酪蛋白（MH）琼脂：是对需氧和兼性厌氧菌进行药敏试验的标准培养基，pH7.2~7.4。对营养要求较高的细菌进行药敏试验时，应在 MH 琼脂中加入相应的营养添加剂。制平板时，直径 90mm 平板倾注 25ml，使琼脂厚度为 4mm，最好现用现配，也可置于塑料密封袋中 4℃保存备用，最长可保存 1 周。使用前应将平板置 35℃温箱孵育 15min，使其表面干燥。

（2）抗菌药物纸片：选择直径 6.35mm，吸水量为 20μl 的专用药敏纸片，经浸泡药物溶液后使每片的含药量相当于表 4-1 所示，冷冻干燥密封置于 –20℃保存。需要反复使用的可置于 4℃冰箱中保存。使用前置室温平衡 1~2h，避免开启储存容器时产生冷凝水，使纸片潮解。

表 4-1　部分药物纸片扩散法及稀释法结果解释标准（CLSI）

药物及菌名	纸片含量（μg/ 片）	抑菌圈直径（mm）			相应的 MIC（μg/ml）		
		耐药	中介	敏感	耐药	中介	敏感
（1）β- 内酰胺类							
阿莫西林 / 克拉维酸							
不产青霉素酶葡萄球菌	20/10	≤19		≥20	≥8/4		≤4/2
其他细菌	20/10	≤13	14~17	≥18	≥32/16	16/8	≤8/4
氨苄西林 / 舒巴坦	10/10	≤11	12~14	≥15	≥32/16	16/8	≤8/4
替卡西林 / 克拉维酸							
假单胞菌属	75/10	≤14		≥15	≥128/2		≤64/2
其他革兰阴性杆菌	75/10	≤14	15~19	≥20	≥128/2	64/2~32/2	≤16/2
葡萄球菌	75/10	≤22		≥23	≥16/2		≤8/2
（2）青霉素类							
氨苄西林							
肠杆菌科	10	≤13	14~16	≥17	≥32	1	≤8
嗜血杆菌属	10	≤18	19~21	≥22	≥4	2	≤1
肠球菌属	10	≤16		≥17	≥16		≤8

药物及菌名	纸片含量 (μg/片)	抑菌圈直径(mm)			相应的 MIC(μg/ml)		
		耐药	中介	敏感	耐药	中介	敏感
链球菌属	10	≤21	22~29	≥30	≥4	0.25~2	≤0.12
不产青霉素酶葡萄球菌	10	≤28		≥29	≥0.5		≤0.25
羧苄西林							
肠杆菌科	100	≤19	20~22	≥23	≥64	32	≤16
假单胞菌属	100	≤13	14~16	≥17	≥512	256	≤128
美洛西林							
肠杆菌科	75	≤17	18~20	≥21	≥128	32~64	≤16
假单胞菌属	75	≤15		≥16	≥128		≤64
甲氧西林	5	≤9	10~13	≥14	≥16		≤8
苯唑西林							
金黄色葡萄球菌/里昂葡萄球菌	1	≤10	11~12	≥13	≥4		≤2
凝固酶阴性葡萄球菌	1	≤17		≥18	≥0.5		≤0.25
哌拉西林							
肠杆菌科	100	≤17	18~20	≥21	≥128	32~64	≤16

（3）菌液

1）药敏试验标准比浊管的配制：取 0.2ml 0.25%BaCl$_2$ 加入 9.8ml 1%H$_2$SO$_4$，充分混匀，其浊度为 0.5 麦氏比浊标准，相当于 10^8CFU/ml 的含菌量，使用前要充分混合均匀，每半年重新配制一次。

2）被检菌液的制备：一般采用比浊法控制菌悬液的浓度。有两种方法可以选择。①生长法：接种环挑取分纯的被检菌菌落 4~5 个，接种于 3~5ml MH 肉汤，置 35℃ 孵箱培养 4h。用生理盐水或肉汤校正菌液浓度至与 0.5 麦氏比浊标准相同。②直接调制法：用接种环挑取适量菌落，充分混匀在生理盐水中，或振荡混匀，将细菌悬液浓度校正至与 0.5 麦氏比浊标准相同。校正浓度后的菌液应在 15min 内接种完毕。

3. 实验方法

（1）接种：用无菌棉拭子蘸取菌液，在管内壁挤出多余菌液，在琼脂平板表面均匀涂抹接种 3 次，每次旋转 60°，最后沿平板内壁来回涂抹 2 周。接种时，注意无菌操作。接种后室温干燥 5min。

（2）贴抗菌药物纸片：用纸片分配器或无菌镊子将选定的含药纸片紧贴于琼脂表面，用镊尖轻压纸片使其与琼脂紧贴。各纸片的中心距离 >24mm，纸片距平板内缘 >15mm，纸片贴上后不可再移动，因为纸片与培养基接触后其所含的药物已开始扩散到培养基中。用无菌镊子贴不同含药纸片前，须将镊子尖端在酒精灯上灭菌。

（3）培养：贴好纸片的平板置 35℃ 孵箱中，16~18h 后判读结果。苛养菌应在含 5%CO$_2$ 培养 20~24h。苯唑西林、甲氧西林、奈夫西林和万古霉素的药敏试验需培养 24h。平板最好单独平放，最多不超过两个叠放，使平板受热均匀。

4. 结果判断 用游标卡尺或直尺量取抑菌圈直径，肉眼观察无明显细菌生长的区域作为抑菌圈边缘(彩图 1)。依据 CLSI 对细菌抑菌圈直径和最低抑菌浓度解释标准,对待测菌做出"敏感"、"耐药"和"中介"的判断。

5. 影响因素

(1) 培养基:培养基成分、PH、硬度、湿度和深度等,都可影响药物扩散。

(2) 药敏纸片:纸片质量是影响药敏试验结果的主要因素。纸片含药量直接影响抑菌圈的大小,它与纸片的重量、吸水性、直径有关。保存条件以低温干燥为佳,纸片保存不当可使药效降低。β-内酰胺类药敏纸片应冷冻储存,且不超过 1 周,否则效价降低。

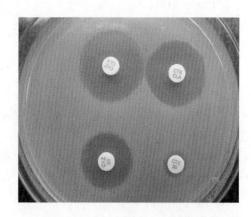

彩图 1 纸片扩散法药敏试验结果

(3) 接种菌量:待检菌液的浓度、接种量应达到规定的麦氏比浊标准,菌液浓度过大可使抑菌圈缩小,反之亦然。

(4) 操作质量:涂布细菌方法、纸片贴放位置、纸片移动、孵箱内平板的放置方法等都将影响结果。

(5) 培养条件、温度和时间的控制:置 35℃孵育 16~24h,量取抑菌圈直径。苯唑西林、甲氧西林、奈夫西林和万古霉素的药敏试验需培养 24h。

(6) 抑菌圈测量工具的精确度:常用精确度为 0.10mm 的游标卡尺。

(7) 质控菌株:其本身的药敏特性是否合格,有无变异。

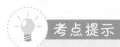
考点提示

K-B 法药敏试验的原理、材料、方法及结果判断

6. 质量控制

(1) 质控菌:控制影响药敏试验因素的主要措施是采用标准菌株进行质控。标准菌株来源于国家微生物菌种保藏中心,如金黄色葡萄球菌 ATCC25923、大肠埃希菌 ATCC25922、铜绿假单胞菌 ATCC27853、粪肠球菌 ATCC29212 等。标准菌株应每周在 MH 琼脂上传代一次,4℃保存。

(2) 质控方法:在同一条件下,将新鲜传代质控菌株用与常规实验相同的测定药物进行相同方法操作,测定质控菌株的抑菌圈,以对照监测。原则上要求每天做临床测定的同时做质控,在实验条件恒定的情况下,每周测 2 次即可。

(3) 抑菌圈质控范围:标准菌株的抑菌圈应落在规定范围内,这个范围为95%的可信限,即日间质控得到的抑菌圈直径在连续 20 个数值中仅允许 1 个超出这个范围。如果经常有质控结果超出该范围,则不应报告,应从上述影响因素中找原因,并及时纠正。每日标准菌株的测定结果的均值应接近允许范围的中间值,变化数不得超过 2mm,否则说明操作中有不规范之处,应予以调整。

(二) 稀释法

稀释法可直接定量检测抗菌药物在体外对病原菌的抑制或杀菌浓度,有利于临床根据MIC、药物代谢等拟定合理的治疗方案。

1. 原理

以一定浓度的抗菌药物与培养基进行一系列不同倍数稀释,经培养后观察待检菌的最低抑菌浓度,根据 CLSI 提供的 MIC 解释标准判断细菌对抗菌药物的敏感程度。稀释法中使用肉汤培养基为肉汤稀释法,使用琼脂培养基为琼脂稀释法。

2. 方法

(1) 肉汤稀释法

1) 培养基:使用水解酪蛋白(MH)液体培养基,需氧菌、兼性厌氧菌在此培养基中生长良好。在该培养基中加入补充营养成分可支持流感嗜血杆菌、链球菌生长。液体培养基配制完毕后 25℃校正 pH 至 7.2~7.4。

2) 药物稀释:药物原液的制备和稀释遵照 CLSI 的指南进行,有宏量稀释法和微量稀释法。宏量稀释法肉汤含量每管≥1.0ml(通常 2ml),微量稀释法每孔含 0.1ml。

3) 菌种接种:配制 0.5 麦氏标准浓度的菌液,用肉汤(宏量稀释法)、蒸馏水或生理盐水(微量稀释法)稀释菌液。稀释菌液于 15min 内接种完毕,35℃孵育 16~20h。嗜血杆菌属、链球菌属孵育时间 20~24h。葡萄球菌、肠球菌对苯唑西林和万古霉素的药敏试验孵育时间为 24h。

4) 结果判断:以在试管内或小孔内无肉眼可见细菌生长的最低药物浓度为最低抑菌浓度(MIC)。

(2) 琼脂稀释法

1) 培养基:配制水解酪蛋白(MH)琼脂并校正 pH 至 7.2~7.4;将已稀释的抗菌药物按 1:9 加入预先在 45~50℃水浴中平衡融化的 MH 琼脂中,充分混匀后倾入平皿,使琼脂厚度为 3~4mm。将凝固的含药 MH 平板放入密封袋置于 2~8℃备用,贮存日期为 5 天。易降解的抗菌药物在配制好平板后,应在 48h 之内使用。

2) 菌种接种:将 0.5 麦氏浓度菌液稀释 10 倍,以多点接种器吸取接种于琼脂表面,稀释菌液于 15min 内接种完毕,使平皿接种菌量为 1×10^4 CFU/点。35℃孵育 16~20h。嗜血杆菌属、链球菌属孵育时间 20~24h。

3) 结果判断:将平板置于暗色、无反光的表面上判断终点,以抑制细菌生长的药物稀释度为终点。药敏试验结果可用 MIC 报告,也可对照 CLSI 标准用敏感、中介、耐药报告。

(三) E-test 法

E-test 法是一种结合了扩散法和稀释法的原理和特点、对抗菌药物直接测量 MIC 的药敏试验。试验所用的 E 试条是一条宽 5mm、长 50mm 的无孔试剂载体,一面固定有一系列预先制备的、对倍稀释梯度的抗菌药物,另一面标出所含药物浓度的刻度。

操作时将 E 试条紧密贴放在接种有细菌的琼脂平板上,试条 MIC 刻度朝上,浓度最大处靠平板边缘。90mm 平板上可放 E 试条 1~2 条,140mm 平板最多可放 6 条。经孵育过夜,抗菌药物在琼脂内向四周呈梯度递减扩散,敏感菌在一定范围内的生长受到抑制,围绕试条可见椭圆形抑菌圈,圈的边缘与试条交点的刻度浓度即为抗菌药物抑制细菌的最小抑菌浓度(彩图 2)。

E-test 法操作简单、影响因素少、结果直观准

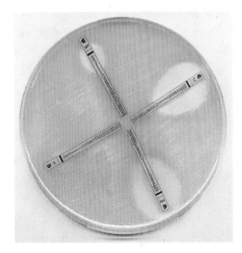

彩图 2 E-test 法药敏试验结果

确、稳定性高,连续浓度梯度与琼脂稀释法相关性好。常用于苛养菌、厌氧菌、酵母菌、分枝杆菌的药物敏感试验。

(四)联合药物敏感试验

联合药物敏感试验是用两种抗菌药物同时对待检菌进行药敏试验。常用的方法有棋盘稀释法和单药纸片搭桥法。棋盘稀释法是目前临床实验室常用的联合抑菌定量方法。联合用药结果有:

① 协同作用:两种抗菌药物联合使用后,药效大于同样浓度的两种药物抗菌作用的总和。

② 无关作用:两种药物联合使用后,与单独一种抗菌药物作用相同。

③ 累加作用:两种药物联合使用后,其活性等于两种药物抗菌作用的总和。

④ 拮抗作用:两种药物联合使用后,其活性小于单独一种药物的抗菌作用。

三、细菌的耐药性检查

判断细菌对抗菌药物的耐药性还可进行以下检测:

1. β- 内酰胺酶检测　主要有碘淀粉测定法和头孢硝噻吩纸片法。β- 内酰胺酶能裂解青霉素类和头孢菌素类抗生素的 β- 内酰环,使此类药物失去抗菌活性。通过检测细菌产生的 β- 内酰胺酶,可了解细菌的耐药性。

2. 双纸片协同试验　双纸片协同试验是主要用于筛选产超广谱 β- 内酰胺酶(ESBL)革兰阴性杆菌的纸片琼脂扩散试验。

3. 耐药基因检测　临床可检测的耐药基因主要有:葡萄球菌与甲氧西林耐药有关的MecA 基因,大肠埃希菌与 β- 内酰胺类耐药有关的 blaTEM、blaSHV、blaOXA 基因,肠球菌与万古霉素耐药有关的 vanA、vanB、vanC、vanD 基因。检测抗菌药物耐药基因的方法主要有:PCR、PCR-RFLP 分析、PCR-SSCP 分析、PCR- 线性探针分析、生物芯片技术、自动 DNA 测序等方法。

本章小结

1. 药敏试验方法有纸片扩散(K-B)法、稀释法、E-test 法。其中 K-B 法是最常用的方法。

2. 由于临床耐药性的增多,联合药物敏感试验、细菌的耐药性检查也日显重要。

(曹美香)

 目标测试

A1 型题

1. 抑菌圈的大小与该药对待检菌的 MIC 呈

    A. 正相关　　　　　　　　B. 负相关　　　　　　　　C. 对数关系

    D. 指数关系　　　　　　　E. 无关系

2. 药敏实验时纸片边缘距平板内缘应大于

    A. 20mm　　　　　　　　B. 15mm　　　　　　　　C. 18mm

    D. 25mm　　　　　　　　E. 30mm

3. 链球菌做药敏试验时在 M-H 琼脂中要加入的是
    A. GLU
    B. 蔗糖
    C. 脱纤维羊血
    D. NaCl
    E. 琼脂

4. 有关药敏操作正确的是
    A. 培养温度 22℃
    B. 可多个平板堆放
    C. 制备的平板使用时,从冰箱中取出即可使用
    D. 接种细菌后在室温放置片刻,再贴纸片
    E. 细菌在药敏培养基开始生长,再贴纸片,可使抑菌圈变大

5. 用纸片法作抗微生物药物敏感试验时,两张纸片的中心距离为
    A. ≥24mm
    B. ≥20mm
    C. ≥16mm
    D. ≥12mm
    E. ≥8mm

6. 嗜血杆菌药敏在 M-H 琼脂中加入
    A. V、X 因子
    B. Ⅱ、V 因子
    C. Ⅲ、X 因子
    D. Ca^{2+}、V 因子
    E. Ca^{2+}、X 因子

7. MH 琼脂培养基储存温度
    A. >25℃
    B. 20~25℃
    C. 16~20℃
    D. 8~16℃
    E. 2~8℃

第五章　病原性球菌检验

学习目标

1. 掌握：常见病原性球菌的生物学特性及其常规检验的程序和鉴定依据。
2. 熟悉：常见病原性球菌的检验方法和技术。
3. 了解：常见病原性球菌的临床意义。

球菌分布广泛，种类繁多。对人致病的球菌称为病原性球菌，因临床上通常引起机体化脓性感染，故又称化脓性球菌。根据革兰染色性的不同，分为革兰阳性球菌和革兰阴性球菌两类。前者主要包括葡萄球菌属、链球菌属及肠球菌属等；后者主要包括奈瑟菌属、卡他布兰汉菌等。

第一节　葡萄球菌属

案例

　　某酒店多位客人在该酒店进食午餐2小时后，先后出现恶心、腹痛、腹泻、头晕、头疼等症状，呕吐较重，伴有低热、白细胞升高。经对患者采取抗感染及补液和对症治疗后，症状缓解，所有病人于2天内痊愈，无死亡病例。采集呕吐物和剩余可疑食物进行染色镜检，镜下可见革兰阳性球菌，呈葡萄串状排列。

　　请问：1. 应疑为何种疾病？该病病原体可能是什么？
　　　　　2. 应进一步做哪些微生物检验进行确诊？

葡萄球菌属广泛分布于自然界，大多数无致病性，并构成人体的正常菌群。其中少数可引起人和动物的化脓性感染和食物中毒。金黄色葡萄球菌为其中最重要的致病菌，医务人员的带菌率可高达70%，是引起医院感染的重要微生物。

一、生物学特性

1. 形态与染色　革兰阳性，呈圆球形，直径0.5~1.5μm，无鞭毛和芽胞，某些菌株可形成荚膜。在固体培养基上常呈葡萄状排列（彩图3）；在液体培养基或脓液中可呈单个、成双或短链状排列，少数堆积如葡萄状。当菌体衰老、死亡、被吞噬后或在青霉素的作用下形成L型细菌后可变为革兰染色阴性。

2. 培养特性　需氧或兼性厌氧，营养要求不高，最适生长温度为35~37℃，最适pH为

7.4。在 20%~30% 二氧化碳环境中,有利于毒素的产生。某些菌株耐盐性强,能耐受 10%~15% 的氯化钠,故可用高盐培养基分离葡萄球菌。葡萄球菌在各种培养基上的生长特点如下:

(1) 肉汤培养基:经 35℃ 培养 24 小时后呈均匀混浊。

(2) 普通琼脂平板:经 35℃ 培养 24 小时后,可形成直径 2~3mm 的圆形、凸起、光滑、湿润、边缘整齐的不透明菌落。不同菌株产生不同脂溶性色素,如金黄色、白色和柠檬色色素。

(3) 血琼脂平板:菌落较大,多数致病性葡萄球菌能产生溶血毒素,使菌落周围红细胞溶解而形成透明的溶血环即 β 溶血环(彩图 4),非致病性葡萄球菌无此现象。

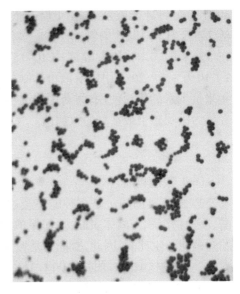

彩图 3 葡萄球菌革兰染色镜检形态

(4) 高盐甘露醇平板:为葡萄球菌的选择性培养基。致病性葡萄球菌能分解甘露醇形成淡橙黄色菌落。

(5) 高盐卵黄平板:致病性葡萄球菌可产生卵磷脂酶,使菌落周围形成白色沉淀圈。

3. 生化反应 触酶阳性,据此可与链球菌区别。多数菌株能分解葡萄糖、麦芽糖和蔗糖,产酸不产气。致病菌株甘露醇发酵阳性,耐热 DNA 酶阳性,凝固酶试验多为阳性,但有些凝固酶阴性的菌株也可致病。

4. 抗原结构

(1) 蛋白抗原:为完全抗原,有种属特异性,无型特异性。主要为存在于细胞壁上的葡萄球菌 A 蛋白(SPA)。SPA 的意义主要有:①具有抗吞噬、促细胞分裂、引起超敏反应和损伤血小板等作用,

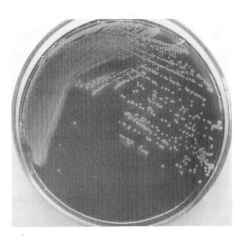

彩图 4 金黄色葡萄球菌在血平板上 24 小时的菌落

与致病有关。②能与 IgG 分子的 Fc 段结合,而 IgG 分子的 Fab 段仍能与相应抗原特异性结合,据此可开展协同凝集试验来检测多种微生物抗原。

(2) 多糖抗原:为半抗原,具有型特异性,可用于葡萄球菌分型。

5. 分类 葡萄球菌属于微球菌科。葡萄球菌目前有 35 个种及 17 个亚种。主要有以下几种分类方法。

(1) 根据色素和生化反应等可分为金黄色葡萄球菌、表皮葡萄球菌及腐生葡萄球菌。

(2) 根据噬菌体分型,金黄色葡萄球菌可分为 5 个噬菌体群和 26 个型。

(3) 根据是否产生凝固酶可分为凝固酶阳性和凝固酶阴性(CNS)两大类。凝固酶阳性主要包括金黄色葡萄球菌、中间型葡萄球菌和猪葡萄球菌。凝固酶阴性主要包括表皮葡萄球菌和腐生葡萄球菌等。

6. 抵抗力 是抵抗力最强的无芽胞细菌。耐盐、耐热、耐干燥。加热 60℃ 1 小时或

80℃ 30 分钟才能被杀灭;在干燥的脓、痰、血中能存活 2~3 个月。对碱性染料、消毒剂、多种抗生素敏感。在 5% 苯酚、0.1% 升汞溶液中 10~15 分钟后死亡;1:10 万~1:20 万甲紫溶液可抑制其生长;由于近

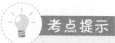

考点提示

葡萄球菌的生物学特性

年来抗生素的广泛使用,耐药菌株逐年增多,尤其是耐甲氧西林金黄色葡萄球菌(MRSA)已经成为医院感染最常见的致病菌。

二、临床意义

(一)致病物质

1. 血浆凝固酶 是一种能使经过枸橼酸钠或肝素抗凝的人或家兔的血浆发生凝固的酶,凝固物沉积在菌体表面,从而保护病原菌不被吞噬或免受抗体等作用。大多数致病性葡萄球菌能产生此酶,因此,凝固酶是鉴别葡萄球菌是否具有致病性的重要指标。

2. 耐热核酸酶 耐热,100℃ 15 分钟不被破坏,能水解 DNA 和 RNA,具有免疫原性。

3. 溶血毒素 多数致病性葡萄球菌能产生溶血毒素,能溶解人和多种动物的红细胞。对人类有致病作用的主要是 α 溶血毒素,对白细胞、血小板及多种组织细胞有毒性作用,能使局部小血管收缩,导致局部缺血和坏死。

4. 肠毒素 金黄色葡萄球菌的某些溶血菌株能产生一种引起急性胃肠炎的肠毒素。此种菌株污染牛奶、肉类、鱼虾、糕点等食物后,在室温(20℃以上)下经 8~10 小时能产生大量毒素,人摄食该菌污染的食物 2~3 小时后可引起中毒症状,表现为急性胃肠炎。按等电点和免疫原性等不同,目前发现肠毒素有 A、B、C_1、C_2、C_3、D、E、G 和 H 等 9 个血清型,均能引起食物中毒。以 A、D 型多见,B、C 型次之。

肠毒素是一种可溶性蛋白质,耐热,100℃煮沸 30 分钟不被破坏,主要作用于肠壁,能够抵抗胃肠液中蛋白酶的水解作用,并通过传入神经到达呕吐中枢而引起呕吐,可引起人、猫、猴急性胃肠炎。

5. 杀白细胞素 大多数致病性葡萄球菌能产生,是具有免疫原性,不耐热的蛋白质,能通过细菌滤器。只损伤中性粒细胞和巨噬细胞,导致中毒性炎症反应以及组织坏死等病变。杀白细胞素抗体能阻止葡萄球菌感染的复发。

6. 表皮剥脱毒素 又称表皮溶解毒素,约有 50% 的金黄色葡萄球菌可产生此毒素,能使表皮内连接细胞层裂开,导致表皮脱落,引起人类烫伤样皮肤综合征,多见于新生儿、幼儿、免疫功能低下或患有代谢缺陷的成人。

7. 毒性休克综合征毒素 引起机体多个器官系统的功能紊乱或毒性休克综合征。

(二)所致致病

1. 侵袭性疾病 主要引起化脓性炎症。

(1)局部化脓性炎症:如毛囊炎、疖、痈、蜂窝组织炎、伤口感染等。由于产生的血浆凝固酶使局部有纤维蛋白的凝固和沉积,限制了细菌向周围扩散,故感染病灶局限化,与周围组织界限明显。

(2)内脏器官感染:如气管炎、肺炎、脓胸、中耳炎等。

(3)全身感染:如果原发病灶处理不当,细菌会侵入血流向全身扩散,引起败血症;或转移到肝、肾、脾等器官引起脓毒血症。

2. 毒素性疾病

（1）食物中毒：进食含有肠毒素的食物 1~6 小时即可发病，引起胃肠炎。患者以呕吐为主要症状，伴有腹痛、腹泻。发病急，病程短，1~2 天内可恢复。

（2）烫伤样皮肤综合征：多见于新生儿、幼儿、免疫功能低下或患有代谢缺陷的成人，由表皮剥脱毒素引起。开始皮肤有红斑，1~2 天表皮起皱，出现大疱，最后表皮脱落。

（3）毒性休克综合征：主要由毒性休克综合征毒素引起。主要表现为高热、低血压、猩红热样皮疹伴脱屑，严重时出现休克。

（4）假膜性肠炎：本质是一种菌群失调症。长期大量使用抗生素后，造成葡萄球菌肠毒素引起的以腹泻为主的临床症状，排出水样便和黏膜状物。

临床上的致病性葡萄球菌以凝固酶阳性的金黄色葡萄球菌最常见，凝固酶阴性的葡萄球菌近年来成为重要的条件致病菌和免疫受损者的感染菌。表皮葡萄球菌可引起人工瓣膜性心内膜炎、静脉导管炎、血管移植物感染和人工关节感染等，是医院感染的重要病原菌。腐生葡萄球菌主要引起泌尿系统（女性、孕妇）感染、前列腺炎和败血症等的重要病原菌。因此，从输液导管、人工植入组织中分离出表皮葡萄球菌和从脓尿标本中分离出腐生葡萄球菌应为病原菌。

预防葡萄球菌感染应加强食品卫生监督管理，防止葡萄球菌引起的食物中毒。应注意个人卫生，保持皮肤清洁，创伤应及时消毒处理。严格无菌操作，防止医院内交叉感染。合理使用抗生素，选择敏感药物进行治疗，预防耐药菌株的形成。

三、微生物学检验

（一）标本采集

根据不同病症和体征采集不同的标本，如脓液、伤口分泌物、血液、脑脊液、粪便、呕吐物或剩余食物等。

（二）检验程序（图 5-1）

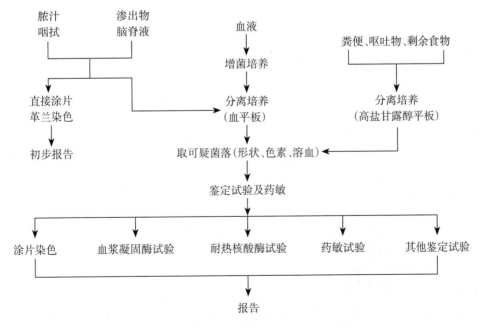

图 5-1　葡萄球菌检验程序

(三) 检验方法

1. **直接镜检** 标本直接涂片,革兰染色镜检,见革兰阳性、呈葡萄状排列的球菌,即可初步报告"查见革兰阳性球菌,葡萄状排列,疑为葡萄球菌"。无菌体液如脑脊液和关节穿刺液等,直接涂片检查具有重要价值;其他体液标本查见细菌的同时伴有炎性细胞则也有参考价值。

2. **分离培养**

(1) 脓液、脑脊液标本:接种于血平板或含硫酸镁、对氨基苯甲酸的血平板上,经 35℃ 24 小时培养后,观察菌落形态、性状、溶血及色素产生等情况。

(2) 粪便、呕吐物或剩余食物等有污染菌的标本:应接种在高盐甘露醇平板或高盐卵黄平板等选择性培养基上,经 35℃ 24 小时培养后,观察可疑菌落。

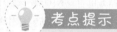

考点提示

葡萄球菌的分离培养方法

(3) 血标本:疑为败血症患者,抽取静脉血 5ml,注入 50ml 葡萄糖肉汤增菌培养,迅速摇匀,以防凝固。若患者已接受磺胺类药物或抗生素治疗,需用含有硫酸镁、对氨基苯甲酸的肉汤增菌培养。经 35℃ 24 小时培养后,开始观察有无细菌生长,若有溶血或者均匀混浊及胶冻状生长,则接种到血平板,做进一步鉴定;若无细菌生长,则继续培养,48、72 小时后再观察,并移至血平板上确定有无细菌生长。一般增菌可培养 7 天。

经上述分离培养及增菌后生长的菌落,均应涂片革兰染色,如发现革兰阳性球菌则用普通培养基做纯培养,进一步做鉴定试验。如同一性状的菌落较多时,纯培养可省略,可以用同一性状的菌落直接进行鉴定。

3. **鉴定试验**:取可疑菌落进行鉴定。

(1) 涂片染色:可见革兰阳性葡萄状排列球菌。

(2) 鉴别试验:

1) 与链球菌鉴别:触酶试验阳性可与链球菌区别。

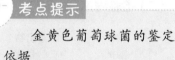

考点提示

金黄色葡萄球菌的鉴定依据

2) 与微球菌鉴别(表 5-1)。

表 5-1 葡萄球菌属与微球菌属的鉴别

鉴定项目	葡萄球菌属	微球菌属
形态、排列	球形、葡萄状	球形、四联状
发酵葡萄糖产酸	+	-
溶葡萄球菌素(200μg/ml)敏感	+	-
呋喃唑酮(100μg/ 片)	S (>15mm)	R (6~10mm)
杆菌肽(0.04U/ 片)	R	S
甘油 - 红霉素(0.4μg/ml)培养基产酸	+	-

3) 葡萄球菌属内种间鉴别(表 5-2)。

4. **肠毒素的测定**:

1) 生物学试验:采用幼猫腹腔注射(肉汤培养物或呕吐物),4 小时内发生呕吐腹泻和体温升高或死亡现象者,提示金黄色葡萄球菌肠毒素的存在。

表 5-2 葡萄球菌属内种间鉴别

鉴定项目	金黄色葡萄球菌	表皮葡萄球菌	腐生葡萄球菌
色素	金黄色	白色	白色、柠檬色
凝固酶	+	–	–
甘露醇发酵	+	–	–
耐热核酸酶	+	–	–
新生霉素	S	S	R
溶血毒素	+	–	–
SPA	+	–	–

2）免疫学方法：近年来常用 ELISA 法，在 25 分钟内即可完成，肠毒素检出的最小量可至 $10^8 \mu g/ml$。

金黄色葡萄球菌的鉴定依据：①涂片染色镜检为革兰阳性球菌，呈葡萄状排列。②血平板上菌落为金黄色，有 β 溶血现象。③血浆凝固酶试验阳性。④甘露醇发酵试验阳性。⑤耐热核酸酶试验阳性。⑥新生霉素敏感。

第二节 链球菌属

 案例

　　某男患者，12 岁。近 1 周感双腿发胀，双眼睑水肿，晨起时明显，同时尿量减少，200~500ml/ 日，尿色较红。因咽部不适，轻咳，发烧、水肿、血尿入院。入院前 3 周曾因咽痛、发热注射青霉素数日，症状消失，入院前 3 日又突发高热、血尿，眼睑水肿。查体：体温 39 度，血压稍高。实验室检查：尿 RBC（+++），颗粒管型 3~5 个 /HP；ASO 抗体 800 单位，可疑疾病是急性肾小球肾炎。

　　请问：1. 引起本病最可能的病原菌是什么？还需做哪些微生物学检查以确定诊断？

　　　　　2. 该患儿的这次临床表现与 3 周前咽痛发烧是否有联系？

　　　　　3. 该菌是如何传播的？

　　链球菌种类繁多，广泛分布于水、乳、粪便以及人或动物的口腔、鼻咽部和肠道。对人致病的主要有 A 群链球菌和肺炎链球菌。A 群链球菌主要引起各种化脓性感染、败血症和超敏反应。肺炎链球菌可引起支气管肺炎和大叶性肺炎。

一、生物学特性

　　1. 形态与染色　革兰阳性，呈圆形或卵圆形，直径 0.5~1.0μm，无鞭毛和芽胞，某些菌株在血清肉汤中可形成荚膜。在固体培养基或脓液中可呈单个、成双或短链状排列，易与葡萄球菌葡萄混淆（彩图 5）。在液体培养基中呈链状排列，长短不一。肺炎链球菌呈矛头状，尖端相背，钝端相对，有荚膜，常成双排列（彩图 6、7）。

　　2. 培养特性　需氧或兼性厌氧，少数专性厌氧。营养要求较高，在含有葡萄糖、血清、

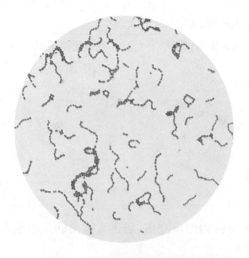

彩图 5　链球菌革兰染色镜检形态

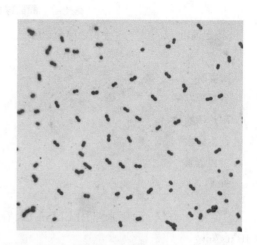

彩图 6　肺炎链球菌革兰染色镜检形态

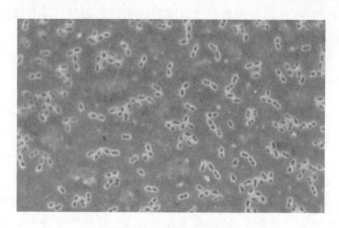

彩图 7　肺炎链球菌荚膜

血液的培养基中生长良好。最适温度为 35~37℃,最适 pH 为 7.4~7.6。在 5%~10% 二氧化碳环境中生长更好。链球菌在各种培养基中的生长特点如下:

(1) 血清肉汤培养基:溶血性菌株呈絮状或颗粒状沉淀生长,菌链较长;不溶血菌株呈均匀混浊生长,菌链较短。

肺炎链球菌在血清肉汤培养基中呈混浊生长,如培养时间过长,可因产生自溶酶而使培养基变澄清、仅管底留有沉淀。

(2) 血琼脂平板:经 35℃培养 24 小时后,可形成直径 0.5~0.75mm 灰白色或乳白色、圆形、凸起、光滑、半透明或不透明的细小菌落。不同菌种在菌落周围出现不同的溶血现象(彩图 8)。

肺炎链球菌在血平板上经 35℃培养 24 小时后,可形成直径 0.5~1.5mm 灰白色、圆形、扁平、光滑、半透明或不透明的细小菌落,菌落周围有草绿色溶血环,易与甲型链球菌混淆,但肺炎链球菌菌落扁平兼有多数同心环,培养 48 小时后,因产生自溶酶菌落中央塌陷呈脐窝状(彩图 9)。

3. 生化反应　触酶阴性,可与葡萄球菌区别。

考点提示

链球菌的培养特性和生化反应

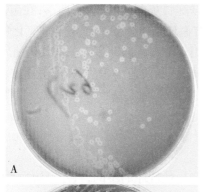
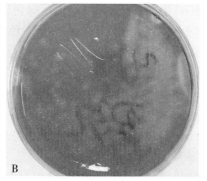
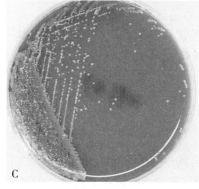

彩图 8 链球菌在血琼脂平板上不同的溶血现象
A. 甲型溶血性链球菌（α 溶血）；B. 乙型溶血性链球菌（β 溶血）；C. 丙型溶血性链球菌（γ 溶血）

能分解葡萄糖产酸不产气,对其他糖类的分解因菌株不同而异。

　　A 群链球菌对杆菌肽敏感,PYR 试验阳性;B 群链球菌 CAMP 试验阳性,可水解马尿酸钠;D 群链球菌七叶苷试验阳性;肺炎链球菌分解菊糖,对 Optochin(乙基氢化羟基奎宁)敏感,胆汁溶菌阳性,荚膜肿胀试验阳性,可与甲型链球菌相鉴别。

　　4. 抗原结构　链球菌抗原结构复杂,其主要抗原有:

　　(1) 群特异性抗原:简称 C 抗原,有群特异性,是细胞壁的多糖成分,是链球菌血清群分类的依据。

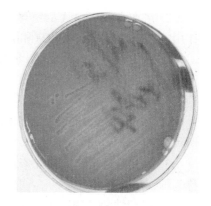

彩图 9 肺炎链球菌在血平板上 24 小时菌落

　　(2) 型特异性抗原:简称表面抗原,是链球菌细胞壁的蛋白质抗原。位于 C 抗原的外层,其中又分为 M、T、R、S 四种抗原。与人类致病性有关的是 M 抗原,它是 A 群链球菌的主要致病物质,是引起超敏反应的异嗜性抗原。根据 M 抗原可将 A 群链球菌分成 80 个型。

　　(3) 非特异性抗原:简称 P 抗原,无特异性,不能用作分类。与葡萄球菌、肺炎链球菌的 P 抗原有交叉反应。

　　(4) 荚膜多糖抗原:亦称型特异性抗原,存在于肺炎链球菌的荚膜中,有大量多糖多聚体组成。能溶于水,有型特异性,可根据凝集反应、沉淀反应及荚膜肿胀试验作肺炎链球菌的分型。目前,肺炎链球菌至少有 85 个血清型。

　　5. 分类　链球菌的分类方法很多,主要有以下几种:

　　(1) 根据溶血能力分类:

1) 甲型(α)溶血性链球菌:通称草绿色链球菌,灰白色、针尖状菌落,在菌落周围有 1~2mm 宽的草绿色溶血环(α 溶血环)。草绿色溶血环是由于细菌产生了过氧化氢,使血红蛋白氧化为正铁血红素所致,而不是溶血素的作用。甲型链球菌多为条件致病菌。

2) 乙型(β)溶血性链球菌:通称溶血性链球菌,灰白色小菌落,在菌落周围有 2~4mm 宽的透明溶血环(β 溶血环)。主要是此菌产生溶血素导致红细胞完全溶解。乙型链球菌致病力最强。

3) 丙型(γ)链球菌:通称不溶血性链球菌,灰白色小菌落,在菌落周围无溶血环(γ 溶血)。丙型链球菌一般无致病性。

(2) 根据抗原结构分类:Lancefield 根据群特异性抗原的不同,将乙型溶血性链球菌分为 A~V 共 20 个群,对人致病的 90% 为 A 群(化脓性链球菌)。

6. 抵抗力 本属细菌抵抗力不强。对各种常用的消毒剂敏感,一般加热 60℃ 30 分钟即可被杀灭。在干燥的痰中能存活数周。对金霉素、青霉素、红霉素和磺胺类药物敏感,但也存在耐药菌株。

二、临床意义

(一) 致病物质
致病性链球菌对人具有较强的侵袭力,这与其产生的多种毒素和酶有关。

1. M 蛋白 是 A 群链球菌的主要致病物质。有抗吞噬和抗杀菌物质的作用,还与心肌、肾小球基底膜有共同抗原成分,可引起超敏反应。

2. 溶血毒素 由 A 群链球菌产生。有溶解红细胞,破坏白细胞、血小板及毒害心脏的作用,主要有溶血素 O(SLO)和溶血素 S(SLS)两种。

(1) SLO:耐热,对氧敏感,易被氧化而失去溶血能力。免疫原性强,感染后 2~3 周即可产生抗 SLO 抗体(抗 O 抗体),可持续数月至数年。检测血清中的抗 O 抗体可辅助诊断链球菌引起的风湿热、肾小球肾炎等超敏反应性疾病。

(2) SLS:对热和酸敏感,对氧稳定,免疫原性弱。血平板上菌落周围的 β 溶血环是 SLS 所致。

3. 致热外毒素 曾称红疹毒素,由 A 群链球菌产生。可引起发热、红疹和全身不适等,称为猩红热。

4. 侵袭性酶 透明质酸酶能分解结缔组织间的透明质酸;链道酶(链球菌 DNA 酶)能分解脓液中具有高度黏性的 DNA,使脓液稀薄;链激酶(链球菌溶纤维蛋白酶)使血块溶解或阻止血浆凝固;胶原酶能水解肌肉和皮下组织中的胶原蛋白纤维。上述酶的作用均有利于细菌在机体内扩散。

5. 荚膜 是肺炎链球菌重要致病因素。

(二) 所致致病
1. A 群链球菌 主要引起化脓性炎症、中毒性和超敏反应等疾病。

(1) 局部化脓性炎症:由伤口侵入,引起皮肤及皮下组织化脓性感染,如疖、痈、蜂窝组织炎、丹毒等。经呼吸道侵入,常伴有扁桃体炎、咽炎、脓胸、中耳炎等。由于溶血性链球菌产生多种侵袭性酶有利于细菌在机体内扩散,故感染的特点为脓液稀薄带血性,病灶周围界限不清,有明显扩散的倾向。

(2) 全身感染:溶血性链球菌可沿淋巴管或血液扩散,引起淋巴管炎、淋巴结炎和菌血症等。

（3）毒素性疾病：猩红热是一种小儿急性呼吸道传染病，临床表现为发热、咽炎、全身弥散性红色皮疹。

（4）超敏反应性疾病：急性肾小球肾炎和风湿热。发病原因主要与 A 群链球菌感染后引起Ⅱ、Ⅲ型超敏反应有关。

2. B 群链球菌　又称无乳链球菌，是鼻咽部、肠道、泌尿生殖道的正常菌群。是引起牛乳腺炎的病原菌，近年来发现是新生儿败血症和脑膜炎的主要病原菌，也可引起成人尿路感染，偶致败血症。

3. C 群链球菌　咽喉部正常菌群，偶可引起菌血症、心内膜炎、脑膜炎和呼吸泌尿生殖道感染。

4. 肺炎链球菌　可引起大叶性肺炎或支气管肺炎、心内膜炎、中耳炎、败血症等。

5. 甲型链球菌　为口腔和鼻咽部正常菌群，可因拔牙等原因进入血流，引起亚急性细菌性心内膜炎。

预防链球菌感染应注意空气、牛乳、器械等的消毒。早期彻底治疗咽炎、扁桃体炎，防止大叶性肺炎、风湿热、急性肾小球肾炎或亚急性细菌性心内膜炎等疾病的发生。治疗可采用磺胺类药物和抗生素。

三、微生物学检验

（一）标本采集

根据临床上不同疾病类型，采集不同的标本，如脓液、咽拭子、炎性分泌物、血液、脑脊液、痰液及尿液等。

（二）检验程序（图 5-2）

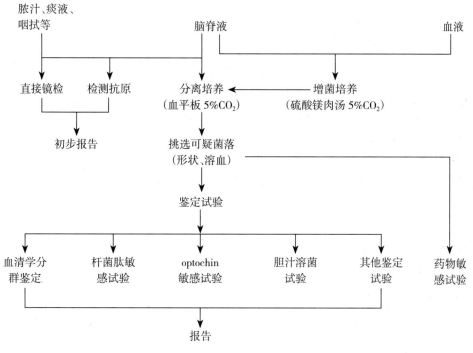

图 5-2　链球菌检验程序

75

(三) 检验方法

1. 直接镜检　将脓液、脑脊液的离心沉淀物等标本直接涂片,革兰染色镜检,如见革兰阳性链状排列的球菌,或见革兰阳性矛头状双球菌,有肥厚荚膜,即可作出初步报告。

2. 分离培养

分离培养:

(1) 脓液、咽拭子:可接种于血平板,35℃ 24 小时培养后,观察菌落特征和溶血情况。

(2) 血液标本:先进行增菌培养,如增菌液发生上层溶血,下层沉淀生长;出现溶血或呈均匀混浊或有绿色荧光等现象,可进一步转种血平板进行分离培养。经培养 7 天后,仍无细菌生长者,报告为阴性。疑为草绿色链球菌引起的亚急性细菌性心内膜炎标本,应延长至 4 周。

3. 鉴定试验　取可疑菌落进行鉴定。

(1) 革兰染色镜检:可见革兰阳性链状排列的球菌。

(2) 鉴别试验:

1) 与葡萄球菌属鉴别:触酶试验阴性。

2) 与肠球菌属鉴别(表 5-3)。

表 5-3　链球菌属与肠球菌属的鉴别

菌属	PYR	6.5%NaCl 生长	45°生长
链球菌属	−	−	−
肠球菌属	+	+	+

3) β 溶血性链球菌的鉴定:根据 Lancefield 分群的要求提取各菌落的群特异性抗原,与相应的分群血清进行凝集试验。与 B 群抗血清凝集的为无乳链球菌,与 F 群凝集并且菌落直径小于 0.5mm 的为米勒链球菌,与 A、C、G 群抗血清凝集的不能确定种类,还需根据菌落大小和生化反应进一步鉴定(表 5-4)。

表 5-4　β 溶血性链球菌鉴定

菌种名	Lancefield 抗原群	菌落 (mm)	杆菌肽	PYR	VP	CAMP	BGUR
化脓链球菌	A	>0.5	S	+	−	−	
米勒链球菌	A	<0.5	S	−	+	−	
无乳链球菌	B		R	−		+	
马链球菌	C	>0.5	R	−	−		+
米勒链球菌	C	<0.5	R	−	+		−
米勒链球菌	F	<0.5	R	−	+		−
似马链球菌	G	>0.5	R	−	−		+
米勒链球菌	G	<0.5	R	−	+		−
米勒链球菌	未定群	<0.5	R	−	+		−

4) α 溶血性链球菌的鉴定(表 5-5)。

表5-5 α溶血性链球菌的鉴定

菌种	α溶血	Optochin敏感	胆汁溶菌	胆汁七叶苷
肺炎链球菌	+	+	+	-
甲型溶血性链球菌	+	-	-	-
D群链球菌	+/-	-	-	+

5）肺炎链球菌与甲型链球菌的鉴别（表5-6）。

表5-6 肺炎链球菌与甲型链球菌的鉴别

	形态	菌落	血清肉汤	盐水	胆汁溶菌	菊糖发酵	Optochin敏感	小白鼠毒力
肺炎链球菌	矛头状、成双有荚膜	稍大、扁平脐窝状	均匀混浊	均匀	+	+	+	+
甲型链球菌	圆形、链状无荚膜	较小、圆形凸起	沉淀生长	自凝	-	-	-	-

6）甲型溶血性链球菌种间鉴定（表5-7）。

表5-7 甲型溶血性链球菌种间鉴定

菌群	VP	脲酶	精氨酸	七叶苷	甘露醇	山梨醇
缓症链球菌群	-	-	-	-	-	-
咽颊炎链球菌	+	-	+	+	-	-
变异链球菌群	+	-	-	+	+	+
唾液链球菌群	+	d	-	+	-	-

4. 抗链"O"试验 是毒素和抗毒素的中和试验。本试验是测定患者血清中抗链球菌溶血素"O"抗体的效价，作为风湿性关节炎、急性肾小球肾炎等疾病的辅助诊断。效价大于400单位或逐步升高即有诊断意义。

鉴定依据：

1）乙型溶血性链球菌 ①血平板上呈β溶血。②A群链球菌杆菌肽敏感。③B群链球菌杆菌肽耐药，CAMP试验及马尿酸钠水解试验阳性。

2）甲型溶血性链球菌 ①血平板上呈α溶血。②杆菌肽敏感试验耐药、胆汁七叶苷试验、CAMP试验及6.5%NaCl生长试验均阴性。③菊糖发酵试验、胆汁溶菌试及Optochin敏感试验均匀阴性。

3）肺炎链球菌 ①革兰阳性矛头状成双排列球菌，有荚膜。②光滑湿润扁平小菌落，草绿色溶血环，培养稍久呈脐窝状。③菊糖发酵试验、胆汁溶菌试及Optochin敏感试验阳性。

第三节 肠球菌属

肠球菌是人类肠道中的正常菌群，在某些条件下可引起败血症、尿路感染、心内膜炎和伤口感染等。在革兰阳性球菌中是仅次于葡萄球菌的重要医院内感染病原菌。

一、生物学特性

1. 形态与染色 革兰阳性，呈圆形或卵圆形，直径0.5~1.0μm，单个、成双或短链状排列,无鞭毛和芽胞,少数有荚膜。

2. 培养特性 需氧或兼性厌氧,营养要求较高。最适温度为 35℃,在 10℃ 和 45℃ 均可生长。血琼脂平板上,经 35℃ 培养 24 小时,形成直径为 1~2mm 灰白色、圆形、光滑、不透明的菌落。不同菌株可表现为 α 溶血或 γ 溶血。在普通平板和麦康凯平板上可见小菌落生长。在液体培养基中,呈混浊生长。在高盐(6.5%NaCl)、高碱(pH9.6)、高胆汁(40%)培养基上能生长,此点可与链球菌鉴别。

3. 生化反应 触酶阴性,胆汁七叶苷试验阳性,6.5%NaCl 中可生长。多数菌种具有吡咯烷酮芳基酰胺酶,能水解吡咯烷酮 β 萘基酰胺(PYR)。

4. 分类 本菌属于链球菌科。在 Lancefield 血清学分类上属于 D 群。据 16SrRNA 序列分析和核酸杂交等,证实肠球菌已有 21 个种,分成五群,临床标本分离的肠球菌多属于 II 群。分离率最高的是粪肠球菌,其次是屎肠球菌。

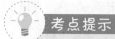

考点提示

肠球菌的培养特性和生化反应

二、临床意义

肠球菌含有多种潜在性毒力因素,主要引起医院感染。最常见的是尿路感染,多与尿路器械操作、留置导尿管和患者尿路结构异常有关;其次是腹部、盆腔等部位的创伤和外科术后感染。肠球菌亦是引起老年患者和严重基础疾患败血症的常见病原菌。

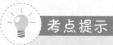

考点提示

分离率最高的肠球菌

近年来大多数肠球菌对青霉素族抗生素已呈现不同程度耐药,对庆大霉素呈高度耐药的菌株逐年增多,并已出现耐万古霉素菌株,使肠球菌所致的重症感染治疗已成为临床棘手的问题之一。

治疗肠球菌感染,一般采用 β 内酰胺类和氨基糖苷类联合治疗。如果氨基糖苷类高水平耐药,则此联合治疗不会产生协同效应,必要时改用万古霉素或替考拉宁。

三、微生物学检验

(一) 标本采集
根据临床上不同疾病类型,采集不同的标本,如血液、尿液、脓性分泌物等。

(二) 检验程序(图 5-3)

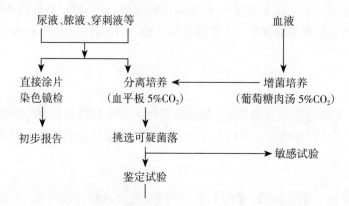

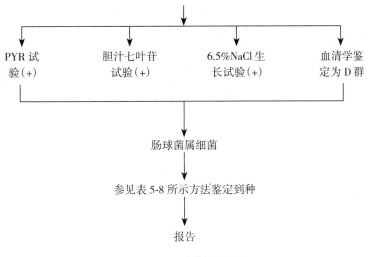

图 5-3 肠球菌检验程序

(三) 检验方法

1. 直接镜检 直接涂片,革兰染色镜检,如见单个、成双或短链状排列的革兰阳性球菌,可作出初步报告。

2. 分离培养

(1) 脓液、创伤和尿液标本:可直接接种于血平板或选择性培养基(叠氮钠胆汁七叶苷平板)、麦康凯平板。

(2) 血液、脑脊液标本:可先进行增菌培养,24 小时后,如发生混浊生长现象,可进一步转种血平板进行分离培养。如无变化,培养至 7 天。

3. 鉴定试验 取可疑菌落进行鉴定。

(1) 革兰染色镜检:可见革兰阳性单个、成双或短链状排列的球菌。

(2) 鉴别试验:

1) 与葡萄球菌属鉴别:触酶试验阴性。

2) 与链球菌属鉴别:参见链球菌属。

3) 肠球菌属的种间鉴别(表 5-8)。

表 5-8 常见肠球菌属种间鉴别

	山梨醇	阿拉伯糖	丙酮酸盐
粪肠球菌	+	−	+
屎肠球菌	−	+	−

第四节 奈瑟菌属

奈瑟菌属是一群专性需氧革兰阴性球菌。其共同特点是:革兰阴性,球形,成双排列;触酶和氧化酶阳性。其中对人致病的主要有脑膜炎奈瑟菌和淋病奈瑟菌,引起流行性脑脊髓膜炎和淋病。其他多为腐生菌,可寄生在人体的鼻咽腔等部位,一般不致病。奈瑟菌属常见菌种的生物学性状(表 5-9)。

表 5-9　常见的奈瑟菌和卡他莫拉菌的鉴定

	MTM,-ML,NYC培养基	30%H₂O₂试验	营养琼脂35℃	巧克力血平板22℃	分解产酸					硝酸盐还原	亚硝酸盐还原	多糖合成	DNA酶	三丁精水解
					葡萄糖	麦芽糖	乳糖	蔗糖	果糖					
脑膜炎奈瑟菌	+	-	V	-	+	+	-	-	-	-	V	-	-	-
淋病奈瑟菌	+	+	-	-	+	-	-	-	-	-	-	-	-	-
嗜乳奈瑟菌	+	-	+	V	+	+	+	-	-	-	V	-	-	-
灰色奈瑟菌	V	-	+	-	-	-	-	-	-	-	-	-	-	-
多糖奈瑟菌	V	-	+	+	+	+	-	V	-	-	-	-	-	-
微黄奈瑟菌	V	-	+	+	+	+	-	V	V	-	V	-	V	-
干燥奈瑟菌	-	-	+	+	+	+	-	+	+	-	-	-	-	-
黏液奈瑟菌	-	-	+	+	+	+	-	+	+	+	+	+	-	-
变黄奈瑟菌	-	-	+	+	+	+	-	+	+	-	V	-	-	-
长奈瑟菌	-	-	+	+	+	-	-	-	-	-	-	-	-	-
卡他莫拉菌	V	-	+	+	-	-	-	-	-	+	+	-	+	+

一、脑膜炎奈瑟菌

脑膜炎奈瑟菌简称脑膜炎球菌,是流行性脑脊髓膜炎(流脑)的病原体。人类是脑膜炎奈瑟菌的唯一宿主,可定植在人类的鼻咽部黏膜上。

(一) 生物学特性

1. 形态与染色　革兰阴性,呈肾形或咖啡豆形,凹面相对,成双排列,直径 0.6~1.0μm,在脑脊液中,本菌常位于中性粒细胞内。无芽胞,无鞭毛,从患者体内新分离的菌株有荚膜和菌毛。

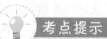

考点提示

脑膜炎奈瑟菌形态、培养特征

2. 培养特性　本菌为专性需氧菌,初次分离需要在 5%~10% 二氧化碳环境下才能良好生长,并要保持一定湿度(50%)。对温度要求严格,低于30℃或高于40℃则不长。最适生长温度为35℃,最适 pH 为7.5。营养要求较高,必须在含有血液、血清或卵黄的培养基中才能生长良好。培养时间过长,因产生自溶酶而自溶死亡。

(1) 在巧克力色平板或血琼脂平板上:菌落为灰白色、半透明、凸起、光滑似露珠,不溶血,直径为 1~2mm 左右。

(2) 在卵黄双抗(EPV)平板上:菌落无色较大、易乳化,质地呈奶油状。由于含多粘菌素 B 和万古霉素,可抑制鼻咽部杂菌作用,利用本菌的检出。因菌落色泽与背景反差小,可加入氯化三苯四氮唑,使菌落边缘呈红色,更利于细菌的检出。

(3) 在血清肉汤中:呈混浊生长,若培养时间过长,可因产生自溶酶而发生自溶现象。

3. 生化反应　氧化酶、触酶试验阳性,只分解葡萄糖和麦芽糖产酸不产气,一般不分解其他糖。

4. 抗原结构及分类

考点提示

脑膜炎奈瑟菌的自溶现象和生化反应

(1) 荚膜多糖抗原:有群特异性,可将本菌分为 A、B、C、D、X、Y、Z、29E、W135、H、I、K、L 等 13 个血清群,我国流行的菌株以 A 群为主,95% 以上病例由它引起。

(2) 外膜蛋白抗原和脂多糖抗原:有型特异性,可将脑膜炎奈瑟菌分为 L1~L12 型,我国流行的是 A 群 L10 型。

5. 抵抗力　对外界抵抗力极低。对干燥、寒冷、湿热、消毒剂均很敏感。室温中仅存活 3 小时,55℃ 5 分钟即死亡。对青霉素敏感。

(二) 临床意义

1. 致病物质

(1) 荚膜:可抵抗吞噬细胞的吞噬作用,增强细菌的致病性。

(2) 菌毛:介导细菌黏附在宿主易感细胞表面,有助于细菌进一步侵入机体。

(3) 内毒素:是主要的致病物质,作用于小血管或毛细血管,引起血栓、出血,表现为患者皮肤出血性皮疹或瘀斑;作用于肾上腺,引起肾上腺出血。

2. 所致致病　脑膜炎奈瑟菌常寄生于人的鼻咽部,细菌通过飞沫经呼吸道传播,大部分感染者仅表现为上呼吸道感染,成为带菌者;少数可发展为菌血症或败血症,患者出现恶寒、发热、恶心、呕吐,皮肤上有出血性皮疹;最后发展成化脓性脑脊髓膜炎,出现头痛、喷射状呕吐、颈项强直等脑膜刺激征。儿童免疫力弱,感染后发病率较高。6 个月内的婴儿因有母体抗体,患病很少。

对患者要早发现、早隔离、早治疗。我国已经广泛开展应用混合多糖疫苗对儿童进行特异性预防,保护率 90% 以上。治疗首选药物为青霉素 G,过敏患者可用红霉素、氯霉素和三代头胞菌素作为替代药物。

(三) 微生物学检验

标本采集

根据临床症状和体征采集不同的标本,如鼻咽分泌物、脑脊液、血液、瘀点穿刺液等,由于本菌能产生自溶酶且对低温和干燥敏感,故标本采集后应注意保温、保湿并及时送检或床边接种。标本不宜放冰箱保存,接种时培养基要预温。

(四) 检验程序(图 5-4)

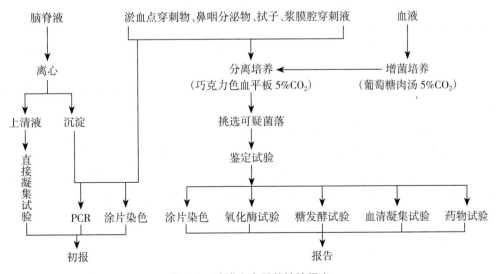

图 5-4　脑膜炎奈瑟菌检验程序

（五）检验方法

1. 直接镜检　取脑脊液沉淀物涂片或瘀斑、组织液印片,若发现在白细胞内、外有典型肾形的革兰阴性双球菌,可初步报告"查见革兰阴性双球菌,疑似脑膜炎奈瑟菌"。

2. 分离培养

脑脊液、瘀点组织液或血液标本经增菌培养后,转种在经 35℃ 预温的巧克力琼脂或羊血琼脂平板;鼻咽拭子接种在选择性培养基上如卵黄双抗平板、MTM、NCY、ML 等培养基;置 5%~10%CO$_2$ 环境中,经 35℃ 培养 18~24 小时后,挑取可疑菌落,用生理盐水检查无自凝现象,即可做纯培养,进一步鉴定。

3. 鉴定试验

（1）革兰染色镜检:可见革兰阴性双球菌。

（2）鉴别试验:

1）奈瑟菌属与其他相似菌属的鉴别（表 5-10）。

表 5-10　奈瑟菌属与其他相似菌属的鉴别

菌属	形态	菌落特征	氧化酶	触酶	葡萄糖产酸	硝酸盐还原
奈瑟菌属	球形	灰白色湿润	+	+	+	-
莫拉菌属	球杆状	灰白色湿润	+	+	-	-
不动杆菌属	球杆状	灰白色湿润	-	+	+	-
金氏杆菌属	球杆状	米黄色或灰棕色,湿润	+	-	+	+

2）与卡他莫拉菌鉴别:卡他莫拉菌营养要求不高,在普通培养基上 20℃ 即可生长,借此可与脑膜炎奈瑟菌鉴别。奈瑟菌与卡他莫拉菌的鉴别（表 5-11）。

表 5-11　奈瑟菌与卡他莫拉菌的鉴别要点

菌名	菌落特征	荚膜	自凝	DNA 酶	葡萄糖产酸	硝酸盐还原
奈瑟菌	灰白色、湿润、边缘整齐	+	-	-	+	-
卡他莫拉菌	灰白色或红棕色、干燥、边缘不整齐、有特殊手感	-	+	+	-	+

（3）奈瑟菌属内种的鉴别（表 5-9）。

（4）血清学试验:荚膜多糖抗原直接凝集试验阳性。用脑膜炎奈瑟菌群抗体血清与待检菌进行直接凝集试验,再用单价血清鉴定型别。

（5）快速诊断方法:目前常用的方法有荧光抗体法、对流免疫电泳、SPA 协同凝集试验和 ELISA 等。

鉴定依据:①革兰阴性肾形成双排列球菌。②巧克力血平板菌落特征典型,普通培养基不生长（10%CO$_2$ 下 24 小时）,盐水无自凝现象。③分解葡萄糖和麦芽糖,触酶和氧化酶试验阳性。④血清学试验鉴定与分型。

考点提示

　　脑膜炎奈瑟菌标本采集、运送及鉴定依据

二、淋病奈瑟菌

淋病奈瑟菌简称淋球菌,是人类淋病的病原体。主要引起人类泌尿系统急、慢性化脓性感染,人类是唯一的天然宿主。淋病是目前世界上发病率最高的性传播疾病。

(一) 生物学特性

1. 形态与染色 形态与脑膜炎奈瑟菌极为相似。在急性患者脓液中,本菌常位于中性粒细胞内,慢性淋病多在中性粒细胞外(彩图10)。无芽胞,无鞭毛,从患者体内新分离菌株有荚膜和菌毛。

2. 培养特性 本菌为专性需氧菌,初次分离需要在3%~5%二氧化碳环境下良好生长。低于30℃不能生长,最适生长温度为35℃,高于36.5℃时不生长,最适pH为7.5。营养要求较高,常用血琼脂平板、巧克力平板、EPV平板或含有万古霉素、多粘菌素及制霉菌素的专用选择性培养基(TM、MT、ML、NYC)培养。

(1) 在巧克力平板或血琼脂平板上:形成灰白色圆形、凸起、光滑、半透明菌落,直径为0.5~1mm左右,触之有黏性。若继续培养,菌落面积增大,表面变得粗糙,边缘出现皱缩。T_1和T_2型菌落小而致密,有菌毛有毒力;T_3、T_4、T_5型菌落较大颗粒状,无菌毛无毒力。

(2) 血清肉汤中:T_1和T_2型呈凝聚沉淀生长,T_3、T_4、T_5型混浊生长。

3. 生化反应 触酶、氧化酶试验阳性,只分解葡萄糖产酸不产气,不分解麦芽糖(常借此与脑膜炎奈瑟菌相鉴别)、乳糖和蔗糖。

4. 抗原结构 主要有菌毛蛋白抗原,脂多糖抗原和外膜蛋白抗原。

5. 分类 可根据外膜蛋白抗原将本菌分为A、B、C、D等16个血清型,在流行病学调查上有重要意义。

6. 抵抗力 对外界抵抗力极低,对干燥、寒冷、湿热和常用消毒剂均敏感。大多数对青霉素、磺胺、土霉素、红霉素和氯霉素均敏感,但易耐药。

(二) 临床意义

1. 致病物质 主要有菌毛、荚膜、外膜蛋白、IgA_1蛋白酶、内毒素。

2. 所致致病 人类是唯一宿主和传染源。主要通过性接触传播,也可通过毛巾、浴缸间接接触传播和母婴传播,引起下列疾病:

(1) 泌尿生殖道炎症:单纯性淋病,表现为尿频、尿急、尿痛,尿道口有脓性分泌物,子宫颈红肿、阴道分泌物增多和排尿困难。

(2) 盆腔炎:表现为子宫内膜、输卵管、盆腔的淋菌性炎症。

(3) 口咽部及肛门直肠淋病。

(4) 淋病性眼结膜炎:发生于新生儿经产道感染,眼部出现大量脓性分泌物。

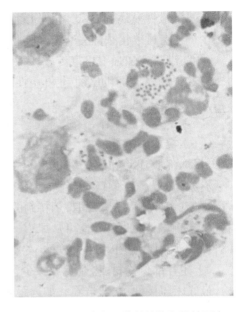

彩图10 淋病奈瑟菌革兰染色镜检形态

考点提示

淋病奈瑟菌的选择培养基

考点提示

淋病奈瑟菌生化反应

(5) 播散性淋病:常见于补体(C_7、C_8、C_9)成分缺陷者,表现为菌血症、皮肤损害和关节炎症,少量患者可致化脓性关节炎和脑膜炎。

预防淋病应加强卫生宣传教育工作,彻底治疗患者,治疗首选药物为青霉素。新生儿用1% 硝酸银滴眼,可预防新生儿淋病性眼结膜炎的发生。

三、微生物学检验

(一) 标本采集

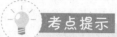

考点提示

淋病传染源及途径

根据临床症状和病史采集不同的标本:脓性分泌物、尿道拭子、宫颈口分泌物、结膜分泌物。男性可从尿道、前列腺、精囊等取,用特制的棉拭子深入尿道 2cm 取尿道内膜分泌物,要求采到柱状上皮细胞阳性率高;女性可从尿道、子宫颈部、巴氏腺等取分泌物,用无菌棉拭子用盐水浸润再拧干后,在宫颈内 0.5cm 处转一圈,采取宫颈分泌物。

上述各部位检材,为避免或减少污染,采样时应用无菌盐水清洗局部,取材后应立即送检,最好床边接种,立即培养。如远距离送检,需接种 TM 后运送或采用专门的运送培养基,冬季要保温。

(二) 检验程序(图 5-5)

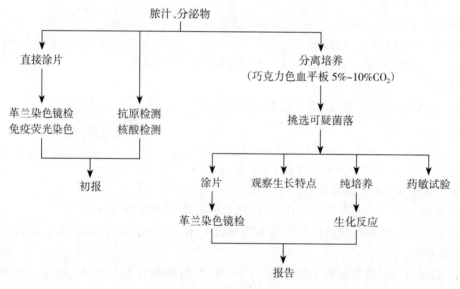

图 5-5 淋病奈瑟菌检验程序

(三) 检验方法

1. 直接镜检　取脓性分泌物作直接涂片染色镜检,若发现在中性粒细胞内、外有典型肾形的革兰阴性双球菌,具有初步诊断价值。

2. 分离培养　细菌培养仍是目前世界卫生组织推荐的筛选淋病患者的唯一可靠方法。采集的标本应及时接种在预温的巧克力平板或 TM 培养基上,置于 5%~10% 二氧化碳环境中,经 35℃ 36~48 小时后,取小而透明似水滴状、无色素易乳化菌落进一步鉴定。

3. 鉴定试验

(1) 革兰染色镜检:可见革兰阴性双球菌。

（2）与脑膜炎奈瑟菌和卡他莫拉菌鉴别：见表5-9。

（3）血清学试验：用协同凝集试验、直接荧光免疫显微技术可检测标本中的抗原，以诊断淋病奈瑟菌感染。ELISA 法简单、快速、敏感性和特异性与细菌培养结果相似，是一种有用的筛选试验。

（4）分子生物学方法：核酸探针杂交技术或核酸扩增技术检测淋病奈瑟菌，用于快速诊断和流行病学调查。

鉴定依据：①革兰阴性肾形成双排列球菌。②巧克力血平板菌落特征典型，普通培养基不生长。③分解葡萄糖，不分解麦芽糖。氧化酶、触酶和 $30\%H_2O_2$ 试验阳性。④血清学试验鉴定与分型。

考点提示

淋病奈瑟菌的分离培养方法

本章小结

病原性球菌主要引起化脓性炎症，分为革兰阳性和革兰阴性两大类，革兰阳性球菌包括葡萄球菌属、链球菌、肠球菌等；革兰阴性球菌包括脑膜炎奈瑟菌、淋病奈瑟菌和卡他莫拉菌等。

除葡萄球菌属外，其他菌属的细菌营养要求高；奈瑟菌初次分离时须 5%~10% 的 CO_2。

葡萄球菌及肠球菌耐盐性强，葡萄球菌是无芽胞菌中抵抗力最强的。奈瑟菌抵抗力极弱，因此标本采集和运送须保温保湿送检，培养基须预温，最好床旁接种。

细菌鉴定主要依据其菌落特征、形态染色、生化反应、血清学试验、药敏试验等进行综合性的分析，才能做出正确的鉴定。

（田叶青）

目标测试

A1 型题

1. 关于金黄色葡萄球菌，下列哪种说法是错误的
    A. 耐盐性强　　　　　　　　B. 易产生耐药性　　　　　C. 产生血浆凝固酶
    D. α 溶血　　　　　　　　　E. 抵抗力强

2. 金黄色葡萄菌引起食物中毒的致病物质是
    A. 杀白细胞素　　　　　　　B. SPA　　　　　　　　　C. 肠毒素
    D. 溶血毒素　　　　　　　　E. 红疹毒素

3. 乙型溶血性链球菌感染后，病灶扩散趋势明显主要是因为
    A. 链激酶和红疹毒素
    B. 血浆凝固酶和卵磷脂酶
    C. 溶血毒素和杀白细胞素
    D. 透明质酸酶、链激酶和链道酶
    E. 链激酶、链道酶和溶血毒素

4. 与 A 群链球菌感染无关的疾病

  A. 猩红热   B. 肾小球肾炎   C. 烫伤样皮肤综合征

  D. 产褥热   E. 丹毒

5. 肺炎链球菌的致病因素主要是

  A. 内毒素   B. 外毒素   C. 荚膜

  D. 溶血素   E. 菌毛

6. 判断葡萄球菌有无致病性的重要标志之一是

  A. 透明质酸酶   B. 血浆凝固酶   C. 卵磷脂酶

  D. 荚膜   E. 菌毛

B1 型题

（7~10 题共用备选答案）

  A. 肺炎链球菌   B. 乙型溶血性链球菌   C. 淋球菌

  D. 肠球菌   E. 脑膜炎球菌

7. 引起医院内感染仅次于葡萄球菌的是

8. 标本采集后应保温、保湿并及时送检，不宜放冰箱保存的是

9. 引起风湿热的病原体是

10. 引起新生儿化脓性眼结膜炎的是

第六章 革兰阴性需氧和兼性厌氧杆菌检验

学习目标

1. 掌握:大肠埃希菌属、沙门菌属、志贺菌属、克雷伯菌属、变形杆菌属、肠杆菌属细菌的生物学性状、临床意义及微生物学常规检验。
2. 熟悉:肠杆菌科细菌的共同特征及微生物学常规检验。
3. 了解:其他常见肠杆菌科细菌的生物学性状及微生物学常规检验。

第一节 肠杆菌科

一、概述

(一) 分类

肠杆菌科是一大群形态、生物学性状相似的革兰阴性杆菌。它们寄居于人和动物的肠道中,广泛分布于自然界,多数是人肠道正常菌群的重要成员,同时也是临床标本中常见的细菌。肠杆菌科细菌种类繁多,主要根据细菌的形态、生化反应、抗原结构以及核酸相关性进行分类。目前,在医学领域最具权威的《伯杰系统细菌学手册》中,将肠杆菌科分为24个与医学有关的菌属(表6-1)。

表6-1 肠杆菌科细菌的24个菌属

西地西菌属	摩根菌属	爱文菌属	沙雷菌属
枸橼酸杆菌属(柠檬酸杆菌属)	多源杆菌属	哈夫尼亚菌属	志贺菌属
爱德华菌属	变形杆菌属	克雷伯菌属	塔特姆菌属
肠杆菌属	普罗威登斯菌属	克卢瓦菌属	致病杆菌属
欧文菌属	拉恩菌属	勒米诺菌属	耶尔森菌属
埃希菌属	沙门菌属	穆勒菌属	约克菌属

(二) 共同特征

1. 形态与染色 革兰阴性杆菌。多数有周鞭毛,无芽胞,少数有荚膜,致病菌株常有菌毛。
2. 培养特性 生长条件一般。最适生长温度为37℃,最适pH值为7.2~7.4,兼性厌氧,对营养要求不高,在普通培养基上生长良好,形成灰白、光滑型菌落,在液体培养基中呈均匀混浊生长。常用肠道选择性培养基进行选择培养。肠道选择性培养基主要有:①弱选择性培养基:麦康凯(MAC)琼脂平板和伊红美蓝(EMB)琼脂平板,能抑制革兰阳性菌的生长,而有利于肠道杆菌的生长。②强选择性培养基:SS 琼脂平板,能抑制革兰阳性菌和部分肠道非致病菌,而有利于肠道致病菌(如沙门菌、志贺菌)的生长。另外,在 MAC 平板、SS 平板中均含有乳糖和指示剂中性红,肠道致病菌一般不分解乳糖,不产酸,菌落为无色;肠道非致病菌一般分解乳糖,产酸,菌落为红色。在 EMB 平板中含有乳糖和指示剂伊红、美蓝,肠道致病菌菌落为无色,肠道非致病菌菌落为紫黑色或紫红色。据此,可根据乳糖分解情况来区别肠道致病菌和非致病菌。因此肠道选择培养基也有鉴别作用。

3. 生化反应 非常活泼。主要的生化反应包括:发酵葡萄糖(产酸或产酸产气)、触酶阳性、氧化酶阴性、硝酸盐还原阳性。

4. 抗原结构 复杂。主要包括菌体抗原(O 抗原)、鞭毛抗原(H 抗原)和表面抗原三种。

(1) O 抗原:是细菌细胞壁中的脂多糖成分,耐热,不易被破坏。

(2) H 抗原:是鞭毛蛋白质,不耐热。

(3) 表面抗原:是包绕在 O 抗原外侧的多糖,不耐热。表面抗原在不同的菌属中有着不同的名称,如大肠埃希菌的 K 抗原,伤寒沙门菌的 Vi 抗原,志贺菌属的 B 抗原等。

O 抗原和 H 抗原是肠杆菌科细菌血清学分群和分型的依据。表面抗原的存在可阻断 O 抗原与相应抗体的结合,但表面抗原不耐热,可经 60℃ 30min 加热处理来消除阻断作用。

5. 变异性 多样。如 S-R 变异、H-O 变异、生化反应变异、耐药性变异等,这些变异在细菌学检验上均有重要意义。

6. 抵抗力 不强。加热 60℃ 30min 即被杀死,对干燥、化学消毒剂敏感,耐低温、耐胆盐、耐煌绿,培养基中加入胆盐、煌绿可抑制肠道非致病菌,故可用于肠道选择性培养基制备,便于肠道致病菌的分离。

(三) 临床意义

肠杆菌科细菌是临床标本中经常分离到的一类细菌,约占临床分离细菌总数的 50% 和临床分离的革兰阴性杆菌总数的 80%。引起的感染可分为肠道外感染和肠道内感染。

1. 肠道外感染 除志贺菌较少引起肠道外感染外,许多肠杆菌科细菌能引起肠道外感染,如大肠埃希菌、变形杆菌、克雷伯菌、肠杆菌等均可引起泌尿道、呼吸道、伤口和中枢神经系统的感染,且常为医院感染。鼠疫耶尔森菌可引起烈性传染病鼠疫。

2. 肠道内感染 部分埃希菌属、沙门菌属、志贺菌属和耶尔森菌属,可引起各种急、慢性肠道感染、食物中毒及肠热症等。

(四) 微生物学常规检验

1. 标本采集 肠道外标本,如血液、尿液、呼吸道分泌物、伤口分泌物、穿刺液等,宜在疾病早期或使用抗菌药物前采集。肠道内标本,宜在疾病早期留取新鲜粪便,挑取含脓血或黏液部分,尽快送检;为有利于志贺菌等菌的检出,培养应在 2h 内进行;如不能及时送检,应将粪便标本置于运送培养基或 pH7.0 的甘油缓冲盐水中冷藏待检,且不宜超过 24h。

2. 常规检验程序(图 6-1)

3. 检验方法

(1) 直接检查:痰液、分泌物标本可直接涂片;尿液、穿刺液离心后取沉淀物涂片。涂

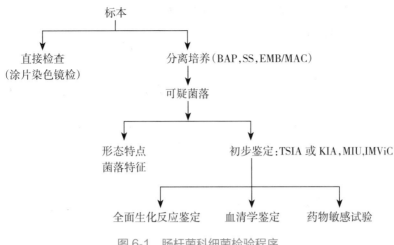

图 6-1 肠杆菌科细菌检验程序

片经革兰染色,镜检为革兰阴性杆菌。多数肠杆菌科细菌在形态和染色性并无太大的鉴别意义。

(2) 分离培养

1) 肠外标本分离培养:无菌部位来源的标本选用血琼脂平板或巧克力平板进行培养,泌尿道、呼吸道或伤口的标本中往往含有杂菌,需加用弱选择性培养基(MAC 或 EMB)进行分离培养,当标本含菌量少时,应先用肉汤增菌后再分离培养。

2) 肠内标本分离培养:选用弱选择性培养基(MAC 或 EMB)和强选择性培养基(SS)进行分离培养。以增加肠道致病菌的检出率。如疑为小肠结肠炎耶尔森菌感染,可用耶尔森菌选择琼脂(CIN)。

(3) 鉴定:主要是与弧菌科和非发酵菌的鉴别、肠杆菌科内属间的鉴别及属内菌种的鉴定。

> **考点提示**
>
> 区别肠杆菌科和弧菌科的主要试验。

1) 与弧菌科和非发酵菌的鉴别(表 6-2)。

表 6-2 肠杆菌科与弧菌科、非发酵菌的主要区别

试验	肠杆菌科	弧菌科	非发酵菌
形态	杆状	弧状、杆状	杆状
葡萄糖 O/F	F	F	O/–
氧化酶	–	+	+
鞭毛	周毛或无	单毛	单毛、丛毛、周毛、无

2) 肠杆菌科属间的鉴别:常用苯丙氨酸脱氨酶和葡萄糖酸盐试验将肠杆菌科细菌进行初步分类(见表 6-3)。

目前很多临床细菌室仍习惯用 KIA 试验和 MIU 试验的结果将细菌初步分属(表 6-4)。

3) 属内菌种的鉴定:①生化反应鉴定:将单个菌落接种于各种生化鉴定培养基,培养24~48h 后观察结果,利用菌种间的主要生化特性差别来鉴定菌种。②血清学鉴定:用诊断血清进行玻片凝集试验进行分型鉴定。③分子生物学鉴定:利用分子生物学技术对肠杆菌科细菌进行鉴定,无需进行培养,直接检测目标菌的基因来鉴定,有快速、特异性强、敏感度高的优点。

表6-3　肠杆菌科细菌的初步分类

菌属	苯丙氨酸	葡萄糖酸盐	菌属	苯丙氨酸	葡萄糖酸盐
变形杆菌属	+	–	埃希菌属	–	–
普罗威登斯菌属	+	–	志贺菌属	–	–
摩根菌属	+	–	沙门菌属	–	–
克雷伯菌属	–	+	枸橼酸杆菌属	–	–
肠杆菌属	–*	+*	爱德华菌属	–	–
沙雷氏菌属	–	+	耶尔森菌属	–	–
哈夫尼亚菌属	–	+			

注:＊有例外

表6-4　肠杆菌科常见菌属的初步生化反应

	KIA				MIU		
	斜面	底层	气体	H₂S	动力	吲哚	脲酶
埃希菌属	A/K	A	+/–	–	(+)/–	+	–
志贺菌属	K	A	– *	–	–	d/–	–
沙门菌属	K	A	+/–	d/+	+	–	–
枸橼酸菌属	d	A	+	d	+	–	d(弱)
克雷伯菌属	A	A	+	–	–	d	+
肠杆菌属	A	A	+	–	+	–	–
沙雷菌属	A/K	A	+/–	–	–/d	–/+	–/(–)
哈弗尼亚菌属	A/K	A	+	–	+/–	–	–
爱德华菌属	K	A	+/d	+/–	+	+	+/–
变形杆菌属	K	A	+	+/–	+	–/+	+
普罗威登斯菌属	K	A	–/(+)	–	+/(+)	+	–/+/d
摩根菌属	K	A	(+)	–	+	+	+
耶尔森菌属	K/d	A	d/–	–	–	–/+/d	+/(+)/d

注:＋:90%~100% 阳性;(＋):76%~89%;d:26%~75%;(–):11%~25%;–:0~10%。＊福氏志贺菌血清 6 型,鲍氏志贺菌血清 13 型、14 型。

二、埃希菌属

埃希菌属包括五个种,即大肠埃希菌、蟑螂埃希菌、弗格森埃希菌、赫尔曼埃希菌、伤口埃希菌。其中以大肠埃希菌在临床标本中检出最多,其余四种少见。本节以大肠埃希菌为代表来叙述。

(一) 生物学特性

1. 形态与染色　为革兰阴性短杆菌,多数有周鞭毛,某些菌株有荚膜(或微荚膜)和菌毛。

2. 培养特性　兼性厌氧,营养要求不高,在普通琼脂平板上,形成中等大小、圆形、光滑、湿润、灰白色的菌落。在血平板上,某些菌株可产生 β-溶血。在 SS 琼脂平板上,大多数菌株生长不良,少数生长者因分解培养基中的乳糖使菌落呈粉红色。在麦康凯琼脂平板上,生长呈粉红色菌落。在伊红美蓝琼脂平板上,生长呈有金属光泽的紫黑色菌落。在液体培养基中,呈混浊生长。

3. 生化反应 发酵多种糖类如葡萄糖、乳糖、麦芽糖、甘露醇等产酸产气,对蔗糖的分解因菌种而异。有些菌株分解葡萄糖产酸不产气,迟缓分解乳糖或不分解乳糖,无动力,易与志贺菌混淆。KIA:AA+-;MIU:++-;IMViC:++--。

考点提示

典型的大肠埃希菌的生化反应结果

4. 抗原构造

(1) O抗原:为脂多糖,耐热。目前已知171种,是血清学分型的基础。

(2) H抗原:为蛋白质,不耐热。目前已知56种。

(3) K抗原:为荚膜多糖,耐热,能阻止O抗原凝集反应。目前已知100种,不是每个菌株都有K抗原。

大肠埃希菌血清型用O:K:H来表示,字母后加数字,如$O_6:K_{15}:H_{16}$。

5. 抵抗力 大肠埃希菌抵抗力较强,在自然界中能存活数周至数月。但对理化因素抵抗力不强,加热60℃ 30min即死亡,耐低温;对常用化学消毒剂敏感;胆盐、煌绿对其有选择性抑制作用;对链霉素、氯霉素、卡那霉素、磺胺类等敏感,但也易产生耐药性。

(二) 临床意义

1. 致病因素 有侵袭力、内毒素、肠毒素等。

(1) 侵袭力:主要由K抗原和菌毛构成。K抗原有抗吞噬作用,菌毛有黏附作用。

(2) 内毒素:为其细胞壁上的脂多糖(LPS),能引起发热、白细胞反应、休克、弥散性血管内凝血(DIC)。

(3) 肠毒素:属于外毒素,有两种肠毒素。一种是不耐热肠毒素(LT),加热65℃ 30min即被破坏;另一种是耐热肠毒素(ST),100℃ 10~20min不被破坏。LT可使肠道细胞中cAMP异常增多,ST可使肠道细胞中cGMP异常增多,引起肠液大量分泌造成腹泻。

2. 所致疾病

(1) 肠道外感染:当定居于肠道的大肠埃希菌移位于肠外组织或器官时,可引起各部位感染,主要为泌尿系统感染,此外还可以引起菌血症、胆囊炎、肺炎和新生儿脑膜炎。大肠埃希菌是临床标本中最常见的革兰阴性杆菌,也是医院感染常见的病原菌。

(2) 肠道内感染:大肠埃希菌某些菌株能引起轻微腹泻至霍乱样严重腹泻,甚至能引起致死性并发症如溶血性尿毒综合征(HUS)。根据致病机制和临床表现不同将致泻的大肠埃希菌分为五类:

1) 肠毒素型大肠埃希菌(ETEC):该菌能产生两种肠毒素,即耐热肠毒素(ST)和不耐热肠毒素(LT),可引起婴幼儿和旅行者腹泻。主要症状有低热、恶心呕吐、腹痛、大量水样便。

2) 肠致病型大肠埃希菌(EPEC):是婴儿腹泻的重要病原菌。该菌不产生肠毒素,主要是黏附于小肠黏膜上皮细胞,导致其排列紊乱和功能受损,导致严重腹泻。主要症状有发热、恶心呕吐、大量水样便,伴有黏液,但无血液。

3) 肠侵袭型大肠埃希菌(EIEC):该菌不产生肠毒素,主要是侵入结肠黏膜上皮细胞内繁殖,并释放内毒素破坏结肠黏膜上皮细胞,形成炎症和溃疡,主要症状有发热、恶心呕吐、腹痛腹泻、里急后重、水样便至脓血黏液便,类似志贺菌引起的细菌性痢疾。

4) 肠出血型大肠埃希菌(EHEC):临床常见血清型为O157:H7,该菌能产生类志贺样毒素,引起引起出血性肠炎。主要特征为腹痛、水样便至血便,多无发热,成人患者往往自愈。

少数患者可发展成为溶血性尿毒综合征,是 4 岁以下儿童急性肾衰竭的主要病原菌。

5)肠凝聚型大肠埃希菌(EaggEC):该菌能集聚黏附肠上皮细胞,阻断液体的吸收,并能产生损伤肠黏膜细胞的类志贺样毒素,引起儿童低热、呕吐、持续性水样便,偶有腹痛、发热及血便。与世界各地慢性腹泻有关。

对于大肠埃希菌感染的预防,一方面应增强体质,防止内源性感染;另一方面应加强饮食卫生和水源、粪便的管理,防止外源性感染。

(三) 微生物学常规检验

1. 标本采集　根据不同疾病采集不同部位的标本:①肠外感染的标本:取血液、痰液、脓液、分泌物等。②肠内感染标本:取腹泻和食物中毒者的粪便、肛拭和残留食物。

2. 肠道外感染标本的常规检验

(1) 检验程序(图 6-2)

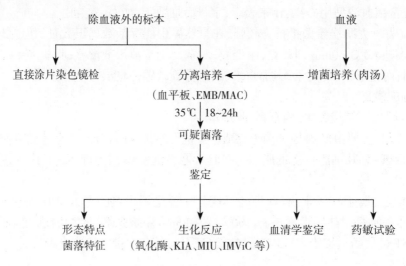

图 6-2　大肠埃希菌肠道外感染常规检验程序

(2) 检验方法:

1)直接检查:除血液、粪便标本外,其他标本均进行涂片革兰染色检查。如发现革兰阴性杆菌,可初步报告形态、染色性。

2)分离培养:血液标本先增菌培养,待生长后移种血琼脂平板、肠道选择平板(MAC/EMB 平板)进行分离培养。其他标本直接接种到血琼脂平板和肠道选择平板上,35℃培养18~24h 后观察菌落特征。此外,尿液标本除做分离培养外,还应同时做菌落计数,每毫升尿液中细菌数超过 10 万个有诊断意义。

3)鉴定:取可疑菌落进行革兰染色,若为革兰阴性杆菌,进行氧化酶、触酶和硝酸盐还原试验,氧化酶阴性,后两者为阳性者可做 KIA 和 MIU 等生化反应试验初步鉴定(表 6-5)。必要时可用系列生化反应及血清学试验做最终鉴定。

3. 肠道内感染标本的常规检验

(1) 分离培养:粪便标本接种肠道选择平板上(SS、MAC/EMB),35℃培养 18~24h 后观察菌落特征。

(2) 鉴定:菌落特征、菌体形态、生化反应符合大肠埃希菌,且分别具有特殊的血清型(见表 6-6)、肠毒素和毒力因子,可根据生化反应、血清学试验及毒素或毒力试验做出鉴定。

表6-5 大肠埃希菌的基本生化反应

KIA 试验			MIU 试验				M	VP	C	PAD	LYS	ORN	ARG
斜面	底层	气体	H_2S	动力	吲哚	脲酶							
A	A	+	−	+	+	−	+	−	−	−	+	+/−	−/+

注:PAD:苯丙氨酸脱氨酶;LYS:赖氨酸脱羧酶;ORN:鸟氨酸脱羧酶;ARG:精氨酸双水解酶;+/−:50%~90% 菌株阳性;−/+:50%~90% 菌株阴性

表6-6 引起肠道感染的大肠埃希菌的血清型

婴幼儿腹泻					成人和儿童腹泻		
EPEC			ETEC		EIEC	EHEC	EAEC
O_{20}	O_{26}	O_{44}	$O_6:K_{15}:H_{16}$	$O_8:K_{40}:H_9$	O_{28}	$O_{157}:H_7$	$O_9:K_{99}$
O_{55}	O_{86}	O_{111}	$O_6:K_{25}:H_9$	$O_8:K_{47}:H-$	O_{112}	$O_{26}:K_{62}:H_{11}$	$O_{161}:K_{95}$
O_{114}	O_{119}	O_{125}	$O_{11}:H_{27}$	$O_{15}:H_{11}$	O_{124}		
O_{126}	O_{127}	O_{128}	$O_{20}:H_6$	$O_{25}:K_7:H_{42}$	O_{136}		
O_{142}	O_{158}		$O_{20}:H$	$O_{27}:H_7$	O_{143}		
			$O_{25}:K_{98}:H$	$O_{63}:H_{12}$	O_{144}		
			$O_{27}:H_{20}$	$O_{78}:H_{11}$	O_{152}		
			$O_{73}:H_{45}$	$O_{85}:H_7$	O_{164}		
			$O_{78}:H_{12}$	$O_{115}:[51]^a$			
			$O_{114}:H_{21}$	$O_6:H_6$			
			$O_{127}:H_{12}$	$O_{128}:H_7$			
			$O_{128}:H_{21}$	$O_{139}:H_{28}$			
			$O_{148}:H_{28}$	$O_{149}:H_4$			
			$O_{159}:H_4$	$O_{159}:H_{20}$			
			$O_{159}:H_{31}$	$O_{166}:H_{27}$			
			$O_{169}:H-$				

注:a,为无动力的变异菌株

1) ETEC 的检测:通过生化反应、血清学分型、肠毒素测定进行鉴定。主要依赖 ST 和 LT 的检测,检测方法有兔肠结扎试验和乳鼠灌胃试验等生物学方法、免疫学和分子生物学方法。

2) EPEC 的检测:通过生化反应、血清学分型进行鉴定。

3) EIEC 的检测:通过生化反应、血清学分型、毒力测定、与志贺菌鉴别进行鉴定。本菌与志贺菌相似,如动力阴性,生化反应中葡萄糖产酸不产气、乳糖不发酵或迟缓发酵、赖氨酸脱羧酶阴性,上述特征与一般大肠埃希菌不同。EIEC 与志贺菌的鉴别常用醋酸钠、葡萄糖铵利用和黏质酸盐产酸试验,EIEC 三者均为阳性,志贺菌则均为阴性。毒力可用豚鼠眼睛结膜试验进行检测。

4) EHEC 的检测:通过生化反应、血清学分型进行鉴定。本菌迟缓发酵山梨醇,在山梨醇麦康凯平板上呈无色菌落。目前 $O_{157}:H_7$ 血清型检测是临床实验室常规检测项目。凡山梨醇阴性、$O_{157}:H_7$ 阳性分离菌株无须再做毒素检测,几乎所有这类菌均产生 Vero 毒素。

5) EaggEC 的检测:常用液体培养 - 凝集试验检测 EaggEC 对细胞的黏附性或用 DNA 探针技术测定。

三、沙门菌属

案例

一男性病人,高热 10 天,有纳差、腹部不适、全身酸痛的前驱症状。腹部有压痛,肝脾肿大。肥达试验:H 1:40,O 1:160,PA 1:20,PB<1:20。医生怀疑病人得了肠热症。

请问:1. 为明确诊断,应该采集哪些标本来进行微生物学检验?

2. 所采集的标本应做哪些微生物学检验才能有助于疾病的诊断?

3. 为了明确诊断,是否还可以再抽血做肥达试验?

沙门菌属广泛分布于自然界,从人和许多动物肠道中可以分离得到该菌。目前沙门菌属的血清型有 2400 多种,少数致病。致病菌中,有些只对人有致病性,有些只对某些动物有致病性,有些对人和动物都有致病性,为人畜共患病。

(一) 生物学特性

1. **形态与染色** 革兰阴性杆菌,有周鞭毛(鸡沙门菌和雏沙门菌除外),有菌毛,无荚膜,无芽胞。

2. **培养特性** 兼性厌氧,营养要求不高,在普通琼脂平板上,形成半透明、S 型菌落,可发生 S-R 变异。在肠道选择培养基(SS/MAC/EMB)上,因不发酵乳糖,形成透明或半透明的无色菌落。产生 H_2S 的菌株,在 SS 平板上形成无色黑心菌落。

3. **生化反应** 发酵葡萄糖产酸、产气(伤寒沙门菌不产气),不发酵乳糖。多数沙门菌生化反应特征为:KIA:KA++;MIU:+--;IMViC 试验结果为:-+-+/-。

4. **抗原构造** 沙门菌属主要有菌体(O)抗原、鞭毛(H)抗原和表面(Vi)抗原(表 6-7)。

表 6-7 常见沙门菌的抗原组分

群	菌名	O 抗原	H 抗原	
			第 I 组	第 II 组
A 群	甲型副伤寒沙门菌	1,2,12	a	–
B 群	乙型副伤寒沙门菌	1,4,5,12	b	1,2
	鼠伤寒沙门菌	1,4,5,12	i	1,2
C 群	丙型副伤寒沙门菌	6,7,vi	c	1,5
	猪霍乱沙门菌	6,7	c	1,5
D 群	伤寒沙门菌	1,9,vi	d	–
	肠炎沙门菌	1,9,12	G,m	–
E 群	鸭沙门菌	3,10	e,h	1,6
F 群	阿伯丁沙门菌	11	i	1,2

(1) O 抗原:O 抗原至少有 58 种,是沙门菌分群的依据。每个沙门菌含一种或多种 O 抗原,将含共同 O 抗原的归为一个群,其中每群又含有一种主要的 O 抗原。沙门菌属包括 A~Z、O_{51}~O_{63}、O_{65}~O_{67} 共 42 个群,临床上常见的是 A 群(O_2)、B 群(O_4)、C 群(O_6)、D 群(O_9)、E 群(O_3)、F 群(O_{11})。O 抗原刺激机体产生 IgM 类抗体,O 抗原与相应抗体反应出现颗粒状凝集。

(2) H 抗原:是沙门菌分型的依据。H 抗原有 2 相,第一相为特异相,用小写英文字母 a、b、c 表示,直至 z,z 以后用 z 加阿拉伯数字表示,如 z1、z2、z3……z65;第二相为非特异相,用 1、2、3……表示。同时具有两相 H 抗原的细菌称双相菌,仅有一相者称单相菌。H 抗原刺激机体产生 IgG 类抗体,H 抗原与相应的抗体反应出现絮状凝集。

(3) 表面抗原:主要是 Vi 抗原。新分离的伤寒沙门菌和丙型副伤寒沙门菌有 Vi 抗原,Vi 抗原可阻止 O 抗原与相应抗体发生凝集,故在沙门菌血清学鉴定时需事先加热破坏 Vi 抗原。Vi 抗原免疫原性强,可刺激机体产生低滴度抗体,检测该抗体可筛选带菌者。

5. 变异性 沙门菌属的细菌主要有以下几种变异形式:

(1) S-R 变异:自临床标本初次分离的菌株往往都是光滑(S)型,在一定条件下可变成粗糙(R)型菌落,变异后的菌株其菌体抗原丧失,在生理盐水中会出现自凝现象。

(2) H-O 变异:是指有鞭毛的沙门菌失去鞭毛的变异。

(3) V-W 变异:沙门菌失去 Vi 抗原的变异称为 V-W 变异。初次分离得到的具有 Vi 抗原、不与 O 抗血清发生凝集只与 Vi 抗血清凝集者称为 V 型菌;Vi 抗原部分丧失,既可与 O 抗血清发生凝集又可与 Vi 抗血清凝集者称 VW 型菌;Vi 抗原完全丧失,与 O 抗血清发生凝集而与 Vi 抗血清不凝集者称 W 型菌。V-W 变异的过程是 V 型菌经人工培养,逐渐丧失部分 Vi 抗原而成为 VW 型菌,进而丧失全部 Vi 抗原而成为 W 型菌。

(4) 相位变异:具有双相 H 抗原的沙门菌变成只有其中某一相 H 抗原的单相菌,称为相位变异。在分析沙门菌抗原时,如遇到单相菌,特别是只有第二相(非特异相)抗原时,需反复传代培养,以诱导出第一相(特异相)抗原后方能做出鉴定。

(二) 临床意义

1. 致病因素

(1) 侵袭力:由菌毛和 Vi 抗原构成。有菌毛的沙门菌借菌毛黏附在肠黏膜的上皮细胞上,然后穿过小肠上皮到达固有层。细菌在此部位常被吞噬,但由于 Vi 抗原的保护作用,被吞噬后的细菌在细胞内不被破坏,反而在细胞内继续生长繁殖,并随游走的吞噬细胞将细菌带至机体的其他部位。

(2) 内毒素:可引起发热、白细胞改变、中毒性休克等一系列病理生理效应。

(3) 肠毒素:某些沙门菌(如鼠伤寒沙门菌)可产生类似大肠埃希菌的肠毒素。

2. 所致疾病

沙门菌主要通过污染水源和食品经口感染,引起人类和动物的沙门菌病。主要有 4 种类型。

(1) 伤寒和副伤寒:又称肠热症。由伤寒沙门菌和副伤寒沙门菌引起,副伤寒的病情较轻,病程较短。以伤寒为例叙述疾病的发病过程:病原菌随污染的食品或饮水经口侵入小肠下部黏膜下组织。细菌在此被吞噬细胞吞噬,在吞噬细胞内繁殖,并随吞噬细胞经淋巴管到达淋巴结,在淋巴结内大量繁殖后,经胸导管进入血流形成第一次菌血症,此时病人在临床上出现发热、不适等症状。随血流可播散至肝、脾、肾、胆囊和骨髓等器官,并在其中大量繁殖,再次进入血流形成第二次菌血症,大量的细菌及所释放的毒素,使病人出现持续高热、相对缓脉、肝脾肿大、皮肤玫瑰疹和全身中毒症状。胆囊中的细菌随胆汁进入肠腔,可经粪便排出,肾中的细菌随尿排出体外。再次侵入肠壁淋巴组织的沙门菌使已致敏的淋巴组织发生Ⅳ型超敏反应,导致肠壁淋巴结坏死、溃疡和出血甚至肠穿孔,若无并发症,自 2~3 周病情好转。

（2）胃肠炎：此型最为常见，主要由鼠伤寒沙门菌、猪霍乱沙门菌、肠炎沙门菌引起。食入含大量沙门菌的食物 6~24h 后出现轻型或暴发性腹泻，伴有低热，恶心和呕吐。

（3）菌血症或败血症：多见于儿童和免疫力低下的人，主要由鼠伤寒沙门菌、猪霍乱沙门菌、肠炎沙门菌引起。主要临床表现为高热、寒战，无明显的胃肠炎症状，常伴发胆囊炎、骨髓炎、肾盂肾炎等局部器官炎症。血培养阳性而粪便培养阴性。

（4）携带者：伤寒沙门菌感染过后约 1%~5% 患者可成为携带者，其粪便可持续排菌长达 1 年或一年以上。感染后获得牢固免疫力，极少发生再次感染。

（三）微生物学检验

1. 标本采集　依据不同疾病、不同病程采集不同标本。肠热症患者，不同病程的标本细菌培养的阳性率不同（图 6-3），在发病的第一周取血液，第二、三周取粪便，第三周也可取尿液，全病程均可取骨髓做培养。血清学诊断应在病程的不同时期分别采集 2~3 份血液标本待检。

2. 检验程序（图 6-4）

3. 检验方法

（1）分离培养：

1）血液和骨髓：以无菌技术取患者静脉血液 5ml 或骨髓液 0.5ml，注入 0.5% 胆盐葡萄糖肉汤 50ml 中，35℃增菌培养，每日观察，若有细菌生长迹象，则移种至血琼脂平板和麦康凯琼脂平板（或 EMB 琼脂平板）上分离培养。

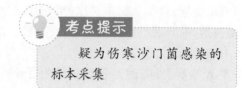

考点提示

疑为伤寒沙门菌感染的标本采集

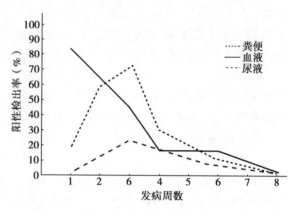

图 6-3　肠热症病程中粪便、血液和尿液细菌培养阳性率

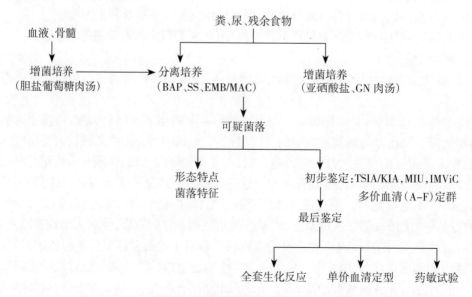

图 6-4　沙门菌属的检验程序

2）粪便：直接接种 SS 和麦康凯琼脂平板（或 EMB 琼脂平板），最好做床边接种，或用卡-布（Cary-Blair）运送培养基送检。若粪便标本含菌量较少可用亚硒酸盐增菌肉汤增菌后再接种平板。

3）尿液：无菌采集的中段尿经离心沉淀后，取沉淀物接种于 GN 增菌液增菌后，移种到血琼脂平板和麦康凯琼脂平板上分离培养。

（2）鉴定：

1）生化反应鉴定：取可疑菌落进行革兰染色，若为革兰阴性杆菌，进行氧化酶、触酶和硝酸盐还原试验，氧化酶阴性，后两者为为阳性者可做 KIA 和 MIU 等生化反应试验进一步鉴定（表 6-8）。

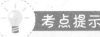

考点提示

沙门菌属生化反应试验结果

表 6-8　常见沙门菌的主要生化反应

菌名	KIA				MIU			M	VP	C	PAD	LYS	ORN
	斜面	底层	气体	H_2S	动力	吲哚	脲酶						
甲型副伤寒沙门菌	K	A	+	–	+	–	–	+	–	–	–	–	+
乙型副伤寒沙门菌	K	A	+	+++	+	–	–	+	–	+/–	–	+	+
鼠伤寒沙门菌	K	A	+	+++	+	–	–	+	–	+	–	+	+
丙型副伤寒沙门菌	K	A	+	+	+	–	–	+	–	+	–	+	+
猪霍乱沙门菌	K	A	+	+/–	+	–	–	+	–	+	–	+	+
伤寒沙门菌	K	A	–	+/–	+	–	–	+	–	–/+	–	+	–
肠炎沙门菌	K	A	+	+++	+	–	–	+	–	+	–	+	+

2）血清学鉴定：①定属：用 A~F 群多价 O 血清与待检菌做玻片凝集试验，确定菌属。②定群：用单价 O 因子血清与待检菌做玻片凝集试验，确定菌群。③定型：用单价 H 因子血清与待检菌做玻片凝集试验，确定菌型。若细菌生化反应符合沙门菌，而 A~F 多价 O 血清与细菌不产生凝集现象，应考虑是否有表面抗原（Vi）存在，应加热或传代去除 Vi 抗原后再进行凝集试验。仅出现单相 H 抗原时，须用相位分离的方法诱导出另一相抗原后再进行检查。

3）血清学诊断（肥达反应）：用已知伤寒沙门菌 O、H 抗原、副伤寒沙门菌 A、B、C 的 H 抗原，检测受检血清中有无相应的抗体的半定量凝集试验，称为肥达反应。能辅助诊断伤寒、副伤寒。与细菌培养同时进行或在前者失败后进行。

结果解释：①正常值：各地区有所不同，一般伤寒沙门菌 O 抗体效价≥1∶80,H 抗体效价≥1∶160,副伤寒 A、B、C 的 H 抗体效价≥1∶80 才有临床意义；或在疾病早期及中后期分别采集两次血清，第二份血清比第一份血清的效价增高 4 倍以上也具有诊断价

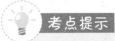

考点提示

肥达反应的原理和应用

值。②O 抗体为 IgM,出现较早,血清内持续时间较短;H 抗体为 IgG,出现较迟,持续时间较长。一般 O 抗体、H 抗体效价均升高,则患伤寒、副伤寒的可能性大;O 抗体高、H 抗体不高,可能为疾病的早期或是与伤寒沙门菌有相同 O 抗原的其他沙门菌感染;O 抗体不高、H 抗体高,可能为感染过、预防接种或回忆反应等。

四、志贺菌属

 案例

男性,35岁。因腹痛、脓血便2天来诊。

患者3前出差回来后突然发热达38℃,无寒战,同时有腹痛、腹泻,大便每日10余次,为少量脓血黏液便,伴里急后重。医生接诊后,怀疑患者患了细菌性痢疾。

请问:1. 为做病原学上的检查,应该采集什么标本?

2. 应该选用什么培养基来进行分离培养? 对可疑菌落需做哪些生化反应和血清学试验来鉴定?

志贺菌通称为痢疾杆菌,也是主要的肠道病原菌之一,引起人类细菌性痢疾。包括四个群:A群为痢疾志贺菌,B群为福氏志贺菌,C群为鲍氏志贺菌,D群为宋内志贺菌。其中以痢疾志贺菌引起的细菌性痢疾症状最重,宋内志贺菌引起的最轻。在我国以福氏志贺菌和宋内志贺菌引起的细菌性痢疾最多见。

(一) 生物学特性

1. 形态与染色　革兰阴性短杆菌,无鞭毛,无芽胞、无荚膜。某些菌株有菌毛。

2. 培养特性　兼性厌氧,营养要求不高,在肠道选择培养基上,形成透明、半透明的无色菌落。宋内志贺菌常常形成较大、扁平、粗糙型菌落,且能迟缓分解乳糖,培养48h后可形成乳糖发酵的粉红色菌落。

3. 生化反应　发酵葡萄糖产酸不产气,不发酵乳糖。KIA:K A--;MIU:--/+-;IMViC:-/++--。

4. 抗原构造与分类　有O抗原、无H抗原,部分菌株有K抗原。根据生化反应和O抗原的不同,将志贺菌属分为4个血清群(A、B、C、D)和40余个血清型(表6-9)。

表6-9　志贺菌属抗原分类

菌种	群	型	亚型
痢疾志贺菌	A	1~10	1a,1b,2a,2b,3a,3b,4a,4b
福氏志贺菌	B	1~6,X、Y变种	
鲍氏志贺菌	C	1~18	
宋内志贺菌	D	1	

5. 变异性

(1) S-R变异:宋内志贺菌菌落易由光滑型变为粗造型,出现不典型菌株,从恢复期或慢性细菌性痢疾患者身上常可分离到不典型菌株。光滑型菌落宋内志贺菌的抗原构造为Ⅰ型,粗糙型菌落宋内志贺菌的抗原构造为Ⅱ型,故宋内志贺菌的诊断血清中应含有两相血清才能保证不漏检。

(2) 耐药性变异:已出现志贺菌对磺胺、四环素、氨苄西林、链霉素、氯霉素等多种药物产生耐药,志贺菌的多重耐药已成为一个严重的医学问题。

(3) 毒力变异:对链霉素耐药的菌株常伴随毒力减弱,但仍存在免疫原性,因此,可作为口服疫苗预防细菌性痢疾。

6. 抵抗力　本属细菌对理化因素的抵抗力较其他肠杆菌科细菌低。对酸较敏感,标本应及时送检,或在运送时须使用含有缓冲剂的培养基,以免被粪便中其他细菌在代谢中产生的酸所杀灭。

(二) 临床意义

1. 致病因素

(1) 侵袭力:该菌的菌毛可黏附肠于肠黏膜上皮细胞表面,进而侵入胞内繁殖,引起炎症反应。

(2) 内毒素:是志贺菌的主要致病物质。作用于肠壁使其通透性增加,进一步促进毒素的吸收入血,可引起发热、白细胞增加、神志障碍、微循环障碍、中毒性休克及 DIC 等一系列症状;破坏肠黏膜,形成炎症、溃疡,出现典型的黏液脓血便;作用于肠壁的植物神经系统,使肠道功能紊乱,肠蠕动共济失调和痉挛,进而出现腹痛、腹泻及里急后重等症状。

(3) 外毒素:A 群志贺菌的 1、2 型菌株还可产生外毒素,同时具有细胞毒素、神经毒素和肠毒素 3 种毒性,可引起细胞坏死、神经麻痹和水样腹泻。

2. 所致疾病 志贺菌属引起细菌性痢疾,主要有以下 3 种临床类型。

(1) 急性细菌性痢疾:包括典型菌痢、非典型菌痢和中毒型菌痢。典型菌痢疾症状典型,有腹痛、腹泻、脓血黏液便、里急后重、发热等症状。经治疗,预后良好。非典型菌痢症状不典型,易漏诊。中毒型菌痢多见于小儿,常无明显的消化道症状而表现为全身中毒症状,若治疗不及时,往往造成死亡。

(2) 慢性细菌性痢疾:常因急性菌痢治疗不彻底,造成反复发作、迁延不愈,病程超过 2 个月以上视为慢性菌痢。

(3) 带菌者:有恢复期带菌、慢性带菌和健康带菌 3 种类型。带菌者是重要的传染源,不能从事餐饮行业等。

(三) 微生物学检验

1. 标本采集 志贺菌极少进入血流,故取粪便或肛拭标本。在发病早期(治疗前)采集黏液脓血便作床边接种,如不能及时接种可置甘油保存液或卡 - 布运送培养基内送检。

2. 检验程序(图 6-5)

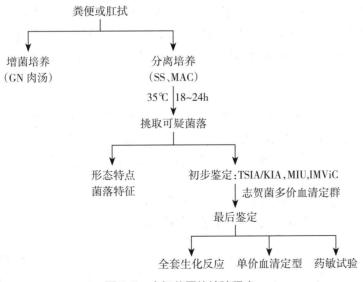

图 6-5 志贺菌属的检验程序

3. 检验方法

(1) 分离培养:将标本接种 SS 琼脂平板和 MAC 琼脂平板(或 EMB 琼脂平板)上进行分离培养。若标本含菌量少,可先行用 GN 肉汤增菌 4~6h 后再进行移种到选择培养基上进行分离培养。

(2) 鉴定:

1) 生化反应鉴定:取可疑菌落进行革兰染色,若为革兰阴性杆菌,进行氧化酶、触酶和硝酸盐还原试验,氧化酶阴性,后两者为为阳性者可做 KIA 和 MIU 等生化反应试验进一步鉴定(表 6-10)。必要时加做生化反应进行各群的鉴别(表 6-11)。

表 6-10 志贺菌属主要生化反应

KIA 试验				MIU 试验			M	VP	C	PAD	LYS	ORN	ARG
斜面	底层	气体	H$_2$S	动力	吲哚	脲酶							
K	A	−	−	−	−/+	−	+	−	−	−	−	−/+	−

表 6-11 志贺菌属各群主要生化反应结果

菌群	甘露醇	乳糖	ONPG	ORN
痢疾志贺菌	−		d[1]	−
福氏志贺菌	+		−	−
鲍特志贺菌	+		d	−[2]
宋内志贺菌	+	迟缓 +	+	+

注:1. 痢疾志贺菌 1 型为阳性,其他血清型有时为阳性。2. 鲍特志贺菌 13 型为阳性。

2) 与其他相似菌的鉴别:①与 EIEC 的鉴别:志贺菌醋酸盐、葡萄糖铵利用和黏质酸盐产酸试验均为阴性。②与伤寒沙门菌的鉴别:伤寒沙门菌硫化氢和动力阳性,能与沙门菌血清(A~F、O9、Vi)凝集,而志贺菌均为阴性。③与类志贺邻单胞菌鉴别:志贺菌动力和氧化酶试验为阴性,而类志贺邻单胞菌为阳性。

3) 血清学鉴定:先分别用志贺菌属 4 种多价诊断血清(A 群 1、2 型,B 群 1~6 型,C 群 1~6 型,D 群)作玻片凝集试验定群,凝集者再用各型单价血清定型。在鉴定中,如遇到生化反应典型而血清不凝集,可考虑存在 K 抗原,需加热破坏后再进行凝集。若血清凝集但生化反应不典型的菌株,考虑为不典型菌株,可经传代后再做鉴定试验。

五、克雷伯菌属

克雷伯菌属有肺炎克雷伯菌、产酸克雷伯菌、鼻硬结克雷伯菌、臭鼻克雷伯菌、解鸟氨酸克雷伯菌、植生克雷伯菌和土生克雷伯菌 7 个种。广泛存在于自然界、人和动物的呼吸道、肠道。代表菌种是肺炎克雷伯菌,是重要的条件致病菌和医院感染常见菌。

(一) 生物学特性

1. 形态与染色 革兰阴性球杆菌,常单个、成双或短链状排列。有较明显的荚膜,无芽胞,无鞭毛,有菌毛。

2. 培养特性 兼性厌氧,营养要求不高,在普通琼脂平板上,形成较大、灰白色、黏液型菌落,相邻

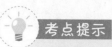
考点提示

痢疾杆菌和肺炎克雷伯菌在形态结构上的共性。

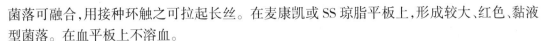

菌落可融合,用接种环触之可拉起长丝。在麦康凯或 SS 琼脂平板上,形成较大、红色、黏液型菌落。在血平板上不溶血。

3. 生化反应　分解葡萄糖、乳糖产酸产气,KIA:A A+-;MIU:--+;IMViC:--++。

4. 抗原构造　克雷伯菌属有 O 抗原和 K 抗原,K 抗原的化学组成是荚膜多糖,用以分型,利用荚膜肿胀试验可分为 82 个血清型,肺炎克雷伯菌肺炎亚种大多属于 3 型和 12 型。

（二）临床意义

肺炎克雷伯菌在正常人群的鼻咽部带菌率约有 1%~6%,而在住院病人中带菌率可高达 20%。是条件致病菌,可引起原发性肺炎及其他部位感染。肺炎克雷伯菌是临床标本中常检出的细菌之一。

（三）微生物学检验

1. 采集标本　主要有痰液、血液、尿液、脓、脑脊液、粪便、胸腹水等。

2. 检验方法

（1）直接检查:脓、痰直接涂片染色镜检,尿、脑脊液取离心沉渣涂片染色镜检。

可见革兰阴性球杆菌,有明显的荚膜。

（2）分离培养:血液、脑脊液标本先经肉汤增菌培养,其他标本接种血平板或麦康凯琼脂平板进行分离培养。

（3）鉴定:

1）生化反应:取可疑菌落进行革兰染色,若为革兰阴性球杆菌,进行氧化酶、触酶和硝酸盐还原试验,氧化酶阴性,后两者为为阳性者可做 KIA 和 MIU 等生化反应试验进一步鉴定（表 6-12）。

表 6-12　肺炎克雷伯菌的主要生化反应

KIA 试验				MIU 试验			M	VP	C	PAD	LYS	ORN	ARG
斜面	底层	气体	H₂S	动力	吲哚	脲酶							
A	A	+	-	-	-	+	-	+	+	-	+	-	-

2）荚膜肿胀试验:在载玻片的左右两侧各加待检菌液 1~2 接种环,在一侧加抗血清,另一侧不加抗血清作为对照,再在两侧各加 1 滴墨汁（或亚甲蓝）,混匀后加盖玻片,在油镜下镜检,细菌周围可见较大空白圈者即为阳性。对照侧无此现象。

六、变形杆菌属

变形杆菌属主要有普通变形杆菌、奇异变形杆菌、产黏变形杆菌、潘氏变形杆菌和豪氏变形杆菌 5 个种。广泛存在于自然界、人和动物的肠道中,是条件致病菌和医院感染的常见菌。

（一）生物学特性

1. 形态与染色　革兰阴性杆菌,呈多形性,有周鞭毛,运动活泼,有菌毛,无荚膜和芽胞。

2. 培养特性　兼性厌氧,营养要求不高,在普通琼脂平板和血琼脂平板上,普通变形杆菌和奇异变形杆菌多呈迁徙生长。将菌种点种于平板上,细菌以点种点为中心,向外弥漫生长,形成同心圆形波纹状薄膜,此现象称为迁徙生长现象,为本属的一个重要特征。迁徙生长可被 0.1% 石炭酸、5%~6% 琼脂、胆盐等所抑制。在肠道选择培养上,形成透明或半透明的无色菌落。产生 H_2S 的菌株,在 SS 平板上形成无色黑心菌落。普通变形杆菌、奇异变形杆菌的一些菌株和产黏变形杆菌在血平板上溶血。

3. 生化反应　分解葡萄糖产酸产气,不分解乳糖;KIA:KA++;MIU:++/-+;IMViC:+/-+--;迅速分解尿素(2~4h),苯丙氨酸脱氨酶试验阳性。

4. 抗原构造　变形杆菌 X_{19}、X_2、X_k 菌株的 O 抗原,即 OX_{19}、OX_2 和 OX_k 与某些立克次体有共同抗原成分,临床上用 OX_{19}、OX_2 和 OX_k 代替立克次体的抗原,与病人血清进行凝集试验,用以辅助诊断立克次体病,此试验称为外斐试验。

(二) 临床意义

本菌属细菌中由普通变形杆菌、奇异变形杆菌引起的感染最为常见。主要引起泌尿系感染,发病率仅次于大肠埃希菌,医源性感染较多见。此外还可引起食物中毒、呼吸道感染、创口感染及多个部位感染等。

(三) 微生物学检验

1. 采集标本　有血液、尿、脑脊液、脓液、痰液、粪便、可疑食物等。

2. 检验方法

(1) 直接检查:脓、痰、伤口分泌物直接涂片染色镜检,尿、脑脊液取离心沉渣涂片染色镜检。可见革兰阴性杆菌,多形性。

(2) 分离培养:血液、脑脊液先经肉汤增菌培养,其他标本接种血平板、麦康凯琼脂平板或 SS 琼脂平板进行分离培养。

(3) 鉴定:选取可疑菌落进行革兰染色,若为革兰阴性杆菌,多形性,进行氧化酶、触酶和硝酸盐还原试验、KIA 和 MIU 等生化反应试验进一步鉴定(表 6-13)。

表 6-13　变形杆菌属主要生化反应

菌种	KIA				MIU			M	VP	C	PAD	LYS	ORN	ARG
	斜面	底层	气体	H_2S	动力	吲哚	脲酶							
普通变形杆菌	K	A	+	+	+	+	+	+	-	-	+	-	-	-
奇异变形杆菌	K	A	+	+	+	-	+	+	+/-	+/-	+	-	+	-

(4) 鉴别:变形杆菌属、普罗威登菌属及摩根菌属苯丙氨酸脱氨酶试验均为阳性,而且在致病性上也有共同之处,其鉴别要点见表 6-14。

表 6-14　变形杆菌属、普罗威登菌属和摩根菌属的鉴别

试验	变形杆菌属	普罗威登菌属	摩根菌属
迁徙生长现象	+	-	-
H_2S 试验	+	-	-
明胶液化试验	+	-	-
脂酶试验	+	-	-
西蒙枸橼酸盐试验	V	+	-
鸟氨酸脱羧酶试验	V	-	+

注:V:10%~90% 的菌株阳性;+:90% 以上菌株阳性;-:90% 以上菌株阴性

七、肠杆菌属

肠杆菌属有 14 个种,分布广泛,是重要的条件致病菌。临床上常见的有:产气肠杆菌、阴沟肠杆菌、坂崎肠杆菌、聚团肠杆菌、格高菲肠杆菌 5 个菌种。

(一) 生物学特性

1. 形态与染色　革兰阴性粗短杆菌,有周鞭毛,无芽胞,部分菌株有荚膜。

2. 培养特性　兼性厌氧,营养要求不高,在普通培养基上,形成较大的、灰白色或黄色的黏液状菌落;在肠道选择培养基上,形成发酵乳糖的红色菌落。

3. 生化反应　多数菌株分解葡萄糖、乳糖产酸产气;KIA:AA+-;MIU:+--/+;IMViC:--++。

(二) 临床意义

肠杆菌属是常见的环境菌群,广泛分布于自然界、人和动物肠道,为条件致病菌,可引起多种感染。产气肠杆菌和阴沟肠杆菌常可从临床标本中分离得到,能引起呼吸道、泌尿道及伤口感染,也可引起败血症、脑膜炎等。坂崎肠杆菌可引起新生儿脑膜炎和败血症,死亡率较高。

(三) 微生物学检验

1. 采集标本　血液、尿液、脓液、痰液、脑脊液等。

2. 检验方法

(1) 直接检查:痰液、脓液直接涂片染色镜检。尿液、脑脊液取离心沉渣涂片染色镜检。可见革兰阴性粗短杆菌

(2) 分离培养:血液、脑脊液先经肉汤增菌培养,其他标本接种血平板、麦康凯琼脂平板或 SS 琼脂平板进行分离培养。

(3) 鉴定:选取可疑菌落进行革兰染色,若为革兰阴性粗短杆菌,进行氧化酶、触酶和硝酸盐还原试验、KIA 和 MIU 等生化反应试验进行鉴定(表 6-15)。

表 6-15　肠杆菌属主要生化反应

菌种	KIA				MIU			M	VP	C	PAD	LYS	ORN	ARG
	斜面	底层	气体	H$_2$S	动力	吲哚	脲酶							
产气肠杆菌	A	A	+	-	+	-	-	-	+	+	-	+	+	-
阴沟肠杆菌	A	A	+	-	+	-	+	-	+	+	-	-	+	+

八、其他常见肠杆菌科细菌

(一) 沙雷菌属

沙雷菌属是引起医院感染的重要菌属之一。临床标本中以黏质沙雷菌最常见。

条件致病菌,可引起肺炎、败血症、脑膜炎、心内膜炎、泌尿道感染等,近来有报道黏质沙雷菌可致社区获得的由佩戴隐形眼镜而引发的红眼病。

黏质沙雷菌是最小的细菌,为革兰阴性小杆菌,有周鞭毛,除臭味沙雷菌有微荚膜外,其余菌种无荚膜,无芽胞。在普通营养培养基上形成白色、红色或粉红色的光滑型大菌落。产

生色素有非水溶性的灵红素和水溶性的吡羧酸。在伊红美蓝和麦康凯琼脂平板上形成无色的大而黏稠的菌落。

黏质沙雷菌生化特性为:KIA:KA--;MIU:+--;IMViC:--/+++;赖氨酸、鸟氨酸、精氨酸:++-;DNA 酶阳性。DNA 酶阳性为本菌与其他相似菌鉴别的重要项目。常见菌种间鉴别见表 6-16。

表 6-16 沙雷菌属常见菌种间鉴别(阳性 %)

生化反应	黏质沙雷菌	黏质沙雷菌生物 I 群	液化沙雷菌	深红沙雷菌
DAN 酶	98	82	85	99
脂酶	98	75	85	99
明胶酶(22℃)	90	30	90	90
赖氨酸	99	55	95	55
鸟氨酸	99	65	95	0
L- 阿拉伯糖	0	0	98	100
D- 阿拉伯醇	0	0	0	85
D- 山梨醇	99	92	95	1
蔗糖	98	100	98	99
棉子糖	2	0	85	99
红色色素	有	有	无	有

(二)耶尔森菌属

耶尔森菌属已知 13 个种和亚种,其中与人类疾病密切相关的有 3 个菌种,即鼠疫耶尔森菌、小肠结肠炎耶尔森菌和假结核耶尔森菌,都是人畜共患病病原菌。

1. 鼠疫耶尔森菌

鼠疫耶尔森菌是甲类烈性传染病鼠疫的病原菌,俗称鼠疫杆菌。为自然疫源性疾病,在野生啮齿类动物间传播。人类可通过鼠蚤叮咬或直接接触感染动物而感染,病死率较高。微生物检验时标本应送到本地疾病预防控制中心,在有严格防护措施的专用实验室进行检测。

鼠疫耶尔森菌为革兰阴性球杆菌,两极浓染,有荚膜,无芽胞,无鞭毛。兼性厌氧,最适温度为 27~30℃,在普通培养基上生长缓慢。在血琼脂平板上,形成柔软、粘稠的粗糙型菌落。在肠道选择鉴别培养基上,形成无色小菌落。在肉汤培养基中,开始为混浊生长,24 小时后为沉淀生长,48h 后形成菌膜,稍加摇动后菌膜呈钟乳石状下垂。

鼠疫耶尔森菌分解葡萄糖产酸不产气,对大多数糖不分解;KIA:KA--;MIU:---;IMViC:-+--;赖氨酸、鸟氨酸、精氨酸:---;不液化明胶;当穿刺培养时,培养物表面呈膜状,细菌沿穿刺线呈纵树状生长。与其他种间的生化反应鉴别见表 6-17。

表 6-17 耶尔森菌属种间鉴别

生化反应	鼠疫耶尔森菌	小肠结肠耶尔森菌	假结核耶尔森菌
吲哚	–	ND	–
鸟氨酸	–	+	–
25℃动力	–	+	+

续表

生化反应	鼠疫耶尔森菌	小肠结肠耶尔森菌	假结核耶尔森菌
蔗糖	-	+	-
鼠李糖	-	-	+
纤维二糖	-	+	-
山梨醇	-	+	-
蜜二糖	(-)	-	+

注：+:90% 以上菌株阳性；-:90% 以上菌株阴性；(-):76%~89% 阴性；d:26%~75% 阳性；ND:无资料

2. 小肠结肠炎耶尔森菌

小肠结肠炎耶尔森菌可寄居在鼠、家畜和兔多种动物体内，人类经污染的水或食物，或因直接接触带病原菌的动物而感染，多表现为小肠炎和结肠炎，症状与菌痢和阑尾炎相似。

小肠结肠炎耶尔森菌为革兰阴性球杆菌，无芽胞，无荚膜，22~25℃培养有周鞭毛，呈翻滚螺旋状运动，35℃培养无动力。

兼性厌氧，耐低温，4℃可生长，最适温度为 20~28℃。在普通琼脂平板上生长良好，在肠道选择培养基和新耶尔森菌选择性琼脂平板（NYE）上呈无色、半透明、扁平较小的菌落。

具有嗜冷性，在 4℃增菌 3 周可分离纯化；25℃时动力 +，37℃时动力 -；VP 试验 25℃时 +，37℃时 -；KIA:KA--；MIU:+(25℃)+/-+；IMViC:+/-++(25℃)-；赖氨酸、鸟氨酸、精氨酸:-+-。

（三）爱德华菌属

爱德华菌属包括 3 个种和 1 个生物群，在临床标本中出现的只有迟钝爱德华菌。该菌革兰染色阴性，直杆状，有周身鞭毛。兼性厌氧，营养要求不高，在血平板上可出现溶血环，在麦康凯或 SS 琼脂平板上形成乳糖不发酵的无色半透明的小菌落。迟钝爱德华菌典型生化反应:KIA:KA++；MIU:++-；IMViC:++--；赖氨酸、鸟氨酸、精氨酸:++-。迟钝爱德华菌可引起败血症、心内膜炎、脑膜炎、创伤感染等，但引起的疾病在临床上很罕见。

（四）枸橼酸杆菌属

枸橼酸杆菌属包括 3 个菌种，即弗劳地枸橼酸杆菌、异型枸橼酸杆菌、无丙二酸盐枸橼酸杆菌。枸橼酸杆菌属广泛分布自然界、人和动物肠道，为条件致病菌，能引起败血症、脑膜炎、脑脓肿等肠道外感染。

革兰阴性杆菌，有周鞭毛，无芽胞，无荚膜。兼性厌氧，营养要求不高，在 MAC、EMB、SS 琼脂平板上呈乳糖发酵红色菌落。弗劳地枸橼酸杆菌可产生 H_2S，在 SS 琼脂平板上形成有黑心的菌落。弗劳地枸橼酸杆菌属的生化特性为:KIA:AA++；MIU:+--/+；IMViC:-+-+；赖氨酸、鸟氨酸、精氨酸:--/++/-。种间鉴别见表 6-18。

表 6-18　枸橼酸杆菌属种间鉴别

生化反应	弗劳地枸橼酸杆菌	异型枸橼酸杆菌	无丙二酸盐枸橼酸杆菌
吲哚	d	+	+
H_2S	+	-	-
KCN 中生长	+	-	+
丙二酸盐利用	-	+	+
侧金盏花醇发酵	-	+	-
棉子糖发酵	d	-	-
蜜二糖发酵	d	-	-

(五) 哈夫尼亚菌属

哈夫尼亚菌属分为蜂房哈夫尼亚菌及蜂房哈夫尼亚菌生物 I 群。常常存在于人和动物(鸟类)的粪便中,属于条件致病菌,在临床很少引起疾病,偶尔与胃肠道感染有关,但往往是混合感染。蜂房哈夫尼亚菌有周鞭毛,无芽胞,无荚膜。兼性厌氧,营养要求不高。哈夫尼亚菌属 KIA:KA--,MIU:+--;甲基红试验 35℃时 +,25℃时 -,VP 试验 35℃时 -,25℃时 +,赖氨酸、鸟氨酸、精氨酸:++-。蜂房哈夫尼亚菌和蜂房哈夫尼亚菌 I 群可通过发酵麦芽糖、木糖试验鉴别,前者均为 +,后者均为 -。

(陈华民)

第二节 弧 菌 科

弧菌科是一群氧化酶阳性、菌体短小、弯曲成弧形或直杆状、具有单端鞭毛、运动活泼的革兰阴性菌。弧菌科广泛分布于自然界,包括 4 个菌属,即弧菌属、气单胞菌属、邻单胞菌属和发光杆菌属。除发光杆菌属对人无致病性,其他三属均可引起人类感染。其主要特性(表 6-19)。

表 6-19 弧菌属、气单胞菌属、邻单胞菌属的特性

特性	弧菌属	气单胞菌属	邻单胞菌属
甘露醇	+/-	+	-
鸟氨酸	+/-	-	+
精氨酸	+/-	+/-	+
O/129 敏感	S	R	S
TCBS 生长	+	-	-
嗜盐性	+/-	-	-

注:S:敏感;R:耐药;+/-:90% 阳性

 案例

2014 年 9 月 19 日下午 5 点,李沧区疾控中心接到市八医的电话报告:9 月 19 日下午 4:00,该院肠道门诊接诊 2 例腹泻病患者,症状相似,腹泻十余次,呕吐四次。截止晚上 7 点,该医院已经累计收治了 7 例疑似霍乱病人,病人的临床表现剧烈腹泻,先泻后吐,无腹痛、无发热,发病时间分别为 9 月 18、19 日。区疾控中心应急处置分队对 7 例病人进行了个案流行病学调查,发现 7 例病人均为附近某小区居民,9 月 17 日中午,均参加了村民姜先生在手拉手餐馆举办的结婚午宴,同时霍乱快诊 O139 阳性。

请问:1. 结合临床表现,你初步怀疑什么菌感染?

2. 疾控中心应急处置分队到现场处置疑似霍乱疫情,应采取几级防护? 除个人防护用品外,还应准备什么?

3. 霍乱采样的注意事项有哪些? 应做哪些微生物学检查?

一、弧菌属

弧菌属分布广泛,以水中最多。世界卫生组织腹泻病控制中心根据细菌的免疫原性、生化特性、DNA同源性、致病性和耐盐性等将弧菌分为四类:O1群霍乱弧菌、不典型O1群霍乱弧菌、非O1群霍乱弧菌、其他弧菌(副溶血性弧菌)。

人类致病的主要有霍乱弧菌和副溶血性弧菌,分别引起霍乱和食物中毒。

(一)霍乱弧菌

霍乱弧菌是霍乱的病原菌,该病为一种急性烈性肠道传染病,发病急,传染性强,病死率高,属于国际检疫传染病,为我国法定的甲类传染病。

霍乱弧菌包括两个生物型:古典生物型和埃尔托(Eltor)生物型。自1817年以来,全球共发生了七次世界性大流行,前六次病原是古典生物型,第七次病原是埃尔托生物型。

1992年10月在印度东南部又发现了一个引起霍乱流行的新血清型菌株(O139)。

1. 生物学特性

(1)形态与染色:革兰阴性,弧形或逗点状,单端鞭毛,运动活泼,无芽胞,有菌毛,有些菌株有荚膜。取患者米泔水样粪便做悬滴观察,可见该菌呈穿梭样或流星状运动;做涂片染色镜检,可见"鱼群状"排列。

(2)培养特性:需氧或兼性厌氧菌,营养要求不高,最适温度35℃,耐碱不耐酸,最适pH8.8~9.0。在碱性蛋白胨水中,经35℃培养6~9h形成菌膜,可达到快速增菌的目的。碱性琼脂平板上,经35℃培养18~24h,形成较大、圆形、扁平、无色透明或半透明似水滴状菌落。在硫代硫酸盐-柠檬酸盐-胆盐-蔗糖琼脂平板(TCBS)上,因发酵蔗糖产酸形成较大黄色菌落。在亚碲酸钾琼脂平板上,因还原亚碲酸钾成金属碲,使菌落中心呈灰褐色。在血平板上,Eltor生物型有β溶血。在SS平板上不长,在MAC平板上多可生长。

(3)生化反应:霍乱弧菌的主要生化特征见表6-20。

表6-20　霍乱弧菌的生化特征

菌种	氧化酶	硝酸盐还原	赖氨酸脱羧酶	鸟氨酸脱羧酶	精氨酸脱羧酶	VP	耐盐试验				产酸					
							0%	1%	7%	10%	葡萄糖	乳糖	蔗糖	甘露醇	阿拉伯糖	水杨苷
霍乱弧菌	+	+	+	+	–	d	+	+	–	–	+	(+)	+	+	–	–

注:+:90%阳性;–:90%以上阴性;d:10%-89%阳性;(+):迟缓反应

(4)抗原结构与分型:有O抗原和H抗原。H抗原为弧菌属所共有,特异性低。O抗原特异性高,根据弧菌O抗原不同将霍乱弧菌分成多个血清群,其中O1群、O139群引起霍乱,O2~O138群只引起人类胃肠炎,不引起霍乱流行,称为非O1群霍乱弧菌。

O1群霍乱弧菌根据菌体上含有A、B、C三种抗原因子的不同又可分为三个血清型:含AC者为原型(稻叶型),含AB者为异型(小川型),含ABC者称中间型(彦岛型)。

O1群霍乱弧菌根据生物学特性的差异又分为古典生物型和埃尔托(Eltor)生物型两个生物型(表6-21)。

表 6-21　霍乱弧菌的生物分型

生物学特性	古典生物型	埃尔托生物型
V-P	−	+
羊红细胞溶血	−	+
鸡红细胞凝集	−	+
多粘菌素 B 敏感试验	S	R
Ⅳ组噬菌体裂解	+	−
Ⅴ组噬菌体裂解	−	+

(5) 抵抗力:抵抗力弱。不耐热,在 100℃,1~2min 可被杀死。耐碱不耐酸,在正常胃酸中仅生存 4min。对消毒剂敏感,水中加 0.5ppm 氯 15min 可被杀死,0.1% 高锰酸钾浸泡蔬菜、水果可达到消毒目的。对链霉素、氯霉素、四环素敏感,但 Eltor 生物型对一定浓度的多粘菌素 B 及庆大霉素有耐药。Eltor 生物型抵抗力较古典生物型强。

2. 临床意义

(1) 致病物质:致病物质有鞭毛、菌毛和霍乱肠毒素,霍乱肠毒素是主要的致病物质。

(2) 所致疾病:引起霍乱。人类是唯一易感者。传播途径主要是通过污染的水源或食物经口感染。病原菌到达小肠后,通过鞭毛运动穿过肠黏膜表面的黏液层,通过菌毛黏附于肠黏膜上皮细胞表面并迅速繁殖,产生肠毒素,使肠黏膜细胞的分泌功能亢进,造成肠液大量分泌,使患者出现剧烈腹泻和呕吐,腹泻物呈米泔水样,多无腹痛。由于大量水分和电解质丧失而导致脱水、代谢性酸中毒、低容量性休克及心律不齐和肾衰竭,死亡率高达 25%~60%。但若及时给病人补充液体及电解质,死亡率可小于 1%。

霍乱病后可获得牢固的免疫力,一般认为局部 SlgA 可在肠黏膜与病原菌之间形成免疫屏障,有阻断黏附和中和毒素的作用。

改善卫生条件,加强水源、粪便管理,注意饮食卫生,是预防的重要措施。进行疫苗接种,可提高人群免疫力。

及时发现、隔离、治疗患者。治疗关键是补液,同时应用抗菌药物如链霉素、氯霉素、强力霉素、复方 SMZ-TMP 等。

3. 微生物学检验

(1) 标本采集:在发病早期及未服用抗生素前采样。可采取患者粪便、呕吐物或肛拭子。标本采集后应及时接种于碱性蛋白胨水中。24h 以上才能送检的标本,应置于文 - 腊二氏保存液或卡 - 布运送培养基中保存送检。

(2) 检验程序(图 6-6)

(3) 检验方法

1) 直接镜检:

① 直接涂片染色镜检:取标本直接涂片革兰染色镜检,如见鱼群样排列的革兰阴性弧菌,可初步报告。

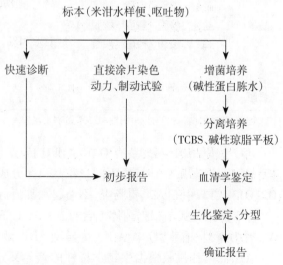

图 6-6　霍乱弧菌的检验程序

② 动力及制动试验:取病人米泔水样便或呕吐物,悬滴法镜检(最好用暗视野),可见流星样运动的细菌。加入 O1 群霍乱弧菌多价血清后动力消失,制动试验阳性,可早期报告。

2) 增菌培养:取标本接种于碱性蛋白胨水中,35℃增菌培养 6~9h,出现明显菌膜,即可分离培养。

3) 分离培养:将标本或增菌培养物接种碱性琼脂平板和 TCBS 琼脂平板进行分离培养,取可疑菌落进行鉴定。

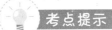

考点提示

霍乱弧菌的微生物学检验

4) 血清学鉴定:①确定血清群:取可疑菌落与 O1 群多价抗血清作凝集试验,确定是属于 O1 群还是非 O1 群霍乱弧菌。②确定血清型:若为 O1 群霍乱弧菌,再取可疑菌落与单价分型血清 A、B、C 做凝集,确定血清型。③确定生物型:作生化试验进行生物分型,确定是古典生物型还是埃尔托生物型(图 6-7)。

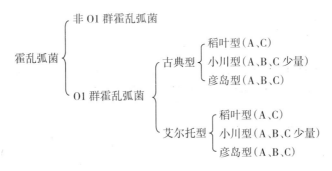

图 6-7 霍乱弧菌的分群及分型

(二) 副溶血性弧菌

副溶血性弧菌是一种嗜盐性细菌,主要来自海产品,如墨鱼、海鱼、海虾、海蟹、海蜇,以及含盐分较高的腌制食品,如咸菜、腌肉等,引起食物中毒。

1. 生物学特性

(1) 形态与染色:革兰阴性,直或微弯的杆菌,在不同培养基上菌体形态差异较大。两极浓染。有单鞭毛,运动活泼。无芽胞,无荚膜,有菌毛。

(2) 培养特性:需氧或兼性厌氧,营养要求不高,最适温度 35℃,最适 pH 为 7.7~8.0,最适 NaCl 浓度为 3.5%,在无盐培养基中不生长。在碱性蛋白胨水中,6~9h 形成菌膜。在3.5%NaCl 琼脂平板上,呈蔓延生长,菌落边缘不整齐、凸起、光滑湿润、不透明;在 SS 平板上,不生长或长出 1~2mm 扁平无色半透明的菌落,蜡滴状,不易挑起,挑起时呈粘丝状。在羊血琼脂平板上,形成 2~3mm、圆形、凸起、光滑湿润、灰白色菌落,某些菌株可形成 β 溶血。在TCBS 琼脂平板上,不发酵蔗糖,菌落绿色(与霍乱弧菌相区别)。

(3) 生化反应:致病菌株能使人或兔红细胞发生溶血,对马红细胞不溶血,称神奈川试验阳性。副溶血性弧菌的生化特征(表 6-22)。

(4) 抵抗力:抵抗力弱。不耐热,90℃ 1min 即死亡。耐碱不耐酸,在 2% 的冰醋酸或食醋中 5min 死亡。对消毒剂敏感。对氯霉素敏感,对青霉素、磺胺嘧啶耐药。

2. 临床意义

(1) 致病物质:致病因子有黏附因子(主要为菌毛)、毒素(如耐热性溶血素)。耐热性溶血素具有溶血毒、细胞毒、心脏毒和肠毒素等作用。

表 6-22　副溶血性弧菌的生化特征

菌种	氧化酶	吲哚	枸橼酸盐	尿素酶	硫化氢	赖氨酸脱羧酶	鸟氨酸脱羧酶	精氨酸双水解酶	VP	耐盐试验				产酸					
										0%	1%	7%	10%	葡萄糖	乳糖	蔗糖	甘露醇	阿拉伯糖	水杨苷
副溶血性弧菌	+	+	d	–	–	+	+	–	–	–	+	+	–	+	–	–	+	–	–

注：+：90% 阳性；–：90% 以上阴性；d：10%-89% 阳性

（2）所致疾病：所致疾病为食物中毒，常由被污染的海产品及盐腌制品所引起。由副溶血性弧菌引起的食物中毒一般表现为发病急，潜伏期 2~24h，一般为 10h 发病。主要的症状为腹痛、腹泻、恶心、呕吐、低热，粪便似水样，偶有血便。病程自 1~6 日不等，可自限，一般恢复较快。

（3）免疫性：病后免疫力不强。

3. 微生物学检查

（1）标本采集：采取患者的粪便、肛拭、可疑食物等。标本采集后立即送检，如不能及时送检，应将标本置于 3.5% NaCl 蛋白胨水或卡 - 布培养基中送检。

（2）检验方法。

1）增菌培养：取标本 0.5~1ml 接种于 3.5% NaCl 蛋白胨水中，35℃增菌培养 6~9h，出现菌膜，即可分离培养。

2）分离培养：将标本或增菌培养物接种在 TCBS 琼脂平板和 3.5% NaCl 琼脂平板进行分离培养，取可疑菌落进行鉴定。

3）鉴定：根据其形态、染色、多形性、动力、菌落等特点，结合生化试验进行鉴定。

二、气单胞菌属

气单胞菌属广泛分布于自然界，与人类疾病相关的有豚鼠气单胞菌、温和气单胞菌、嗜水气单胞菌、简氏气单胞菌、维氏气单胞菌、舒氏气单胞菌和易损气单胞菌等。当机体抵抗力下降时，可引起腹泻或肠道外感染。

（一）生物学特性

1. 形态染色　革兰阴性直杆菌，有时呈球杆状或丝状，单极鞭毛，运动极为活泼（除杀鲑气单胞菌外），无芽胞，有窄的荚膜。

2. 培养特性　需氧或兼性厌氧，营养要求不高，在普通培养基上经 35℃ 24~48h 形成 1~3mm 大小，微白色半透明的菌落；在血平板上，形成较大、扁平菌落，有 β 溶血；在肠道选择培养基上，形成扁平、无色菌落；在 TCBS 琼脂上生长不良；液体培养基中呈均匀混浊。

3. 生化反应　发酵葡萄糖产酸，氧化酶和触酶试验阳性，在 6% NaCl 中不生长。

（二）临床意义

1. 致病物质　主要致病物质为溶血毒素和细胞毒素。

2. 所致疾病　本属细菌自然栖生于水中，主要引起人类肠内感染和肠外感染，前者主要表现为腹泻，后者主要为伤口感染和败血症等。

（三）微生物学检验

1. 标本采集　根据不同疾病采集粪便或肛拭子、血液、脓液、脑脊液、尿液等标本。

2. 检验方法

(1) 直接涂片:标本直接涂片革兰染色镜检,呈革兰阴性短杆菌。标本做悬滴法观察,可见细菌运动活泼。

(2) 分离培养:血液标本经肉浸液或胰化酪蛋白大豆肉汤增菌后,转种血琼脂平板;脓液、分泌物等直接接种血琼脂平板;粪便标本接种肠道选择鉴别培养基。部分标本可接种于 PBS,置 4℃冷增菌后,于 1、3、5、7、14 天转种血琼脂平板,经 35℃培养 24~48h,观察菌落。

(3) 鉴定:根据其形态、染色、动力、菌落等特点,结合生化试验进行鉴定(表 6-23)。

表 6-23 气单胞菌属的生化特征

试验	嗜水气单胞菌	豚鼠气单胞菌	维氏气单胞菌温和生物型	维氏气单胞菌维氏生物型	简氏气单胞菌	舒氏气单胞菌	脆弱气单胞菌
氧化酶	+	+	+	+	+	+	+
DNA 酶	+	+	+	+	ND	+	ND
尿素酶	−		−	−			ND
吲哚	+	+	+	+	+	−	+
精氨酸双水解酶	+	+	+	+	+		+
赖氨酸脱羧酶	+	−	+	+	+		+
鸟氨酸脱羧酶	−	−	−	−			−
VP 试验	+	−	+	+	+		−
葡萄糖产气	+	−	+	+	+		+
阿拉伯糖	+	+	+	−	−		−
乳糖	−	+	−	−	ND		ND
蔗糖	+	+	+	+	−		−
肌醇	−	−	−	−			−
甘露醇	+	+	+	+	+	−	+
水杨苷	+	+	−	+			−
纤维二糖	V	+	V	V			+
七叶苷水解	+	+	−	+			−
β 溶血	+	−	+	+	+	V	V
头孢噻吩	R	R	S	S	R	S	R
氨苄西林	R	R	R	R	R	R	S

注:+:>90% 阳性;−:<10% 阳性;ND:未定;S:敏感;R:耐药

(4) 鉴别:

1) 与肠杆菌科及非发酵菌的鉴别:本属细菌氧化酶阳性,能发酵葡萄糖。

2) 与邻单胞菌和弧菌属的鉴别:本属细菌对 O/129 耐药,TCBS 平板上不生长。

三、邻单胞菌属

邻单胞菌属只有一个种即类志贺邻单胞菌。存在于水、鱼、动物和人类肠道,能引起人类水样腹泻和食物中毒,在机体免疫力降低时,也可引起肠道外感染,如:蜂窝织炎、骨髓炎、脑膜炎和败血症。

本菌为革兰阴性杆菌,可成双或短链状排列。1~5 根极端鞭毛,运动活泼。

兼性厌氧,营养要求不高,在肠道选择鉴别培养基上,形成不发酵乳糖的无色菌落;在血平板上,形成灰白色不溶血的小菌落;在含氨苄西林的培养基中不生长。TCBS 平板上不生长。

氧化酶、触酶阳性,硝酸盐还原阳性,发酵葡萄糖产酸不产气,吲哚阳性,O/129 敏感,赖氨酸脱羧酶、鸟氨酸脱羧酶和精氨酸双水解酶均为阳性。

与志贺菌属的鉴别:氧化酶和动力试验为阳性,志贺菌属均为阴性。

与气单胞菌属和弧菌属的鉴别:该菌 O/129 敏感,TCBS 平板上不生长。

第三节 非发酵革兰阴性杆菌

非发酵革兰阴性杆菌是一大群不发酵葡萄糖或仅以氧化形式利用葡萄糖的需氧或兼性厌氧、无芽胞的革兰阴性杆菌。包括 13 个菌属的数十个菌种,临床上常见的有假单胞菌属、产碱杆菌属、不动杆菌属、莫拉菌属、金氏杆菌属、黄杆菌属、土壤杆菌属、黄单胞菌属、丛毛单胞菌属等。多为条件致病菌,近年来由该类细菌引起感染的报告日益增多,尤其在医院感染中铜绿假单胞菌、不动杆菌占重要地位。

非发酵菌的鉴定,先进行科、属间的鉴别,然后再进行属内种间的鉴定(表 6-24)。

表 6-24 常见的非发酵菌革兰阴性杆菌的初步分类

试验	菌属					
	假单胞菌属	产碱杆菌属	不动杆菌属	莫拉菌属	黄杆菌属	丛毛菌属
氧化酶	+	+	-	+/-	+/-	+
O/F 试验	O/-	-	O/-	-	O	-
动力	+/-	+	-	-	+/-	+
鞭毛	极生	周生	无	无	无	极生

注:+:90% 以上阳性;-:90% 以下阳性;+/-:约 70% 为阳性;O 为氧化

一、假单胞菌属

假单胞菌属为一群严格需氧、有鞭毛、无芽胞、无荚膜的革兰阴性杆菌。氧化酶和触酶试验阳性。可产生水溶性色素,如绿脓素、红脓素等。对理化因素的耐受性较强,对多种抗菌药物有耐药性。

(一)铜绿假单胞菌

铜绿假单胞菌是假单胞菌属的代表菌种,因产生水溶性色素绿脓素,使脓液或培养基呈绿色,所以称之为绿脓杆菌。该菌广泛分布于自然界和人体,为条件致病菌,是医院感染的常见菌。

1. 生物学性状

(1)形态与染色:革兰阴性杆菌,球杆状或长丝状,长短不一。单个、呈双或短链状排列。无芽胞,有荚膜,一端有 1~3 根鞭毛,运动活泼,临床分离株常有菌毛。

(2)培养特性:专性需氧,部分菌株兼性厌氧,营养要求不高,在普通琼脂平板和 SS 平板上生长良好,可生长温度范围是25~42℃,最适生长温度35℃,4℃不生长而42℃生长是该菌的鉴别点之一。在血平板和麦康凯平板上可形成不同形态的菌落:①典型型:菌落呈灰绿色,大小不一,扁平湿润,边缘不齐,伞状伸展,金属光泽,生姜气味;

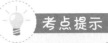

考点提示

铜绿假单胞菌的形态及培养特性

②大肠菌样型:菌落圆形凸起,灰白色半透明,似大肠埃希菌菌落;③黏液型:菌落光滑凸起,呈黏液状;④侏儒型:细小,无光泽半透明菌落;⑤粗糙型:菌落中央凸起,边缘扁平,表面粗糙。在血平板上常可见透明溶血环;在液体培养基中,呈混浊生长和菌膜生长;在SS琼脂平板上,形成无色半透明小菌落,一般不易与沙门菌和志贺菌菌落相区别,但经48h培养菌落中央呈棕绿色。在普通琼脂平板上,可产生多种色素,主要为绿脓素(为铜绿假单胞菌特征性色素)和青脓素(荧光素),前者为蓝绿色。

从临床标本分离的铜绿假单胞菌约有80%~90%产生绿脓素和青脓素。

(3)生化反应:葡萄糖、木糖氧化;触酶、氧化酶阳性;利用枸橼酸盐、还原硝酸盐并产生氮气;液化明胶,吲哚阴性;赖氨酸、鸟氨酸、精氨酸 ‐‐+。在各种临床标本中,常见假单胞菌的主要特征见表6-25。

表6-25 常见假单胞菌的主要特征

菌种	氧化酶	O/F	半乳糖苷酶	绿脓素	荧光素	动力	4℃生长	42℃生长	赖氨酸脱羧酶	鸟氨酸脱羧酶	精氨酸双水解酶	明胶液化	淀粉水解	SS琼脂生长	硝酸盐还原
铜绿假单胞菌	+	+	‐	+	+	+	‐	+	‐	‐	+	+	‐	+	+
荧光假单胞菌	+	+	‐	+	+	+	+	‐	‐	‐	+	+	‐	+	‐
恶臭假单胞菌	+	+	‐	‐	+	+	V	‐	‐	‐	+	‐	‐	+	‐
产碱假单胞菌	+	‐	‐	‐	‐	+	‐	+	‐	‐	V	‐	‐	‐	V
施氏假单胞菌	+	+	‐	‐	‐	+	‐	V	+	‐	‐	‐	+	+	+

注:V表示不定。

(4)抵抗力:抵抗力比其他无芽胞菌强。耐干燥、紫外线,不耐热,临床分离菌株对多种抗生素不敏感。

2. 临床意义

(1)致病物质:铜绿假单胞菌能产生多种致病性的毒素和侵袭性酶。

(2)所致疾病:是条件致病菌,在抵抗力低下时引起皮肤、呼吸道、泌尿道及烧伤创面等感染,还可导致菌血症、败血症、心内膜炎及婴幼儿严重腹泻等。

铜绿假单胞菌是医院感染的常见菌,该菌可从医院内许多消毒不严的器皿及一些溶液中分离出来,常见为洗涤水、消毒液和药物(液体)等;医院内铜绿假单胞菌所致的呼吸道感染常见的入侵途径是雾化吸入、氧气吸入,各种侵袭性检查和治疗,如纤维支气管镜、导管、胆道、手术后引流等,破坏了机体皮肤或黏膜屏障,常引起本菌侵袭。

(3)免疫性:该菌免疫原性强,可刺激机体产生特异性抗体,具有一定的抗感染作用。

3. 微生物学检验

(1)标本采集:按疾病和检查目的分别采取不同的临床标本,如伤口分泌物、尿液、脓及穿刺液、血液、脑脊液、胸腹水、关节液等。医院环境检测可从空气、水、物体表面等处采样。

(2)检验方法

1) 直接涂片染色镜检：脑脊液、胸腹水、尿液离心后取沉淀物涂片,绿色脓液、分泌物直接涂片,革兰染色镜检,为革兰阴性杆菌,有1~3根鞭毛。

2) 分离培养：血液和体液标本可先增菌后再转种血琼脂平板和麦康凯平板,其他标本直接接种。

3) 鉴定：根据形态、染色、菌落特征,并做生化反应进行鉴定。

4) 鉴别：与其他假单胞菌的鉴别见表6-25。

二、产碱杆菌属

产碱杆菌属在伯杰系统细菌手册中被分为2个种：粪产碱杆菌和木糖氧化产碱杆菌；后者又分为2个亚种：木糖氧化产碱杆菌木糖氧化亚种和木糖氧化产碱杆菌脱硝亚种。典型菌种是粪产碱杆菌。

(一) 生物学特性

革兰阴性短杆菌,常成单、双或成链状排列,具有周鞭毛,无芽胞,多数菌株无荚膜。

专性需氧,最适生长温度25~37℃,营养要求不高,普通培养基上生长良好。麦康凯和SS平板上,形成不发酵乳糖的无色透明菌落；在血平板上,形成灰色、扁平、有水果味的较大菌落；在含蛋白胨的肉汤中产氨,可使培养基pH增至8.6以上,为该菌的重要特征。

触酶、氧化酶阳性,不分解任何糖类,O/F为产碱型。利用柠檬酸盐,部分菌株能还原硝酸盐,其他生化反应多为阴性。

(二) 临床意义

本属中临床分离最常见的是粪产碱杆菌,大部分感染是条件致病,主要来自潮湿环境,如雾化器、呼吸机和灌洗液等,血、痰、尿、脑脊液等中常检出该菌,是医院感染的病原菌之一。

(三) 微生物学检验

1. 标本采集　根据临床疾病不同采集不同标本,如血、尿、痰、脓液、脑脊液等。

2. 检验方法：

1) 直接涂片染色镜检：脑脊液、尿液离心取沉淀涂片,脓液和痰液可直接涂片,革兰染色镜检,为革兰阴性短杆菌,有周鞭毛。

2) 分离培养：方法同铜绿假单胞菌。

3) 鉴定：根据形态、染色、菌落特征,并做生化反应进行鉴定。

三、不动杆菌属

不动杆菌属归于奈瑟菌科,并已命名6个基因种,即洛菲不动杆菌、溶血不动杆菌、鲍曼不动杆菌、琼氏不动杆菌、醋酸钙不动杆菌、约翰逊不动杆菌。临床上分离出来的绝大多数为鲍曼不动杆菌。

(一) 生物学特性

革兰阴性球杆菌,常成双排列,无芽胞、无鞭毛,有荚膜。

专性需氧,营养要求不高,普通培养基和麦康凯培养基上生长良好,最适生长温度35℃。在血平板上,形成灰白色、圆形凸起、表面光滑、边缘整齐的黏液型菌落。溶血不动杆菌可产生β溶血。在麦康凯平板上,形成粉红色菌落,溶血不动杆菌为无色菌落,洛菲不动杆菌为黄色菌落。

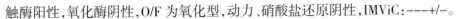

触酶阳性,氧化酶阴性,O/F 为氧化型,动力、硝酸盐还原阴性,IMViC:———+/—。

(二) 临床意义

不动杆菌广泛分布于自然界和人的皮肤,为条件致病菌。在临床标本中,最常见的是鲍曼不动杆菌,本菌的分离率是仅次于铜绿假单胞菌而居第二位的非发酵菌,医院内感染最常见的部位是呼吸道、消化道、泌尿生殖尿道和伤口。

(三) 微生物学检验

1. 标本采集:根据临床疾病的不同采集不同的标本,如血液、脑脊液、痰液、尿液和脓液等。

2. 检验方法

(1) 直接涂片染色镜检:为革兰阴性球杆菌,常成双排列,有荚膜。在吞噬细胞内也有存在,易误认为奈瑟菌属细菌。

(2) 分离培养 同铜绿假单胞菌。

(3) 鉴定:根据形态、染色、菌落特征,并做生化反应进行初步鉴定。

(4) 鉴别:不动杆菌属的主要菌种鉴别要点见表 6-26。

表 6-26 不动杆菌主要菌种的鉴别要点

试验	醋酸钙不动杆菌	鲍曼不动杆菌	溶血不动杆菌	琼氏不动杆菌	约翰逊不动杆菌	洛菲不动杆菌
氧化酶	+	+	+/—	—	—	—
葡萄糖氧化	+	+	+/—	—	—	—
木糖氧化	—	+	—	+	+	+
乳糖氧化	+	+	—	+	+	—
精氨酸双水解酶	+	+	+	+	—/+	—
鸟氨酸脱羧酶	+	+	—	—	—	—
苯丙氨酸脱氨酶	+	+	—	—	—	—
丙二酸盐利用	+	+	+	—	—/+	—
枸橼酸盐利用	+	+	+	+/—	—	—
明胶液化	—	—	+	—	—	—
37℃生长	+	+	+	—	—	+
42℃生长	—	+	—	—	—	—

第四节 其他革兰阴性苛养菌

苛养菌指对生长环境、营养要求比较苛刻,在一般培养基上不生长或难生长,体外培养需要添加一些特殊因子才能够生长的一类细菌。常见的革兰阴性苛氧菌有嗜血杆菌属、鲍特菌属、军团菌属、布鲁菌属。

革兰阴性苛养菌的基本特征:①革兰阴性杆菌,在血琼脂平板上菌落细小,在麦康凯、伊红亚甲蓝和中国蓝琼脂平板上不生长,则提示为苛养菌;②革兰阴性杆菌,在血琼脂平板18~24h 不生长,放置 48~72h 才生长,则提示为苛养菌;③临床表现疑似感染,但在普通培养不生长,并排除厌氧菌,应怀疑苛养菌,应另行培养,并采用高营养培养基,延长培养时间。

培养时要置于 CO_2 环境,并保持一定湿度。

一、嗜血杆菌属

嗜血杆菌属隶属于巴斯德菌科。因在人工培养时须提供含有生长因子X、V的血液而得名。该属细菌共有17个种,其中与临床有关的有9个种:流感嗜血杆菌、副流感嗜血杆菌、溶血嗜血杆菌、副溶血嗜血杆菌、杜克嗜血杆菌、埃及嗜血杆菌、嗜沫嗜血杆菌、副嗜沫嗜血杆菌、迟缓嗜血杆菌。代表菌为流感嗜血杆菌。

(一)生物学性状

流感嗜血杆菌简称流感杆菌,为革兰阴性短小杆菌,在陈旧培养物中呈长杆状或丝状等多形性,本菌无鞭毛、无芽胞,黏液型菌株有荚膜。

需氧或兼性厌氧,在 5%~10%CO_2 环境中生长良好。生长时需要X因子(氯化血红素)、V因子(辅酶Ⅰ)或二者之一。在巧克力琼脂平板上,形成圆形、光滑、透明似露珠的小菌落。

当流感嗜血杆菌和金黄色葡萄球菌在血平板上共同培养时,由于葡萄球菌能合成较多的V因子渗入到培养基里,可促进其生长,故离葡萄球菌菌落近的流感嗜血杆菌的菌落较大,离葡萄球菌菌落远的流感嗜血杆菌菌落较小,称为"卫星现象"。这一特点有助于对流感嗜血杆菌的鉴定。

(二)临床意义

流感嗜血杆菌主要寄生于人的鼻、咽、眼及阴道黏膜中,常与正常菌群共生,人是唯一的传染源和带菌者。致病物质是荚膜、菌毛、内毒素。主要引起急性咽炎、气管支气管炎、肺炎、中耳炎、结膜炎、鼻窦炎、脑膜炎、菌血症等,常继发于流感、麻疹、肺结核等病的呼吸道感染。

治疗首选药物是氨苄西林、阿莫西林,次选磺胺、头孢菌素、红霉素及氨曲南等。

(三)微生物学检验

1. 标本采集　根据感染部位的不同可采取血液、脑脊液、鼻咽分泌物、痰液、脓液等标本。

2. 检验方法

(1)直接涂片染色镜检:查到革兰阴性短小杆菌或多形态杆菌,结合临床症状,可做初步诊断。

(2)分离培养:用巧克力琼脂平板,35℃培养 18~24h,形成圆形、光滑、透明似露珠的小菌落。为提高检出率,平板中可加入抗菌药物如万古霉素、杆菌肽、克林霉素等,抑制杂菌的生长。

(3)鉴定:根据形态、染色、菌落特征、卫星现象、X、V因子需求试验并结合生化反应进行鉴定。标本或培养物可用直接荧光抗体法等血清学试验,进行早期诊断和菌型鉴定。

二、鲍特菌属

鲍特菌属主要包括百日咳鲍特菌、副百日咳鲍特菌、支气管鲍特菌。百日咳鲍特菌为代表菌。

(一)生物学特性

革兰阴性球杆菌,无芽胞、无鞭毛,光滑型菌株有荚膜。

专性需氧,营养要求很高,生长需要组氨酸和半胱氨酸等,初次分离培养需用含甘油、马铃薯、血液的鲍-金培养基。经 35~37℃培养,2~3d 后形成细小、光滑、银灰色、不透明似水银滴状菌落,周围有狭窄的溶血环。

生化反应不活泼,触酶、氧化酶阳性,不发酵糖类,吲哚、硝酸盐还原、脲酶、硫化氢、枸橼酸盐利用均为阴性。

新分离菌株为光滑型,称Ⅰ相菌,具有菌体(O)和表面(K)抗原。Ⅰ相菌有荚膜,有毒力,人工培养后可发生变异,荚膜和毒力逐渐消失,形成Ⅳ相菌,即为粗糙型菌落的无毒株。Ⅱ、Ⅲ相为过渡相。

(二) 临床意义

百日咳鲍特菌的致病物质包括荚膜、菌毛、内毒素及外毒素。其中百日咳外毒素是百日咳的主要毒力因子。

百日咳鲍特菌是百日咳的病原菌,主要通过飞沫经呼吸道传播,主要症状为阵发性剧咳,病程较长,故名百日咳。

病后产生持久的免疫力,可接种疫苗预防。

治疗首选红霉素、氨苄西林等,对青霉素不敏感。

(三) 微生物学检验

在发病第一周检出阳性率最高,卡他期取鼻咽拭子或咳碟法接种于鲍-金培养基分离培养,置35℃培养2~5天,出现可疑菌落时,经涂片染色镜检、生化反应、Ⅰ相免疫血清作凝集试验进行鉴定。

三、军团菌属

1976年在美国费城召开全美退伍军人会议,期间暴发流行一种严重肺炎,与会者149人发病,有34人死亡。从死者肺组织中分离到一种新菌,命名为军团菌。军团菌属包括39个种和61个血清型,从人体分离的已有19种,其中主要致病菌为嗜肺军团菌。

(一) 生物学特性

革兰阴性小杆菌,人工培养呈多形性。常规革兰染色不易着色,多用Dieterle镀银法或Giemsa法染色,分别染成黑褐色和红色。有1根至数根端生或侧生鞭毛,无芽胞,无荚膜。

专性需氧,2.5%~5%CO_2环境中生长良好,最适生长温度为35℃,营养要求较苛刻,需半胱氨酸和铁盐。在活性炭-酵母浸液(BCYE)琼脂培养基中,3~5d形成圆形、凸起、灰白色有光泽的菌落。在F-G(Feeley-Gorman)琼脂培养基中,3~5d可见针尖大小菌落,在紫外线照射下可发出黄色荧光。

触酶、氧化酶阳性,不分解糖类,可液化明胶,脲酶、硝酸盐还原阴性。

(二) 临床意义

嗜肺军团菌的致病物质主要是菌毛、毒素和多种酶类。

嗜肺军团菌可引起军团菌病,主要通过呼吸道感染,有流感样型(轻症型)、肺炎型(重症型)和肺外感染三种临床类型。近年来,许多报道指出中央空调冷却塔用水污染军团菌而导致医院内感染,军团菌亦是医院感染的病原菌之一。

嗜肺军团菌为胞内寄生菌,细胞免疫在抗感染中起主要作用。

治疗首选红霉素,对治疗效果不佳者可联合使用利福平和其他抗生素。

(三) 微生物学检验

1. 标本采集 可采集下呼吸道分泌物、胸水、活检肺组织及血液等。

2. 检验方法

（1）直接涂片染色镜检：涂片作革兰染色检查意义不大，直接法荧光抗体染色镜检有诊断意义。

（2）分离培养：血液标本用 BCYE 培养基增菌后再进行分离培养。组织标本无菌研磨制成悬液后进行分离培养。水样标本离心后取沉渣进行分离培养。分离培养需接种于血琼脂平板、巧克力琼脂平板及 BCYE 琼脂平板，置 35℃ 2.5%CO$_2$ 的孵箱中培养。24 小时内有细菌生长，可排除军团菌；在 48 小时后血琼脂平板、巧克力琼脂平板上不生长，BCYE 琼脂平板上生长，可能为军团菌。

（3）鉴定：根据菌落特征、形态、染色（革兰染色、荧光抗体染色等）及生化反应等鉴定。

（4）血清学检查：检查病人血清中抗军团菌 IgM、IgG 抗体有助于特异性诊断，常用方法为 IFA 和 ELISA 法。

四、布鲁菌属

布鲁菌属是一类革兰染色阴性短小杆菌，有 6 个生物种：牛布鲁菌、羊布鲁菌、猪布鲁菌、犬布鲁菌、绵羊附睾布鲁菌、沙林鼠布鲁菌，使人致病的是前四个生物种，因最早由美国医师 David Bruce 首先分离出，故得名。哺乳动物中牛、羊、猪等家畜最易感，称之为布鲁菌病。我国流行的主要是牛、羊、猪布鲁菌，其中尤以羊布鲁菌最常见。

（一）生物学特性

革兰阴性短球杆菌，无鞭毛，无芽胞，光滑型菌株有荚膜，革兰染色经常着色不佳，常用柯兹洛夫斯基染色法，布鲁菌呈鲜红色，其他菌和背景呈绿色。

专性需氧，需 5%~10%CO$_2$，最适生长温度为 35℃，最适 pH 为 6.6~6.8。营养要求高，培养时需加入维生素 B$_1$、烟酸、酵母生长素。在血琼脂平板或肝浸液琼脂平板上，35℃培养 5~7 天长出无色透明、光滑型小菌落。无溶血现象。

触酶、氧化酶阳性，脲酶、硝酸盐还原阳性，分解葡萄糖产酸。

布鲁菌主要含有两种抗原物质：A 抗原和 M 抗原。两种抗原在各种布鲁菌中含量不同：牛布鲁菌 A：M=20：1；羊布鲁菌 A：M=1：20；而猪布鲁菌 A：M=2：1。

布鲁菌对日光、热、常用消毒剂等均很敏感。但其在外界环境中的抵抗力较强，在水中可生存 4 个月，在土壤、皮毛和乳制品中可生存数周至数月。对常用的广谱抗生素较敏感。

（二）临床意义

布鲁菌的致病物质主要是内毒素、荚膜与侵袭性酶（透明质酸酶、过氧化氢酶等）。

布鲁菌引起布鲁菌病。主要通过接触病畜及其分泌物或被污染的畜产品，经皮肤黏膜、消化道和呼吸道等多种途径感染。细菌多次侵入血流而使患者呈现不规则的波浪状发热，故布鲁菌病又称为波浪热。因布鲁菌为胞内寄生菌，抗菌药物及抗体等均不易进入细胞内，因此，本病较难根治，易转为慢性，反复发作。家畜感染可引起母畜流产。

机体感染布鲁菌后可产生一定免疫力，以细胞免疫为主。

治疗首选利福平和多西环素联合用药，同时辅以免疫增强剂配合治疗，可提高治愈率。

（三）微生物学检验

1. 标本采集　急性期取血，慢性期取骨髓。

2. 检验方法

将标本接种双相肝浸液培养基（一半为斜面，一半为液体）置 37℃、5%~10%CO$_2$ 环境中

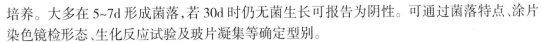

培养。大多在5~7d形成菌落,若30d时仍无菌生长可报告为阴性。可通过菌落特点、涂片染色镜检形态、生化反应试验及玻片凝集等确定型别。

3. 血清学检查 是诊断布鲁菌常用的方法,对早期和复发诊断都具有重要意义。

五、弯曲菌属

包括30个种和亚种,对人类致病的主要是空肠弯曲菌和胎儿弯曲菌胎儿亚种,前者是人类腹泻最常见的病原菌之一,后者在免疫功能低下时可引起败血症、脑膜炎等。

(一) 生物学特性

革兰阴性、细长呈弧形、螺旋形、S形或海鸥展翅状。陈旧培养物可呈球形或长丝状。一端或两端具有单鞭毛,运动活泼,呈投标样或螺旋状运动。无芽胞、无荚膜。

微需氧菌,初次分离时需在含5%O_2、85%N_2、10%CO_2气体环境中生长,传代培养时能在10%CO_2环境中生长。最适生长温度随菌种而异:空肠弯曲菌、大肠弯曲菌在42℃生长,25℃不生长;胎儿弯曲菌在25℃生长,而42℃不生长;简明弯曲菌在25℃和42℃均不生长。但各种菌在37℃皆可生长。营养要求高,常用的选择培养基有Skirrow琼脂、Butzler培养基和Campy-BAP培养基,这些培养基以血琼脂为基础,加入多种抗生素,能抑制肠道正常菌群,而有利于本菌分离。空肠弯曲菌属初次分离时,经48h培养可形成两种菌落:一种为扁平湿润、灰白色半透明、边缘不整齐、常沿接种线扩散生长呈拖尾样外观的菌落;另一种为圆形凸起、半透明、针尖状、有光泽、单个细小菌落。两种菌落均不溶血。

该菌属生化反应不活泼。不分解糖类、不液化明胶、不分解尿素,V-P和甲基红试验均阴性。触酶、氧化酶均为阳性,大多数弯曲菌还能还原硝酸盐,空肠弯曲菌马尿酸水解试验阳性。

该菌对外界抵抗力较弱,在室温下迅速死亡,但耐寒,在4℃冰箱或水中可存活4周。

(二) 临床意义

弯曲菌主要通过食物和水传播,食用未煮熟的鸡、饮用未经处理的水和未经消毒的牛奶均可引起弯曲菌肠炎的发生。本菌借助鞭毛和外膜蛋白在肠黏膜定居,然后入侵上皮细胞,通过产生的肠毒素、细胞毒素和内毒素等多种毒力因子致病。主要引起人类肠炎和肠道外感染。空肠弯曲菌是引发散发性细菌性肠炎的最常见菌种之一,胎儿弯曲菌主要引起肠道外感染,其中胎儿亚种为主要的人类致病菌,可引起菌血症、心内膜炎、脑膜炎等。

(三) 微生物学检验

1. 标本采集 本菌为微需氧菌,标本采集后应立即送检。粪便、肛拭子及剩余食物可接种于卡-布运送培养基中送检;血液或脑脊液应立即注入布氏肉汤中送检。

2. 检验方法

(1) 直接镜检:粪便、肛拭子、脑脊液离心沉淀物直接涂片染色镜检,可见革兰阴性弧形、螺旋形、S形或海鸥展翅状小杆菌。取标本作悬滴法镜检,可见投标样或螺旋状运动的细菌。

(2) 分离培养:粪便和肛拭子标本直接接种于改良弯曲菌琼脂平板;血液或脑脊液标本接种布氏肉汤增菌后,转种弯曲菌平板,置42℃、37℃,在微需氧环境下培养24~72h,观察菌落特征。

(3) 鉴定:取可疑菌落进行革兰染色镜检形态、动力、生化反应试验初步鉴定。

(4) 鉴别:弯曲菌属的主要菌种的鉴别特征见表6-27。

表 6-27　弯曲菌属主要鉴别要点

试验	胎儿弯曲菌		空肠弯曲菌		大肠弯曲菌	黏液弯曲菌	海鸥弯曲菌
	胎儿亚种	性病亚种	空肠亚种	道伊莱亚种			
氧化酶	+	+	+	+	+	+	+
触酶	+	+	+	V	+	−	−
需氧生长	−	−	−	−	−	+	−
硝酸盐还原	+	+	−	−	+	+	+
脲酶	−	−	−	−	−	−	V
H_2S	−	−	−	−	−	+	−
醋酸吲哚水解	−	−	+	+	−	−	−
3.5%NaCl	−	−	−	−	−	−	−
25℃生长	+	+	−	−	−	−	−
42℃生长	−	−	+	−	+	+	+
头孢噻吩	S	S	R	S	S	R	R

六、螺杆菌属

自 1983 年 Marshall 和 Warren 发现了幽门螺杆菌（Hp）以后，迅速在国际消化病学界引起了巨大轰动，它的发现对消化病学、特别是胃十二指肠病学的发展起了极大的推动作用。

螺杆菌属中与人类疾病关系密切的主要是幽门螺杆菌（Hp）。

(一) 生物学特性

革兰阴性、细长呈螺旋形、S 形或海鸥状。陈旧培养物可呈球形或长丝状。菌体的一端有 2~6 条带鞘的鞭毛，运动活泼，无芽胞。在胃黏膜层中呈鱼群样排列。

微需氧菌，最适温度 37℃，最适 pH7.0，相对湿度 98% 以上为宜。营养要求高，以布氏琼脂为基础培养基，但需加用适量全血或胎牛血清作为补充物才能生长。常以万古霉素、TMP、两性霉素 B 等组成抑菌剂防止杂菌生长。生长缓慢，3~4 天培养形成圆形、光滑、半透明、针尖状菌落，有轻度的 β 溶血。

该菌属生化反应不活泼。不分解糖类，而氧化酶、触酶、脲酶、碱性磷酸酶、γ- 谷氨酰转肽酶、亮氨酸肽酶这七种酶反应是作为幽门螺杆菌生化鉴定的依据。其中脲酶强阳性，是鉴定的重要依据。

抵抗力弱，对热、干燥、常用化学消毒剂敏感，对青霉素和氨基糖苷类等抗生素敏感。

(二) 临床意义

幽门螺杆菌的传播途径主要是消化道，与消化性溃疡，慢性胃炎，特别是十二指肠溃疡有密切关系。感染的症状主要是反酸、胃灼热以及胃痛、口臭，这主要是由于幽门螺杆菌诱发胃泌素大量分泌，而发生反酸、胃灼热。具有胃溃疡疾病的患者，幽门螺杆菌更是引起主要症状胃痛的发生，口臭最直接的病菌之一就是幽门螺杆菌了。幽门螺旋杆菌能够引起慢性胃炎，所发生的主要临床表现有：上腹部不适、隐痛，有时发生嗳气、反酸、恶心、呕吐的症状，病程较为缓慢，但是容易反复发作。幽门螺杆菌感染可能与胃癌有关系。

(三) 微生物学检验

多部位采集胃黏膜组织活检标本两份,立即送检,一份做病理检查,一份做细菌学诊断检查。

(1) 直接镜检:直接涂片革兰染色镜检,组织切片荧光抗体染色镜检,制成悬滴暗视野镜检动力。

(2) 快速脲酶试验:将标本接种尿素培养基,阳性者培养基由黄变红。

(3) 分离培养及鉴定:将活检标本接种于巧克力色血琼脂或 Skirro 琼脂,分别于 30℃、35℃、42℃微需氧环境培养 3~5 天,对可疑菌落进行革兰染色镜检形态、生化反应、血清学试验等鉴定。

(高 莉)

本章小结

肠杆菌科细菌是一大类生物学性状相似的革兰阴性杆菌。无芽胞、多数有周鞭毛。抗原构成主要有菌体(O)抗原、鞭毛(H)抗原和表面抗原(Vi、K)。鉴定步骤:①采用氧化酶试验和葡萄糖 O-F 发酵试验与弧菌科和非发酵菌加以鉴别。②采用苯丙氨酸脱氨酶和葡萄糖酸盐试验,将肠杆菌科的细菌分为苯丙氨酸脱酶阳性(变形杆菌属、普罗威登斯菌属、摩根菌属)、葡萄糖酸盐利用试验阳性和两者均为阴性反应三个类群。③选择生化反应 KIA、MIU 初步定属。最后根据全面生化反应和血清学鉴定进行定种。

埃希菌属为革兰阴性短杆菌,多数有周鞭毛。在肠道选择培养基上形成发酵乳糖的粉色菌落。埃希菌属细菌可引起肠道外和肠道内的感染。主要是通过形态、菌落、生化反应进行鉴定。对于致病菌种 ETEC、EPEC、EIEC、EHEC 和 EAggEC 的检测加做血清学鉴定。

沙门菌属为革兰阴性直杆菌,多数有周鞭毛。在肠道选择鉴别培养基上形成不发酵乳糖的无色(黑心)菌落。所致疾病主要有伤寒与副伤寒(即肠热症)、食物中毒、慢性肠炎、菌血症或败血症等。主要是通过形态、菌落、生化反应、血清学鉴定和肥达试验进行鉴定。

志贺菌属革兰阴性短小杆菌,无鞭毛,在肠道选择培养基上形成不发酵乳糖的无色菌落。宋内志贺菌迟缓分解乳糖。所致疾病最常见的是人类细菌性痢疾。主要是通过形态、菌落、生化反应、血清学鉴定进行鉴定。另外需进行鉴别试验,与大肠埃希菌、与伤寒沙门菌的鉴别、类志贺邻单胞菌鉴别。

克雷伯菌属革兰阴性球杆菌,有较明显的荚膜,无芽胞和鞭毛。在肠道选择鉴别培养基上形成发酵乳糖的粉色菌落,菌落有黏性,可拉起长丝。是重要的条件致病菌和医源性感染菌。

变形杆菌属革兰阴性杆菌,具有多形性,周鞭毛,运动活泼。在肠道选择培养基上形成不发酵乳糖的无色(黑心)菌落。在普通平板和血平板上呈迁徙生长。利用变形杆菌 OX_{19}、OX_2 和 OX_k 代替立克次体的抗原,与病人血清进行凝集试验,此试验称为外斐试验,用以辅助诊断立克次体病。是重要的条件致病菌和医源性感染菌。

肠杆菌科还包括肠杆菌属、沙雷菌属、耶尔森菌属、爱德华菌属、枸橼酸杆菌属、普罗威登斯菌属、摩根菌属、哈夫尼亚菌属等。弧菌科包括 4 个菌属,即弧菌属、气单胞菌属、邻单胞菌属和发光杆菌属。前三属细菌均可引起人类感染,弧菌属有霍乱弧菌和副溶血性弧菌,分别引起霍乱和食物中毒。

霍乱弧菌,怕酸耐碱,TCBS 上形成黄色菌落。鉴定依据菌落、形态、生化反应,并进行血清学分型(与 O1 群和 O139 群血清做凝集)。

副溶血性弧菌,嗜盐性,在 TCBS 琼脂上不发酵蔗糖,菌落绿色。

非发酵菌是指一大群不发酵葡萄糖或仅以氧化形式利用葡萄糖的需氧或兼性厌氧、无芽胞的革兰阴性杆菌。多为条件致病菌,主要引起医院内感染。

苛养菌指一类对生长环境,营养要求比较苛刻,在一般培养基上不生长或难生长,体外培养需要添加一些营养物质才能够生长的细菌。常见有嗜血杆菌、鲍特菌属、军团菌属、布鲁菌属。

 目标测试

A1 型题

1. 下列哪个细菌不属于肠杆菌科
   A. 肺炎克雷伯菌   B. 黏质沙雷菌   C. 奇异变形杆菌
   D. 小肠结肠炎耶尔森菌   E. 鲍曼不动杆菌

2. 俗称大肠杆菌的细菌属于肠杆菌科中哪一菌属
   A. 肠杆菌属   B. 志贺菌属   C. 沙门菌属
   D. 埃希菌属   E. 耶尔森菌属

3. 下列哪种培养基属于肠杆菌科的强选择培养基
   A. SS 琼脂   B. 麦康凯琼脂   C. 血琼脂
   D. 葡萄糖肉汤   E. 中国蓝琼脂

4. 下列哪个试验能够区分大多数肠杆菌科与弧菌科细菌
   A. 尿素酶试验   B. 氧化酶试验   C. 触酶试验
   D. 苯丙氨酸脱氨酶试验   E. 葡萄糖酸盐利用试验

5. 下列生化试验中不符合沙门菌属的是
   A. 发酵乳糖   B. 甲基红阴性   C. 脲酶阴性
   D. V-P 阳性   E. 吲哚阴性

6. 下列细菌中动力阴性的是
   A. 痢疾志贺菌   B. 伤寒沙门菌   C. 奇异变形杆菌
   D. 肺炎克雷伯菌   E. 枸橼酸杆菌

7. 细菌性痢疾常见的致病菌是
   A. 福氏志贺菌   B. 宋内志贺菌   C. 福氏和宋内志贺菌
   D. 大肠埃希菌   E. 阿米巴原虫

8. 用于肠道致病杆菌的强选择培养基是
   A. SS 琼脂   B. 麦康凯琼脂   C. 血琼脂
   D. 葡萄糖肉汤   E. 中国蓝琼脂

9. 能利用含硫氨基酸生成硫化氢的细菌是

A. 大肠埃希菌 　　　　B. 奇异变形杆菌 　　　　C. 肺炎克雷伯菌

D. 产气肠杆菌 　　　　E. 宋内志贺菌

10. 对怀疑伤寒引起的肠热症做微生物检验时,不正确的描述是

　　A. 病程的第1~2周做血培养,细菌分离率较高

　　B. 应同时选用强弱选择培养基

　　C. 整个病程中骨髓标本细菌分离阳性率极低

　　D. 病程的第2~3周采粪便和尿液做培养,细菌分离较高

　　E. 最后鉴定需要结合血清试验来完成

11. 初步鉴定肠道致病菌与非致病菌常用的试验是

　　A. 乳糖发酵试验 　　　　B. 葡萄糖发酵试验 　　　　C. 动力试验

　　D. 硫化氢产生试验 　　　　E. 氧化酶试验

12. 动力试验为阴性的细菌是

　　A. 霍乱弧菌 　　　　B. 痢疾志贺菌 　　　　C. 铜绿假单胞菌

　　D. 伤寒沙门菌 　　　　E. 产气肠杆菌

13. 用于分离肠道致病菌的强选择培养基

　　A. 亚碲酸钾琼脂平板 　　　　B. SS 培养基 　　　　C. 高盐甘露醇平板

　　D. TCBS 琼脂平板 　　　　E. 罗琴培养基

14. 以下哪种细菌可以在血琼脂平板上呈现迁徙性成长

　　A. 黏质沙雷菌 　　　　B. 肺炎克雷伯菌 　　　　C. 奇异变形杆菌

　　D. 大肠埃希菌 　　　　E. 福氏志贺菌

15. 志贺菌属的血清群(型)

　　A. 痢疾志贺菌 　　　　B. 鲍氏志贺菌 　　　　C. 福氏志贺菌

　　D. 宋内志贺菌 　　　　E. 以上均是

16. 不能利用含硫氨基酸生成硫化氢的细菌是

　　A. 普通变形杆菌 　　　　B. 奇异变形杆菌 　　　　C. 副伤寒杆菌

　　D. 志贺菌 　　　　E. 伤寒杆菌

17. 关于肠杆菌科的特点,说法错误的是

　　A. 触酶阳性 　　　　B. 为革兰阴性杆菌 　　　　C. 不形成芽胞

　　D. 氧化酶阳性 　　　　E. 多数有周鞭毛,可运动

18. 患肠热症第一周进行细菌分离培养应取的标本是

　　A. 血液 　　　　B. 尿液 　　　　C. 粪便

　　D. 胆汁 　　　　E. 呕吐物

19. 关于肠杆菌科的生化特点,正确的是

　　A. 发酵葡萄糖,氧化酶阳性,硝酸盐还原试验阴性

　　B. 发酵葡萄糖,氧化酶阴性,硝酸盐还原试验阴性

　　C. 发酵葡萄糖,氧化酶阴性,硝酸盐还原试验阳性

　　D. 不发酵葡萄糖,氧化酶阴性,硝酸盐还原试验阴性

　　E. 不发酵葡萄糖,氧化酶阴性,硝酸盐还原试验阳性

20. 下列选项中,不属于细菌生化反应的是

　　A. V-P 试验 　　　　B. 肥达反应 　　　　C. 甲基红试验

D. 糖发酵试验　　　　　　　　E. 靛基质反应

21. 下列选项中,肠道的正常菌群是
    A. 志贺菌　　　　　　　B. 伤寒沙门菌　　　　　　C. 副溶血弧菌
    D. 霍乱弧菌　　　　　　E. 变形杆菌

22. 沙门菌属的 Vi 抗原属于
    A. 菌体抗体　　　　　　B. 鞭毛抗原　　　　　　C. 表面抗原
    D. H 抗原　　　　　　　E. O 抗原

23. 下面细菌中,一般不入血流的是
    A. 志贺菌　　　　　　　B. 伤寒沙门菌　　　　　　C. 鼠疫耶尔森菌
    D. 布鲁菌　　　　　　　E. 产单核细胞李斯特菌

24. IMViC 试验可用于肠道杆菌鉴定,其中不包括下列选项中的
    A. 硝酸盐还原试验　　　B. V-P 试验　　　　　　C. 甲基红试验
    D. 靛基质试验　　　　　E. 枸橼酸盐利用试验

25. 可区分沙门菌属和志贺菌属的试验是
    A. 氧化酶试验　　　　　B. 动力试验　　　　　　C. 吲哚试验
    D. 触酶试验　　　　　　E. 乳糖发酵试验

26. 志贺菌属不具有的物质是
    A. 内毒素　　　　　　　B. 外毒素　　　　　　　C. O 抗原
    D. K 抗原　　　　　　　E. H 抗原

27. 埃希菌属的培养特性不包括
    A. 需氧或兼性厌氧
    B. 营养要求不高
    C. 形成中等大小菌落
    D. 菌落灰白色,光滑湿润
    E. 液体培养基中沉淀生长

28. 培养志贺菌常用的培养基中含有
    A. 孔雀绿　　　　　　　B. 5% 新鲜红细胞　　　　C. 10% 血清
    D. 亚硫酸钾　　　　　　E. 煌绿

29. 初次分离培养基上可形成较大,灰白色黏液型菌落,相邻菌易发生融合,用接种针挑取时可挑出丝状细丝的是
    A. 奇异变形杆菌　　　　B. 肺炎克雷伯菌　　　　C. 液化沙雷伯菌
    D. 阴沟肠杆菌　　　　　E. 枸橼酸杆菌

30. 肠道致病菌常用的选择性培养基是
    A. 血平板　　　　　　　B. LB 平板　　　　　　　C. 巧克力平板
    D. SS 平板　　　　　　　E. 罗氏培养基

31. 枸橼酸盐利用试验阳性的是
    A. 埃希菌属　　　　　　B. 志贺菌属　　　　　　C. 克雷伯菌属
    D. 爱德华菌属　　　　　E. 耶尔森菌属

32. 能产生肠毒素的细菌是
    A. ETEC　　　　　　　　B. EIEC　　　　　　　　C. EPEC

D. EHEC E. EaggEC

33. 沙门菌在 SS 平板上的菌落呈现出的颜色是
    A. 浅蓝色 B. 粉红色 C. 黑色
    D. 乳白色 E. 无色或半透明

34. 大肠埃希菌 IMViC 试验结果是
    A. ++++ B. ++-- C. --++
    D. − + −+ E. +−+−

35. 怀疑伤寒沙门菌引起的发热做微生物学检验时,下列不正确的描述是
    A. 病程的第 1~2 周做血培养,细菌分离率较高
    B. 病程的第 2~3 周采粪便和尿液做培养,细菌分离率较高
    C. 应同时选用强、弱选择培养基
    D. 最后鉴定需要结合血清试验来完成
    E. 整个病程中骨髓标本细菌分离阳性率极低

36. KIA 试验中观察不到的是
    A. 葡萄糖发酵 B. 乳糖发酵 C. H₂S 产生
    D. 有无产气 E. 动力

37. 用于初步鉴别肠杆菌科致病菌与非致病菌的试验是
    A. 乳糖发酵试验 B. 葡萄糖发酵试验 C. 动力试验
    D. 吲哚试验 E. 甲基红试验

38. 迁徙扩散生长的细菌最有可能是
    A. 普通变形杆菌 B. 肺炎克雷伯菌 C. 黏质沙雷菌
    D. 大肠埃希菌 E. 伤寒沙门菌

39. 志贺菌属根据 O 抗原分为多个群,其中 B 群为
    A. 痢疾志贺菌 B. 福氏志贺菌 C. 鲍氏志贺菌
    D. 宋氏志贺菌 E. 痢疾志贺菌 8a 亚型

40. 我国引起菌痢的多是
    A. 福氏和宋内志贺菌 B. 痢疾和宋内志贺菌 C. 福氏和鲍氏志贺菌
    D. 鲍氏和宋内志贺菌 E. 福氏和痢疾志贺菌

41. 肠道杆菌乳糖发酵试验中正确的是
    A. 致病菌和非致病菌均分解乳糖
    B. 致病菌一般不分解乳糖,非致病菌多数分解乳糖
    C. 致病菌和非致病菌均不分解乳糖
    D. 非致病菌一般不分解乳糖,致病菌多数分解乳糖
    E. 乳糖发酵试验不能用于鉴别肠道致病菌和非致病菌

42. 下列不属于肠杆菌科的是
    A. 鼠伤寒沙门菌 B. 猪霍乱沙门菌 C. 哈夫尼亚杆菌
    D. 鼠疫耶尔森菌 E. 铜绿假单胞菌

43. 霍乱弧菌生长繁殖的最适宜 pH 值范围是
    A. 4.0~6.0 B. 8.8~9.0 C. 6.0~7.3
    D. 7.0~7.3 E. 2.0~5.0

44. 能致人类食物中毒的病原菌是
    A. 志贺痢疾菌　　　　　　B. 副溶血性弧菌　　　　C. 溶血性链球菌
    D. 霍乱弧菌　　　　　　　E. 邻单胞菌

45. 机体感染下列哪种病原菌后能获得牢固持久免疫力
    A. 流感杆菌　　　　　　　B. 痢疾杆菌　　　　　　C. 葡萄球菌
    D. 肺炎链球菌　　　　　　E. 霍乱弧菌

46. 霍乱弧菌的主要致病物质是
    A. 肠毒素　　　　　　　　B. 内毒素　　　　　　　C. 鞭毛
    D. 菌毛　　　　　　　　　E. 荚膜

47. 关于嗜血杆菌属的叙述,下列哪项是正确的
    A. 是一类革兰阳性小杆菌,可呈多形态性
    B. 有鞭毛,无芽胞
    C. 营养要求较低,在人工培养时需新鲜血液才能生长
    D. 对人致病的主要有流感嗜血杆菌、杜克嗜血杆菌等
    E. 根据对 V 因子的需求不同,将本属分为 12 个种

48. 可出现"卫星现象"的细菌是
    A. 布鲁氏菌　　　　　　　B. 流感杆菌　　　　　　C. 链球菌
    D. 葡萄球菌　　　　　　　E. 霍乱弧菌

49. 流感杆菌不产生的致病物质是
    A. 外毒素　　　　　　　　B. 内毒素　　　　　　　C. 菌毛
    D. 荚膜　　　　　　　　　E. IgA 蛋白酶

50. 急性期波浪热患者作病原菌分离培养时其最适标本为
    A. 痰　　　　　　　　　　B. 血液　　　　　　　　C. 尿
    D. 粪便　　　　　　　　　E. 眼结膜分泌物

X 型题

51. 霍乱弧菌的致病物质有
    A. 鞭毛　　　　　　　　　B. 菌毛　　　　　　　　C. 外毒素
    D. 内毒素　　　　　　　　E. 链激酶

52. 关于副溶血性弧菌的致病性,下列哪些是正确的
    A. 食入生的海产品感染
    B. 潜伏期为 72h
    C. 主要致病物质为耐热溶血毒素
    D. 主要症状为腹痛、腹泻、呕吐、发热等
    E. 病后免疫力强

第七章　革兰阳性需氧和兼性厌氧杆菌检验

学习目标

1. 掌握:白喉棒状杆菌和炭疽芽胞杆菌的主要生物学特性、临床意义及检验方法。
2. 熟悉:蜡样芽胞杆菌的主要生物学特性、临床意义及检验方法。
3. 了解:产单核李斯特菌的主要生物学特性及临床意义。

　　医学上革兰阳性需氧和兼性厌氧杆菌的种类繁多。本章主要叙述常见棒状杆菌属中的白喉棒状杆菌、李斯特菌属中的产单核李斯特菌及需氧芽胞杆菌属中的炭疽芽胞杆菌和蜡样芽胞杆菌。

第一节　革兰阳性无芽胞杆菌

一、白喉棒状杆菌

案例

　　患儿,女,5岁。发热、声嘶、喉痛伴咳嗽 4 天入院就诊。查体:体温 38.6℃,面色苍白,唇稍紫,咽后壁、鄂弓和腭垂处可见灰白色膜状物,用灭菌棉拭子不易擦掉。初步诊断为白喉。

　　请问:1. 引起本病的病原体是什么? 应做哪些微生物学检查以确诊?

　　　　　2. 该菌是如何传播的? 应怎样进行特异性预防?

　　白喉是一种急性呼吸道传染病,患者的喉部常出现灰白色假膜,故名"白喉"。白喉是由白喉棒状杆菌侵犯咽喉部并产生外毒素而引起的局部炎症。

(一) 生物学特性

　　1. 形态与染色　革兰阳性杆菌,菌体细长微弯,一端或两端膨大呈棒状,无荚膜、鞭毛和芽胞。排列不规则,镜下常见 V、L、Y 字形或栅栏状排列。常用奈瑟(Neisser)染色或阿伯特(Albert)染色,菌体着色不均匀,一端、两端或中央可见明显浓染颗粒,称为"异染颗粒"(图 7-1)。异染颗粒是白喉棒状杆菌的鉴别特征。

　　2. 培养特性　需氧或兼性厌氧,最适生长温度 35℃,pH7.2~7.8。营养要求高,一般培

考点提示

　　白喉棒状杆菌的典型形态特征

养基上生长不良,在培养基中加入血液、血清或其他体液能促进其生长。在血平板培养基上,形成直径 1~2mm、灰白色、不透明的光滑型(S)菌落,轻型菌落周围有狭窄的 β 溶血环;在吕氏血清斜面或鸡蛋斜面培养基上,生长迅速,10~18 小时生长出细小、灰白色、有光泽的光滑型菌落,涂片染色菌体形态典型和异染颗粒明显;在含有 0.03%~0.04% 亚碲酸钾血平板上,本菌能选择性生长并能吸收亚碲酸钾,使其还原成元素碲,而形成黑色菌落(彩图 11),故此培养基主要在初次分离培养,作为选择和鉴别之用。

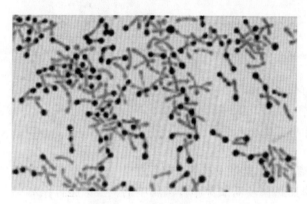
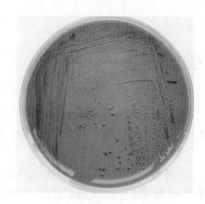
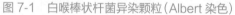

图 7-1　白喉棒状杆菌异染颗粒(Albert 染色)　　彩图 11　白喉杆菌在亚碲酸钾血平板上的菌落

3. 生化反应　能发酵葡萄糖和麦芽糖,产酸不产气,触酶和硝酸盐还原试验阳性,氧化酶、脲酶、吲哚试验阴性。

4. 抵抗力　对热抵抗力不强,煮沸 1 分钟即可死亡。对寒冷、干燥、紫外线的抵抗较强。对常用的消毒剂敏感。

(二) 临床意义

1. 致病物质　主要是白喉外毒素。当 β- 棒状杆菌噬菌体(携带编码外毒素的 tox 基因)侵袭无毒的白喉棒状杆菌时,无毒的白喉棒状杆菌变成产毒的白喉棒状杆菌,产生白喉外毒素。白喉外毒素的作用主要是抑制细胞合成蛋白质。

2. 所致疾病　传染源是白喉患者和带菌者。此菌经空气飞沫或接触污染物品而传播,细菌侵入鼻咽部生长繁殖,产生外毒素,使局部黏膜上皮细胞发生坏死,局部毛细血管扩张充血,白细胞及纤维素渗出,形成灰白色的膜状物,称之为假膜。若假膜覆盖于喉部或脱落于气管内可引起窒息,为早期致死的主要原因。本菌一般不侵入血流,但其外毒素进入血流,迅速与易感细胞结合,常侵入心肌及外周神经,出现心肌炎、软腭麻痹及声嘶等症状。少数可侵害眼结膜、外耳道和阴道等处。

患白喉病后可获得终生免疫,以体液免疫为主。预防白喉,可对 8 岁以下的易感儿童注射百白破三联疫苗,其中的白喉类毒素可刺激机体产生抗毒素而使机体获得免疫力。对密切接触病人的人群注射白喉抗毒素进行紧急预防。治疗可选用 β- 内酰胺类抗菌药物包括青霉素,但对磺胺类药物耐药。

(三) 微生物学检验

1. 标本采集　用无菌长棉拭子,取患者假膜边缘的分泌物,无假膜的疑似患者或带菌者可采集鼻咽部或扁桃体黏膜上的分泌物。应在抗生素使用前采集双份标本,标本如不能及时送检,应将标本浸于生理盐水或 15% 甘油盐水中保存。

2. 检验程序(图 7-2)

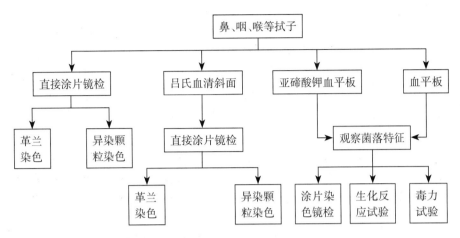

图 7-2 白喉棒状杆菌检验程序

3. 检验方法

(1) 直接涂片染色镜检:将标本制成两张涂片,分别进行革兰染色和异染颗粒染色,镜检如发现革兰阳性棒状杆菌,有明显异染颗粒,可初步报告"检出革兰阳性棒状杆菌,形似白喉棒状杆菌"。

(2) 分离培养:将标本同时接种血平板、亚碲酸钾血平板及吕氏血清斜面。吕氏血清斜面上,白喉棒状杆菌生长速度较快,35℃培养 12 小时左右形成灰白色小菌落。血平板上,35℃培养 24 小时形成灰白色光滑型菌落。亚碲酸钾血平板上,35℃培养至 48 小时后可出现黑色菌落。挑取可疑菌落鉴定。

(3) 鉴定

1) 涂片革兰染色和异染颗粒染色镜检。

2) 生化反应鉴定(见生化反应)。

(4) 毒力试验:毒力试验是鉴定致病菌株的重要

> 考点提示
>
> 白喉棒状杆菌的毒力鉴定依据

依据。毒素的检测可用 Elek 琼脂扩散法、SPA 协同凝集、对流电泳等体外试验或用豚鼠做体内毒素与抗毒素的中和试验。

白喉棒状杆菌的鉴定依据:①革兰阳性杆菌,菌体细长微弯,具有异染颗粒。②吕氏血清斜面上,12 小时形成灰白色小菌落;在亚碲酸钾血平板上,48 小时后呈现黑色菌落。③触酶、硝酸盐还原阳性,氧化酶、脲酶阴性。

二、产单核李斯特菌

产单核李斯特菌属于李斯特菌属,包含有 6 种细菌,其中只有产单核李斯特菌对人致病。

本菌为革兰阳性短小杆菌或球杆菌,多数一端膨大,似棒状,常呈 V 字形排列,偶可成双排列,陈旧培养物上可变为革兰氏阴性,应注意与双球菌区分。有 1~5 根鞭毛,湿片中可呈"翻筋斗"样运动,无芽胞,无荚膜。

需氧或兼性厌氧,最适生长温度 30~37℃,4℃仍可生长,故常用冷增菌提高其检出率。营养要求不高,普通培养基上可生长。在血平板上,形成圆形、光滑、灰白色小菌落,周围有

狭窄 β 溶血环。在液体培养基中,呈均匀混浊生长,表面有薄膜形成。在半固体培养基中,20~25℃时,细菌沿穿刺线向外蔓延,呈倒立伞状生长。

可发酵多种糖类,如葡萄糖、麦芽糖、果糖等,产酸不产气。触酶试验、七叶苷试验、MR试验、VP 试验阳性。脲酶、氧化酶、硝酸盐还原试验阴性。

本菌分布广泛,可存在于土壤、污水、人或动物粪便中。该菌 4℃可生长,容易污染食品(尤其是速冻食品),传播途径主要是粪 - 口途径,也可通过胎盘或产道感染新生儿。对成年人主要引起流产、败血症、脑膜炎,对新生儿可引起脑膜炎或脑炎。病后免疫主要为细胞免疫。

根据病症采集标本进行微生物学检验。血液标本经增菌培养后,接种血平板,于 5%~10%CO_2 环境中进行分离培养。脑脊液标本取其离心沉淀物,接种血平板进行分离培养。咽拭子、组织和粪便等标本接种于肉汤培养基中,置 4℃冰箱中进行冷增菌,然后再分离培养。

产单核李斯特菌鉴定依据:①革兰阳性球杆菌,在湿片中可呈"翻筋斗"样运动。②4℃仍可生长,可进行冷增菌。③发酵葡萄糖产酸,触酶试验、七叶苷试验、MR 试验、VP试验阳性。

第二节 革兰阳性需氧芽胞杆菌属

需氧芽胞杆菌属是一大群革兰阳性能产生芽胞的大杆菌,大多数在有氧环境下能形成不大于菌体直径的芽胞。包括炭疽芽胞杆菌、枯草芽胞杆菌、蜡样芽胞杆菌等。本属细菌广泛存在于泥土、灰尘中,大多数对人不致病,许多菌种为实验室等环境的污染菌,少数寄生于动物或昆虫体内并对人和动物致病。其中炭疽芽胞杆菌是人畜共患病—炭疽病的病原菌,蜡样芽胞杆菌可引起食物中毒。

一、炭疽芽胞杆菌

 案例

许某,家中饲养山羊多年。近日家中山羊连续出现不明原因死亡,羊尸体血液不凝固。昨日许某食用病死山羊肉后于今日出现连续性呕吐,右手部位出现疖肿,继而出现坏死并形成特殊的黑色焦痂。查体发现患者全身中毒症状重,伴肠麻痹及血便。

请问:1. 患者可能患何种传染病?引起本病的病原体是什么?

2. 应做哪些微生物学检查?

炭疽芽胞杆菌简称炭疽杆菌,主要引起人类和动物炭疽病。

(一)生物学特性

1. 形态与染色 炭疽杆菌为致病菌中最大的革兰阳性杆菌,菌体粗大,两端平截,链状排列,呈竹节状(彩图 12)。无鞭毛,有毒菌株在体内或血清培养基中可形成荚膜,在有氧环境中,形成芽胞,芽胞椭圆形,位于菌体中央,小于菌体,折光性强。

 考点提示

炭疽芽胞杆菌的典型形态特征

2. 培养特性 需氧或兼性厌氧,最适温度30~35℃。营养要求不高,在液体培养基中,呈絮状沉淀生长。在普通琼脂平板上,形成灰白干燥、大而扁平、边缘不齐的粗糙型(R)菌落,低倍镜下观察,菌落边缘呈卷发状,为本菌的主要特征之一。在血琼脂平板上,菌落不溶血或轻度溶血。产毒株在碳酸氢钠血平板上,置 5%CO_2 环境中进行培养,可产生荚膜,形成有光泽的黏液型(M)菌落,用接种针挑取菌落可见拉丝现象。用此方法可鉴别有毒或无毒菌株。

3. 生化反应 能发酵葡萄糖、麦芽糖、果糖,产酸不产气,不发酵乳糖。触酶、卵磷脂酶、硝酸盐还原试验阳性。枸橼酸盐、脲酶试验阴性。

4. 抵抗力 细菌繁殖体的抵抗力不强,加热60℃ 30 分钟死亡,对一般消毒剂敏感。但芽胞的抵抗力很强,高压蒸汽灭菌 15 分钟才能杀死芽胞,在干燥的土壤或皮毛中,可存活数十年,牧场一旦被污染,可保持传染性数十年之久,芽胞耐受一般消毒剂,对碘和氧化剂敏感。对青霉素、红霉素、庆大霉素等抗生素敏感,但对头胞菌素耐药。

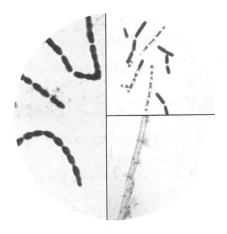

彩图 12 炭疽芽胞杆菌(革兰染色,串珠试验)

 考点提示

炭疽芽胞杆菌的菌落特征

(二) 临床意义

1. 致病物质 致病物质主要有荚膜和毒素。荚膜具有抗吞噬作用,炭疽毒素是造成感染者致病和死亡的主要原因。

2. 所致疾病 传染源主要是患病的草食动物,如牛、马、羊等。因侵入途径不同而产生不同类型的炭疽病,主要有皮肤炭疽、肠炭疽、肺炭疽等,均可并发败血症和脑膜炎,病死率高。病后可获得牢固的免疫力。

 知识链接

炭疽芽胞杆菌,是一种重要的生物战剂。在抗日战争时期,日本臭名昭著的"731 部队"和"100 部队",在我国东北使用了用炭疽芽胞杆菌制作的细菌弹,使我国同胞受害惨重。炭疽杆菌由于其制备简便、危害性大、隐蔽性强,在和平年代,已成为恐怖分子常用的生物战剂之一。2001 年,美国发生的恐怖分子邮寄"炭疽白粉"事件,造成多人感染炭疽杆菌,引起了社会恐慌,严重影响了公众生活和社会的正常运转,给全世界造成重大损失。

炭疽病的预防重点是做好家畜感染的防治和牧场的卫生防护。做好动物检疫,发现病畜要立即隔离治疗;严禁食用病畜,病畜尸体应焚烧或深埋于 2m 以下;对放牧、屠宰、兽医等相关接触人员,应接种炭疽减毒活疫苗。治疗可选用青霉素、链霉素、庆大霉素等抗生素。

(三) 微生物学检验

1. 标本采集 可采集血液、呕吐物、痰液、脑脊液、动物尸体、毛皮等或其他可疑污染物。采集标本时必须遵循以下原则:①尽可能在使用抗生素治疗前采集标本。②不得用解剖的方式采集标本,所需血液和组织标本均应以穿刺方式获得。③必须严格按照烈性传染病检验守则操作,注意生物安全,加强自我防护。

2. 检验程序(图7-3)

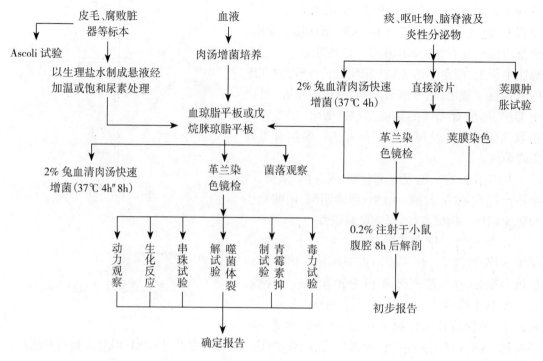

图7-3 炭疽芽胞杆菌的检验程序

3. 检验方法

(1) 直接涂片染色镜检:将标本制成涂片,干燥后用1∶1000升汞固定5分钟,杀死芽胞。做革兰染色、荚膜染色镜检,若发现有竹节状排列的革兰阳性大杆菌,并有明显荚膜,可结合临床表现作初步报告。

(2) 分离培养:将标本接种于血琼脂平板,35℃培养24小时,观察菌落特征。污染严重的标本经处理后接种于戊烷脒多黏菌素B血平板等选择培养基,培养时间可稍长,菌落特征与血平板相同,但稍小。挑取可疑菌落鉴定。

(3) 鉴定

1) 涂片革兰染色镜检:革兰阳性大杆菌、竹节状排列,中央芽胞,小于菌体。

2) 动物试验:取血平板纯培养物接种于肉汤培养基培养后,取0.5~1ml皮下接种于小白鼠,观察48~96小时,死于炭疽的小白鼠可见接种部位呈胶胨样水肿,肝脾肿大、出血,血液呈黑色且不凝固。取小白鼠心血或肝脾涂片染色镜检,可见典型的炭疽杆菌。

(4) 鉴别试验

1) 串珠试验:将炭疽杆菌接种于含有0.05~0.5U/ml青霉素的培养基中,由于青霉素的作用,细胞壁受损,炭疽杆菌可发生形态变异。显微镜下可见大而均匀的圆球并相连成串珠状排列(彩图12),而类炭疽杆菌则无此现象。本试验具有较高的鉴别价值。

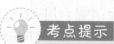
考点提示

炭疽芽胞杆菌的鉴别试验

2) 噬菌体裂解试验:将炭疽杆菌肉汤培养物涂布于普通琼脂平板,再将炭疽杆菌噬菌体滴于平板中央或划一直线,置于 37℃ 培养 18 小时,出现噬菌斑或噬菌带。

3) 青霉素抑制试验:将待检菌分别接种于含有 5U/ml、10U/ml、100U/ml 青霉素的普通琼脂平板,炭疽杆菌一般在含有 5U/ml 青霉素的平板上可以生长,在含有 10~100U/ml 青霉素的平板上生长受到抑制。

4) 碳酸盐毒力试验:将有毒的炭疽杆菌接种于含有 0.5% 碳酸氢钠和 10% 马血清的琼脂平板上,置于 10% CO_2 环境中培养 24~48 小时,可形成荚膜,菌落呈黏液型(M)。而无毒株不形成荚膜,菌落呈粗糙型(R)。

炭疽杆菌的鉴定依据:①形态为革兰阳性大杆菌,两端平截,竹节排列,中央芽胞,小于菌体。②普通琼脂平板上菌落为灰白干燥、大而扁平、边缘不齐的粗糙型(R)菌落,低倍镜下可见边缘呈卷发状。③串珠试验、噬菌体裂解试验、碳酸盐毒力试验阳性。

二、蜡样芽胞杆菌

蜡样芽胞杆菌简称蜡样杆菌,因在普通琼脂平板上形成似白蜡状粗糙菌落而得名。广泛分布于自然界,为条件致病菌,可引起食物中毒,甚至败血症。

(一) 生物学特性

1. 形态与染色　革兰阳性,粗大杆菌,两端钝圆,链状排列,有鞭毛,无荚膜,有芽胞。芽胞椭圆形,位于菌体中央或次级端,小于菌体。

2. 培养特性　营养要求不高,专性需氧。最适生长温度 30~35℃。液体培养基中,呈均匀混浊生长,常形成菌膜。在普通琼脂平板上,菌落乳白色、边缘不齐,常沿划线蔓延扩散呈片状,如同白蜡。在血平板上,菌落浅灰色、毛玻璃样、有 α 或 β 溶血环。在卵黄琼脂平板上,生长迅速,培养 3 小时可见到卵磷脂分解形成的白色混浊环,称为乳光反应。

3. 生化反应　能发酵葡萄糖、麦芽糖、蔗糖,产酸不产气。卵磷脂酶、V-P、枸橼酸盐试验阳性。吲哚和硫化氢试验阴性。

4. 抵抗力　耐热,加热 100℃ 20 分钟死亡。芽胞的抵抗力强,煮沸 30 分钟,干热 128℃ 60 分钟才能杀死芽胞。对氯霉素、红霉素、克林霉素、庆大霉素敏感,对青霉素、头孢菌素、氨苄西林、呋喃类不敏感。

(二) 临床意义

蜡样芽胞杆菌为条件致病菌,可通过食品(淀粉制品和乳制品等)传播,引起暴发性食物中毒,还可引起肺炎、脑膜炎、创伤感染、败血症等。食物中毒有明显的季节性,以夏秋季最为多见。蜡样芽胞杆菌引起食物中毒时,含菌量需达到 $10^5/g(ml)$ 以上才能发病。食物中毒分为两种类型:①呕吐型:由耐热的肠毒素引起,食后 5 小时内发病,以恶心、呕吐为主要症状,少数伴有腹泻。②腹泻型:由不耐热的肠毒素引起,8 小时后发病,主要症状有腹痛、腹泻和里急后重,偶有呕吐和发热。

(三) 微生物学检验

1. 标本采集　可疑食物或者患者的呕吐物、粪便等。

2. 检验程序(图 7-4)

3. 检验方法

(1) 直接涂片染色镜检:将采集的标本用无菌盐水制成悬液直接涂片,染色镜检,若发现有链状排列的革兰阳性大杆菌,可初步报告。

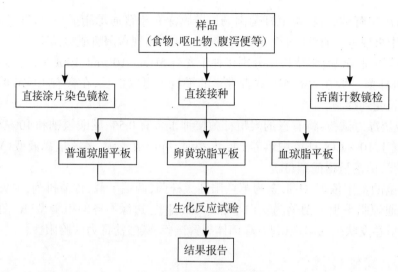

图 7-4　蜡样芽胞杆菌的检验程序

（2）分离培养：将可疑食物或粪便制成悬液，接种于普通琼脂平板上及血平板上，呕吐物可直接划线接种。取可疑菌落进行鉴定。

（3）活菌计数：将待测标本用生理盐水分别稀释成 $10^{-2} \sim 10^{-1}$，采用涂布法或平板倾注法进行计数。一般认为蜡样芽胞杆菌 $>10^5/g$ 或 $>10^5/ml$，才有发生食物中毒的可能。

（4）鉴定：

1）涂片革兰染色镜检：革兰阳性大杆菌，链状排列，中央或次极端芽胞，小于菌体。

2）生化反应鉴定：卵磷脂酶、V-P、枸橼酸盐试验阳性。

蜡样杆菌的鉴定依据：①形态为革兰阳性大杆菌，链状排列，中央或次极端芽胞，小于菌体。②普通琼脂平板上菌落为白蜡状，血平板上菌落为浅灰色、毛玻璃状，有溶血。③卵磷脂酶、V-P、枸橼酸盐试验阳性。

本章小结

　　常见的革兰阳性需氧和兼性厌氧杆菌有棒状杆菌属、需氧芽胞杆菌属及李斯特菌属。

　　白喉棒状杆菌为急性呼吸道传染病白喉的病原体，菌体细长微弯，一端或两端膨大，呈 X、V 或栅栏状排列，菌体内有异染颗粒，在含有碲盐的血平板上形成黑色菌落，是鉴别白喉棒状杆菌的重要特征。

　　产单核李斯特菌主要引起脑膜炎和败血症，为短小杆菌，动力明显，4℃生长为其主要特征。

　　炭疽芽胞杆菌是致病菌中最大的革兰阳性杆菌，菌体两端截平，呈竹节状排列，有荚膜和位于菌体中央并小于菌体的椭圆形芽胞，普通培养基上低倍镜下可见卷发样菌落，致病性强，引起人畜共患性疾病——炭疽病，病死率高。

　　蜡样芽胞杆菌为条件致病菌，当食品中蜡样芽胞杆菌 $\geqslant 10^5/g(ml)$ 时可引起食物中毒。

（秦　艳）

目标测试

A1 型题

1. 属于需氧或兼性厌氧革兰阳性杆菌的是
   A. 棒状杆菌属
   B. 分枝杆菌属
   C. 军团菌属
   D. 假单胞菌属
   E. 嗜血杆菌属

2. 白喉棒状杆菌的形态特征是
   A. 芽胞呈鼓槌状
   B. 有异染颗粒
   C. 排列呈竹节状
   D. G^- 有鞭毛
   E. G^+ 有荚膜

3. 疑似白喉患者的最佳采集标本部位为
   A. 假膜边缘
   B. 假膜表面
   C. 假膜深处
   D. 淋巴液
   E. 血液

4. 对于炭疽芽胞杆菌,叙述正确的是
   A. 只能引起食草动物患炭疽病
   B. 致病菌中最大的革兰阴性杆菌
   C. 菌体两端齐平呈竹节状
   D. 在所有培养基中均形成荚膜
   E. 不易形成芽胞

5. 对人致病最严重的需氧芽胞杆菌是
   A. 蜡样芽胞杆菌
   B. 炭疽芽胞杆菌
   C. 枯草芽胞杆菌
   D. 巨大芽胞杆菌
   E. 苏云金芽胞杆菌

6. 既有芽胞又有荚膜的细菌是
   A. 脂肪芽胞杆菌
   B. 铜绿假单胞菌
   C. 炭疽芽胞杆菌
   D. 伤寒沙门菌
   E. 肺炎克雷伯菌

7. 串珠试验中用来检验炭疽杆菌所用的抗菌药物是
   A. 链霉素
   B. 多黏菌素
   C. 红霉素
   D. 氯霉素
   E. 青霉素

8. 下列哪种细菌可利用冷增菌
   A. 流感嗜血杆菌
   B. 炭疽芽胞杆菌
   C. 白喉棒状杆菌
   D. 产单核李斯特菌
   E. 蜡样芽胞杆菌

9. 引起食物中毒的致病菌中,哪种是需氧芽胞杆菌
   A. 蜡样芽胞杆菌
   B. 大肠杆菌
   C. 伤寒沙门菌
   D. 变形杆菌
   E. 肉毒杆菌

10. 某皮革厂一工人剥了一只死羊的皮后,手臂先出现了丘疹,次日疹顶部出现水疱,内含金黄色液体,周围组织明显肿胀,硬而不凹陷,随后中心区呈现出血性坏死,四周有成群的小水疱。取出疱的分泌物涂片进行革兰染色和荚膜染色。镜检发现有荚膜的革兰阳性竹节状大杆菌。根据上述情况分析,此工人是感染了
    A. 蜡样芽胞杆菌
    B. 枯草芽胞杆菌
    C. 多粘芽胞杆菌
    D. 嗜热脂肪芽胞杆菌
    E. 炭疽芽胞杆菌

第八章　分枝杆菌属细菌检验

　　分枝杆菌属细菌是一类细长略弯，有分枝生长趋势的杆菌。本属细菌的主要特点是细胞壁含有大量的脂质，因此不易着色，若经加热或延长染色时间而着色后，能抵抗3%盐酸酒精的脱色作用，故又称抗酸杆菌。

第一节　结核分枝杆菌

案例

　　患者，女，19岁。就诊时主诉：近1个多月来咳嗽，痰中带有血丝，无胸痛，但有明显乏力，消瘦，食欲不振，自觉午后微热，盗汗。查体：体温38.2℃，慢性病容。实验室检查：白细胞8×10^9/L，血沉70mm/h。X线透视：右肺尖有多发性小斑片状阴影，边缘模糊。取清晨咳痰进行抗酸染色，镜下可见红色细长略弯的杆菌。

　　请问：1. 患者可能患何种疾病？引起本病的病原体是什么？

　　　　　2. 应做哪些微生物学检查以确诊？

　　结核分枝杆菌简称结核杆菌，是引起人和动物结核病的病原体。对人致病的主要有人型、牛型和非洲型结核分枝杆菌。其中，人型结核分枝杆菌的发病率最高。结核分枝杆菌可经多途径感染，侵入全身多个器官，其中以肺结核最为多见。

知识链接

　　据WHO报道，每年约有800万~1000万结核的新发病例，至少有300万人死于结核病，相当于每天有8000人因结核病而死亡，其中98%的死亡病例发生在发展中国家。我国结核病年发病人数约为130万，位居全球第2位。随着结核分枝杆菌耐药菌株的出现、艾滋病病毒的共同感染以及对结核病控制的疏忽等原因，使得结核病的发病率全世界范围内回升。到 2020 年,全球将有 10 亿新的结核分枝杆菌感染者,全球已处于结核病的紧急状态。

一、生物学特性

1. **形态与染色** 是细长略弯,呈单个、分枝状、束状、索状排列的杆菌。无芽胞、无鞭毛,近年来发现有荚膜。革兰染色阳性,但不易着色。常用萋-尼(Ziehl-Neelsen,Z-N)抗酸染色后菌体呈红色(彩图 13)。

2. **培养特性** 专性需氧,培养时给予 $5\%\sim10\%CO_2$ 可促进生长。最适生长温度 35℃,pH6.5~6.8。营养要求高,必须在含有血清、卵黄、甘油、马铃薯等有机物以及某些无机盐的特殊培养基上才能生长,常用罗氏培养基,生长缓慢,15~20 小时繁殖一代,2~4 周才能生长出乳白色或淡黄色、表面干燥呈颗粒状或结节状、形似菜花样的粗糙型菌落,牛型结核分枝杆菌的菌落为光滑型。在液体培养基中,形成菌膜。有毒株在液体培养基中呈索状生长。

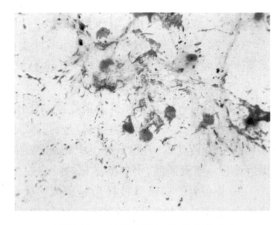

彩图 13 结核分枝杆菌(抗酸染色)

 考点提示

结核分枝杆菌的形态特征和培养特性

3. **生化反应** 结核分枝杆菌生化反应不活泼。不发酵糖类。耐热触酶、耐热磷酸酶试验阴性,可与非结核分枝杆菌鉴别。人型结核分枝杆菌硝酸盐还原试验、烟酸试验和烟酰胺酶试验为阳性,可与牛型结核分枝杆菌鉴别。

4. **抵抗力** 结核分枝杆菌由于细胞壁内含有大量的脂质,对理化因素的抵抗力较强。耐干燥,在干燥的痰中可存活 6~8 个月,黏附在尘埃上的细菌可保持传染性 8~10 天。耐酸碱,可抵抗 3% 盐酸或 6% 硫酸或 4% 氢氧化钠长达 30 分钟,因此可用酸或碱对细菌标本进行前处理以杀死杂菌。耐染料,可抵抗结晶紫、孔雀绿等染料,将染料加入培养基中可抑制杂菌生长。对湿热敏感,加热 65℃ 30 分钟或 95℃ 1 分钟即可被杀死。对紫外线敏感,日光照射 2 小时即可被杀死。对 75% 乙醇敏感。对抗菌药物如异烟肼、利福平、链霉素、卡那霉素敏感,但易产生耐药。

5. **变异性** 结核分枝杆菌可发生菌落、形态、毒力和耐药性的变异。菌落可由粗糙型变为光滑型。卡介苗就是结核分枝杆菌的毒力变异株,是 Calmette 与 Guerin 两人将牛型结核分枝杆菌在含有甘油、胆汁、马铃薯的培养基上经 13 年 230 次转种而获得的减毒株,现广泛应用于结核病的预防。结核分枝杆菌对抗菌药物可产生耐药性甚至产生多重耐药。

二、临床意义

1. **致病物质** 结核分枝杆菌不产生内毒素、外毒素和侵袭性酶类,其致病主要是细菌在体内大量繁殖引起炎症,细菌菌体成分及其代谢产物引起超敏反应,从而导致了一系列组织学上的变化。

(1) 脂质:结核分枝杆菌细胞壁所含的脂质约占细胞壁干重的 60%,与细菌的毒力有密切的关系。①磷脂:能刺激单核细胞增生,引起结核结节的形成。②索状因子:具有破坏细胞线粒体膜,影响细胞呼吸,并能抑制白细胞游走,引起慢性肉芽肿等作用。③蜡质 D:可刺激机体发生迟发型超敏反应。④硫酸脑苷脂:能抑制吞噬细胞中的吞噬体与溶酶体结合,降低溶酶体对细菌的杀伤作用,使细菌能在吞噬细胞内长期存活。

(2) 蛋白质:结核分枝杆菌具有多种蛋白质成分,如结核菌素等。其与蜡质 D 结合可诱导机体发生迟发型超敏反应,引起组织坏死和全身中毒的症状,并参与结核结节的形成。

(3) 荚膜:有抗吞噬和抗杀菌物质的作用。

2. 所致疾病 人类对结核分枝杆菌高度易感,可通过呼吸道、消化道以及损伤皮肤等多种途径感染机体,引起多种组织和脏器的结核病,其中以肺结核最为常见。结核分枝杆菌可经淋巴 - 血液播散,引起脑结核、肾结核、结核性胸膜炎等。

3. 免疫性 结核分枝杆菌是胞内感染菌,其免疫主要为细胞免疫。结核的免疫属于感染性免疫或带菌免疫,当体内有结核分枝杆菌或其成分存在时,机体有免疫力,一旦体内的结核分枝杆菌或其成分从体内全部消失,机体的免疫力也就随之消失。

4. 结核菌素试验 结核菌素即结核杆菌蛋白质,目前常用的结核菌素制剂是纯蛋白衍生物(PPD)。

(1) 原理:是用结核菌素进行皮肤试验以检查受试者对结核分枝杆菌能否有细胞免疫及迟发型超敏反应。

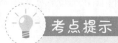
考点提示

结核菌素试验的原理、结果及意义

(2) 方法:受试者前臂掌侧皮内注射 PPD5U,48~72 小时后,观察结果。

(3) 结果及意义(表 8-1)。

表 8-1 结核菌素试验结果及意义

红肿硬结的直径	结果	意义
<5mm	阴性反应	无结核杆菌感染或未接种过卡介苗或细胞免疫功能低下
5mm~15mm	阳性反应	表示曾感染过结核杆菌或接种过卡介苗
≥15mm	强阳性反应	表示有活动性结核

(4) 用途:①选择卡介苗的接种对象和测定接种效果。②辅助诊断婴幼儿结核病。③在流行病学中,作为调查人群感染结核杆菌的一个指标。④测定肿瘤患者的细胞免疫功能。

三、微生物学检验

1. 标本采集 根据病变部位的不同采集不同的标本。

(1) 痰:留取清晨第一口痰 3~5ml。合格的痰标本应是患者深吸气后,由肺部深处咳出,以干酪痰、血痰或黏液痰为合格标本。用 WHO 推荐的国际通用螺旋盖痰瓶,或用密封塑料盒、蜡纸盒收集后送检。

（2）其他标本：如脓液、穿刺液（脑脊液、胸水、心包液、关节液、鞘膜积液）、尿液、粪便等标本。

2. 检验程序（图 8-1）

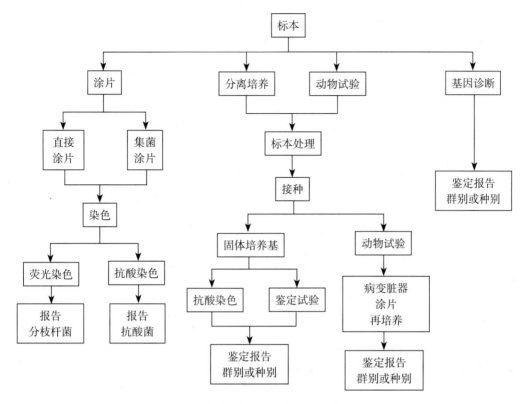

图 8-1 结核分枝杆菌的检验程序

3. 检验方法

（1）抗酸染色镜检：

1）直接涂片：①薄涂片：取 0.01ml 标本均匀涂抹呈 10mm×10mm 圆形范围。②厚涂片：取 0.1ml 标本均匀涂抹呈 20mm×15mm 椭圆形范围。二者行萋 - 尼抗酸染色、镜检，报告方式见表 8-2。

2）集菌涂片：将标本浓集后再涂片，可以提高标本阳性检出率。先将标本用酸、碱、消化酶或高压加热进行处理，如痰液 5~10ml 加 2~3 倍 0.5% 氢氧化钠煮沸 30 分钟或高压灭菌 20 分钟，消化标本中的黏液和蛋白，细菌从中释放出。集菌方法包括沉淀法和漂浮法：①沉淀集菌法：将处理后的标本离心沉淀，取沉淀物涂片。②漂浮集菌法：是往处理后的标本内加入汽油或二甲苯 1ml，放入振荡器振荡 30 分钟，再加入生理盐水静置 30 分钟，然后吸取液体和汽油层之间的乳油样物质涂片。再进行抗酸染色、镜检。

（2）荧光染色镜检：用金胺 O 染色，在暗背景下，抗酸杆菌发出荧光，报告方式见表 8-2。此方法的优点是简便、快速、视野覆盖面大和阳性检出率高。

（3）分离培养

1）培养基的选择：通常使用的固体培养基有改良罗氏（L-J）培养基、小川培养基、米氏 7H10 和 7H11，液体培养基有米氏 7H9 和苏通（Sauton）氏培养基。

表 8-2 萋 - 尼抗酸染色(A)和荧光染色(B)镜检结果报告标准

报告方法	镜检结果	
	萋 - 尼抗酸染色	荧光染色
–	300 个视野未发现抗酸杆菌	50 个视野未发现抗酸杆菌
±	300 个视野发现 1~2 条	50 个视野发现 1~9 条
+	100 个视野发现 1~9 条	50 个视野发现 10~99 条
2+	10 个视野发现 1~9 条	每个视野发现 1~9 条
3+	每个视野发现 1~9 条	每个视野发现 10~99 条
4+	每个视野发现 9 条以上	每个视野发现 100 条以上

2) 标本的前处理:前处理的目的:一是杀死杂菌,二是液化标本。常用的方法有①40g/L NaOH 法:1 份痰液加 2 份 40g/L NaOH 溶液,充分震荡,置 35℃水浴中消化 15~30 分钟,期间震荡 2~3 次,以 3000r/min 离心 15 分钟,倒去上清液,沉淀物用于接种培养。在前处理过程中,要尽可能减少对分枝杆菌的伤害,要严格掌握前处理时 NaOH 的浓度和时间。②4% H_2SO_4 法:多用于尿标本的前处理。取标本加 2~4 倍量的 4% H_2SO_4 溶液混合,置室温下作用 20 分钟,期间震荡 2~3 次,以 3000r/min 离心 15 分钟,倒去上清液,沉淀物用于接种培养。③胰酶 - 苯扎溴铵法:先用 1g/L 的胰酶液化后,再用 0.3% 苯扎溴铵处理 5 分钟,即可接种培养。

3) 接种与培养:取碱处理过的标本 0.1ml,接种于酸性罗氏培养基斜面上,酸处理过的标本则接种在改良罗氏培养基斜面上。转动试管使标本接触全部培养基斜面。每份标本接种 2 支,平卧放置斜面于 35℃ 5%~10% CO_2 环境中培养 24 小时,然后直立放置继续培养。

4) 结果:①3 天内有菌落生长,可报告非分枝杆菌生长。②7 天内发现菌落生长者,经抗酸染色证实后可报告快速生长抗酸杆菌。7 天以后发现菌落生长者,经抗酸染色证实后可报告抗酸杆菌生长。③满 8 周后仍未见菌落生长者可报告为培养阴性。

(4) 鉴定:依据生化反应鉴定。

(5) 动物试验:动物试验对于排菌量少或某些非典型病例的诊断以及毒力的测定有一定价值。多接种于豚鼠皮下或小白鼠的静脉,4~8 周后解剖检查,观察内脏组织有无发生病变,并作形态、培养等检查。

(6) 其他诊断技术:用 ELISA 法、PCR 技术等方法可快速诊断结核分枝杆菌感染。

第二节 麻风分枝杆菌

麻风分枝杆菌简称麻风杆菌,是麻风病的病原体。麻风是一种慢性传染病,在世界各地均有流行。

一、生物学特性

1. 形态与染色 较结核杆菌短而粗,抗酸染色阳性,呈束状或团状排列。麻风分枝杆菌是一种典型的胞内寄生菌,病人渗出物标本涂片中可见细胞内存在大量麻风分枝杆菌,这种细胞的细胞质呈泡沫状,称麻风细胞(彩图14)。可与结核分枝杆菌相区别。革兰染色阳性,无荚膜、鞭毛,不形成芽胞。

2. 培养特性 麻风分枝杆菌体外培养尚未成功,故目前可用动物犰狳接种建立模型,进行细菌鉴定、筛选药物及治疗方法等各种研究。

二、临床意义

麻风的传染源是病人,患者的分泌物中可检出麻风分枝杆菌,经飞沫、直接接触等途径传播。潜伏期长,一般为 1~5 年,长者可达数十年。麻风分枝杆菌侵入机体后,主要表现为皮肤、黏膜和神经末梢的损害,晚期可侵犯深部组织和器官,形成肉芽肿。

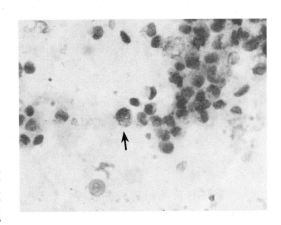

彩图 14 麻风细胞

麻风病根据其临床表现、免疫病理变化和细菌检查结果等分为 3 种临床类型。

1. 瘤型麻风 瘤型麻风传染性强且病情严重,占麻风比例的 20%~30%。该型病人细胞免疫功能缺陷而体液免疫正常。细菌主要侵犯皮肤、黏膜,严重时可累计神经、内脏。在皮肤和黏膜下形成结节性红斑,称为麻风结节。面部结节融合可呈"狮面"状。

2. 结核样型麻风 约占本病的 60%~70%,常为自限性疾病,病情较稳定,病损可自行消退。细菌主要侵犯皮肤、外周神经,很少侵犯内脏。该型病人细胞免疫正常,巨噬细胞将麻风杆菌杀灭,很少被检出,传染性小,故称闭锁型麻风。

3. 界线类综合征 约占麻风病例的 5%,介于上述两型之间,具有上述两型的特点,可向两型转变。

此病尚无特异性预防方法,对患者要早发现,早隔离,早治疗,对密切接触者要做定期检查,治疗主要用砜类(氨苯砜、苯丙砜)、利福平、氯法齐明及丙硫异烟胺等药物。多主张 2 至 3 种药物联合使用,以减少耐药菌株的出现。

第三节 非典型分枝杆菌

分枝杆菌属除结核分枝杆菌和麻风分枝杆菌外,还有非典型分枝杆菌。非典型分枝杆菌分为光产色菌(Ⅰ群)、暗产色菌(Ⅱ群)、不产色菌(Ⅲ群)和速生菌(Ⅳ群)4 群。它们广泛分布于自然界中,多数对人类致病性较弱,可寄居于人体。非典型分枝杆菌与结核

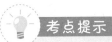

考点提示

结核分枝杆菌和非结核分枝杆菌的区别

菌群的生物学性状相似,其中部分能引起人类或动物患病,当机体局部或全身抵抗力降低时,可导致肺内、外或淋巴结类似结核的病变。非典型分枝杆菌与结核分枝杆菌的区别见表 8-3。

表 8-3 非典型分枝杆菌与结核分枝杆菌的主要区别

特点	结核分枝杆菌	非典型分枝杆菌
菌落特征	粗糙、颗粒状	光滑或粗糙
菌落颜色	乳白色或米黄色	黄色或橘红色
耐热触酶试验	−	+

续表

特点	结核分枝杆菌	非典型分枝杆菌
中性红试验	+	±
索状因子	+	±
豚鼠致病性	+	−

 本章小结

分枝杆菌属细菌种类较多,一般分为结核分枝杆菌、麻风分枝杆菌和非典型分枝杆菌三类。

结核分枝杆菌是引起人和动物结核病的病原菌。菌体细长略带弯曲,分枝状生长,抗酸染色阳性,专性需氧,营养要求高,常用改良罗氏培养基,生长缓慢,2~4周形成菜花样粗糙型菌落。致病物质是菌体成分,能够诱导机体发生Ⅳ型超敏反应。可经多途径感染引起多器官结核病,以肺结核最为多见。可接种卡介苗预防结核病。

麻风分枝杆菌主要引起人类麻风病,致残率较高。

非典型分枝杆菌分4群,生物学性状与结核分枝杆菌相似,部分可引起人或动物疾病。

(秦 艳)

 目标测试

A1 型题

1. 有关结核分枝杆菌的生物学特点,下述哪项是错误的
   A. 抗酸染色呈红色,故为抗酸菌
   B. 专性需氧,营养要求高,生长缓慢
   C. 耐酸碱,4% 硫酸中可存活 30 分钟
   D. 菌落干燥,颗粒状
   E. 耐煮沸,100℃ 5 分钟

2. 下列各细菌胞壁中含脂量最多的是
   A. 结核分枝杆菌　　　　B. 白喉棒状杆菌　　　　C. 放线菌
   D. 霍乱弧菌　　　　　　E. 幽门螺杆菌

3. 培养结核分枝杆菌常用的培养基是
   A. 鲍金培养基　　　　　B. 罗氏培养基　　　　　C. 疱肉培养基
   D. 巧克力色培养基　　　E. 亚碲酸钾培养基

4. 卡介苗是
   A. 经甲醛处理后的人型结核分枝杆菌
   B. 保持免疫原性的人型结核分枝杆菌
   C. 发生了抗原变异的牛型结核分枝杆菌
   D. 保持免疫原性的减毒牛型结核分枝杆菌
   E. 保持免疫原性的减毒人型结核分枝杆菌

5. 下述各成分中与结核分枝杆菌的致病性无关的是
   A. 索状因子　　　　　　　B. 磷脂　　　　　　　C. 内毒素
   D. 蜡质 D　　　　　　　　E. 硫酸脑苷脂

6. 下列何种物质与迟发型超敏反应有关
   A. 分枝菌酸　　　　　　　B. 蜡质 D　　　　　　C. 磷脂
   D. 索状因子　　　　　　　E. 硫酸脑苷脂

7. 关于结核菌素试验,哪项是错误的
   A. 可用来选择卡介苗接种对象
   B. 检测机体细胞免疫和体液免疫状况
   C. 作为婴幼儿结核病的辅助诊断
   D. 红肿硬结直径大于 0.5cm 为阳性
   E. 试验阳性说明已感染过结核菌

8. 结核分枝杆菌侵入机体的方式
   A. 呼吸道　　　　　　　　B. 消化道　　　　　　C. 皮肤
   D. 泌尿道　　　　　　　　E. 以上均可以

9. 疑为结核病患者,标本进行分离培养至少应观察多少天才能弃去
   A. 3 天　　　　　　　　　B. 7 天　　　　　　　C. 14 天
   D. 28 天　　　　　　　　 E. 56 天

10. 区分结核分枝杆菌和非结核分枝杆菌最有意义的试验是
    A. 发酵葡萄糖　　　　　　B. 烟酸合成试验　　　C. 耐热触酶试验
    D. 还原硝酸盐试验　　　　E. 发酵乳糖试验

第九章 厌氧菌检验

第一节 概　　述

厌氧菌是一群必须在无氧环境中才能生长繁殖的细菌。自然界的厌氧菌种类繁多，分布也较广泛，根据其能否形成芽胞，可分为有芽胞厌氧菌和无芽胞厌氧菌两大类。有芽胞厌氧菌只有 1 个属，该属细菌为杆菌，因其内的芽胞比杆菌宽，使杆菌膨大呈梭状，故名梭状芽胞杆菌属，简称为梭菌属，在自然界中往往以芽胞形式存在，一旦进入机体后，在一定条件下以出芽方式形成繁殖体时，则可产生多种外毒素及侵袭性酶，致病性较强。无芽胞厌氧菌包括 40 多个菌属，广泛存在于人体体表和腔道中，是体内的正常菌群，容易引起内源性感染。

厌氧菌感染在临床上很常见，约 60% 以上的临床感染与厌氧菌有关，其中绝大多数是由无芽胞厌氧菌引起的内源性感染（约占 90%）。临床上许多疑为细菌感染而常规检验阴性的病例，很可能是厌氧菌感染。因此要提高临床上对感染性疾病的诊断率，就必须加强对厌氧菌的检验。

一、分类

厌氧菌的生物学分类，主要依据细菌的形态染色、特殊结构等分类。临床上常见的重要厌氧菌见表 9-1。

表 9-1　临床上常见的重要厌氧菌

有芽胞厌氧菌 革兰阳性杆菌	无芽胞厌氧菌			
	革兰阳性杆菌	革兰阴性杆菌	革兰阳性球菌	革兰阴性球菌
梭菌属	丙酸杆菌属	拟杆菌属	消化球菌属	韦荣球菌属
	双歧杆菌属 乳酸杆菌属	梭杆菌属	消化链球菌属	

二、微生物学常规检验

(一)标本的采集与送检

1. 标本采集　采集厌氧菌标本应注意:标本不能被正常菌群污染,尽量避免接触空气。不同感染部位标本采集方法各不相同(表9-2)。

表9-2　不同部位标本采集法

标本来源	收集方法
封闭性脓肿	针管抽取
妇女生殖道	后穹隆穿刺抽取
下呼吸道分泌物	肺穿刺术
胸腔	胸腔穿刺术
窦道、子宫腔、深部创伤	用静脉注射的塑料导管穿入感染部位抽取
组织	无菌外科手术切开
尿道	膀胱穿刺术

2. 标本的运送　标本采集后应尽快送检,避免标本干燥和接触空气。

(1)注射器运送法:可用于运送各种液体标本。用无菌注射器抽出标本后排尽空气,并将针头插入无菌橡皮塞中,立即送检。

(2)无氧小瓶运送法:通常用于少量脓液标本的运送。用无菌小瓶装入 0.5ml 的培养基,培养基内含有 0.0003% 刃天青氧化还原指示剂,有氧时粉红色,无氧时无色。经抽气换气法去除瓶内氧气后密封,高压灭菌备用。运送时挑选无色小瓶,用空针抽取 0.5~1ml 标本,排尽空气后通过橡皮塞注入瓶中即可。

(3)大量液体标本运送法:将液体标本装满标本瓶,加盖密封运送。

(4)组织块运送法:组织块放在密闭的厌氧罐中运送,罐内有用酸化硫酸铜(0.25% 吐温 −80,加 0.25%~0.5% 硫酸铜配制而成,使其 pH1.5~2)浸泡过的钢丝绒,表面有金属铜能吸收氧。

标本应尽快送到实验室,一般应在 20~30 分钟内处理完毕,最迟不超过 2 小时。标本如不能及时接种,可将标本置室温保存,不应放在冰箱里,因低温对厌氧菌有害,且低温下标本吸收氧气较多。

(二)检验程序(图9-1)

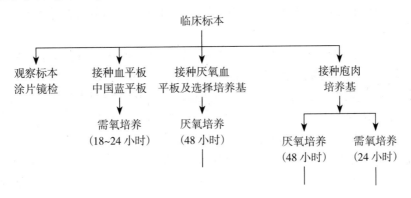

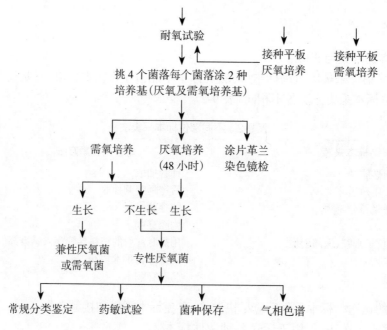

图 9-1 临床标本厌氧菌检验程序

(三) 检验方法

1. **肉眼观察** 根据标本性状(脓性、恶臭、带血、黑色、硫磺样颗粒、紫外灯照射下是否有砖红色荧光等),可以初步作出判断。

2. **直接镜检** 标本在接种前应进行染色及镜检,若恶臭标本染色镜检发现细菌染色不均匀,呈多形态性,常有厌氧菌的可能。

3. **分离培养**

(1) 初代培养:厌氧菌的初代培养比较困难,需要提供一个类似于感染部位的厌氧环境和营养丰富的培养基。

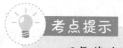
考点提示
厌氧菌的培养方法

1) 培养基有两类:①非选择培养基:厌氧血平板(强化血琼脂平板)是以牛心浸液及布氏肉汤为基础,加入 0.5% 酵母浸液、5μg/ml 氯化血红素、10μg/ml 维生素 K_1 及 5%~10% 脱纤维血而制成的平板。该培养基营养丰富,几乎能培养出所有的厌氧菌。②选择培养基:能有目的选择常见厌氧菌。常见的有七叶苷胆汁平板(BBE,用于选择培养脆弱类杆菌)、卡那万古冻溶血琼脂平板(KVLB,用于选择培养拟杆菌和普雷沃菌)、FS 平板(用于选择培养梭杆菌)、VS(用于选择培养韦荣球菌)、CCFA(用于选择培养艰难梭菌)。

2) 标本接种:初代培养应同时接种固体和液体两种培养基。每份标本分离培养应同时接种三个平板,分别置在有氧、无氧和含有 5%~10% CO_2 环境中培养。

3) 常用的厌氧培养法:①庖肉培养基法:庖肉培养基法是用牛肉渣加适量肉汤,表面覆以无菌的凡士林制备而成。肉渣中含有谷胱甘肽和不饱和脂肪酸,能吸收培养基中的氧气,加之培养基表面有凡士林隔绝空气,使培养基内形成厌氧环境,此法适用于所有厌氧菌特别是梭状芽胞杆菌的培养。②焦性没食子酸法:焦性没食子酸法是在一清洁的玻璃板上放置一块消毒纱布或滤纸,在纱布上加 1g 焦性没食子酸和 20% 氢氧化钠 0.5ml,

立即盖上已接种标本的平板,平板四周用石蜡密封,阻止氧气进入,此法简便,一般实验室均可应用。③厌氧罐法:厌氧罐法是利用能密封的罐子,利用物理或化学方法造成无氧环境。常用抽气换气法和冷触媒法。前者是抽出罐内空气,充入氮气,如此反复三次,最后充入 10%H_2、10%CO_2、80%N_2 的混合气体,并用钯做触媒,催化 O_2 和 H_2 结合成水,达到厌氧环境。后者是在罐内放置产气袋和催化剂钯粒,产气袋内有硼氢化钾、碳酸氢钠和枸橼酸制成的药片,使用时剪开产气袋一角,加入 10ml 水,立即盖好罐盖,产气袋内发生化学反应产生氢气,氢气在钯粒的催化下与罐内的氧气结合成水,达到厌氧环境。两者都是利用罐内预置的亚甲蓝指示液检查无氧状态,有氧时亚甲蓝显蓝色,无氧时被还原为无色。厌氧罐法适用于工作量较大的实验室,具有设备简单、操作方便、所占空间小等优点。④厌氧气袋法:厌氧气袋法将接种好的平板培养基,置入特制的塑料袋内,内装气体发生管、钯粒和亚甲蓝小管并密封袋口,其原理同厌氧罐的冷触媒法,使用时折断气体发生小管,使发生反应产生 H_2,在催化剂钯的作用下,H_2 与袋中剩余 O_2 生成 H_2O,使袋内环境达到无氧,经约半小时左右,再折断亚甲蓝小管,如无色说明厌氧状态良好。此法简便易行,携带方便,尤其适合床边接种和基层医院使用。⑤厌氧手套箱法:厌氧手套箱法为一自动控制的密闭的大型金属箱,由手套操作箱和传递箱两部分组成,操作箱内还附有小型恒温培养箱。通过自动化装置自动抽气、换气,保持箱内的厌氧状态。厌氧手套箱是目前最先进的厌氧培养设备,但价格昂贵培养成本高,也是国际上公认的最好的厌氧培养方法。

(2) 次代培养和厌氧菌的确定:当初代厌氧培养有细菌生长时,为确定是否为厌氧菌,必须做耐氧试验。即从每个平板上挑取 4~5 个不同性状的菌落,每个菌落分别接种 2~3 个平板。然后分别放有氧、无氧和含 5%~10% CO_2 环境培养 48 小时。

第二节 梭 菌 属

梭菌属即梭状芽胞杆菌属,为革兰阳性厌氧杆菌。该属细菌广泛存在于土壤、人和动物的肠道中,多数是腐生菌,对人致病的主要有破伤风梭菌、产气荚膜梭菌、肉毒梭菌,可分别引起破伤风、气性坏疽和肉毒中毒。

 案例

患者,男,47 岁。因吞咽困难 1 天,全身抽搐 2 次入院。患者因 7 天前在田里干活,脚背扎入一长约 2cm 的铁钉,自行拔出,未做任何处理。5 天后,患者出现呼吸困难,全身抽搐,表情痛苦。

请问:1. 本案例的诊断可能是什么?是由何种病原体引起?

　　　2. 应做哪些微生物学检查?

一、破伤风梭菌

(一)生物学特性

1. 形态与染色　革兰阳性,细长杆状,芽胞正圆,宽于菌体,位于顶端,呈鼓槌状,有周鞭毛,无荚膜(图 9-2)。

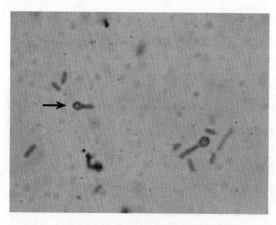

考点提示

破伤风梭菌的形态特征

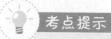
考点提示

破伤风的感染条件

图 9-2 破伤风梭菌

2. 培养特性 专性厌氧,在血平板上,形成中心紧密、周边松散似羽毛状的灰白色菌落,有狭窄的 β 溶血环。在疱肉培养基中,使肉渣部分消化,微变黑,产生少量气体,有腐败恶臭。

3. 生化反应 一般不发酵糖类,液化明胶,产生 H_2S,吲哚阳性,硝酸盐还原阴性。

4. 抵抗力 该菌的芽胞抵抗力甚强,在干燥的土壤和尘埃中可存活数十年。能耐煮沸 1 小时、干热 150℃ 1 小时。繁殖体对青霉素敏感。

（二）临床意义

致病物质主要是破伤风痉挛毒素,另外还有溶血毒素。

破伤风梭菌主要通过创伤进入机体,细菌不侵入血流,仅其毒素进入血流,作用于脊髓前角运动神经细胞,引起肌肉强直性痉挛而导致破伤风,临床表现为苦笑面容、牙关紧闭和角弓反张等。

破伤风梭菌引起感染的条件是伤口形成厌氧微环境,如伤口坏死组织多,局部缺血;伤口窄而深,或伴有需氧菌混合感染,均易造成厌氧微环境。

机体对破伤风的免疫是抗毒素免疫,病后免疫力不强。一般预防应接种百白破三联疫苗,其中的破伤风类毒素可刺激机体产生抗毒素而使机体获得免疫力。紧急预防是对伤口进行清创、扩创、H_2O_2 消毒处理并直接注射破伤风抗毒素。治疗应早期注射抗毒素和抗生素如青霉素等。

（三）微生物学常规检验

根据破伤风的典型临床表现和病史即可作出诊断,故一般不做细菌检验。

1. 标本采集 从可疑的感染伤口采取脓液、组织液和坏死组织块等。

2. 检验方法

（1）直接涂片染色镜检:取标本直接涂片,革兰染色镜检,若发现革兰阳性细长杆菌,呈鼓槌状,可初步报告结果。

（2）分离培养:将标本接种疱肉培养基增菌培养 2~4 天,若有细菌生长,转种血平板,厌氧培养 2 天,取可疑菌落进行鉴定。

（3）鉴定:

1）涂片染色镜检:取菌落涂片染色镜检,可见革兰阳性细长杆菌,呈鼓槌状。

2）生化反应鉴定:不发酵糖类,液化明胶,产生 H_2S,吲哚阳性,硝酸盐还原阴性。

3）动物试验：常用小白鼠做毒力试验和保护性试验，以确定毒素的有无和性质。

取 2 只小鼠，一只皮下注射破伤风抗毒素 0.5ml，作为保护试验（对照），然后各给两只小鼠后肢肌肉注射庖肉培养物 0.1ml，观察 12~24 小时。未接种抗毒素的小鼠出现尾巴强直竖起，后肢肌肉强直痉挛，甚至死亡。接种抗毒素的小鼠不发病，称保护试验阳性，说明培养物中有破伤风毒素的存在。

二、产气荚膜梭菌

（一）生物学特性

1. 形态与染色　革兰阳性，粗大杆菌，芽胞椭圆形，小于菌体，位于次极端，无鞭毛，有荚膜（图 9-3）。

2. 培养特性　专性厌氧，繁殖迅速，在庖肉培养基中，生长迅速，35℃培养 12~16 小时，产生大量气体，肉渣不被消化，变为粉红色。在牛乳培养基中，能分解乳糖产酸而使酪蛋白凝固，同时产生大量气体将凝固的酪蛋白冲成蜂窝状，气势凶猛，称为"汹涌发酵"现象，是本菌的特点之一。在血琼脂平板上，形成圆形、光滑、边缘整齐的菌落，菌落周围有双层溶血环，内环是由 θ 毒素所致的完全溶血环，外环是由 α 毒素所致的较宽

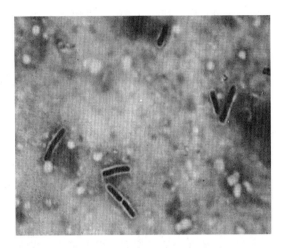

图 9-3　产气荚膜梭菌

的不完全溶血环，此靶形溶血也是本菌特征之一。在卵黄琼脂平板上，由于本菌产生卵磷脂酶，分解卵黄中的卵磷脂，导致菌落周围出现乳白色的混浊圈，若在培养基中加入 α 毒素的抗血清，则不出现混浊圈，该现象称为 Nagler 反应。

3. 生化反应　本菌分解糖的能力强，可发酵葡萄糖、麦芽糖、乳糖和蔗糖产酸产气，液化明胶，产生 H_2S，吲哚阴性，卵磷脂酶阳性。

（二）临床意义

产气荚膜梭菌致病物质有外毒素、侵袭性酶和荚膜，外毒素有 12 种，其中 α 毒素（卵磷脂酶）毒性最强，能溶解细胞膜上的磷脂，破坏细胞膜，导致组织坏死、出血、水肿等。

所致疾病有：①气性坏疽：是严重的创伤感染，由 A 型产气荚膜梭菌产生 α 毒素引起，主要症状为组织坏死、水肿胀气、有捻发音、恶臭剧痛，严重者导致毒血症、败血症，死亡率高。②食物中毒：由 A 型产气荚膜梭菌污染食物，产生肠毒素引起，主要症状为腹痛、腹泻、很少恶心呕吐，1~2 天可恢复。③坏死性肠炎：由 C 型产气荚膜梭菌产生的 β 毒素引起，主要症状为腹痛、腹泻、血便。

预防气性坏疽应及时对伤口进行清创、扩创、H_2O_2 消毒处理，治疗是在感染早期注射多价抗毒素和抗生素如青霉素等，并辅以高压氧舱治疗。目前尚无类毒素预防。

（三）微生物学常规检验

1. 标本采集　一般取外伤深部的分泌物、穿刺物、坏死组织块；菌血症时期采血液；食物中毒患者采取可疑食物、呕吐物及粪便。

2. 检验方法

(1) 直接涂片染色镜检:取标本涂片,革兰染色镜检,如查到革兰阳性粗大杆菌并伴有其他菌,可初步报告。

(2) 分离培养:取标本在庖肉培养基增菌培养 8~10 小时后,转种血平板和卵黄琼脂平板,厌氧培养 24 小时,取可疑菌落进行鉴定。

(3) 鉴定:

1) 涂片染色镜检:取菌落涂片染色镜检,可见革兰阳性粗大杆菌,有荚膜。

2) 生化反应鉴定:可发酵葡萄糖、麦芽糖、乳糖和蔗糖产酸产气,液化明胶,产生 H_2S,吲哚阴性,卵磷脂酶阳性。

3) 汹涌发酵试验:接种牛乳培养基培养,观察"汹涌发酵"现象。

4) Nagler 试验:接种卵黄琼脂平板和含 α 毒素抗血清的卵黄琼脂平板进行培养,观察菌落周围乳白色混浊圈的出现情况。

5) 动物试验:将庖肉培养基纯培养物 1ml 接种小白鼠,10 分钟后处死小白鼠,置 37℃ 培养 5~8 小时后,如小鼠躯体膨胀,出现泡沫肝,取肝或腹腔渗出液涂片染色,见典型产气荚膜梭菌即可报告。

三、肉毒梭菌

肉毒梭菌是一种厌氧性腐生菌,广泛分布于土壤及动物粪便中,污染食品后,在厌氧条件下,产生毒性极强的肉毒毒素,经消化道吸收,引起以肌肉麻痹为主要表现的神经中毒症状,死亡率极高。

肉毒梭菌为革兰阳性、粗大杆菌,芽胞椭圆形,大于菌体,位于次极端,呈汤匙状或网拍状,有周鞭毛,无荚膜(图 9-4)。

专性厌氧,在血平板上,菌落较大,边缘不齐,β 溶血;庖肉培养基中,消化肉渣,变黑,腐败恶臭;在卵黄琼脂平板上,除 G 型外,均产生混浊圈和珠光层。

除 G 型外,均发酵葡萄糖和麦芽糖,不发酵乳糖,液化明胶,产生 H_2S,吲哚阴性。

致病物质为肉毒毒素。肉毒毒素耐酸,在胃液中 24 小时不被破坏,但不耐热,煮沸很快被破坏。肉毒毒素毒性剧烈,是目前已知最毒的外毒素,比氰化钾毒 1 万倍,对人的致死量约为 0.1~1.0μg。

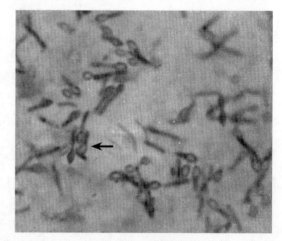

图 9-4 肉毒梭菌

肉毒梭菌污染罐头、腊肠、发酵豆制品等食品后,在厌氧条件下生长繁殖并产生大量肉毒毒素,该毒素具有嗜神经性,抑制神经肌肉接头处乙酰胆碱的释放,影响神经冲动的传递,导致肌肉弛缓性麻痹。患者可出现眼肌麻痹(复视、斜视、眼睑下垂)、咽肌麻痹(吞咽困难、语言障碍、声音嘶哑)、呼吸肌、心肌等麻痹表现,严重者可出现死亡。

肉毒梭菌的检测通常不做肉毒梭菌的培养,而是检测肉毒毒素,将可疑食物的滤液接种小鼠眼睑,观察小鼠的中毒症状。

治疗用多价抗毒素。预防应注意低温保存食物,高温破坏毒素,尚无类毒素预防。

第三节　无芽胞厌氧杆菌

常见无芽胞厌氧杆菌主要有以下几种（表9-3）。

表9-3　无芽胞厌氧杆菌

菌种	生物学特性	临床意义
拟杆菌属（脆弱类杆菌）	G⁻ 杆菌，两端浓染，有荚膜，专性厌氧，血平板上形成圆形、灰白色菌落，大多不溶血。在胆汁七叶苷（BBE）培养基中使培养基变黑。	人类肠道及女性生殖道的正常菌群，可引起内源性感染。是临床上最常见的厌氧感染病原菌。
梭杆菌属（具核梭杆菌、坏死梭杆菌）	G⁻ 杆菌，梭形，专性厌氧，在血平板形成灰白色、不规则圆形面包屑样菌落	人和动物的口腔、上呼吸道、肠道、泌尿生殖道的正常菌群，以口腔最为多见。
丙酸杆菌属（痤疮丙酸杆菌、贪婪丙酸杆菌和颗粒丙酸杆菌）	G⁺ 杆菌，棒状或略弯，V 形排列，厌氧或兼性厌氧，在血平板上，形成圆形、灰白色菌落，多数菌株不溶血。在葡萄糖肉汤生长呈混浊并有颗粒沉淀。	主要寄居于人和动物的皮肤、皮脂腺、肠道中，与痤疮、酒渣鼻有关。

第四节　无芽胞厌氧球菌

常见无芽胞厌氧球菌主要有以下几种（表9-4）。

表9-4　无芽胞厌氧球菌

菌种	生物学特性	临床意义
韦荣球菌属（小韦荣球菌）	G⁻ 球菌，菌体极小，专性厌氧，在血琼脂平板上形成中等大小、灰白色至黄色混浊菌落，不溶血。硝酸盐还原试验阳性，产碱韦荣球菌触酶试验阳性。	口腔、咽部、胃肠道及女性生殖道的正常菌群，可作为条件致病菌引起内源性感染。
消化链球菌属（厌氧消化链球菌）	G⁺ 球菌，大小不等，常成双或呈短链状排列，专性厌氧菌，在血平板上形成灰白色、不溶血小菌落，发酵葡萄糖不发酵乳糖，对聚茴香脑磺酸钠特别敏感。	人和动物的正常菌群。在厌氧菌感染中仅次于脆弱类杆菌
消化球菌属（黑色消化球菌）	G⁺ 球菌，成双、短链或成堆。生长缓慢，血平板上厌氧培养 2~4 天才形成黑色不溶血的小菌落。不发酵糖，触酶阳性为其特点。	人的体表与腔道中的正常菌群。引起内源性感染。

本章小结

　　厌氧性细菌是一群必须在无氧环境中才能生长繁殖的细菌。自然界的厌氧菌种类繁多，与人类有关的主要是革兰阳性的梭状芽胞杆菌和无芽胞结构的革兰阳性或阴性的球菌和杆菌。

　　厌氧菌检验标本采集后应尽快送检，运送方法有：①注射器运送法。②无氧小瓶运送法。③大量液体标本运送法。④组织块运送法。厌氧菌培养方法有：①庖肉培养基法。

②焦性没食子酸法。③厌氧罐法。④厌氧气袋法。⑤厌氧手套箱法。

革兰阳性的梭状芽胞杆菌主要有破伤风梭菌、产气荚膜梭菌、肉毒梭菌。

（魏红云）

 目标测试

A1 型题

1. 能生存于体外环境的厌氧菌是
   A. 革兰阳性有芽胞杆菌
   B. 革兰阳性无芽胞杆菌
   C. 革兰阳性厌氧球菌
   D. 革兰阴性厌氧球菌
   E. 革兰阴性无芽胞杆菌

2. 厌氧培养状态化学指示剂常用
   A. 伊红   B. 亚甲蓝和刃天青   C. 溴甲酚紫
   D. 碱性复红   E. 结晶紫

3. 注射破伤风抗毒素血清属于
   A. 自动自然免疫   B. 自动人工免疫   C. 被动人工免疫
   D. 被动自然免疫   E. 混合免疫

4. 在有氧条件下不能生长的细菌是
   A. 葡萄球菌   B. 分枝杆菌   C. 拟杆菌属
   D. 假单胞菌   E. 嗜血杆菌

5. 下列在牛乳培养基中，出现"汹涌发酵"的是
   A. 产气荚膜梭菌   B. 拟杆菌属   C. 肉毒梭菌
   D. 艰难梭菌   E. 破伤风梭菌

第十章 其他原核细胞型微生物检验

第一节 螺 旋 体

螺旋体是一类细长、柔软、弯曲呈螺旋状、运动活泼的原核细胞型微生物。

螺旋体广泛存在于自然界和动物体内,种类繁多。引起人类疾病的螺旋体主要有钩端螺旋体属、密螺旋体属及疏螺旋体属。

一、钩端螺旋体

(一) 生物学特性

钩端螺旋体(简称钩体),属于钩端螺旋体属,引起人类和动物的钩端螺旋体病(简称钩体病)。

1. 形态与染色 体态细长,螺旋细密,运动活泼,一端或两端弯曲呈钩状,似"C、S、8"等字形,故名钩体。因螺旋细密,故在光学显微镜下看不清其螺旋,暗视野显微镜下观察,似细小珍珠排列的细链(图 10-1),Fontana 镀银染色,呈棕褐色(彩图 15),革兰染色阴性,但不易着色。

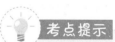

考点提示

钩端螺旋体的形态学检查

2. 培养特性 钩端螺旋体是目前可以在人工培养基上培养的螺旋体,但营养要求高,生长缓慢,需氧或微需氧,最适生长温度为 28~30℃,最适 pH7.2~7.6。常用含 10% 兔血清的柯氏(Korthof)培养基培养。在液体培养基中,经 1 周左右,肉眼可见呈半透明云雾状混浊;在固体培养基上,经 2 周左右,可形成扁平、透明、不规则的细小菌落。非致病菌株 13℃可生长,依此可鉴别致病株。

3. 抵抗力 较弱。对热、干燥、酸、碱、多种消毒剂及抗生素均敏感,但耐受磺胺类药物。在夏秋季的水和湿土中可存活数周至数月,此点在钩端螺旋体病传播上有重要意义。

(二) 临床意义

钩端螺旋体的主要致病物质有内毒素样物质、溶血素等。

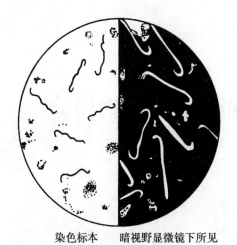

染色标本　暗视野显微镜下所见

图 10-1　钩端螺旋体

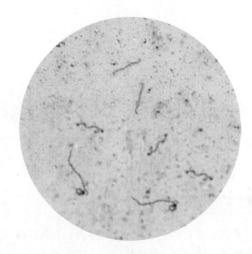

彩图 15　钩端螺旋体(镀银染色)

钩端螺旋体引起钩体病,是一种自然疫源性的人畜共患传染病。钩体在自然界中主要感染野生动物和家畜,其中以鼠类和猪为重要的储存宿主和传染源。动物大多为隐性感染,钩端螺旋体可在其肾脏长期大量繁殖,并不断随尿液排出,污染水源和土壤。当人与疫水或疫土接触时,钩端螺旋体可经完整或破损的皮肤黏膜侵入机体而引起感染。钩端螺旋体病的特点是起病急、高热、疲乏无力、全身酸痛、眼结膜充血、腓肠肌压痛、表浅淋巴结肿大等。故早期症状可概括为"寒热、酸痛、一身乏、眼红、腿痛、淋巴结大"。后期则出现各组织器官出血和坏死,病情较为凶险,甚至死亡。钩体病痊愈后可获得对同型钩体的牢固免疫力。

(三) 微生物学检验

1. 标本采集　发病 7~10 日取血作培养;2 周后取尿液培养;有脑膜炎症状者取脑脊液(CSF);有眼部症状者取房水。

2. 检验方法

(1) 直接镜检:标本离心后用暗视野显微镜观察形态和运动,或经 Fontana 镀银染色后用光镜检查形态,亦可用直接免疫荧光抗体法检查。

(2) 分离培养:标本接种柯氏液体培养基,置 28~30℃培养 2~4 周,每隔 5~7 天用暗视野显微镜观察 1 次。若发现培养基呈云雾状混浊,用暗视野显微镜观察有钩端螺旋体存在时,即刻转种于新鲜培养基分离培养,待出现明显生长现象后,即可用已知诊断血清进行群和型的鉴定。若培养 40 天后仍未发现生长,可报阴性。

(3) 血清学检测:通常在发病初期和发病第 3~4 周各取一份血清,检测抗体效价的变化。有脑膜刺激症状者可取脑脊液检测抗体。常用方法有显微镜凝集试验(MAT)或称凝溶试验、间接凝集试验、间接免疫荧光法、ELISA 等。

显微镜凝集试验:用钩端螺旋体标准菌株分别与不同倍比稀释度的病人血清(经56℃ 30 分钟灭活)混合,若病人血清中有相应抗体存在时,则标准株钩体凝集成团,形似蜘蛛样;若血清中抗体效价较高时,凝集的钩体被溶解。一般病人血清凝集效价≥320 或恢复期血清比早期血清效价高 4 倍以上才有诊断意义。

(4) 动物试验:是分离钩端螺旋体的敏感方法,尤其适用于被杂菌污染的标本,可以得到纯化株。常用动物有幼龄豚鼠和金地鼠。将标本接种于动物腹腔,一般 3~7 天发病,观察动物体温、厌食、流泪、竖毛等症状。第一周末,取心血及腹腔液用暗视野显微镜检查并作分离培养。动物病死后,可见皮下和肺部有大小不等的出血灶,呈蝴蝶状,有诊断价值。肝和脾脏组织显微镜下可见大量钩体存在。

二、梅毒螺旋体

案例

患者,男性。躯干及四肢出现不痛不痒的红色皮疹,2个月前,患者生殖器上有过无痛的溃疡,溃疡未经治疗自行好转,有过不洁的两性史,初步诊断为梅毒。

请问:1. 患者感染了何种病原体?

2. 梅毒的检验方法有哪些?

梅毒螺旋体是属于密螺旋体属中苍白密螺旋体的苍白亚种,是引起人类梅毒的病原体。

(一) 生物学特性

1. 形态与染色 菌体纤细,两端尖直,螺旋(8~14个)规则致密,呈锐角弯曲,运动活泼,方式多样,呈旋转式、蛇行式、伸缩式运动。观察运动方式,有助于与其他螺旋体的鉴别。常用 Fontana 镀银染色,呈棕褐色(图10-2)。

2. 培养特性 不能在无生命的人工培养基上生长繁殖。毒力株(Nichols 株)在家兔睾丸内或眼前房内可以生长繁殖并保持毒力,但速度缓慢,且不能多次传代。

3. 抵抗力 抵抗力极弱。对冷、热、干

考点提示

梅毒螺旋体形态

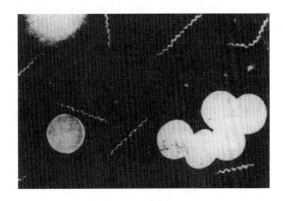

图 10-2 梅毒螺旋体

燥、一般消毒剂均敏感。离体后 1~2 小时即死亡。血液中的梅毒螺旋体,在 4℃ 置 3 天后即可死亡,故在 4℃ 血库存放 3 天以上的血液无传染性。对青霉素、四环素、红霉素及砷制剂等敏感。

(二) 临床意义

梅毒螺旋体的致病物质主要有外膜蛋白、透明质酸酶。

人是唯一的传染源。主要通过性接触或间接接触传播,引起获得性梅毒;另外也可经胎盘传播,引起先天性梅毒。

1. 获得性梅毒 又称后天梅毒。临床过程大致分为三期:Ⅰ期梅毒(硬下疳期)、Ⅱ期梅毒(梅毒疹期)及Ⅲ期梅毒(晚期梅毒)。具有反复潜伏和再发的特点。

Ⅰ期梅毒:在感染 3 周左右,多在外生殖器出现无痛性硬性下疳,其溃疡渗出液中有大量的梅毒螺旋体,传染性极强。约经 1 个月,下疳自愈,梅毒螺旋体进入血液潜伏,经 2~3 个月后,进入Ⅱ期。

Ⅱ期梅毒:全身皮肤黏膜出现梅毒疹,淋巴结肿大,梅毒疹及淋巴结中有大量的梅毒螺旋体,传染性强。如不治疗在 3 周 ~3 个月症状消退,但常反复发作。经 2 年或更长时间的潜伏后,进入Ⅲ期。

Ⅲ期梅毒:病变累及全身组织和器官,表现为皮肤黏膜溃疡性坏死或内脏器官肉芽肿样病变(梅毒瘤),严重者可引起心血管及中枢神经系统病变,导致动脉瘤、脊髓痨或全身麻痹等。此期在病灶中不易找到梅毒螺旋体,传染性小,破坏性大,可危及生命。

2. 先天性梅毒 又称胎传梅毒。梅毒螺旋体可致胎儿全身感染,在内脏及组织中大量繁殖,引起流产或死胎。或在出生后出现锯齿形牙、马鞍鼻、间质性角膜炎和神经性耳聋等特殊体征。

机体对梅毒螺旋体的免疫属于传染性免疫。预防措施主要是加强卫生宣教,治疗时应及早彻底,首选药物是青霉素。

(三)微生物学常规检验

1. 标本采集 可采取硬下疳渗出物、梅毒疹渗出液、淋巴结抽出液等作直接镜检。

2. 检验方法

(1)直接镜检:取标本制成湿片,暗视野显微镜下检查,如见有运动活泼的密螺旋体,即有诊断意义;或将标本制成干片,用镀银染色法染色,光镜下可见棕褐色的密螺旋体;也可用直接荧光抗体染色,荧光显微镜下可见发荧光的梅毒螺旋体,此法简单易行且特异。

(2)血清学试验:包括非梅毒螺旋体抗原试验和梅毒螺旋体抗原试验。

人体感染梅毒螺旋体后,可产生非特异性的抗脂类抗体(反应素)和特异性抗梅毒螺旋体抗体。非梅毒螺旋体抗原试验是用心磷脂、卵磷脂及胆固醇为抗原检测病人血清中的抗脂类抗体,具有非特异性,用作梅毒的筛选试验;梅毒螺旋体抗原试验是用梅毒螺旋体为抗原检测病人血清中的抗梅毒螺旋体的抗体,具有特异性,用作梅毒的确认试验(表 10-1)。

表 10-1 梅毒螺旋体血清学试验

试验类型	试验名称
非梅毒螺旋体抗原试验	性病研究实验室试验(VDRL)
	快速血浆反应素环状卡片试验(RPR)
	不加热血清反应素试验(USR)
梅毒螺旋体抗原试验	荧光梅毒螺旋体抗体吸收试验(FTA-ABS)
	梅毒螺旋体血凝试验(TPHA)
	ELISA
	蛋白印迹试验

(3)核酸检测(PCR)。

三、其他螺旋体

其他螺旋体主要特点见表 10-2。

表 10-2 其他螺旋体主要特点

种类	形态特点	所致疾病	微生物学检验
伯氏螺旋体	疏螺旋体	莱姆病	ELISA 检测 IgM 和 IgG 抗体
回归热螺旋体	疏螺旋体	人类回归热	发热时,取外周血制片暗视野镜检或染色后光镜检查螺旋体

第二节 支 原 体

支原体是一类没有细胞壁、能通过滤菌器、可在无生命培养基中生长繁殖的最小的原核细胞型微生物。

支原体广泛分布于自然界,种类繁多,其中对人致病的主要有肺炎支原体、人型支原体、生殖道支原体和解脲脲原体等。

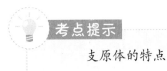

考点提示

支原体的特点

一、生物学特性

1. **形态与染色** 个体微小,大小一般为 0.2~0.3μm,很少超过 1μm。无细胞壁,呈高度多形性,如球状、球杆状、丝状等。有的支原体在细胞膜外有一层由多糖构成的荚膜,与其致病性有关。革兰染色阴性,但不易着色,常用吉姆萨(Giemsa)染色,呈淡紫色。

2. **培养特性** 营养要求较高,对低渗透压敏感,故须在培养基内加入 10%~20% 灭活的小牛(或马)血清等含胆固醇及长链脂肪酸的物质,以提供合成细胞膜的原料和稳定细胞膜。最适温度 37℃,最适 pH7.6~8.0(解脲脲原体最适 pH 为 6.0~6.5)。在微需氧或 5%~10%CO_2 和 90%N_2 的厌氧环境中生长较好。生长缓慢,人型支原体、解脲脲原体需培养 2~4 天,肺炎支原体需培养 21 天或更久。

在含 1.4% 琼脂的固体培养基上,菌落呈圆形、光滑、边缘整齐,中央较厚,不透明,周边为一层薄薄的透明区,呈"油煎蛋"样(图10-3)。

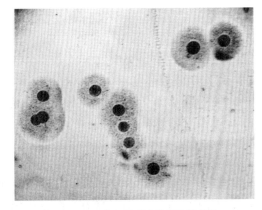

图 10-3 支原体"油煎蛋"状菌落

3. **生化反应** 根据能否分解葡萄糖、水解精氨酸和尿素可初步进行鉴别(表10-3)。

表 10-3 支原体生化反应鉴别

种类	葡萄糖	精氨酸	尿素
肺炎支原体	+	-	-
人型支原体	-	+	-
生殖道支原体	+	-	-
解脲脲原体	-	-	+

4. **抵抗力** 对热、干燥、低渗及多种消毒剂敏感。但对醋酸铊、结晶紫和亚碲酸盐有较强的抵抗力,可用于分离培养时抑制其他细菌生长。耐冷冻,液氮或 –70℃能长期冻存,需要检验时可置 35℃水浴中迅速融化。4℃放置不宜超过 3 天。支原体没有细胞壁,对青霉素、头孢菌素等不敏感。但对红霉素、四环素、阿奇霉素、环丙沙星等敏感。

二、临床意义

支原体广泛存在于人和动物体内,大多数不致病,为口腔、呼吸道及泌尿生殖道的正常菌群。少数致病性支原体主要引起呼吸道及泌尿生殖道感染。另外,支原体也是造成细胞培养污染的一个重要因素。

1. 肺炎支原体:通过飞沫经呼吸道传播,引起原发性非典型肺炎,是呼吸道和肺部的急性炎症。多发生在秋冬季,儿童和青年易感。临床主要表现为发热、头痛、咳嗽、咽痛和肌痛等。

2. 解脲脲原体、人型支原体和生殖道支原体:主要通过性接触传播,引起泌尿生殖道感染。解脲脲原体是引起人类非淋菌性尿道炎的主要病原体之一,亦可通过胎盘感染胎儿,引起自发性流产、早产、死胎和低体重儿等。

另外,因支原体可通过滤菌器,常污染细胞培养,故应引起高度重视。

三、微生物学检验

(一) 标本采集

根据不同的病症采集不同标本,如咽拭子、鼻咽洗液、痰、支气管分泌物、尿道和宫颈分泌物或各种分泌物等,因支原体有黏附细胞的作用,所以最好采用拭子标本。支原体对干燥敏感,应注意即采即种或置于转运培养基(蔗糖磷酸盐缓冲液)中,4℃冰箱保存不宜超过3天,液氮或 –70℃可长期保存。

(二) 检验方法

1. 肺炎支原体鉴定

(1) 分离培养:先将标本接种于加有葡萄糖以及酚红、亚甲蓝指示剂的液体培养基中增菌,1 周后若培养基由紫色变为绿色,液体清晰,可考虑支原体生长。再立即转种于固体培养基上,一般 10 天左右长出菌落,数次传代后形成典型"油煎蛋"样菌落。

(2) 生化反应:分解葡萄糖产酸不产气;不分解精氨酸和尿素。

(3) 生长抑制试验(GIT):将可疑肺炎支原体的菌落连同琼脂一起切下,接种于专用的液体培养基中,孵育一周后,取 0.3ml 培养液涂布于固体平板表面,待稍干,将浸有肺炎支原体抗体的滤纸片贴于其上,经 37℃孵育 2~4 周后,在滤纸片周围出现抑菌环为试验阳性。该试验特异性高于其他试验。

(4) 溶血试验:在生长有疑似肺炎支原体的培养基上,加一层含有 8% 豚鼠红细胞的琼脂,置 37℃温箱中培养过夜,若在菌落周围出现溶血环为阳性。

(5) 其他试验:冷凝集试验(病人血清与人 O 型血红细胞在 4℃条件下发生凝集)、MG 株链球菌凝集试验、TTC 还原试验、红细胞吸附试验等可协助诊断。

2. 解脲脲原体鉴定

(1) 分离培养:取 0.1~0.2ml 标本接种在 pH(6.0 ± 0.5)的含有尿素和酚红的液体培养基内增菌,置于 95%N_2 和 5%CO_2 环境中,37℃孵育 1~2 天,如培养基由橘黄色变为粉红色即为解脲脲原体生长的指征。再立即转种固体培养基,2 天后可见典型"油煎蛋"样菌落为阳性结果。

(2) 生化反应:能分解尿素产氨,使酚红指示剂变粉红色;不能分解葡萄糖和精氨酸。

(3) 代谢抑制试验(MIT):解脲脲原体能分解尿素产氨,当加入特异性抗血清后,能抑制相应菌株的生长,则培养基中的酚红指示剂不显色。

(4) 生长抑制试验(GIT):操作步骤同于肺炎支原体的鉴定。观察结果须用低倍显微镜,在镜下观察滤纸片周围的抑菌环及宽度。该法具有特异性,但敏感性较差。也可利用 PCR 方法进行鉴定,其特点是敏感、快速、稳定、可靠。

3. 其他支原体鉴定 人型支原体培养方法与解脲脲原体相似。能分解精氨酸,不分解葡萄糖和尿素。生殖道支原体的培养需要厌氧环境,而且生长缓慢,较难培养,一般不适宜实验室常规应用。临床常用 PCR 方法进行检测。

4. 支原体与细菌 L 型的鉴别 在支原体检验中应注意与细菌 L 型相区别(表 10-4)。

表 10-4 支原体与细菌 L 型的区别

生物学特性	支原体	细菌 L 型
形态与大小	多形态,大小基本一致	多形态,大小相差悬殊
培养	一般培养基	高渗低琼脂培养基
菌落	小,直径 0.1~0.3mm	大,直径 0.5~1.0mm
细胞壁	无	无,可返祖
细胞膜	含高浓度胆固醇	不含胆固醇
对低渗敏感性	敏感	敏感

第三节 衣 原 体

衣原体是一类能通过滤菌器,专性活细胞内寄生,有独特发育周期的原核细胞型微生物。与细菌类似的特征有:圆形或卵圆形,革兰阴性;有类似革兰阴性菌的细胞壁结构;含有 RNA 和 DNA 两种类型核酸;以二分裂方式进行繁殖;对多种广谱抗生素敏感等。

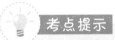

考点提示

有独特发育周期的原核细胞型微生物

衣原体广泛寄生于人类、哺乳类动物及禽类,仅少数能致病,对人类致病的主要有沙眼衣原体、肺炎衣原体和鹦鹉热衣原体。目前在发达国家由衣原体感染所引起的性传播疾病增加很快,已大大超过淋病奈瑟菌的感染,成为最常见的性传播疾病。

一、生物学特性

(一) 形态、染色和发育周期

衣原体有独特的发育周期,在其发育周期内,可观察到有两种不同的颗粒:

1. 原体 是衣原体在细胞外的存在形式。圆形或卵圆形,小而致密,外有细胞壁(富含半胱氨酸的外膜蛋白),内有致密拟核。无繁殖力,有感染性。是发育成熟的衣原体。吉姆萨染色呈紫色。

2. 始体(亦称网状体) 是衣原体在细胞内的存在形式。圆形或卵圆形,大而疏松,无细胞壁,无致密拟核,呈纤细网状。有繁殖力,无感染性。是衣原体的繁殖型。吉姆萨染色呈蓝色。

衣原体的发育周期:当衣原体入侵机体后,原体首先吸附于有特异性受体的易感细胞表面,然后被细胞吞入其内,由于细胞膜包在原体周围而形成空泡,原体在空泡内细胞壁变软,逐渐发育、增大形成始体,在空泡中开始进行二分裂繁殖。约经18~24小时后,始体开始浓缩形成具有坚韧细胞壁的子代原体。最后,成熟的子代原体随宿主细胞的破裂而释出,再去感染新的易感细胞,又开始了新的发育周期。每个发育周期约需48~72小时。如此往复,交替进行(图10-4)。

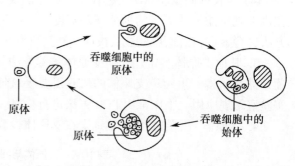

图 10-4 衣原体的发育周期

衣原体感染宿主细胞后,在其细胞质内繁殖形成形态各异的斑块,称为包涵体。经染色后在光镜下可见,有助于衣原体的鉴别。

(二)培养特性

衣原体为专性活细胞内寄生,常用的培养方法有鸡胚接种、动物接种和细胞培养。动物接种法一般只在研究中应用。目前临床最常用的方法为细胞培养法,是诊断衣原体的金标准。为了提高分离培养的阳性率,可先用放线菌酮等代谢抑制剂处理单层 McCoy 细胞(用于培养沙眼衣原体)或 Hela-229 细胞(用于培养肺炎衣原体和鹦鹉热衣原体),使其生长代谢缓慢;或先用 X 线照射细胞,使其处于非分裂状态;还可将接种标本的细胞进行离心,有利于衣原体吸附于易感细胞表面。鸡胚接种对 4 种衣原体都适用,其在 6~8 日龄鸡胚卵黄囊中生长繁殖后,可在卵黄囊膜中找到包涵体、原体和始体颗粒。

(三)抵抗力

抵抗力较弱,耐冷不耐热,56℃ 5~10 分钟灭活,-70℃可存活数年,冷冻干燥法可保存活力 30 年以上,对四环素、红霉素、多西环素、利福平等均敏感。

二、临床意义

衣原体可引起人类的多种疾病,主要包括:

1. 沙眼 由沙眼衣原体沙眼生物变种引起,通过眼 - 手 - 眼传播。主要在眼结膜上皮细胞内繁殖,引起局部炎症。表现为眼部发痒、分泌物增多,流泪、滤泡增生、血管翳、结膜瘢痕等,重者可致盲。

2. 包涵体结膜炎 由沙眼生物变种某些血清型引起。包括成人和婴儿两类。成人多因性接触经手至眼感染或因接触污染的游泳池水而受染。婴儿系经产道时受染。

3. 泌尿生殖道感染 经性接触感染,由沙眼生物变种某些血清型引起,感染率占非淋菌性泌尿生殖道感染的 50%~60%。衣原体感染引起的男性尿道炎最常见,在女性也可引起盆腔炎、输卵管炎、宫颈炎、尿道炎等。

4. 性病淋巴肉芽肿 由性病淋巴肉芽肿生物变种引起。主要通过性接触传播。衣原体常侵犯男性腹股沟淋巴结,引起化脓性淋巴结炎和慢性淋巴肉芽肿。在女性多侵犯会阴、肛门、直肠等,引起会阴、肛门、直肠组织狭窄与梗阻。

5. 肺炎衣原体肺炎 肺炎衣原体所致的急性肺部炎症,主要通过呼吸道的飞沫或污染物感染。临床症状类似支原体肺炎,但较轻。

6. 鹦鹉热亦称鸟热　由鹦鹉热衣原体引起。主要由感染鹦鹉热衣原体的禽类等动物的粪便污染环境,以气溶胶方式传播于人。临床表现为非典型肺炎,病人多呈急性发病,发冷、头痛及喉痛、不适,体温 38℃,很快升到 39~40℃,干咳、少量黏痰,有时咳铁锈色痰等。

衣原体感染后,免疫力不强。预防应注意个人卫生(尤其是眼部卫生),管理好家禽(如鸡、鸭、鸽子等)。加强卫生宣教。积极治疗病人,可选取青霉素、四环素、利福平等药物内服或局部外用。

三、微生物学检验

(一) 标本采集

根据不同疾病采集不同标本,如泌尿生殖道分泌物、结膜刮片、鼻咽拭子分泌物、痰、血液及其他活组织标本。标本可置于 2SP 培养基(含蔗糖、磷酸钾缓冲液、胎牛血清和抗生素)内送检,保存不得超过 5 天。因衣原体的生物活性极不稳定,故检验标本应低温(-70℃或液氮)保存。

(二) 检验方法

1. 直接检查

(1) 吉姆萨染色:标本固定后,经吉姆萨染色,镜检细胞内呈蓝色的始体或紫红色的原体。

(2) 碘液染色:标本固定后,经碘液染色,镜检细胞内棕褐色的圆形或卵圆形包涵体,分布于细胞质内或细胞核旁,呈散在型、帽型、桑葚型或填塞型等。

(3) 直接荧光抗体染色:标本经处理以后,经荧光抗体染色,在荧光显微镜下观察细胞内发荧光的衣原体。

2. 分离培养　用链霉素将标本(洗涤)处理后,接种于鸡胚卵黄囊或细胞进行分离培养,35℃培养 48~72 小时,取卵黄囊膜或培养细胞染色镜检。也可用 ELISA 检测衣原体。

3. 血清学检测　常用微量免疫荧光法(推荐方法)和 EIA 检测病人血清中的抗体。

4. 分子生物学检测　PCR 技术等。

第四节　立克次体

立克次体是一类以节肢动物为传播媒介、严格活细胞内寄生的原核细胞型微生物。

立克次体的生物学性状介于细菌与病毒之间,较接近于细菌。专性活细胞内寄生性,类似于病毒,但其形态结构、化学组成(含 DNA 和 RNA)、二分裂繁殖方式及对抗生素敏感等特性均与细菌相似。据此,在分类学上将立克次体归于广义的细菌范畴。

对人致病的主要有普氏立克次体、莫氏立克次体和恙虫病立克次体。

一、生物学特性

1. 形态与染色　呈多形态,多为球杆状。革兰染色阴性,但着色不均。常用吉姆萨(Giemsa)染色,呈紫红色,两极浓染。

2. 培养特性　除五日热巴通体外,均为专性活细胞内寄生。常用培养方法有动物(豚鼠、小鼠)接种、鸡胚(卵黄囊)接种和细胞(鸡胚成纤维细胞、L929 细胞、Vero 单层细胞)培养。培养温度为 32~35℃,二分裂方式繁殖,6~10 小时繁殖一代。

3. 抗原构造　立克次体有群和种两种特异性抗原。立克次体群特异性抗原与变形杆菌某些 X 菌株（X_{19}、X_k、X_2）的菌体抗原（O 抗原）有相同的成分,可出现交叉反应（表 10-5）。因立克次体培养困难,抗原来源受限,故临床上常用变形杆菌 X 菌株 O 抗原代替立克次体作为相应抗原,来检测血清中的抗立克次体的抗体及其含量,以协助诊断立克次体病。这种交叉凝集反应,称为外 - 斐（Weil-Felix）反应。

表 10-5　主要立克次体与变形杆菌抗原的交叉反应

立克次体种类	变形杆菌抗原		
	OX_K	OX_2	OX_{19}
普氏立克次体	-	+	+++
莫氏立克次体	-	+	+++
恙虫病立克次体	+++	-	-
Q 热立克次体	-	-	-
五日热巴通体	-	-	-

4. 抵抗力　对干燥、低温抵抗力较强,在干燥的虱、蚤粪中能保持传染性在半年以上。一般消毒剂短时间内可将其杀灭。对四环素、氯霉素、多西环素等抗生素敏感。

二、临床意义

人患立克次体病主要经节肢动物如人虱、鼠蚤、蜱和螨的叮咬而感染。可以是人虱、鼠蚤粪便中的立克次体污染伤口所致,也可以是在蜱、螨叮咬时直接进入人体,Q 热则是通过呼吸道、消化道和接触而传染的。

立克次体的致病物质主要有内毒素和磷脂酶 A 两类。前者可引起发热、血管内皮细胞损伤、微循环障碍和中毒性休克等。后者能溶解宿主细胞膜,有利于立克次体的穿入细胞。由立克次体所引起的疾病统称为立克次体病,我国常见的立克次体病是斑疹伤寒和恙虫病。

1. 普氏立克次体　引起流行性斑疹伤寒。病人是唯一传染源,人虱为主要传播媒介,通过人 - 虱 - 人方式传播,故又称虱型斑疹伤寒。表现为高热、头痛、皮疹,也可伴有神经系统、心血管系统或其他脏器损害等症状。

2. 莫氏立克次体（斑疹伤寒立克次体）　引起地方性斑疹伤寒。鼠是天然储存宿主和重要传染源,鼠蚤、鼠虱为媒介,传播方式为鼠 - 鼠虱、鼠蚤 - 鼠和鼠 - 鼠蚤 - 人,又称鼠型斑疹伤寒。临床症状与流行性斑疹伤寒相似,但发病缓慢,病情轻,很少侵害神经系统、心肌等。

3. 恙虫病立克次体　引起恙虫病,本病主要流行于东南亚、西南太平洋岛屿,又称东方立克次体病,国内主要见于东南及西南地区。恙虫病为自然疫源性传染病,传染源是鼠类（野鼠或家鼠）。恙螨是传播媒介又是贮存宿主,传播方式为鼠 - 恙螨 - 人。患者在被恙螨叮咬处出现红色丘疹,成小疱后破裂,溃疡处形成黑色焦痂,是恙虫病的特征之一。还可引起发热、皮疹,全身淋巴结肿大及各内脏器官的病变。

三、微生物学检验

由于立克次体的传染性较强,极易引起实验室感染,故在操作过程中,必须保证在安全防护的条件下进行,严格遵守实验室操作规程,以防发生感染。

（一）标本的采集与处理

1. 血液标本　在病程 1 周内、用抗生素前采集患者静脉血 5~10ml。若在病程 1 周后采集,应让血液凝固,取血清作血清学诊断,再将血块制成 20%~50% 悬液接种,以减少血清中抗体对病原体分离的影响。如做血清学检测,应分别采集 3 份血液标本,即:病程初期、病后 10~14 天、病后 21~28 天。

2. 活检或尸检材料 可用印片直接检查、固定后病理检验,还可用研磨成 10%~20% 悬液低速离心后取上清液接种。为了预防细菌污染,可在标本悬液中加入青霉素 100~1000IU/ml,室温处理 0.5 小时,以除去污染细菌。

(二)检验方法

1. 直接检查 因检材中立克次体含量很少,直接镜检意义不大。

(1)荧光抗体染色检测:多用于脏器的检查。将病变脏器切开,吸去血渍,印片后用荧光抗体染色镜检。必要时可作病理学检查。发现带荧光的立克次体可以诊断。

(2)PCR 和核酸探针检查:可用作快速诊断方法。

2. 分离培养 斑疹伤寒、恙虫病和 Q 热立克次体的分离多用动物接种,而巴通体可用人工培养基培养,埃立克体常用细胞培养。

(1)动物接种:除恙虫病立克次体接种小白鼠外,其余皆用健康雄性豚鼠接种。用检材悬液 1~2ml,种入 2~3 只动物腹腔内,观察有无发热(>40℃)和豚鼠阴囊肿胀反应。有反应者在发热期采血或取脏器制成悬液接种于鸡胚卵黄囊,培养后取卵黄囊膜涂片,用荧光抗体染色检查。

(2)鸡胚接种:将检材接种鸡胚卵黄囊培养后,用荧光抗体染色检查。

(3)细胞培养:埃立克体常用细胞进行培养。

3. 血清学试验

应用外 - 斐反应,检查血清中的立克次体抗体。抗体效价高于 160 或早、晚期双份血清抗体效价相差 4 倍以上才有诊断意义。此外还有酶联免疫吸附试验(ELISA)、补体结合(CF)等。

4. 分子生物学检测 PCR 检测技术

第五节 放 线 菌

放线菌是一类呈分枝状生长的原核细胞型微生物,由于在感染的组织中菌丝呈放射状排列,因此称为放线菌。放线菌是介于细菌和真菌之间又接近于细菌的丝状原核细胞型微生物,目前在进化上已经把放线菌列入广义的细菌。

大多为需氧性腐生菌,分布于土壤,如星形诺卡菌、巴西诺卡菌,常为外源性致病菌。部分菌为厌氧或微需氧菌,分布于人和动物口腔及腔道,多为内源性条件致病菌,如衣氏放线菌和牛放线菌,对人致病的主要是衣氏放线菌,牛放线菌主要引起牛的放线菌病。

案例

患者颈部出现软组织的化脓性感染,局部形成肉芽肿及坏死性脓肿,伴有瘘管形成。脓液中常含有"硫磺颗粒"。

请问:1. 该病是由何种病原体感染?

2. 如何进行微生物学检验?

一、衣氏放线菌

（一）生物学性状

1. 形态染色 为革兰阳性、非抗酸性、无隔丝状菌。有分枝，菌丝断裂后成链球状或链杆状，无荚膜，无芽胞，无鞭毛（彩图16）。

2. 培养特性 本菌培养比较困难，厌氧或微需氧，初次分离时加 5%CO_2 能促进生长，但生长缓慢。血平板上 37℃ 3~4 天后才能形成肉眼可见的灰白色或淡黄色粗糙菌落，镜下可见由蛛网状菌丝组成。在脓液中可找到肉眼可见的黄色小颗粒，称为"硫磺颗粒"，是放线菌在病灶组织中形成的菌落。

3. 生化反应 发酵葡萄糖、乳糖、蔗糖、甘露醇产酸不产气，吲哚阴性，触酶阴性。硝酸盐还原阳性（80%）、分解木糖可与牛放线菌区别。

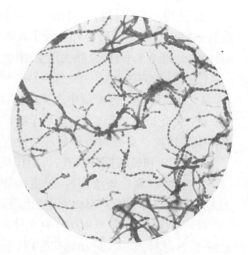

彩图 16 放线菌

（二）致病性

衣氏放线菌是口腔和生殖道等黏膜腔常见的正常菌群，当机体抵抗力下降、口腔卫生不良、拔牙或外伤时引起内源性感染，如面颈部、胸部、腹部、盆腔、骨骼和中枢神经系统感染，面颈部感染约占 60%，所致疾病统称为放线菌病，表现为软组织的化脓性炎症，呈慢性无痛性过程，常伴有瘘管形成。脓液中常含有"硫磺颗粒"，该颗粒中有大量的放线菌菌丝。

（三）微生物学检验

1. 标本采集 主要采集脓液和痰液。首先检查标本中有无"硫磺颗粒"，可用灭菌注射器抽取未破脓肿的脓液作检查。

2. 检验方法及鉴定

（1）直接镜检：将"硫磺颗粒"置玻片上，以盖玻片轻压后镜检。在低倍镜下见颗粒呈菊花状，核心部分由分枝的菌丝交织形成，周围部分是放射状排列的棒状菌丝，菌丝末端有透明发亮的菌鞘，即可作出诊断。

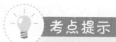
考点提示

衣氏放线菌压片镜检特点

（2）分离培养：将标本"硫磺颗粒"以无菌操作捣碎，接种于血琼脂或脑心浸液琼脂平板，观察微菌落的特点。

二、星形诺卡菌

（一）生物学性状

1. 形态染色 革兰阳性，菌体呈丝状，也可以杆状或球状存在，菌丝体呈粗细不等的串珠状，形态基本与厌氧性放线菌相似，但菌丝末端不膨大，抗酸染色弱阳性。若延长脱色时间，即失去抗酸性，此点可与结核分枝杆菌区别。

2. 培养特性 为专性需氧菌，在普通培养基、沙保培养基、置室温或 37℃ 培养均可生长，但生长缓慢，菌落表面干燥、有皱褶或呈颗粒状，呈黄色或深橙色。

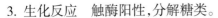

3. 生化反应　触酶阳性,分解糖类。

(二) 临床意义

星形诺卡菌主要通过呼吸道引起人的原发性、化脓性肺部感染,产生类似肺结核症状。也可经肺部病灶转移到皮下组织,产生脓肿及多发性瘘管,或扩散至其他脏器。在病变组织或脓液中可见黄、红、黑等色素颗粒。

(三) 微生物学检验

1. 标本采集　采集痰液、渗出液、脓液和脑脊液标本。

2. 检验方法及鉴定

(1) 直接镜检:如标本中有色素颗粒,取其制成压片,用革兰染色和抗酸染色检查。镜检可见色素颗粒呈菊花状,有革兰阳性纤细的菌丝体和长杆菌,菌丝末端不膨大,抗酸染色具一定抗酸性,可初步确定为诺卡菌。但在脑脊液或痰中发现抗酸性的长杆菌,必须与结核分枝杆菌相鉴别。

(2) 分离培养及鉴定:将标本接种沙保琼脂培养基,置22℃需氧环境,培养2~4d后可见有黄、橙或红色等色素的菌落,有泥土气味。将菌落涂片染色镜检通过形态进行鉴定。

(3) 鉴定要点:①菌体呈丝状,革兰阳性,弱抗酸性,生长缓慢,菌落较小,触酶阳性,分解糖类。②与分枝杆菌鉴别:星形诺卡菌革兰染色性强,抗酸染色性弱,盐酸乙醇易脱色;结核分枝杆菌革兰染色性弱,抗酸染色性强,不易脱色。③与放线菌鉴别:菌丝末端不膨大,有弱抗酸性,放线菌菌丝末端膨大,无抗酸性。

本章小结

螺旋体是细长、柔软、螺旋状、运动活泼的原核细胞型微生物。引起人类疾病的主要有钩端螺旋体和梅毒螺旋体。通过暗视野显微镜下检查动力,用镀银染色检查形态,也可用直接荧光抗体检测法、血清学试验等进行鉴定。

支原体是无细胞壁的原核细胞型微生物。对人致病的主要有肺炎支原体、人型支原体、生殖道支原体和解脲脲原体等。通过形态、菌落、生化反应、生长试验等进行鉴定。

衣原体是胞内寄生、有独特发育周期的原核细胞型微生物。有沙眼衣原体、肺炎衣原体等。通过细胞学、血清学、分子生物学检查。

立克次体病主要经节肢动物传播、胞内寄生的原核细胞型微生物。可用外斐反应鉴定。

放线菌是一类呈分枝状生长的原核细胞型微生物。本菌在自然界主要分布于土壤,诺卡菌属是需氧性腐生菌;衣氏放线菌为厌氧菌。衣氏放线菌是口腔和生殖道等黏膜腔常见的正常菌群,只引起内源性机会感染,有分枝,成链球状或链杆状,在患者病灶和脓液中可找到肉眼可见的"硫磺颗粒",将"硫磺颗粒"置玻片上,在低倍镜下如见有典型的放射状排列的棒状或长丝状菌体,边缘有透明发亮的棒状菌鞘,即可确定诊断。诺卡菌属主要为外源性感染,专性需氧菌,繁殖速度较慢,菌落表面干燥、有皱褶或呈颗粒状,不同种类可产生不同色素。标本中有色素颗粒,取其用玻片压碎涂片,镜检有革兰阳性纤细的菌丝体和长杆菌,抗酸染色具一定抗酸性,可初步确定为诺卡菌。

(魏红云)

目标测试

A1 型题

1. 具有特殊发育周期的微生物是
   - A. 支原体
   - B. 衣原体
   - C. 放线菌
   - D. 立克次体
   - E. 螺旋体

2. 能在无生命培养基上繁殖的最小微生物
   - A. 病毒
   - B. 衣原体
   - C. 支原体
   - D. 立克次体
   - E. 螺旋体

3. 缺乏细胞壁的微生物是
   - A. 螺旋体
   - B. 衣原体
   - C. 支原体
   - D. 立克次体
   - E. 放线菌

4. 用于螺旋体染色的方法是
   - A. 革兰染色
   - B. 抗酸染色
   - C. 瑞士染色
   - D. 镀银染色
   - E. 吉姆萨染色

5. 梅毒螺旋体属于哪种螺旋体属
   - A. 疏螺旋体
   - B. 密螺旋体
   - C. 钩端螺旋体
   - D. 短螺旋体
   - E. 脊螺旋体

6. 诺卡菌一期的感染为
   - A. 内源性感染
   - B. 蚊虫叮咬感染
   - C. 动物的咬伤
   - D. 接触感染
   - E. 外源性感染

7. 衣氏放线菌引起的感染,其脓液特征为
   - A. 黏稠,呈金黄色
   - B. 稀薄,呈水样
   - C. 稀薄,呈蓝绿色
   - D. 稀薄,呈暗紫色
   - E. 可见到硫磺样颗粒

8. 衣氏放线菌生长时对氧的需求
   - A. 专性需氧
   - B. 专性厌氧
   - C. 需加 30% 的 CO_2
   - D. 微需氧或厌氧
   - E. 兼性厌氧

9. 衣氏放线菌引起的感染是
   - A. 急性感染
   - B. 隐性感染
   - C. 外源性感染
   - D. 内源性感
   - E. 接触感染

10. 压片镜检可见到呈菊花状菌丝的是
    - A. 放线菌
    - B. 真菌
    - C. 奴卡菌
    - D. 链丝菌
    - E. 链霉菌

11. 衣氏放线菌引起的外伤性感染,首先应作
    - A. 抗原检测
    - B. 核酸检测
    - C. 直接显微镜检测
    - D. 分离培养
    - E. 生化试验

第十一章 真菌的基本性状

 学习目标

1. 掌握:菌丝、孢子的概念;单细胞真菌、多细胞真菌的形态结构特点。
2. 熟悉:真菌孢子与细菌芽胞的区别。
3. 了解:真菌对人类的致病性和免疫性。

真菌是一大类不含叶绿素,无根、茎、叶,具有典型细胞核和完整细胞器的真核细胞型微生物。真菌种类繁多,分布广泛,绝大多数对人类有益无害,如食用真菌、用真菌酿酒、发酵以及生产抗生素等。少数真菌可引起人类疾病,包括感染性、中毒性和变态反应性疾病等。近些年来,由于抗生素、免疫抑制剂及抗癌药物等的广泛使用,使真菌感染的发生率明显上升,已经引起医学界的广泛重视和关注。

第一节 真菌的形态与结构

真菌比细菌大几倍至几十倍,用光学显微镜放大 100~500 倍即可看清。其细胞壁不含肽聚糖,主要是由多糖和蛋白质组成,故对作用于肽聚糖的青霉素或头孢菌素类抗生素不敏感。真菌细胞内的结构与高等植物细胞基本相同,有典型的细胞核结构和完整的细胞器。

真菌按形态、结构可分为单细胞真菌和多细胞真菌两类。

一、单细胞真菌

单细胞真菌形态呈圆形或卵圆形,称为酵母菌或类酵母菌。此类真菌多以出芽方式繁殖,芽生孢子成熟后脱落成新的独立个体。单细胞真菌经培养后可形成酵母型或类酵母型菌落。对人类致病的主要为白色念珠菌和新型隐球菌。

二、多细胞真菌

多细胞真菌由菌丝和孢子组成,菌丝伸长分支,交织成团,故亦称丝状菌或霉菌。其菌丝和孢子的形态因菌种不同而异,是鉴别真菌的重要标志。

(一) 菌丝

在适宜环境下,真菌的孢子长出芽管,并逐渐延长呈丝状,称为菌丝。菌丝可生出新的分枝,相互交织成菌丝体。有的伸入培养基中吸取养料,称营养菌丝;有的向上生长,称气生菌丝;可产生孢子的气生菌丝,称生殖菌丝。菌丝内有横隔膜的,称为有隔菌丝。隔膜将菌丝分隔成多个细胞,隔膜上有小孔,胞质可流通。病原性真菌多为有隔菌丝。无横膈膜的菌丝称为无隔菌丝。整条菌丝为 1 个细胞,内含多个细胞核。不同种类的真菌,可形成不同形状的菌丝(图 11-1),有助于真菌的鉴别。

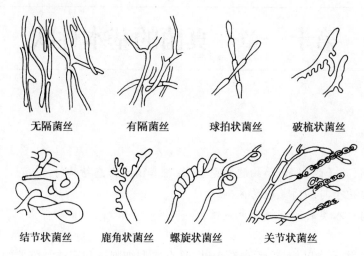

| 无隔菌丝 | 有隔菌丝 | 球拍状菌丝 | 破梳状菌丝 |

| 结节状菌丝 | 鹿角状菌丝 | 螺旋状菌丝 | 关节状菌丝 |

图 11-1 真菌的菌丝形状

(二) 孢子

孢子是真菌的繁殖结构,也叫繁殖体,不同真菌的孢子形态不同,是鉴定和分类的主要依据。真菌孢子的形态、作用等与细菌的芽胞不同,其区别见表 11-1。

表 11-1 真菌孢子和细菌芽胞的区别

区别点	真菌孢子	细菌芽胞
大小	较大	较小
形态	多样	圆形或卵圆形
抵抗力	不强,60℃左右短时间死亡	强,耐高温,100℃沸水需数小时
数目	一条菌丝可产生多个孢子	一个细菌体只能形成一个芽胞
作用	真菌繁殖方式之一	细菌休眠状态
位置	可在细胞内和细胞外形成	只在细胞内形成

按细胞核的融合与否,真菌孢子可分为有性孢子和无性孢子两类。

1. 有性孢子 是由同一个菌体或不同菌体的两个细胞融合后,经减数分裂形成;可分为卵孢子、接合孢子、担孢子以及子囊孢子。非致病性真菌大多为有性孢子。

2. 无性孢子 是由菌丝上的细胞分化或出芽直接生成,不发生细胞的融合。无性孢子根据形态可分为三种类型,即:叶状孢子(包括芽生孢子、关节孢子、厚膜孢子)、分生孢子(包括大分生孢子和小分生孢子)和孢子囊孢子。致病性真菌大多为无性孢子(图 11-2)。

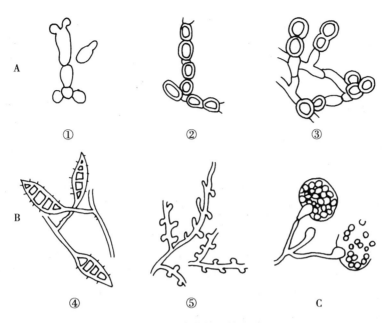

图 11-2 真菌的无性孢子

A.叶状孢子 ①芽生孢子;②关节孢子;③厚膜孢子 B.分生孢子 ④大分生孢子;⑤小分生孢子 C.孢子囊孢子

(1) 叶状孢子:由菌丝内细胞直接形成。①芽生孢子:由菌丝体细胞出芽生成,常见于念珠菌和隐球菌。一般芽生孢子长到一定大小即与母体脱离,若不脱离则形成假菌丝。②关节孢子:在陈旧培养基中常见,菌丝细胞壁变厚,形成长方形节段,呈链状排列。③厚膜孢子:菌丝内胞质浓缩、胞壁增厚,一般在不利环境中形成,抵抗力增强,环境好转时可生成芽管延长形成菌丝。

(2) 分生孢子:由生殖菌丝末端细胞分裂或收缩形成,也可以在菌丝侧面出芽形成,是较为常见的一种。①大分生孢子:体积较大,由多个细胞组成,呈梭状、棍棒状及梨状等,其大小、形状、结构和颜色是鉴定的重要依据。②小分生孢子:体积较小,一个孢子只有一个细胞,有球形、卵圆形、梨形及短棍棒状等。因真菌都能产生小分生孢子,因此其诊断意义不大。

(3) 孢子囊孢子:菌丝末端膨大呈囊状,内含许多孢子,孢子成熟后破囊而出,如毛霉菌、根霉菌的孢子囊孢子。

除此之外,还有一些真菌可在生存环境和培养条件不同的情况下交替出现两种形态,即在室温中呈多细胞型,37℃或体内呈现单细胞型,此类真菌具有双相性,故称之为二相性真菌。

第二节　真菌的繁殖与培养

一、真菌的培养

真菌营养要求不高,最常用的培养基为沙保弱培养基,该培养基中主要含有蛋白胨和葡萄糖等。培养真菌最适 pH4.0~6.0。浅部真菌最适温度为 22~28℃,某些深部真菌 35℃生长最好。培养时需高氧、高湿和高糖。浅部感染真菌生长缓慢,需培养 1~4 周才可出现典型菌落,深部致病性真菌生长较快,一般 1~2 天即可形成肉眼可见的菌落。分离病原性真菌时,在培养基中加入一定量的氯霉素和放线菌酮,分别抑制细菌和污染真菌的生长。

二、真菌的繁殖

除少数酵母菌以二分裂方式繁殖外,多数真菌以出芽、产生孢子、形成菌丝及菌丝的分枝和断裂等方式繁殖。

在沙保弱培养基上,真菌可形成 3 种类型的菌落:

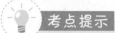

考点提示

真菌的培养特点和菌落类型

1. 酵母型菌落 是单细胞真菌的菌落形式,菌落光滑湿润,柔软而致密,与一般细菌菌落相似。显微镜下可见芽生孢子,无菌丝,如新生隐球菌的菌落。

2. 类酵母型菌落 又称酵母样菌落,也是单细胞真菌的菌落形式,菌落外观上和酵母型菌落相似,但在显微镜下可看到假菌丝,如白色念珠菌的菌落。

3. 丝状菌落 是多细胞真菌即丝状菌的菌落形式,是由许多疏松的菌丝体形成,呈毛绒状、棉絮状或粉末状等。菌落的中心与边缘及其正面和反面可呈不同颜色。丝状菌落的形态、结构和颜色可作为鉴定真菌的参考。

第三节 真菌与环境

一、真菌的抵抗力

真菌对干燥、日光、紫外线及一般消毒剂有较强抵抗力。不耐热,60℃ 1 小时即被杀灭。用 20g/L 苯酚、25g/L 碘酊、1g/L 升汞或 100g/L 甲醛溶液可将其杀灭。对常用于抗细菌的抗生素均不敏感,灰黄霉素、二性霉素 B、制霉菌素、克霉唑、酮康唑、伊曲康唑等药物对多种真菌有抑制作用。

二、真菌的变异

真菌是极易发生变异的一类微生物。可出现形态结构、菌落性状、色素、耐药性以及毒力等的变异。

1. 形态结构的变异 患者皮肤采集的含真菌标本,初代培养可看到该真菌所特有的菌落形态、颜色及大小分生孢子等,但经过传代培养,其典型特征会逐渐消失而难以区别。

2. 菌落变异 白色念珠菌经长时间传代培养,细胞逐渐伸长称为假菌丝,菌落外观由光滑变的粗糙。有些真菌的菌落多次传代培养后菌落颜色会减退或消失,表面气生菌丝增多,如絮状表皮癣菌。

3. 耐药性变异 真菌突变引起的胞嘧啶通透酶、胞嘧啶脱氨酶、尿苷 - 磷酸焦磷酸化酶三者中任何一种酶变异,都可使真菌产生耐药性。

三、真菌的致病性和免疫性

(一)致病性

1. 致病性真菌感染 主要为外源性真菌感染,可引起皮肤、皮下组织和全身性真菌感染。浅部真菌(如皮肤癣菌)在皮肤局部大量繁殖,通过机械刺激和代谢产物的作用引起局部炎症和病变。深部真菌感染后不被杀死,能在吞噬细胞中生存、繁殖,引起组织溃疡、坏死或组织慢性肉芽肿炎症。

2. 条件致病性真菌感染 主要由内源性真菌引起,如白色念珠菌、曲霉菌、毛霉菌等。这些真菌致病性不强,是人体的正常菌群,属于条件致病菌,只有在机体免疫力降低或菌群失调的情况下才会引发感染,如肿瘤、糖尿病、免疫缺陷病、长期应用广谱抗生素及放射治疗等。

3. 真菌变态反应性疾病 主要是敏感者经各种渠道(吸入或食入)使某些菌丝、孢子或其代谢产物进入机体,引起变态反应,如变态反应性皮炎、哮喘和荨麻疹等。

4. 真菌毒素中毒症 当食入发霉(含真菌)的食物或误食毒蘑菇后,可引起毒素中毒,称为真菌中毒症。病变多样,因毒素而异,可表现为肝、肾、造血组织和神经系统等的病变。

5. 真菌毒素与肿瘤 近年来,不断发现一些真菌毒素和肿瘤有关,特别是黄曲霉毒素。此毒素毒性很强,小剂量就可导致癌症。在肝癌高发区的花生、玉米、粮食作物中,黄曲霉污染率很高。大鼠试验饲料中只要含 0.15ppm 即可诱发肝癌。此外,镰刀菌的 T-2 毒素可诱发大鼠胃癌、脑部肿瘤等。

(二) 免疫性

1. 天然免疫 皮肤黏膜屏障发挥着重要作用。如成人手足部出汗较多,有利于真菌生长繁殖而易患手足癣;儿童皮肤皮脂腺发育不完善,具有杀真菌作用的不饱和脂肪酸分泌量不足,因而易患头癣。其次,人体中也发现了一些天然抗真菌的物质,如促癣吞噬肽,可结合到中性粒细胞细胞膜上提高其吞噬作用。血液中的转铁蛋白也具有抑制真菌的作用。

2. 获得性免疫 真菌感染后诱发机体产生获得性免疫,主要包括细胞免疫和体液免疫两种。特异性抗体可以阻止真菌吸附,但真菌由于其细胞壁较厚,抗体和补体不能完全将其杀灭,因此一般认为真菌感染的恢复主要依靠细胞免疫,真菌抗原刺激特异性淋巴细胞增殖,释放 IFN 等细胞因子激活巨噬细胞、NK 细胞和 CTL 细胞,参与对真菌的杀伤。故细胞免疫低下或缺陷者易患真菌感染,尤其是深部真菌感染。

本章小结

真菌是一大类不含叶绿素,无根、茎、叶的分化,具有典型细胞核和完整细胞器的真核细胞型微生物。包括单细胞真菌和多细胞真菌。单细胞真菌呈球形或卵圆形,主要以出芽方式进行繁殖。对人类致病的主要有新型隐球菌和白假丝酵母菌。多细胞真菌由菌丝和孢子组成,形态各异,有助于真菌的鉴别,如皮肤癣菌等。绝大多数真菌在沙保弱培养基上生长良好,经培养后可形成酵母型、类酵母型和丝状菌落。

目标测试

1. 对于真菌的描述,下列哪项不正确
   A. 属于真菌界　　　　　　B. 无根、茎、叶的分化　　C. 含有叶绿素
   D. 有完整细胞器　　　　　E. 多数对人有益无害
2. 病原性真菌一般不形成
   A. 厚膜孢子　　　　　　　B. 分生孢子　　　　　　　C. 孢子囊孢子

D. 有性孢子　　　　　　　　E. 关节孢子

3. 多细胞真菌的菌落类型是

    A. 丝状型　　　　　　　　B. 酵母型　　　　　　　　C. 类酵母型

    D. 类丝状型　　　　　　　E. 混合型

4. 深部感染真菌最适生长温度是

    A. 25℃　　　　　　　　　B. 28 ℃　　　　　　　　C. 35℃

    D. 33℃　　　　　　　　　E. 37℃

5. 可诱发肝癌的真菌是

    A. 新型隐球菌　　　　　　B. 小孢子癣菌　　　　　　C. 白假丝酵母菌

    D. 黄曲霉菌　　　　　　　E. 表皮癣菌

6. 培养真菌最常用的培养基是

    A. 沙保弱培养基　　　　　B. SS 琼脂　　　　　　　C. 营养琼脂

    D. MH 琼脂　　　　　　　E. 蛋白胨水

第十二章 常见病原性真菌检验

学习目标

1. 掌握:白色念珠菌和新型隐球菌的生物学特性和微生物学检验;皮肤癣真菌的种类、生物学特性和微生物学检验。
2. 熟悉:深部感染真菌的临床意义。
3. 了解:其他真菌的生物学特性和微生物学检验。

第一节 浅部感染真菌

浅部感染真菌主要侵犯人和动物皮肤、毛发及指(趾)甲,具有嗜角质蛋白的特性。一般不侵犯皮下组织及内脏,人类常常由于接触患者或患病动物而被感染。浅部感染真菌最常见的为皮肤癣真菌。

案例

李某,男,20岁,在校大学生。因右侧足部瘙痒难忍数日入院检查。检查发现第三四足趾之间有深在性小水疱、脱皮、皮肤发白湿软。取皮屑处理后镜检,镜下可见透明、有隔、分枝的菌丝及成链的关节孢子。

请问:1. 患者可能患什么疾病? 是何种病原体引起?
　　　2. 如何进行微生物学检查?

一、皮肤癣菌

皮肤癣菌又称皮肤丝状菌,属于多细胞真菌,寄生于皮肤的角蛋白组织,引起癣病。对人致病的有20余种,临床常见的有3个菌属:毛癣菌属、小孢子癣菌属和表皮癣菌属。

(一)生物学特性

1. 毛癣菌属　有20余种,对人致病的有13种,该属常见的有包括红色毛癣菌、须毛癣菌、紫色毛癣菌、许兰毛癣菌和断发毛癣菌。可侵犯毛发、皮肤、指(趾)甲,引起人类体癣、头癣、手癣、足癣及甲癣等。病变组织中可见有隔菌丝和关节孢子,病发的孢子可分为发内型孢子和发外型孢子。在沙保弱培养基上,菌落呈绒毛状、蜡状或粉末状,颜色可为红色、白色、紫色、黄色及橙色等。显微镜下可见细长棒状薄壁的大分生孢子,梨状或葡萄状的小分生孢子,菌丝形态多种多样,可呈球拍状、螺旋状、鹿角状或结节状。

173

2. 小孢子菌属　有 15 个种,对人类致病的有 8 种,常见的有石膏样小孢子菌、犬小孢子菌和铁锈色小孢子菌。主要侵犯皮肤和毛发,引起头白癣、头癣、体白癣及体癣等。病变的皮屑中可见分枝断裂的菌丝。在沙保弱培养基上呈绒毛状或粉末状的菌落,颜色为灰色、棕黄色或橘红色。镜下可见厚壁梭形大分生孢子,菌丝侧枝末端可见卵圆形的小分生孢子,菌丝有隔,呈结节状、梳状或球拍状。

3. 表皮癣菌属　有 2 个种,本菌属只有絮状表皮癣菌对人致病。可侵犯皮肤和指(趾)甲,不侵犯毛发,引起人类体癣、股癣、甲癣、手癣及足癣等。感染的皮屑、甲屑中可见分枝断裂的有隔菌丝。在沙保弱培养基上,菌落开始呈白色鹅毛状,继而转为黄绿色粉末状。镜检可见卵圆形或巨大薄壁大分生孢子,无小分生孢子,菌丝较细,有分隔,偶见结节状或球拍状菌丝。

三个属的皮肤癣真菌的特征(图 12-1、表 12-1)。

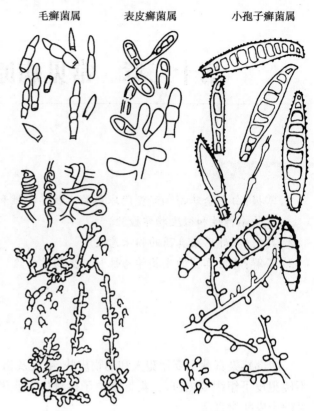

图 12-1　皮肤癣菌各属的形态

表 12-1　各属皮肤癣菌的主要特性

菌属	侵犯部位			形态特征			
	皮肤	毛发	指甲	大分生孢子	小分生孢子	菌丝	菌落特点
毛癣菌属	+	+	+	棒状、壁薄、少见	梨形、棒状、多见	多样	绒毛、蜡状、粉末状,灰白、红、紫等
小孢子菌属	+	+	−	纺锤形、壁厚、多见	棒状、卵圆形、少见	球拍状破梳状	绒毛、粉末,灰色、橘红、橘黄
表皮癣菌属	+	-	+	梨形、壁较薄、多见	无	单纯菌丝	白色鹅毛状转为黄绿色粉末状

(二) 临床意义

皮肤癣菌是临床上最为常见的浅部感染真菌,主要通过直接或间接接触(如鞋袜、浴巾、帽子等)而感染。主要侵犯皮肤、毛发、指(趾)甲等部位,引起各种癣病。皮肤癣菌具有嗜角质蛋白的特性,在局部大量繁殖后,通过机械性刺激和代谢产物的作用,引起局部炎症和病变。一种癣菌可引起多种病变,同一部位的病变亦可由不同的癣菌引起。我国以红色毛癣菌为最多,其次为紫色毛癣菌、须毛癣菌等。

(三) 微生物学检验

1. 标本采集　根据病变部位不同,分别取皮屑、病发或甲屑等标本,取标本前先用 75%

乙醇消毒。

2. 检验方法

(1) 直接镜检:皮屑用 10%KOH,甲屑用 25%KOH(含有 5% 甘油)处理软化,将制成的标本置于载玻片上,显微镜下可见透明、有隔、分枝的菌丝及成链的关节孢子,小孢子菌属感染的病发中只有发外型孢子,毛癣菌属感染的病发中有发外型孢子和发内型孢子。

(2) 分离培养与鉴定:将标本用 75% 乙醇处理 5 分钟后,用生理盐水洗 3 次,然后接种于含 0.05% 氯霉素的沙保弱培养基上,25℃培养 4 周,每周观察菌落颜色和形态。挑取菌落镜检菌丝和孢子以协助鉴定,亦可棉兰染色后或小培养后镜检。也可根据需要做毛发穿孔试验、特殊营养需要试验和脲酶试验等进行鉴定。

毛发穿孔试验是取大约 1cm 长的正常毛发,放入已加入 25ml 蒸馏水和 2~3 滴 10% 酵母浸液的平皿内,68.95kPa、高压蒸汽灭菌 10 分钟。将待检真菌接种于灭菌的平皿内,25℃培养 4 周,每周取出毛发置载玻片上,经乳酚棉兰染色法染色后,低倍镜下观察,直至第 4 周。同时用已知红色毛癣菌、石膏样毛癣菌作阴性和阳性对照。毛发有裂口或凹陷的穿孔试验阳性;毛发无穿孔,试验阴性。

二、表面感染真菌

表面感染真菌主要寄生于人体皮肤和毛干的最表层,不接触组织细胞。秕糠马拉癣菌是我国主要的表面感染真菌。

(一) 临床意义

秕糠马拉癣菌为条件致病菌,在健康人的皮肤上可分离出,具有嗜脂性。由于不接触组织细胞,因此很少引起宿主细胞反应。它侵犯皮肤角质层,感染后可引起皮肤表面出现黄褐色的花斑癣,俗称汗斑,好发于颈、胸、腹和上臂。引发感染取决于两方面的因素:内在因素主要见于油性皮肤、出汗、遗传及免疫缺陷等;外在因素主要见于相对高温高湿环境和应用肾上腺皮质激素等药物治疗。

(二) 微生物学检验

1. 直接镜检 可将透明胶带粘贴于皮肤表面,数分钟后取下,直接贴于载玻片上镜检或染色(革兰染色或棉蓝染色)后镜检。镜下可见孢子和菌丝。孢子为圆形或卵圆形,壁厚,芽颈较宽,常成簇分布;菌丝分枝、有隔、粗短,呈腊肠状。

2. 分离培养与鉴定 将鳞屑接种于含菜籽油或橄榄油的培养基上,37℃培养 3~4 天后开始生长,20 天左右形成约 5mm、乳酪色、表面光滑的酵母样菌落。

三、皮下组织感染真菌

引起皮下组织感染的真菌主要有着色真菌和孢子丝菌。

(一) 着色真菌

1. 临床意义 该菌多为自然界的腐生菌,存在于土壤、腐木、农作物的杆叶中。通过破损的皮肤而感染,潜伏期约 1 个月,长者可达数月至 1 年。多发生于四肢皮肤,皮损早期为小丘疹,有鳞屑,表面干燥或湿润,并缓慢向周围组织扩散,丘疹增大形成斑块、结节,结节融合后呈疣状或菜花状。若发生继发感染,病灶可化脓结痂。皮损反复发生、结疤、感染、长期不愈,可引发象皮肿,甚至畸形、癌变。免疫功能低下时,可侵犯中枢神经系统或经血行播散。

2. 微生物学检验

(1) 直接镜检:皮屑用 10%~20%KOH 溶液加热处理后镜检,镜下可见单个或成群的厚壁孢子,有横隔,直径 6~10μm。从乳头状增殖的病损部位挤压出的分泌物镜检阳性率较高。

(2) 分离培养与鉴定:将标本接种于沙保弱培养基,该菌生长缓慢,菌落颜色从灰黑色至黑色,有绒毛状或天鹅绒状气生菌丝。菌丝粗短有分隔,呈棕色。分生孢子有 3 种类型:①树枝型:菌丝末端有分生孢子柄,柄端分叉长出孢子。②剑顶型:围绕菌丝末端或菌丝横隔处长有一圈分生孢子。③花瓶型:在菌丝分隔处长出花瓶状的分生孢子柄,在瓶口长出成丛的小分生孢子(图 12-2)。

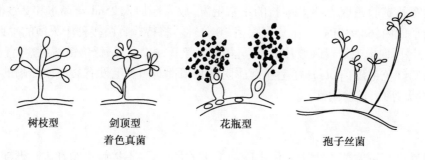

树枝型　　剑顶型　　　　花瓶型
　　　　着色真菌　　　　　　　　　　　孢子丝菌

图 12-2　着色真菌与孢子丝菌的分生孢子

(二) 孢子丝菌

孢子丝菌是广泛分布在土壤、植物、木材上,属腐生性真菌。最常见的孢子丝菌为申克孢子丝菌,它是一种双相性真菌。在组织内或者营养丰富的含半胱氨酸的血平板上 37℃培养时形成酵母型菌落,而在自然环境中或在沙保弱培养基上 25~28℃培养时形成丝状菌落。

1. 临床意义　申克孢子丝菌主要通过微小的伤口侵入皮肤,经过数周后创口局部出现炎症性小结节,逐渐扩大形成炎症性斑块或增生性糜烂。也可沿淋巴管分布,引起亚急性和慢性肉芽肿,使淋巴管形成几个至几十个串珠状的链状硬结,称为孢子丝菌性下疳。亦可经口进入肠道或经呼吸道进入肺,随后沿血行播散至其他器官。

2. 微生物学检验

(1) 直接镜检:取患者病损部位的组织、渗出物或其他标本(脓液、血液、痰液、痂皮或活检组织块)等做涂片或切片,革兰染色或 RAS 染色后,镜下可见染色阳性、卵圆形或梭形孢子,位于中性粒细胞或巨噬细胞内外,极易与组织结构相混淆。

(2) 分离培养与鉴定:将标本接种于沙保弱培养基上,25℃培养 2~3 天后开始生长,菌落初为白色,表面湿润,以后变为淡咖啡色至黑褐色。菌落涂片镜检,可见有隔的分枝细菌丝,菌丝两侧伸出细长的分生孢子柄,末端长出 2~8 个梨状或球形的小分生孢子,呈梅花状排列。接种于胱氨酸葡萄糖血琼脂培养基上,37℃ 2~3 天后可形成乳白色或淡褐色酵母型菌落,镜下可见革兰阳性,圆形或卵圆形的孢子。

(3) 抗体检测:取患者血清和申克孢子丝菌抗原做凝集试验,若抗体效价大于 1∶320 有诊断意义。

(4) 动物接种:将标本接种于小白鼠腹腔内,2 周内引起腹腔炎,取腹腔脓液作涂片染色,显微镜下可见革兰阳性、卵圆形或梭形小体。

第二节　深部感染真菌

深部感染真菌是指可侵袭机体深部组织和内脏甚至是全身的真菌,包括条件致病性真菌和致病性真菌。前者是人体的正常菌群,当机体免疫力下降时才引起内源性感染,常见的有白色念珠菌、卡氏肺孢子菌、曲霉菌和毛霉菌等。后者引起外源性感染,致病性较强,可引起慢性肉芽肿样炎症、溃疡及坏死等病变,最常见的是新型隐球菌。

案例

　　张某,女,40岁。阴道瘙痒数日入院检查。查体:在阴道黏膜表面可见覆盖有凝乳大小不等的白色薄膜,基底潮红,有浅表溃疡。取分泌物涂片固定后革兰染色,镜下可见革兰阳性的卵圆形孢子和假菌丝。

　　请问:1. 患者最有可能患什么疾病? 是何种病原微生物引起?

　　　　　2. 如何进行微生物学检查?

一、白色念珠菌

白色念珠菌(或称白假丝酵母菌)在自然界中分布广泛,正常情况下是存在于人的口腔、上呼吸道、肠道及阴道等各部位的正常菌群,当机体免疫力低下或发生菌群失调时,可侵犯机体多个部位,引起各种白色念珠菌病。

(一) 生物学特性

白色念珠菌呈圆形或卵圆形(图 12-3),直径 3~6μm,革兰染色阳性,但着色不均。以出芽的方式繁殖,可形成芽生孢子,孢子伸长成芽管,不与母细胞脱离而形成假菌丝。在血清中芽管形成快,无荚膜,此点有别于其他念珠菌。

白色念珠菌在普通琼脂、血平板和沙保弱培养基上生长良好。大多数需氧,在沙保弱培养基上,25℃或35℃培养 1~3 天长出类酵母型菌落:表面光滑,奶油色,有浓厚的酵母气味。培养稍久,菌落增大,呈现蜂窝状,干燥变硬有皱褶,中央有气泡。置显微镜下观察,表面多为卵圆形芽生细胞,底层可见假菌丝。在玉米粉吐温 –80 培养基上,25℃培养 1~3 天后,高倍镜下可见假菌丝顶端有典型的厚膜孢子(图 12-4),此为白色念珠菌与其他非致病性酵母菌的鉴别要点。

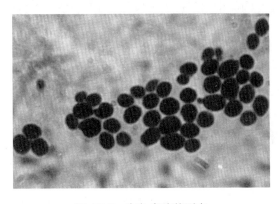

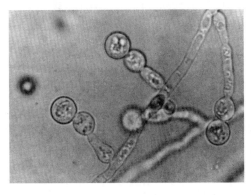

图 12-3　白色念珠菌形态　　　　图 12-4　白色念珠菌厚膜孢子及假菌丝

白色念珠菌能同化葡萄糖、麦芽糖、半乳糖、蔗糖(少数例外)、木糖、海藻糖。硝酸盐阴性，脲酶阴性。

(二) 临床意义

白色念珠菌是条件致病菌,机体免疫力低下是本菌入侵的主要原因。尤其是近年来抗生素药物、免疫抑制剂、激素等在临床上的乱用和滥用,造成本菌感染率日益增高。血培养阳性率仅次于大肠埃希菌和金黄色葡萄球菌。白色念珠菌可侵犯人体多个部位而引起各种念珠菌病:①皮肤、黏膜念珠菌病:皮肤感染多发生于皮肤皱褶处,如腋窝、腹股沟、乳房下、肛门周围以及甲沟等皮肤潮湿的部位。黏膜感染可见鹅口疮、口角炎、阴道炎等,其中以鹅口疮最为常见。②内脏念珠菌病:如肺炎、支气管炎、食管炎、肠炎、膀胱炎及肾盂肾炎等。③中枢神经系统念珠菌病:如脑膜炎、脑脓肿等。

(三) 微生物学检验

1. 标本采集 根据病情可分别采取痰、尿、粪便、黏膜分泌物、脑脊液、胸水、脓液、皮屑及血液等,也可采集活体组织或尸体检验标本。

2. 检验程序(图 12-5)

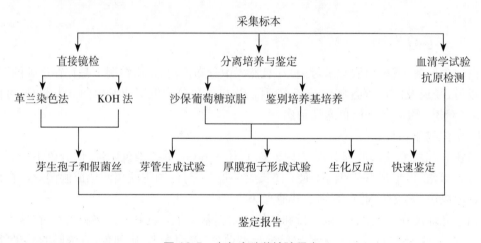

图 12-5 白色念珠菌检验程序

3. 检验方法

(1) 直接镜检:脓液、痰液,尿液、脑脊液离心沉淀物、活检组织等标本可以直接涂片,革兰染色镜检,镜下可见革兰阳性、着色不均、成群的芽生孢子或有假菌丝,即可诊断。不透明标本用 100g/L KOH 消化后,革兰染色镜检。

(2) 培养检查:标本接种在沙保弱琼脂平板上,25℃或 37℃培养,24 小时即可见到光滑、奶油色的类酵母型菌落,镜检可见芽生孢子和假菌丝。

(3) 鉴定试验

1) 芽管形成试验:将待检菌接种于 0.5~1.0ml 人或动物(小牛、兔等)血清中,35℃孵育2~3 小时(不得超过 4 小时,以防其他产假菌丝的酵母发芽),取一接种环血清于载玻片上,镜下观察真菌细胞是否形成放大镜柄状芽管,形成者为阳性(白假丝酵母菌)。

2) 厚膜孢子形成试验:将待检菌作密集划线接

考点提示

白色念珠菌的生物学特性和微生物学检验

种于玉米粉吐温 -80 琼脂平板,置 25℃ 培养 24~72 小时,镜检可见大量的假菌丝和真菌丝,顶端有 1~2 个典型的厚膜孢子。该菌在 30℃ 以上不产生厚膜孢子,是与都柏林念珠菌的重要鉴别点。常见的热带念珠菌、近平滑念珠菌及克柔念珠菌等均不形成厚膜孢子。

3)生化反应:能同化葡萄糖、麦芽糖、半乳糖(少数例外)、木糖、海藻糖。硝酸盐阴性,脲酶阴性。

(4)快速鉴定:白色念珠菌在快速显色培养基上 35℃ 48 小时孵育,可呈现有光泽的绿色或蓝绿色酵母型菌落。

(5)药敏试验:白色念珠菌对两性霉素 B、三唑类(如氟康唑、伏立康唑、伊曲康唑、泊沙康唑等)、棘白菌素类(卡泊芬净、米卡芬净等)、5- 氟胞嘧啶等药物敏感,但对 5- 氟胞嘧啶易产生耐药性。

二、新型隐球菌

新型隐球菌属于隐球菌属,因该菌用一般染色法不被着色难以被发现,故名。目前发现隐球菌属中与人类感染有关的菌种有新型隐球菌、白色隐球菌、罗伦隐球菌、浅黄隐球菌、地生隐球菌、指甲隐球菌,其中新型隐球菌为主要的人类致病菌。

(一)生物学特性

新型隐球菌为圆形或卵圆形,组织中菌体较大,直径 4~20μm。经人工培养后菌体变小,仅 2~5μm。出芽繁殖,不形成假菌丝。革兰阳性,但不易着色,用印度墨汁负染色后镜下可见透亮的菌体外有一层透亮的厚荚膜,宽度可比菌体大 1~3 倍(图 12-6)。

营养要求不高,在沙保和血琼脂培养基上,25℃ 和 35℃ 均能生长,而非致病性的隐球菌 35℃ 不能生长。培养 2~5 天后即形成酵母型菌落,初为乳白色、光滑、湿润、透明发亮的小菌落,以后菌落增厚,第 10 天时菌落直径可达 1.5cm 左右,颜色由乳白色变为

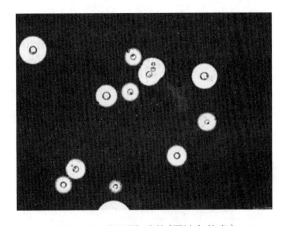

图 12-6 新型隐球菌(墨汁负染色)

橘黄色,终为棕褐色,表面黏稠混浊,中央凸起,逐渐低平,边缘整齐。背面无色,少数菌落日久液化,可以沿试管斜面流向管底。

脲酶阳性,据此可与假丝酵母菌区别,对各种糖类均不发酵,能同化葡萄糖、麦芽糖和蔗糖,不同化乳糖、密二糖,硝酸盐还原阴性,脲酶阳性。

(二)临床意义

新型隐球菌又称溶组织酵母菌,广泛分布于自然界,常寄生于鸟类,随粪便排出,故鸟粪(尤以鸽粪)中检出率较高。人常由于吸入带菌的鸽粪、灰尘等感染。

新型隐球菌致病物质主要是荚膜。经呼吸道侵入人体后,可引起肺炎、脑膜炎等全身各个组织脏器急性、慢性或亚急性炎症。多发生于免疫力低下者,如艾滋病、糖尿病、白血病、系统性红斑狼疮、恶性肿瘤及大量使用免疫抑制剂者等。新型隐球菌病是艾滋病最常见的并发症之一,在国外艾滋病合并新型隐球菌性脑膜炎是艾滋病死亡的主要原因。在国内已将新型隐球菌病列为乙类传染病。

(三) 微生物学检验

1. **标本采集** 采集脑脊液、痰液、脓液、尿液、粪便、血液及活体组织等标本。
2. **检验程序**(图 12-7)

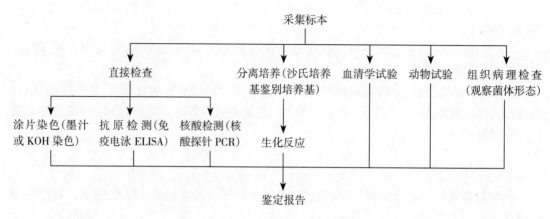

图 12-7 新型隐球菌检验程序

3. **检验方法**

(1) 直接检查:液体标本需离心沉淀,黏稠标本应加盐水或用 10%KOH 处理后,涂片,墨汁负染,镜检。可见圆形或卵圆形透亮的菌体,周围有透亮的厚荚膜,有时可看到芽生孢子,可初步诊断。其他染色方法及结果见表 12-2。

表 12-2 新型隐球菌各种染色方法及结果

染色方法	菌体颜色	荚膜显色
墨汁染色	菌体透亮、背景淡黑色	透亮光圈
革兰染色	深蓝色	不着色
0.1% 甲苯胺蓝	紫红色	不着色
黏蛋白卡红(PAS)	紫红色	红色

(2) 培养:将标本接种于含 50~125μg/ml 氯霉素的沙保弱培养基上,氯霉素可抑制细菌生长,提高隐球菌阳性检出率。于 25℃和 35℃培养 2~5 天后即形成乳白色的、有光泽的酵母型菌落。

考点提示

新型隐球菌的生物学特性和微生物学检验

(3) 生化反应:对各种糖类均不发酵,能同化葡萄糖、麦芽糖和蔗糖,不同化乳糖、密二糖,硝酸盐阴性,脲酶阳性。

(4) 其他检测:可用血清学试验进行抗原、抗体的检测;也可用 PCR、DNA 扩增等方法进行核酸检测;还可对动物进行毒力试验和分离抗原;对组织、细胞标本可用组织病理检查。

三、其他常见真菌

(一) 卡氏肺孢子菌

卡氏肺孢子菌广泛分布于自然界,可寄生人和多种动物体内。过去一直被认为是原虫,称为卡氏肺囊虫,现在根据形态学和分子遗传学分析,大多数学者认为应归属于真菌。

本菌主要经呼吸道感染,大多感染后无症状。当机体抵抗力低下时,潜伏的卡氏肺孢子菌可在肺内大量增殖扩散,引起间质性肺炎,又称卡氏肺孢子菌性肺炎。此病是艾滋病最常见、最严重的并发症,病死率极高。临床上患者主要表现为发热、咳嗽、呼吸困难、缺氧等症状,早期诊断及时治疗,病变可恢复。

卡氏肺孢子菌有滋养体和包囊两种形态,包囊是感染型,滋养体是繁殖型,以二分裂法进行繁殖。临床可采集患者的痰或支气管分泌物等标本直接涂片,经吉姆萨染色后镜检查包囊,可见包囊内有 8 个囊内小体,小体胞质呈淡蓝色,核呈紫红色;或取肺灌洗液经离心沉淀后,取沉渣检查。也可用 ELISA、PCR 等方法帮助诊断。

(二) 曲霉与青霉

曲霉与青霉的主要特性(彩图 17、18、表 12-3)

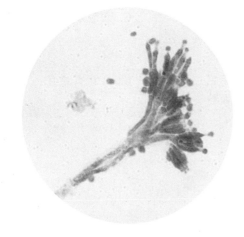

彩图 17　青霉菌

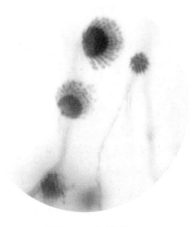

彩图 18　曲霉菌

表 12-3　曲霉与青霉的主要特性

种类	形态	临床意义
曲霉	菌丝有隔,有足细胞和顶囊,以分生孢子繁殖,分生孢子呈放射状排列,形成一个菊花样的分生孢子头。	分布广泛,条件致病,引起呼吸系统曲霉病,进而引起全身感染。黄曲霉产生黄曲霉毒素与原发性肝癌有关
青霉	菌丝有隔,无足细胞和顶囊,以分生孢子繁殖,分生孢子呈扫帚状排列	分布广泛,条件致病,引起呼吸系统青霉病,进而引起全身感染

本章小结

　　白色念珠菌呈圆形或卵圆形,革兰染色阳性,着色不均。在沙保弱培养基上可形成类酵母型菌落,可见芽生孢子和假菌丝,在玉米吐温 80 琼脂平板上可形成厚膜孢子,芽管形成试验阳性,葡萄糖、麦芽糖、半乳糖、蔗糖同化试验阳性。

　　新型隐球菌用墨汁负染色镜检可见圆形或卵圆形孢子,其壁厚且边缘整齐,外围透明厚荚膜,孢子内有反光颗粒,孢子出芽,芽颈甚细,加 KOH 液后,菌体不被破坏。沙保弱培养基上可形成白色、奶油样光滑的酵母型菌落。不同化乳糖、蜜二糖,尿素酶试验阳性,酚氧化酶试验阳性,小鼠腹腔、颅内或尾静脉注射,小鼠在 1~8 周内死亡,尸检可发现新型隐球菌。

(杨园园)

 目标测试

1. 关于白色念珠菌的特征,下列不正确的是
   A. 一种条件致病菌　　　　　B. 营养要求较高　　　　　C. 可形成假菌丝
   D. 芽管形成试验阳性　　　　E. 能形成厚膜孢子

2. 白假丝酵母菌最常见于下列哪种标本
   A. 血液　　　　　　　　　　B. 脑脊液　　　　　　　　C. 心包积液
   D. 骨髓　　　　　　　　　　E. 阴道或尿道分泌物

3. 检查新型隐球菌最常用的染色方法为
   A. 抗酸染色　　　　　　　　B. 革兰染色　　　　　　　C. 墨汁负染色
   D. 镀银染色　　　　　　　　E. 异染颗粒染色

4. 易引起白色念珠菌感染的主要原因除外
   A. 菌群失调
   B. 长期使用免疫抑制剂
   C. 内分泌失调
   D. 机体免疫功能降低
   E. 与白假丝酵母菌病人接触

5. 鹅口疮是由下列哪一种微生物引起的
   A. 白色念珠菌　　　　　　　B. 皮肤癣菌　　　　　　　C. 霉菌
   D. 曲霉菌　　　　　　　　　E. 新型隐球菌

6. 引起癣病的病原体是
   A. 真菌　　　　　　　　　　B. 细菌　　　　　　　　　C. 立克次体
   D. 螺旋体　　　　　　　　　E. 衣原体

7. 真菌性脑膜炎常见的病原菌是
   A. 新型隐球菌　　　　　　　B. 白色念珠菌　　　　　　C. 曲霉菌
   D. 毛霉菌　　　　　　　　　E. 卡氏肺孢子菌

8. 对于白色念珠菌鉴定有诊断意义的孢子是
   A. 子囊孢子　　　　　　　　B. 分生孢子　　　　　　　C. 厚膜孢子
   D. 关节孢子　　　　　　　　E. 芽生孢子

第四篇 病毒检验

第十三章 病毒的基本性状及检验

第一节 病毒概述

　　病毒是一类个体微小、能通过滤菌器、结构简单、只含有一种核酸（DNA 或 RNA）、必须在活的易感细胞内以复制的方式进行增殖的非细胞型微生物。病毒在自然界分布广泛，可寄生于多种宿主体内而引起感染。人类的传染病 75% 以上由病毒引起，如流行性感冒、埃博拉出血热、禽流感、SARS 等。

一、病毒的形态与结构

（一）病毒的大小与形态

　　1. 病毒的大小　完整、成熟的病毒颗粒称为病毒体。病毒体的大小以纳米（nm）作为测量单位，各种病毒体的大小差别很大，大病毒如痘类病毒，直径约 200~300nm，在光学显微镜下勉强可见；小病毒如脊髓灰质炎病毒，直径约 20~30nm；绝大多数病毒属于中等大小，直径约 80~150nm，必须用电子显微镜放大数千至数万倍才能看到。

　　2. 病毒的形态　病毒的形态多种多样（图 13-1），人和动物病毒大多呈球形或近球形，少数呈弹形（如狂犬病毒）、砖形（如痘类病毒）；植物病毒多呈杆形；细菌的病毒多呈蝌蚪形。

（二）病毒的结构与化学组成

　　1. 病毒的结构　病毒的基本结构有核心和衣壳，二者构成核衣壳。有的病毒衣壳外还有一层包膜，衣壳外没有包膜的称为裸病毒（图 13-2）。

　　（1）核心：主要成分是核酸，构成病毒的基因组，还有一些功能性蛋白质。

　　（2）衣壳：衣壳的成分是蛋白质，由一定数量的壳粒组成，根据壳粒的排列方式不同，衣

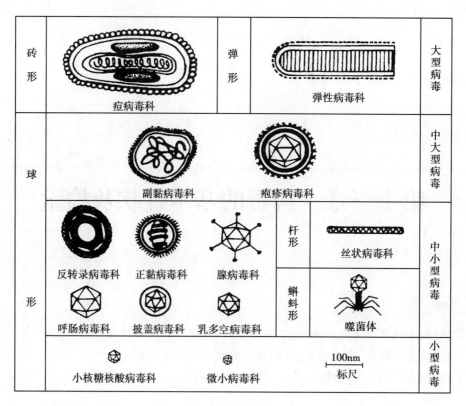

图 13-1 病毒形态

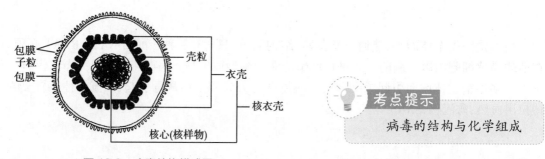

图 13-2 病毒结构模式图

考点提示

病毒的结构与化学组成

壳有三种类型:螺旋对称型、20 面体立体对称型和复合对称型(图 13-3)。

(3) 包膜:为病毒核衣壳外面的膜状结构,是病毒在细胞内成熟后向胞外释放时穿过核膜或细胞膜时获得的。有些包膜病毒的表面常有突起,称为包膜子粒或刺突。

2. 病毒的化学组成

(1) 核酸:一种病毒只含有一种类型的核酸(DNA 或 RNA),位于病毒体的核心。核酸是病毒的基因组,贮存其全部遗传信息,是病毒增殖、遗传、变异和感染性的物质基础。

(2) 蛋白质:主要存在于衣壳和包膜上,其主要作用为保护核酸、参与吸附感染和作为抗原诱导机体免疫应答。

(3) 脂类和糖类:主要存在于病毒的包膜中,其主要作用为参与吸附感染、穿入细胞和诱导机体免疫应答。

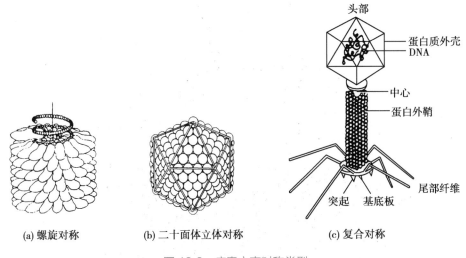

(a) 螺旋对称	(b) 二十面体立体对称	(c) 复合对称

图 13-3　病毒衣壳对称类型

二、病毒的增殖

由于病毒缺乏完整的酶系统,故只能在活的宿主细胞内借助宿主细胞提供给原料、能量和必需的酶,才能在核酸控制下合成新的病毒核酸和蛋白质并装配成子代病毒,并以一定方式释放到细胞外,这种增殖方式称为复制。

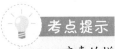

考点提示

病毒的增殖过程

病毒的增殖过程分为:

1. 吸附　病毒增殖的第一步就是吸附于易感细胞。主要是通过其表面的蛋白质与易感细胞表面的受体结合而吸附于易感细胞。

2. 穿入　病毒吸附后,可通过不同方式进入细胞,无包膜病毒大多由细胞膜内陷将病毒吞入;有包膜病毒多是通过包膜与宿主细胞膜融合后,病毒的核衣壳直接进入细胞质内。

3. 脱壳　多数病毒穿入细胞后需脱去衣壳,核酸释放后才能在宿主细胞中发挥作用。有些病毒在穿入细胞过程中完成脱壳。

4. 生物合成　以病毒核酸为模板,利用宿主细胞提供的原料复制子代核酸并合成子代蛋白质,此期在细胞内查不到完整的病毒体,称为隐蔽期。

5. 装配、成熟与释放　新合成的子代病毒核酸和蛋白质组装成新的病毒体。成熟病毒体从宿主细胞游离出来的过程叫释放,释放方式主要有破胞释放、芽生释放或细胞融合后在细胞间传播(图 13-4)。

三、病毒的异常增殖与干扰现象

1. 病毒的异常增殖

(1) 缺陷病毒:缺陷病毒是指因病毒基因组不完整或者基因某一点改变而不能进行正常增殖的病毒。缺陷病毒不能复制出完整的子代病毒,但却能干扰同种成熟病毒体进入易感细胞,故又称为缺陷干扰颗粒。当缺陷病毒与其他病毒共同感染细胞时,若后者能为缺陷病毒提供所缺少的物质,则缺陷病毒可增殖出完整的有感染性的病毒。自然界中有些病毒是

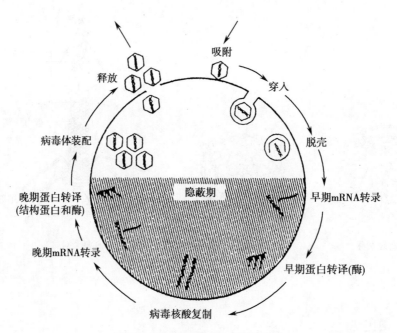

图 13-4 病毒的复制周期模式图

天然的缺陷病毒,需在另一病毒的辅助下才能完成增殖,如丁型肝炎病毒必须在乙型肝炎病毒或其他嗜肝 DNA 病毒的辅助下才能增殖。

(2) 顿挫感染:病毒进入宿主细胞,若细胞缺乏病毒复制所需的酶、能量和必要成分等,则病毒无法合成自身成分,或虽能合成病毒成分,但不能装配和释放完整的子代病毒,此现象称为顿挫感染。如人腺病毒感染人胚肾细胞(容纳细胞)时能正常增殖,若感染猴肾细胞(非容纳细胞)则发生顿挫感染。

2. 病毒的干扰现象 当两种病毒同时或先后感染同一机体或细胞时,可发生一种病毒抑制另一种病毒增殖的现象,称为干扰现象。干扰现象可发生在异种、同种、同型不同株病毒之间,也可发生在灭活病毒和活病毒之间。

干扰现象发生的原因包括:①某一病毒作用于宿主细胞诱导其产生抑制病毒复制的蛋白质,称干扰素。干扰素是指由病毒或其他干扰素诱生剂诱使人或动物细胞产生的一类具有抗病毒作用的糖蛋白。它具有抗病毒、抗肿瘤及免疫调节等多种生物学活性,是病毒间发生干扰现象的主要原因。干扰素不能直接抑制病毒的增殖,而是作用于细胞使其产生抗病毒蛋白,抑制病毒蛋白的合成。②第一种病毒破坏了宿主细胞表面受体或改变了宿主细胞的代谢途径等,影响另一种病毒复制过程。③缺陷病毒所引起的干扰。使用活疫苗预防病毒性疾病时,应注意合理使用,以避免发生干扰现象而影响疫苗的效果。

四、病毒的抵抗力

1. 物理因素 多数病毒耐冷不耐热,加热 56℃ 30 分钟或 100℃ 数秒钟多数病毒可被灭活。因此,病毒标本应低温保存,一般用低温真空干燥法保存,但在冻融过程中易失去感染性的标本,冻存时应加入适当的保护剂,如甘油或二甲基亚砜。另外,X 射线、γ 射线和紫外线均能灭活病毒。

2. 化学因素 病毒对酚类、氧化剂、卤类、醇类敏感。包膜病毒的包膜因含有脂类成分,

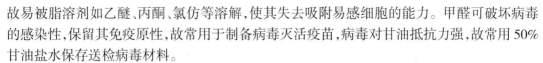

故易被脂溶剂如乙醚、丙酮、氯仿等溶解,使其失去吸附易感细胞的能力。甲醛可破坏病毒的感染性,保留其免疫原性,故常用于制备病毒灭活疫苗,病毒对甘油抵抗力强,故常用50%甘油盐水保存送检病毒材料。

3. 抗生素和中草药 一般抗生素对病毒无抑制作用,在待检标本中加入抗生素以抑制细菌的生长便于分离病毒。有些中草药如板蓝根、大黄、柴胡等对某些病毒有一定的抑制作用。

五、病毒感染

(一) 病毒的感染方式和途径

1. 水平传播 病毒可经呼吸道、消化道、泌尿生殖道、密切接触、破损皮肤等途径在个体之间传播,称为水平传播。

2. 垂直传播 病毒经胎盘或产道等直接由亲代传给子代,这种传播方式称为垂直传播。很多病毒都可通过垂直传播方式由母体感染胎儿,如乙肝病毒、巨细胞病毒、风疹病毒及人类免疫缺陷病毒,可引起死胎、早产或先天畸形等。某些存在于产道的病毒在分娩时可能感染新生儿。

(二) 病毒的感染类型

病毒侵入机体后,由于病毒数量、毒力以及机体抵抗力的强弱不同,可表现出不同的临床感染类型,根据临床症状的有无,可分为隐性感染和显性感染。

1. 隐性感染 病毒侵入机体后,不能大量增殖,机体不表现临床症状的感染称为隐性感染。隐性感染者本身虽无症状,但可向体外排出病毒,成为重要的传染源。如脊髓灰质炎病毒感染者大多表现为隐性感染。

2. 显性感染 病毒侵入机体后在宿主细胞内大量增殖,引起细胞损伤,致使机体出现明显症状称为显性感染。依据病情缓急不同又可分为急性感染与持续性感染两大类。

(1) 急性感染:一般发病急、病程短(数日或数周)、痊愈后体内无病毒,如流感、甲肝等。

(2) 持续性感染:病毒可在机体内持续数月、数年甚至终生,可出现症状,也可不出现症状,但长期携带病毒,成为重要传染源。持续性感染分为三种类型:①潜伏感染:原发感染后,病毒长期潜伏在组织内,不表现症状也不易查到病毒。在机体抵抗力降低等条件下,潜伏的病毒被激活,出现感染急性发作,此时可检测出病毒。如单纯疱疹病毒引起唇疱疹。②慢性感染:急性感染后病毒长期存在机体内,并可经常排毒,病毒容易检出,如慢性乙肝。③慢发病毒感染:病毒感染后,潜伏期长,可达数年以上,一旦症状出现,疾病呈亚急性进行性加重甚至死亡,如麻疹病毒引起的亚急性硬化性全脑炎(SSPE)。

六、病毒的致病机制

(一) 病毒对宿主细胞的直接作用

1. 杀细胞效应 病毒在宿主细胞内增殖成熟后,在很短时间内一次释放大量子代病毒,细胞被裂解而死亡,这种作用称为病毒的杀细胞效应,主要见于无包膜、杀伤性强的病毒,如脊髓灰质炎病毒、腺病毒。

2. 稳定状态感染 某些病毒在感染细胞内增殖不引起细胞溶解死亡,称为稳定状态感染。多见于有包膜的病毒,如疱疹病毒等。这类病毒感染细胞后不阻碍细胞代谢,不使细胞溶解死亡,病毒复制后,子代病毒以出芽方式从感染细胞中逐个释放出来,再感染邻近宿主细胞。稳定状态感染体现在:①细胞膜出现新抗原:由病毒基因编码的抗原可以出现在细胞膜表面,这种新抗原是引起免疫病理损伤的基础之一。②细胞融合:有些病毒在感染细胞内增殖,使细胞膜互相融合,形成多核巨细胞,如麻疹病毒等。多核巨细胞的寿命不长,检测多核巨细胞有助于病毒的鉴定。

3. 包涵体形成 病毒感染细胞后,在细胞质或细胞核内可观察嗜酸性或嗜碱性的圆形、椭圆形不规则的斑块状结构,称为包涵体。它的出现可影响细胞的正常结构和功能,导致细胞死亡。包涵体的形成还可作为病毒感染的辅助诊断。

4. 整合感染 某些DNA病毒的全部或部分DNA以及反转录病毒合成的cDNA插入到宿主细胞染色体DNA中的过程,称为整合。病毒基因组的整合会造成宿主细胞的基因组损伤、整合处基因失活或附近基因激活等现象,称为整合感染。

有些病毒感染细胞后还会引起细胞凋亡、细胞增生与细胞转化等。

(二) 病毒感染引起免疫病理损伤

1. 体液免疫损伤 许多病毒如乙肝病毒、汉坦病毒、流感病毒等能诱发细胞表面新抗原出现,当特异性抗体与这些抗原结合后,在补体的参与下,引起细胞损伤。

2. 细胞免疫损伤 Tc细胞在杀伤病毒感染的靶细胞时,同时造成宿主细胞的损伤,Th细胞通过释放多种淋巴因子引起组织损伤和炎症反应。

3. 病毒直接损伤淋巴细胞 如人类免疫缺陷病毒可直接杀伤$CD4^+T$细胞,使$CD4^+T$细胞减少,形成获得性免疫缺陷综合征。

七、抗病毒免疫

(一) 非特异性免疫

机体抗病毒的非特异免疫包括皮肤黏膜的屏障作用、吞噬细胞的吞噬作用、NK细胞的杀伤作用及干扰素的作用等。其中干扰素和NK细胞抗病毒作用尤为突出。

(二) 特异性免疫

1. 体液免疫的抗病毒作用 机体受病毒感染后,体液中出现各种特异性抗体,其中具有保护作用的主要是中和抗体,它可与病毒表面抗原结合在病毒进入宿主细胞前阻止其对宿主细胞的吸附与穿入,使细胞得到保护从而免受病毒的感染。

2. 细胞免疫的抗病毒作用 进入细胞内的病毒可通过致敏淋巴细胞的效应作用,一方面致敏Tc细胞可直接杀伤病毒感染的靶细胞,另一方面致敏Th细胞可释放多种淋巴因子,有的可直接杀伤靶细胞,有的可活化吞噬细胞,增强其吞噬病毒的能力。

八、病毒感染的防治原则

由于病毒性感染缺乏特效药物治疗,因此采用人工免疫进行预防显得十分重要。目前使用的疫苗有灭活疫苗、减毒活疫苗、基因工程疫苗、亚单位疫苗、多肽疫苗等。通过注射丙种球蛋白或胎盘球蛋白可有效地紧急预防。

目前理想的抗病毒药物较少,无环鸟苷对单纯疱疹有效,金刚烷胺主要用于甲型流感病毒的防治,干扰素有广谱抗病毒作用。

第二节　病毒的检验

 案例

　　王某,40岁。因发热、头疼、周身酸痛伴咳嗽2天就诊。近日其同事多人具有上述症状。查体:T:39.0℃,P:112次/分,WBC:$5.6×10^9$/L。

　　请问:1. 初步诊断为什么疾病?
　　　　　2. 如何进行实验室检查?

一、标本的采集与运送

　　1. 标本的采集　病毒标本应在发病初期或急性期采集,而且要注意不同病毒感染采集不同标本,如呼吸道感染取鼻咽洗漱液或痰液,肠道感染取粪便,脑内感染取脑脊液,有病毒血症者取血液。带有杂菌的标本应加入高浓度青霉素、庆大霉素,血液标本以肝素钠抗凝。作血清学诊断的标本应取双份血清(发病初期和恢复期),如抗体效价增高4倍以上才有诊断意义。

　　2. 标本的运送　病毒不耐热,室温易失活,标本应立即送检,若不能及时送检,可置4℃保存数小时,−70℃可较长时间保存。如需远距离传送时,应将标本置于装有冰块的冰壶内尽快送检。组织、粪便标本可置于含抗生素的50%甘油缓冲盐水中低温下保存运送。

二、病毒的分离培养

　　由于病毒必须在活细胞内才能增殖,因此需根据病毒的不同,选择敏感动物、鸡胚或离体活组织细胞来分离培养。

　　1. 动物接种　是最初的病毒分离培养法。常用的动物有小鼠、家兔、豚鼠等。根据病毒种类不同选择敏感动物和适合的接种部位,接种后一般以动物发病、死亡作为感染的指标。动物死亡后应立即剖检,确定病原体。

　　2. 鸡胚接种　一般采用孵化9~12天的鸡胚。常用接种途径有尿囊腔、羊膜腔、绒毛尿囊膜和卵黄囊。可根据病毒种类、接种目的不同,选择适当接种途径。

　　鸡胚尿囊腔接种与收获的操作方法是取9~12天鸡胚在检卵灯下画出气室和胎位,并在胚胎旁无大血管处作一标记,然后用碘酒和酒精消毒,并以磨卵器磨一小孔,注意不得损伤卵膜,最后将注射器里的标本从小孔刺入壳膜,少许即可到达尿囊腔,接种量为0.1~0.2ml,以胶布封口,置温箱内孵育三天。为防止出血,在收获前先将鸡胚放入4度冰箱过夜,次日取出鸡胚,用碘酒和酒精消毒气室部分卵壳,撕去卵膜,用无菌毛细吸管插入尿囊腔吸取尿囊液,置无菌试管中待检。

　　3. 组织细胞培养　从人或动物体中取出的活组织或分散的单层活细胞,模拟体内生理条件在培养瓶中加以培养使之生长繁殖,称为组织培养。是目前主要的病毒分离培养技术,常用的组织培养细胞有人胚肾细胞、猴肾细胞、人羊膜细胞、HeLa(人宫颈癌细胞)等。病毒感染细胞后,其增殖指标有细胞的形态学改变、红细胞吸附、空斑形成单位、干扰现象及细胞培养液pH改变等。

三、病毒的实验室检查

1. 显微镜检查

(1) 光学显微镜检查病毒包涵体：在普通光学显微镜下，病变组织或脱落细胞的胞浆或胞核内的包涵体呈现嗜酸性或嗜碱性染色，大小和数量不等。包涵体检查可作为病毒检查的辅助诊断，不是特异性诊断。

(2) 电子显微镜检查病毒颗粒：可从病毒形态上做出明确的鉴别诊断。电镜检查主要有负染色法和免疫电镜法。负染色法是利用重金属盐(磷钨酸盐)溶液浸染病毒悬液标本后在电镜下观察，由于电子光束不易透过金属背景而能通过病毒颗粒，因而病毒颗粒具有亮度，在周围较暗的背景上显示亮点。此法虽简便易行、分辨率高，但敏感性低，只有标本中的病毒颗粒含量达到 $10^6 \sim 10^7$ 个 /ml 才能检验出。免疫电镜法灵敏度更高，该法是在病毒悬液标本中加入特异性抗体，使标本中的病毒颗粒凝集，负染色后用电镜观察，可提高病毒的检出率。

2. 病毒的抗原、抗体和核酸的检测　有免疫荧光技术、放射免疫技术和酶免疫技术等均可用来检测病毒抗原或抗体(IgG 或 IgM)，辅助病毒的诊断。核酸杂交技术、PCR 技术检测病毒特异性基因片段已在许多病毒性疾病的检验中得到应用，使临床病毒性诊断迈向一个新的水平。

3. 血清学检查

(1) 中和试验；　中和试验是指在动物体内、鸡胚或组织培养中测定病毒被特异性抗体中和而失去感染性的一种试验。

(2) 补体结合试验；　即用已知病毒的可溶性抗原来测定病人血清中有无相应抗体的存在。由于补体结合抗体出现较早，故可用于早期诊断。

(3) 血凝现象及血凝抑制试验；　流感病毒、乙型脑炎病毒等能凝集鸡或人的红细胞，称为血凝现象。特异性抗体与病毒结合后，阻抑了病毒表面的血凝素与红细胞结合，称为血凝抑制试验。本试验简便、快速且特异性高，常用于流感、副流感、麻疹病毒感染的诊断和流行病学检查。

本章小结

　　病毒是一类体积微小、结构简单、只含有一种类型的核酸(DNA 或 RNA)，必须在活的易感细胞内以复制的方式进行增殖的非细胞型微生物。在临床微生物感染中，近75% 的传染病是由病毒引起的。病毒的基本结构由核心和衣壳构成，复制增殖的过程分为吸附和穿入、脱壳、生物合成、装配、成熟与释放，其传播方式有水平传播和垂直传播。病毒耐冷不耐热，对甘油抵抗力较强，故可采用低温保存菌种，用 50% 甘油盐水保存送检的病毒标本。

　　病毒的实验室检验标本应在发病初期或急性期采集，而且要注意不同病毒感染采集不同标本并采用不同的处理方法。病毒感染的实验室检查包括光学显微镜检查病毒包涵体、电子显微镜检查病毒颗粒及血清学检查和分子生物学技术检查病毒的抗原、抗体和核酸。

(姚伟妍)

目标测试

A1 型题

1. 测量病毒大小的单位是
   A. pm   B. mm   C. μm
   D. cm   E. nm

2. 属于非细胞型微生物的是
   A. 真菌   B. 细菌   C. 放线菌
   D. 病毒   E. 螺旋体

3. 病毒的基本结构是
   A. 核心   B. 核酸   C. 衣壳
   D. 核心和衣壳   E. 蛋白质

4. 病毒复制的过程不包括
   A. 生物合成   B. 吸附和穿入   C. 繁殖
   D. 脱壳   E. 装配和释放

5. 病毒标本采集的时期是
   A. 恢复期   B. 潜伏期   C. 发病初期或急性期
   D. 发病中期   E. 以上都不是

第十四章 常见病毒检验

学习目标

1. 掌握:肝炎病毒及反转录病毒的生物学特性、微生物学检验、致病性和防治原则。
2. 熟悉:呼吸道病毒、肠道病毒、疱疹病毒、虫媒病毒的生物学特性、微生物学检验、所致疾病和防治原则。
3. 了解:朊粒及其他病毒。

第一节 呼吸道病毒

呼吸道病毒是指一大类以呼吸道为侵入门户,引起呼吸道局部病变或伴有全身症状的病毒。常见的呼吸道病毒有流行性感冒病毒、麻疹病毒、风疹病毒、腮腺炎病毒、腺病毒、冠状病毒、鼻病毒和呼吸道合胞病毒等。

一、流行性感冒病毒

流行性感冒病毒(简称流感病毒),是流行性感冒的病原体。属正粘病毒科,分甲、乙、丙3型,其中甲型流感病毒最易发生变异,曾引起多次全球性流行。

(一)生物学特性

1. 形态与结构　多呈球形,直径 80~120nm。结构分 3 层(图 14-1)。

(1) 内层:为病毒的核心,由 RNA 和包绕其外的核蛋白及 RNA 多聚酶组成。RNA 有 7~8 个节段,核蛋白构成病毒衣壳,呈螺旋对称型。

(2) 中层:为基质蛋白(M 蛋白),有保护核心和维护病毒形状的作用。

(3) 外层:为双层脂质构成的包膜,其中镶嵌有两种刺突即血凝素(HA)和神经氨酸酶(NA)。HA 呈柱状,与病毒的吸附和穿入宿主细胞有关,具有免疫原性,可诱生中和抗体,吸附红细胞使红细胞凝集。NA 呈蘑菇状,可水解宿主细胞表面的糖蛋白末端的 N- 乙酰神经氨

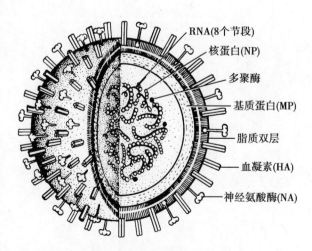

图 14-1　甲型流感病毒结构模式图

RNA(8个节段)
核蛋白(NP)
多聚酶
基质蛋白(MP)
脂质双层
血凝素(HA)
神经氨酸酶(NA)

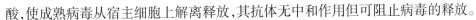

酸,使成熟病毒从宿主细胞上解离释放,其抗体无中和作用但可阻止病毒的释放。

2. 培养特性 可用鸡胚和细胞培养。初次分离宜接种鸡胚羊膜腔,传代适应后再接种鸡胚尿囊腔。细胞培养常用人胚肾、猴肾细胞或狗肾传代细胞,无明显细胞病变,但可用红细胞吸附试验检查病毒是否存在。雪豹是最易感动物。

3. 分型及变异 根据核蛋白和 M 蛋白的不同将流感分成甲、乙、丙 3 型。甲型流感病毒的 HA、NA 易发生免疫原性变异,据此将甲型流感病毒又分成不同亚型。乙型和丙型流感病毒免疫原性比较稳定。目前发现 HA 有 15 个亚型(H1~H15),NA 有 9 个亚型(N1~N9),均可从禽类中分离到,但在人类流行株中鉴定出来只有 H1、H2、H3、H5 及 N1、N2 等几个亚型。抗原变异幅度的大小直接影响到流感流行的规模。如变异幅度小,属量变,称为抗原漂移,仅引起中、小型流行;如变异幅度大,形成新的亚型,属质变,称为抗原转变,由于人群普遍对新的亚型缺乏免疫力,故常引起大规模甚至世界性的大流行。

4. 抵抗力 耐冷、不耐热,加热 56℃ 30 分钟被灭活;0~4℃能存活数周,-70℃以下可长期保存;对干燥,紫外线,乙醚,甲醛,酸类等敏感。

(二) 临床意义

流感病毒主要通过飞沫传播,侵入呼吸道并在局部黏膜细胞内增殖,引起细胞变性脱落,黏膜充血水肿。经 1~3 天潜伏期后,患者出现鼻塞、咳嗽、流涕、咽痛等局部症状,毒素样物质进入血流后,引起发热、乏力、头痛和全身肌肉酸痛等全身症状,病程不超过 1 周,抵抗力差者可继发细菌感染。病后可获得对同型病毒短暂免疫力。

流感病毒传染性强,传播快,流行期间应尽量避免人群聚集,公共场所要注意空气流通,用乳酸或食醋熏蒸进行空气消毒。对易感人群接种流感疫苗,可有效防治流感的发生。金刚烷胺、干扰素和某些中草药对于流感的防治有一定疗效。

(三) 微生物学检验

1. 标本采集与处理 在病人发病后 3 天内采集最佳,采集鼻咽拭子、咽漱液,置于PH7.2 的无菌肉汤振荡后,置 4℃自然沉淀 10 分钟,取上清液 3ml,按每毫升加青霉素 250U和链霉素 250μg,混匀置 4℃ 2 小时即可接种。

2. 标本直接检查 ①显微镜检查:用电镜直接检查,也可用于特异抗体进行免疫电镜检查,可提高检出率。②抗原检测:检测标本的流感病毒抗原,常用的方法有血凝抑制试验、ELISA 和免疫荧光法等。③核酸检测:可用点杂交法或 RT-PCR 技术检测标本中的核酸。

3. 病毒分离培养与鉴定 取抗生素处理后的标本接种鸡胚羊膜腔或尿囊腔,36℃孵育三天后,收获羊水和尿囊液进行血凝试验和血凝抑制试验进行鉴定和分型。

4. 血清学诊断 取患者的急性期和恢复期的双份血清,进行血凝抑制试验、补体结合试验或中和试验检测抗体,抗体效价超过 4 倍以上才有诊断意义。

二、其他呼吸道病毒

其他呼吸道病毒的形态结构,致病性以及特异性防治见表 14-1。

表 14-1 其他呼吸道病毒的主要特征

病毒名称	形态结构	致病性	特异性防治
麻疹病毒	RNA、球形有包膜	麻疹,早期患儿口颊处有柯氏斑,继而全身皮肤出现红色斑丘疹,少数合并肺炎、脑膜炎。亚急性硬化性全脑炎和麻疹病毒感染有关	易感儿童接种麻疹减毒活疫苗,接触者注射丙种球蛋白
腮腺炎病毒	RNA、球形有包膜	流行性腮腺炎,可并发睾丸炎、卵巢炎和脑膜炎	接种减毒活疫苗
副流感病毒	RNA、球形有包膜	幼儿急性呼吸道感染	目前尚无特异性防治方法
呼吸道合胞病毒	RNA、球形有包膜	婴幼儿呼吸道感染	疫苗正在研制中
腺病毒	DNA、球形无包膜	急性咽炎、流行性角结膜炎和肺炎等	目前尚无特异性防治方法
风疹病毒	RNA、球形有包膜	风疹,孕妇妊娠头 3 个月内感染引起胎儿畸形或先天性风疹综合征	减毒活疫苗,接触患者的孕妇注射丙种球蛋白

第二节 肠 道 病 毒

一、肠道病毒的共同特征

1. 形态 球形、体积小,直径约 20~30nm。

2. 结构 核心为单股 RNA,衣壳呈 20 面体对称,无包膜。

3. 抵抗力 耐乙醚,耐酸(pH3~5),不易被胃酸或胆汁灭活,在污水和粪便中可存活数月。对紫外线、干燥、热都很敏感,56℃ 30 分钟可灭活病毒。

4. 培养 用组织细胞培养,常用猴肾,人胚肾和 HeP-2 和 HeLa 传代细胞等。柯萨奇病毒接种新生乳鼠,并根据对新生乳鼠的致病特点可将其分成 A、B 组。

5. 致病性 主要通过粪 - 口途径传播,多为隐性感染。在肠道细胞增殖后,可经病毒血症侵犯神经系统及其他组织,临床表现多样化。

二、肠道病毒种类及致病

肠道病毒的种类与特性见表14-2。

> 考点提示
>
> 肠道病毒的主要种类

表 14-2 肠道病毒主要种类与特性

病毒种类	致病性	特异性防治
脊髓灰质炎病毒	脊髓灰质炎(小儿麻痹症)、无菌性脑炎、发热	口服减毒活疫苗糖丸,接触患者的儿童应肌注丙种球蛋白
柯萨奇病毒 A 组	上呼吸道感染、疱疹性咽炎、手 - 足 - 口病、无菌性脑炎等	尚无特异性防治方法
柯萨奇病毒 B 组	上呼吸道感染、心肌炎、皮疹、流行性肌痛、胸膜炎、麻痹、无菌性脑炎等	尚无特异性防治方法
埃可病毒	无菌性脑炎、呼吸道感染、婴幼儿腹泻、皮疹	尚无特异性防治方法
新型肠道病毒	出血性结膜炎、胸膜炎、肌肉麻痹、手 - 足 - 口病	尚无特异性防治方法

三、轮状病毒

轮状病毒是引起婴儿急性胃肠炎的主要病原体,不属于肠道病毒,但由于其传播途径与肠道病毒相同,故在此简要介绍。

轮状病毒属于呼肠病毒科。病毒颗粒呈球形,直径70nm,有双层衣壳,壳微粒排列呈车轮状,因此得名。基因组为双股RNA,由11个不连续节段组成。经粪-口途径传播,A组引起6个月至2岁的婴儿腹泻,多在秋冬流行,临床表现为发热、呕吐和大量水样便,严重者可出现脱水及中毒症状。B组引起成人腹泻,C组引起腹泻只有个别病列报道。

感染后机体产生SIgA对同型病毒有中和作用。轮状病毒分离培养一般不出现CPE,诊断主要靠电镜、免疫电镜、ELISA、聚丙烯酰胺凝胶电泳(PAGE)以及分子生物学等方法从粪便标本中检出病毒抗原。

特异性疫苗目前还处在研制阶段。

第三节 肝 炎 病 毒

 案例

> 患者女性,55岁。主诉乏力、食欲欠佳、厌油腻,经静脉采血化验检测结果为HBsAg(+)、HBeAg(+)。
>
> 请问:1. 该患者的诊断是什么?是由何种病原体感染?
>
> 　　　2. 如何进行实验室检查?
>
> 　　　3. 该病毒的传播途径是什么?

肝炎病毒是引起病毒性肝炎的主要病原体。目前公认的肝炎病毒有甲型肝炎病毒(hepatitis A virus,HAV)、乙型肝炎病毒(hepatitis B virus,HBV)、丙型肝炎病毒(hepatitis C virus,HCV)、丁型肝炎病毒(hepatitis D virus,HDV)及戊型肝炎病毒(hepatitis E virus,HEV)。此外,EB病毒、巨细胞病毒等也能引起肝炎,但不列入肝炎病毒范畴。

一、甲型肝炎病毒

(一) 生物学性状

甲型肝炎病毒(HAV)是甲型肝炎的病原体,分类上属于小RNA病毒科肝病毒属。HAV呈球形,直径约27nm,核心为单股RNA,衣壳呈20面体对称,无包膜(图14-2)。

HAV的易感动物是黑猩猩、狨猴和猕猴,亦可在原代狨猴肝细胞、非洲绿候肾细胞、人胚肺二倍体细胞中增殖,但不引起细胞病变,可用免疫荧光法检测HAV。HAV仅有一个血清型,与HBV等肝炎病毒无交叉抗原。

HAV对外界的抵抗力较其他小RNA病毒强。对乙醚、氯仿及酸性环境有抵抗力;60℃加热1小时后仍具有感染性。HAV经100℃5分钟、甲醛溶

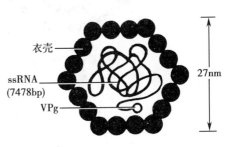

图 14-2　甲型肝炎病毒结构模式图

衣壳

ssRNA
(7478bp)

VPg

27nm

液或氯处理可被灭活。

(二) 临床意义

甲型肝炎的传染源多为患者和隐性感染者。主要通过粪 - 口途径传播,HAV 随患者粪便排出,污染环境、水源、食物、海产品(如毛蚶)及食具等可造成散发性或爆发性流行。

HAV 潜伏期 15~30 天,平均 28 天。HAV 以隐性感染为多见,只是少数出现临床表现。HAV 经口进入人体,先在肠黏膜和局部淋巴结增殖,继而进入血流形成短暂的病毒血症,最终侵犯肝脏在肝细胞内增殖。

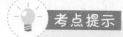

考点提示

HAV 的临床意义

病毒常在患者血清谷丙转氨酶升高前 5~6 天就存在于患者的血液和粪便中,2 周开始后,随着血清特异性抗体的出现,血清和粪便的传染性逐渐消失。甲型肝炎预后良好,一般不转为慢性。

HAV 感染后可获得持久的免疫力。甲型肝炎的预防是加强卫生宣教,管理好粪便和水源。特异性预防可接种甲型肝炎疫苗,对密切接触患者的易感者可注射免疫球蛋白进行紧急预防。

(三) 实验室检验

甲型肝炎患者一般不进行病原学分离检查,微生物检查以检测 HAV 的抗体和抗原为主。

1. 检测抗 -HAVIgM　是早期诊断甲型肝炎的标志物,检测方法常用 ELISA 和 RIA。

2. 检测抗 -HAVIgG　要了解既往感染史、进行流行病学调查及分析人群的免疫力,需检测抗 -HAVIgG。

还可应用免疫电镜、RIA、ELISA 法检测病毒抗原或用核酸杂交法及 PCR 技术检测 HAV 的 RNA,但不常用。

二、乙型肝炎病毒

(一) 生物学性状

1. 形态与结构　乙型肝炎病毒(HBV)是乙型肝类的病原体。电镜下观察乙型肝炎患者血清,可见有 3 种形态的 HBV 颗粒(图 14-3)。

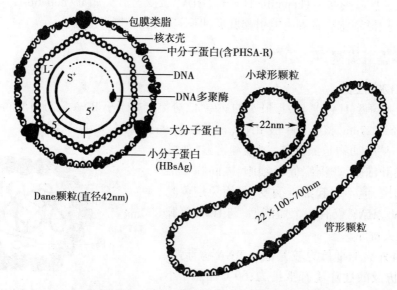

图 14-3　乙型肝炎病毒形态结构示意图

(1) 大球形颗粒：又称为 Dane 颗粒(图 14-4)，是有感染性的完整的 HBV 颗粒，呈球形，直径 42nm，具有双层衣壳，外衣壳相当于一般病毒的包膜，由脂质双层和蛋白质组成。HBV 的表面抗原(HBsAg)镶嵌于包膜的脂质双层中，用去垢剂去除病毒的外衣壳，可暴露出病毒的内衣壳，是 HBV 的核心抗原(HBcAg)，用酶作用降解 HBcAg 后，可暴露出 e 抗原(HBeAg)。内部核心为双股有缺口的 DNA 和 DNA 多聚酶。HBeAg 可自肝细胞分泌存在于血清中，而 HBcAg 仅存在于感染的肝细胞内。

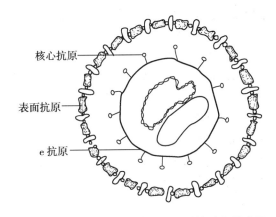

图 14-4　乙型肝炎病毒(Dane 颗粒)结构模式图

(2) 小球形颗粒：直径为 22nm，是由 HBV 在肝细胞内复制时产生多余的外衣壳装配形成，主要成分是 HBsAg，内无 DNA 和 DNA 多聚酶，无传染性。

(3) 管型颗粒：直径为 22 nm，长度不等，约 100~500 nm，是由小球形颗粒"串联而成"。

2. 抗原组成　HBV 的抗原较复杂，主要的抗原组分有以下四种

(1) 表面抗原(HBsAg)：位于 Dane 颗粒外衣壳和小球形颗粒及管型颗粒中，血清中 HBsAg 阳性是判断 HBV 感染的主要标志。HBsAg 具有免疫原性，可刺激机体产生特异性且有保护性的抗 -HBs，因此 HBsAg 是制备疫苗的最主要成分。

(2) 核心抗原(HBcAg)：存在于 Dane 颗粒内衣壳上，被外衣壳所覆盖，故不易在血清中检出。HBcAg 可在感染的肝细胞表面表达，因此在肝细胞穿刺活检中可检出。HBcAg 免疫原性强，能刺激机体产生抗 -HBc，无保护性，血清中若检出高效价的抗 -HBc 抗体，尤其 IgM 型抗体，提示 HBV 在肝细胞内复制。

(3) e 抗原(HBeAg)：是由肝细胞内 HBcAg 经胞内蛋白酶降解后形成，为可溶性蛋白质，可由肝细胞内分泌到血液中，故 HBeAg 的检出是 HBV 在肝细胞内复制及血清有传染性的一个指标。HBeAg 可刺激机体产生抗 -HBe，此抗体能与肝细胞表面的 HBeAg 结合，故对 HBV 感染有一定的保护作用，故曾被认为是预后良好的征象，但需注意抗 -HBe 阳性患者血清中仍有 HBV 在体内大量增殖的现象，血清有传染性。

(4) 前 S 抗原：存在于 Dane 颗粒外衣壳上，分为前 S_1 和前 S_2 两种抗原。前 S_2 抗原仅存在于 HBsAg 阳性血清中，在急性乙肝中检出率较高，随病情恢复逐渐下降。它可刺激机体产生一种中和抗体，有清除病毒的作用。前 S_1 抗原能增进 HBsAg 的免疫原性，同时有助于 HBV 吸附肝细胞。

3. 培养特性　HBV 最易感的动物是黑猩猩，常用来进行人类 HBV 的致病机制研究和对疫苗效果及安全性检测。HBV 尚不能在细胞中培养。目前采用的是将 HBV 病毒基因转染肝癌细胞株培养，用于抗 HBV 药物的筛选和致病机制的研究。

4. 抵抗力　抵抗力较强，对低温、干燥、紫外线均有耐受性。不被 70% 乙醇灭活，因此这一常用的消毒方法并不能用于 HBV 的消毒。高压灭菌法或 100℃煮沸 10 分钟、0.5% 过氧乙酸、环氧乙烷、3% 漂白粉、5% 次氯酸钠均可使 HBV 灭活。

(二) 临床意义

1. 传染源　主要传染源是潜伏期、急性期和慢性活动期乙型肝炎患者，特别是无症状

的 HBsAg 携带者的血液中有 HBV 的存在,是乙型肝炎的主要传染源。

2. 传播途径

(1) 血液传播:人对 HBV 非常易感,极少量的 HBV 阳性血液经微小的皮肤黏膜破损进入人体即可造成感染。因此,输血、注射、手术、拔牙、肝脏移植、公用剃须刀和牙刷等均可传播。

(2) 母婴传播:主要是分娩经产道时通过婴儿的微小伤口感染或产后经哺乳感染新生儿。极少数的婴儿在宫内已被感染,故婴儿出生是立即注射免疫球蛋白或疫苗能有效地阻断母婴传播。

(3) 性传播:由于感染者精液、阴道分泌物等中有 HBV 存在,故通过性接触也有可能传染。

3. 临床意义 HBV 在肝细胞内增殖对肝细胞有直接损害作用外,主要是引起机体对肝脏产生免疫病理损害。HBV 在肝细胞内增殖可使细胞膜表面存在 HBsAg、HBeAg 或 HBcAg,致敏的 T 细胞对带有病毒抗原的靶细胞发挥杀伤效应以清除病毒。这是 T 细胞介导的双重效应,既清除病毒,也造成肝细胞的损伤。免疫应答的强弱与临床过程的轻重及转归有密切联系,因而临床表现呈多样性,主要有无症状病毒携带者、急性肝炎、重症肝炎或慢性肝炎,少数慢性感染者可发展为

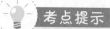

考点提示
HBV 抗原抗体检测结果的临床意义

肝硬化和肝癌。当病毒感染波及的肝细胞数量不多、免疫应答处于正常范围时,T 细胞可摧毁病毒感染的细胞,释放至细胞外的 HBV 则可被抗体中和而清除,临床表现为急性肝炎,并可较快恢复痊愈。相反,若受染的肝细胞为数众多,机体的细胞免疫应答超过正常范围,引起大量细胞迅速坏死、肝功能衰竭时,可表现为重症肝炎。当机体免疫功能低下,病毒在感染细胞内复制,T 细胞只能杀伤部分受染的肝细胞,病毒仍可不断释放,又无有效的抗体中和病毒时,病毒则持续存在并感染其他肝细胞,造成慢性肝炎。慢性肝炎造成的肝病变又可促进成纤维细胞增生,引起肝硬化。

(三) 实验室检验

目前对于乙肝病毒的检测主要是运用 ELISA、RIA 等免疫学方检测血液标本中的 HBV 抗原、抗体或用 PCR 及分子杂交法检测 HBV-DNA。由于 HBV 具有高度传染性,在标本的采集、运送及实验操作时必须充分防护。

1. HBV 抗原、抗体检测 目前临床实验室主要检测 HBsAg 和抗 -HBs、抗 -HBc、HBeAg 和抗 -HBe(俗称“两对半”)。

(1) HBsAg 和抗 -HBs:HBsAg 是 HBV 感染最早出现的标志,可出现在无症状携带者、急性乙肝、慢性乙肝血清中。抗 -HBs 为保护性抗体,抗 -HBs 阳性表明患者已康复或痊愈,也表明可能接种过乙肝疫苗。血液中从 HBsAg 消失到抗 -HBs 出现的这段间隔期,称为“核心窗口期”,可以短至数天或长达数月。此时,抗 -HBc 是 HBV 感染的唯一血清学标志物。

(2) HBcAg 和抗 -HBc:HBcAg 被 HBsAg 所覆盖,因此在血清中不易检出,只存在于受染的肝细胞,临床上通常不检测 HBcAg,而是检测其相应的抗体—抗 -HBc,包括抗 -HBcIgM 和抗 -HBcIgG。抗 -HBcIgM 是 HBV 近期活跃复制的标志,抗 -HBcIgG 出现迟于前者但可持续多年,一般为急性感染恢复期或慢性持续性感染。

(3) HBeAg 和抗 -HBe:HBeAg 阳性表明 HBV 在活跃复制并具有传染性。抗 -HBe 是在

HBeAg消失后出现,其阳性表示病毒复制减少,传染性减弱,病情趋向好转。但有部分病人抗-HBe阳性而病毒仍在复制,可表现病情加重。

HBV抗原、抗体的血清学标志与临床关系较为复杂,必须对几项指标同时分析,方能有助于临床诊断(表14-3)。

表 14-3 HBV 抗原抗体检测结果的临床意义

HBsAg	HBeAg	抗-HBe	抗-HBc	抗-HBs	临床意义
+	–	–	–	–	无症状携带者
+	+	–	+	–	急性或慢性乙型肝炎(有传染性,俗称"大三阳")
+	–	+	+	–	急性感染趋向恢复(俗称"小三阳")
–	–	+	+	+	既往感染恢复期
–	–	–	+	–	既往感染或"窗口期"
–	–	–	–	+	既往感染或接种过疫苗

2. HBV核酸检测 诊断HBV感染最直接的证据是血清中存在HBV-DNA,可用PCR及分子杂交法定性或定量检测。采样用PCR技术的优点是可在HBsAg出现2~4周前检出HBV-DNA,可作为HBsAg阴性HBV感染的诊断、对HBV感染者的传染性判断、研究HBV基因变异及对抗病毒疗效的评价等。

(四)防治原则

1. 切断传播途径 严格筛选献血员、消毒医疗器械以减少医源性传播。

2. 主动免疫 注射乙肝疫苗是最有效的预防方法。新生儿应用疫苗免疫3次(0、1、6个月)可获得90%以上的抗-HBs阳性率。

3. 被动免疫 含高效价抗-HBs的人血清可用于被动免疫预防。

乙肝的治疗一般认为用广谱抗病毒药物和调节机体免疫功能的药物联合治疗。贺普丁、病毒唑、干扰素及清热解毒、活血化瘀的中草药等,对部分病例有一定疗效。

三、丙型肝炎病毒

丙型肝炎病毒(HCV)归属于黄病毒科丙型肝炎病毒属。HCV呈球形,直径55nm左右,核心为单股RNA,有脂蛋白包膜。HCV的易感动物是黑猩猩,并可连续在体内传代,细胞培养至今尚未成功。HCV抵抗力较弱,对热、酸、紫外线、甲醛及有机溶剂敏感。

HCV主要通过血液传播、性传播和母婴传播。引起急性或慢性丙型肝炎,表现为黄疸和ALT升高,20%可发展为肝硬化和肝癌。

临床上常用的HCV检测方法主要有两类:①检测HCV抗体:常用ELISA法检测抗-HCV。②检测病毒核酸(RNA):常用RT-PCR法检测。

目前无有效疫苗预防,切断传播途径尤其是控制输血传播仍是目前最主要的预防措施。

四、其他肝炎病毒

公认的肝炎病毒除了甲型、乙型外,还有丙型、丁型和戊型肝炎病毒,其主要特点见表14-4。

表 14-4　五种肝炎病毒的主要特点

型别	形态结构	传播途径	实验室检测	预后	疫苗
HAV	RNA、球形无包膜	粪 - 口	HAV 抗体 HAV-RNA	急性感染,预后好	有
HBV	DNA、球形有包膜	血液、母婴、性	HBsAg 和抗 -HBs、抗 -HBc、HBeAg 和抗 -HBe	有慢性倾向,易转化为肝硬化和肝癌	有
HCV	RNA、球形有包膜	血液、母婴、性	HCV 抗体 HCV-RNA	有慢性倾向,易转化为肝硬化和肝癌	无
HDV	RNA、球形外被 HBsAg,为缺陷病毒	血液、母婴、性	HDV 抗体 HDV-RNA	加重 HBV 感染	无
HEV	RNA、球形无包膜	粪 - 口	HEV 抗体 HEV-RNA	急性感染,预后好	无

目前还发现了与人类肝炎相关的病毒。如庚型肝炎病毒(HGV),属黄病毒科,为单股正链 RNA。主要通过输血等非肠道途径传播,呈全球分布。TTV 型肝炎病毒是 1997 年日本学者首先在一例心脏手术输血后引起不明病因的转氨酶升高者血清中发现的,是一类新型 DNA 病毒属细小 DNA 病毒科,通过血液和血制品传播,也可经消化道传播。

第四节　逆转录病毒

案例

患者女性,37 岁,同性恋 10 年。患者主诉全身发热、乏力、盗汗、肌肉痛。医生查体全身淋巴结肿大,检测 HIV(+)。

请问:1. 该患者的诊断是什么?

2. 该病毒的传播途径是什么方式?

逆转录病毒是一大类含有反转录酶的 RNA 病毒,分为肿瘤病毒亚科、泡沫病毒亚科和慢病毒亚科。与人类疾病相关是慢病毒亚科中的人类免疫缺陷病毒(HIV),是获得性免疫缺陷综合征(AIDS,艾滋病)的病原体。目前发现的 HIV 有两型:HIV-1 和 HIV-2。HIV-1 为全球流行,HIV-2 主要在西非流行。

一、生物学特性

HIV 呈球形,直径约为 100~120nm,20 面体对称结构。有三层结构:核心是 RNA 和逆转录酶等,内层为双层壳膜,由衣壳蛋白(p24)和内膜蛋白(p17)组成,外层为包膜,其中嵌有镶嵌蛋白(gp41)和表面蛋白(gp120)两种糖蛋白(图 14-5)。gp120 是病毒体与宿主细胞表面 CD4 受

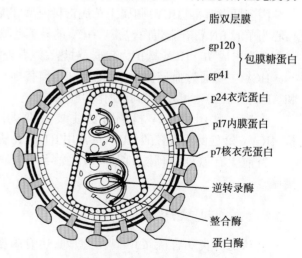

图 14-5　HIV 结构模式图

脂双层膜
gp120 ｝包膜糖蛋白
gp41
p24衣壳蛋白
p17内膜蛋白
p7核衣壳蛋白
逆转录酶
整合酶
蛋白酶

体结合的部位,gp41 可介导 HIV 与宿主细胞膜融合从而使病毒穿入细胞。

HIV 只感染表面有 CD4 受体的细胞,恒河猴和黑猩猩可作为 HIV 感染的动物模型,但产生症状与人不同。

HIV 抵抗力较弱,对热、酸和一般化学消毒剂敏感,对射线不敏感。56℃ 30 分钟可使其丧失感染性但不能完全灭活血清中 HIV,目前 WHO 推荐 HIV 的灭活方法是 100℃ 20 分钟。

二、临床意义

HIV 的传播途径主要有性传播、血液传播和母婴传播。传染源是 HIV 无症状携带者和 AIDS 患者。当 HIV 侵入人体后,选择性侵犯 CD4$^+$ 细胞,并在其中大量繁殖,引起 CD4$^+$ 细胞变性、坏死,导致以 CD4$^+$T 细胞缺陷为主的严重免疫缺陷,抗感染能力明显降低,常发生机会感染(细菌、病毒、真菌等感染)和肿瘤。

对于 AIDS 至今尚无有效的治疗方法和疫苗预防,主要预防措施有:①加强卫生宣教。②检查供血者 HIV 抗体,确保血液制品的安全性。③加强对 HIV 感染的监控,掌握流行动态。④加强国境检疫,严防艾滋病传入。

> 💡 **考点提示**
>
> AIDS 的预防措施

三、实验室检验

HIV 的实验室检验以抗体检测为主,抗原及核酸等检测为辅。

1. **抗体检测** 要经过初筛和确认两步。ELISA 仅适用于 HIV 抗体的筛查,阳性者必须再用蛋白印迹法(western blot,WB)进行确认试验。

2. **抗原检查** 一般检测 p24 抗原,可用于窗口期的诊断。常用 ELISA 法、间接免疫荧光法等。

3. **核酸检查** 采用逆转录 - 多聚酶链式反应(RT-PCR)和支链 DNA 扩增反应定量检测血浆中的 HIVRNA,常用于监测 HIV 慢性感染者病情的发展,以及作为评价抗 HIV 药物治疗效果的指标。

第五节 其 他 病 毒

一、疱疹病毒

疱疹病毒现已鉴定或部分鉴定的有 100 种以上,人类疱疹病毒已发现有 8 种,疱疹病毒的共同特征是:①病毒颗粒呈球形,120~130nm,核心为双股 DNA,衣壳呈 20 面体,有包膜和刺突。②在胞内繁殖(EB 除外),引起细胞病变,核内形成嗜酸性包涵体,受染细胞可融合形成多核巨细胞。③感染类型多样,增殖感染、潜伏感染、整合感染及垂直感染。

主要的人类疱疹病毒及其致病性和实验室检验见表 14-5。

表 14-5 主要的人类疱疹病毒及其致病性和实验室检验

病毒	致病性	实验室检验
单纯疱疹病毒 1 型 (人疱疹病毒 1 型)	通过直接或间接接触传播引起唇疱疹、牙龈炎、角膜疱疹、疱疹性脑炎	病毒分离观察 CPE;免疫组化染色查特异性抗原;PCR 检测病毒基因;ELISA 法查特异抗体

续表

病毒	致病性	实验室检验
单纯疱疹病毒 2 型（人疱疹病毒 2 型）	垂直感染引起新生儿疱疹；经性接触传播，引起生殖器疱疹	与单纯疱疹病毒 1 型诊断策略相似
水痘 - 带状疱疹病毒（人疱疹病毒 3 型）	呼吸道或接触感染，儿童初次感染患水痘，成年、老年人中复发者患带状疱疹	症状较典型，一般不依赖实验室检验，可与单纯疱疹病毒 1 型诊断策略相似
EB 病毒（人疱疹病毒 4 型）	经唾液、输血感染，主要引起传染性单核细胞增多症、非洲儿童恶性淋巴瘤、鼻咽癌	电镜检查病毒颗粒及包涵体；免疫酶法或免疫荧光法检测抗病毒抗原；PCR 检测核酸；ELISA 法查特异抗体
巨细胞病毒（人疱疹病毒 5 型）	垂直感染，引起先天性巨细胞包涵体病，先天性畸形、早产、死胎；经接触、呼吸道、输血、器官移植等感染，引起输血后单核细胞增多症、输血后肝炎、间质性肺炎等	病毒分离；ELISA 法检测抗原或抗体；核酸杂交和 PCR 检测病毒核酸
人疱疹病毒 6 型	90% 以上儿童 6 个月 ~2 岁发生感染，多无临床症状，少数发生婴儿急性玫瑰疹	病毒分离和鉴定；抗体检测；病毒核酸检测

二、虫媒病毒

虫媒病毒是一类通过吸血节肢动物叮咬人和易感动物而传播疾病的病毒。在我国流行的虫媒病毒主要有属于黄病毒科的流行性乙型脑炎病毒、森林脑炎病毒和登革病毒以及属于布尼亚病毒科的汉坦病毒等。

（一）流行性乙型脑炎病毒

流行性乙型脑炎病毒（简称乙脑病毒），国际上又称为日本脑炎病毒，它主要通过蚊虫叮咬传播引起流行性乙型脑炎（乙脑），多发生于夏秋季，近年来未成人和老年患者相对增加。

1. 特征　球形，45nm，核心为 RNA，衣壳 20 面体，有包膜，包膜上的血凝素刺突能凝结鸽、鹅、雏鸡的红细胞。病毒在动物（乳鼠脑内接种）、鸡胚（卵黄囊）和组织培养细胞（原代地鼠肾细胞）中均可增殖。乙脑病毒免疫原性稳定，很少变异、故用疫苗防御效果好。

2. 临床意义　乙脑病毒传播媒介主要是三代喙库蚊，猪、牛、羊等家畜为其储存宿主，乙脑病毒侵入人体后，大多数发生顿挫感染，少数发生二次病毒血症，引起高热、寒战等，极少数（0.1%）由于血脑屏障发育不完善，而侵入脑组织内繁殖，引起脑实质病变，表现为高热、惊厥、昏迷，死亡病率高，病后可留下痴呆、瘫痪、失语、智力减退等后遗症。

乙脑病后免疫力持久，隐性感染同样可获得免疫力。对乙脑尚无有效的治愈方法，所以预防是关键：防蚊、灭蚊及对易感人群（9 个月至 10 岁以下儿童）接种乙脑灭活疫苗是预防乙脑流行的重要环节。

3. 实验室检验　因从血液或脑脊液标本中分离病毒较为困难，主要用以下检测方法：

（1）检测特异性 IgM 抗体：用血凝抑制试验和 ELISA 捕获法检测。

（2）检测核酸：采用 RT-PCR 技术检测病毒 RNA，主要用于抗体尚未出现的早期诊断。

（二）出血热病毒

在我国已发现的有汉坦病毒、新疆出血热病毒和登革病毒。

1. 汉坦病毒　是肾综合征出血热（流行性出血热）的病原体，是一种自然疫源性传染病。

病毒呈球形,约 100nm,核心为单股 RNA,包膜刺突为血凝素,能凝集鹅红细胞。病毒可在人胚肺传代细胞、非洲绿猴肾等细胞中增殖,黑线姬鼠、小鼠等为敏感动物。

汉坦病毒传染源为野鼠或家鼠,病毒随鼠的粪便、唾液排出污染环境,人通过呼吸道、消化道或者破损皮肤接触等方式感染,此外还可经螨和小盾恙螨传播。约经 2 周潜伏期出现发热、出血、肾损害为主的综合征,病后可获持久免疫力。防鼠灭鼠是预防本病的关键,我国研制的灭活疫苗正在试用。微生物学检验主要进行病毒的分离培养、抗原、抗体检测、核酸检测等。

2. 新疆出血热病毒　是新疆出血热的病原体,是荒漠牧场的自然疫源性传染病。病毒的形态、结构、培养特性和抵抗力与汉坦病毒相似,乳鼠为敏感动物。

野生啮齿动物及其家畜是主要储存宿主,硬蜱为传播媒介,也是储存宿主,潜伏期 2~10 天,大多数感染者突然发热、全身肌肉痛、出血和中毒症状。微生物学检验主要是进行病毒的分离培养、抗原和抗体检测、核酸检测等。

3. 登革病毒　登革病毒是登革热的病原体。登革病毒的形态结构与乙脑病毒相似。病毒易在蚊体内增殖,故可用蚊体胸腔接种培养,也可在地鼠肾细胞内培养。

人和猴是病毒的储存宿主,伊蚊为登革病毒传播媒介。普通登革热症状较轻,出现发热、头痛、关节酸痛和肌痛,部分患者出现淋巴结肿大和皮肤出血甚至休克。微生物学检验主要是进行病毒的分离培养、抗原和抗体检测、核酸检测等。登革病毒疫苗尚未研制成功。预防措施主要是灭蚊和防蚊叮咬。

知识链接

埃博拉病毒　埃博拉病毒以首先发现患者的地点而得名,可引起高致死性的出血热,以高热、全身疼痛及广泛性出血、多器官功能障碍和休克为主要特征。该病主要流行于非洲,自 1976 年以来已在非洲暴发数次,致死率约为 50%~90%。埃博拉病毒属于丝状病毒科,丝状病毒属。病毒颗粒为多形性的细长丝状,长短不一,最长可达 1400nm,直径约 80nm。埃博拉病毒传染性极强,早期临床症状易与其他病毒性出血热混淆,因此,及时准确检出埃博拉病毒,对控制埃博拉出血热的流行和临床治疗具有重要意义。标本的采集和处理必须在严格安全防护的生物安全三级或四级实验室内进行。

三、朊粒及其他病毒

朊粒(prion)是一类特殊的蛋白性感染颗粒,不含核酸,主要成分是由正常宿主细胞基因编码的、构象异常的蛋白质—朊蛋白。主要引起人和动物的慢性、进行性、退化性和致死性的中枢神经系统疾病,即传染性海绵状脑病(TSE)。免疫组化技术、免疫印迹技术是诊断朊粒的最常用的方法。

人乳头瘤病毒(HPV)是尖锐湿疣(性病疣、生殖器疣)的病原体,是一种性传播疾病,人是唯一宿主,病毒只能感染人的皮肤、黏膜的上皮细胞,引起感染部位形成乳头瘤,在易感细胞核内增殖形成嗜酸性包涵体。HPV 的临床感染常根据病史及典型的临床表现即可作出诊断,无需实验室检查。症状不典型的可进行免疫组化技术等方法检查病变组织中的 HPV 抗原和 PCR 等技术检查核酸。

狂犬病是由狂犬病病毒引起的一种人畜共患的中枢神经系统急性传染病,一旦受染,如不及时采取有效防治措施,可导致严重的中枢神经系统损害,病死率极高。狂犬病病毒属于弹状病毒科的一种嗜神经病毒。病毒体形似子弹状,长约180nm,直径75nm。核酸类型为单股RNA,包膜表面有糖蛋白刺突。病毒在易感动物或人的中枢神经细胞(主要是大脑海马回的椎体细胞)中增殖时,在胞浆内形成嗜酸性包涵体,称为内基小体,为狂犬病感染的可靠依据。人被动物咬伤后,伤口局部可用20%肥皂水和清水冲洗,再用碘酒和70%乙醇涂擦,伤口不宜缝合和包扎,必要时用狂犬病毒免疫血清作局部浸润注射。此外,还应于咬伤后及早接种狂犬疫苗以预防发病。

本章小结

　　呼吸道病毒由飞沫传播,侵犯呼吸道,引起局部病变或伴有全身症状的病毒。其中流感病毒包膜刺突HA、NA容易发生变异,是流感反复流行的主要因素。

　　肠道病毒经消化道传播,临床表现多样化。

　　肝炎病毒是引起病毒性肝炎的病原体。主要包括HAV、HBV、HCV、HDV和HEV等。HBV为双股DNA有包膜病毒,目前临床普遍采用的检测项目是两对半(HBsAg、抗-HBs、抗-HBc、HBeAg和抗-HBe)查抗原抗体,可用PCR及分子杂交法检测血清中HBV-DNA。

　　人类免疫缺陷病毒(HIV)是获得性免疫缺陷综合征(AIDS)的病原体,HIV主要的传播途径有性接触、血液或血制品及母婴垂直传播。常采用ELISA法、PCR法及免疫蛋白印迹试验等检测HIV感染,诊断AIDS。

　　疱疹病毒感染的显著特征是建立潜伏感染、整合感染。

　　虫媒病毒是一类通过吸血节肢动物传播的病毒。我国流行的虫媒病毒主要有流行性乙型脑炎病毒、森林脑炎病毒和登革病毒等。

(姚伟妍)

 目标测试

A1 型题

1. 人类流感病毒分为甲、乙、丙三型,其中最容易发生变异的是
   - A. 甲型
   - B. 乙型
   - C. 丙型
   - D. 甲、乙、丙型都是
   - E. 甲、乙、丙型都不是

2. 流感病毒主要通过哪种方式传播
   - A. 垂直传播
   - B. 飞沫传播
   - C. 消化道传播
   - D. 接触传播
   - E. 虫媒传播

3. 脊髓灰质炎病毒的传播途径是
   - A. 飞沫传播
   - B. 皮肤伤口传播
   - C. 消化道传播
   - D. 接触传播
   - E. 虫媒传播

4. HBV患者检测结果为HBsAg(+)、HBeAg(+)说明
   - A. 病毒携带者
   - B. 无传染性
   - C. 传染性强
   - D. 恢复期
   - E. 自身有抗体

5. 下列与艾滋病无关的传播途径是
   - A. 虫媒传播
   - B. 性接触
   - C. 母婴传播
   - D. 器官移植
   - E. 注射

第五篇 临床微生物检验

第十五章 临床常见标本的细菌学检验

第一节 概 述

临床标本的细菌学检验的主要目的是快速、准确确定病原体，为临床提供诊疗信息，指导临床合理应用抗生素治疗和对疾病的预后进行评估，提供流行病学调查和预防医学的信息，以预防和控制疾病的发生。

一、临床标本的采集、送检与处理原则

（一）标本采集

1. 采集时间 标本采集要注意病程和临床诊断，最好是在病程早期、急性期或症状典型期采集，并在使用抗生素之前采集，已使用抗菌药物而又不能中止使用的患者，选择在下次用药前采集并选用能中和或吸附抗菌药物的培养基。

2. 采集方法 标本采集应根据标本中可疑细菌种类而选择不同方法，如怀疑厌氧菌感染时要注意采集标本时避免接触空气。尽可能采集病变明显部位的材料，注意无菌操作，防止杂菌污染标本或避免自身感染。盛装容器应该无菌并不含化学消毒剂，同时注意标记，避免弄乱。

（二）标本的送检与处理原则

采集后尽快送检，一般不超过 1 小时送达实验室，如果不能及时送检，标本应置于合适条件保存，如血液、脓液等应放置 4℃，脑脊液应放置在 25℃，一般保存不超过 24 小时。收到标本，注意登记，迅

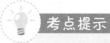

考点提示

标本保存的合适条件

速检验,及时提供检验信息。

二、培养基的选择

选择合适的培养基是临床标本细菌学检验中提高阳性检出率的重要手段,各种标本初次分离时应该选用的培养基类别见表 15-1。

表 15-1 临床常见标本初次分离时应选择的培养基种类

标本	增菌肉汤	增菌肉汤(加血液)	血平板	麦康凯中国蓝	SS琼脂	巧克力色琼脂	沙保琼脂	备注
血液骨髓	★	★	★					
脑脊液穿刺液	★	★	★	★		★		
尿液			★	★				
粪便			★	★	★			
痰液			★			★		怀疑白喉棒状杆菌加做亚碲酸甲血琼脂
脓液咽拭子			★	★		★		
胆汁	★		★					
尿道或阴道分泌物胸腹水	★		★	★		★		生殖道标本疑淋病奈瑟菌时加做MTM琼脂
真菌							★	

注:标有"★"者为应选用的培养基,若怀疑厌氧菌感染时要同时做需氧和厌氧培养

三、细菌学检验的基本流程

临床常见标本细菌学检验基本流程(图 15-1)。

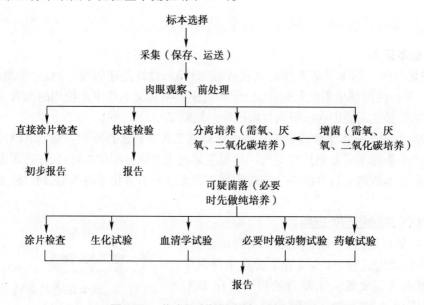

图 15-1 临床标本细菌学检验基本流程

四、细菌学检验报告原则

临床标本细菌学检验的报告方式分为初步报告和确定报告两种。初步报告一般应在 2 小时内发出,确认报告在 48 小时内发出。

(一) 初步报告方式

初步报告是经涂片染色后,一般从染色性、基本形态(有无特殊结构)、排列方式等几个方面来报告,并说明病原菌存在的部位,如细胞内或细胞外。

1. 阳性结果报告方式为　检出 XX 性 XX 菌,形似 XX 菌。如检出革兰阴性双球菌,形似淋病奈瑟菌;检出抗酸杆菌等。

2. 阴性结果报告方式为　未找到或未检出细菌、未找到抗酸杆菌、未发现菌丝或孢子等。

(二) 确认报告方式

确定报告是经分离培养、生化反应及血清学试验后报告。

1. 阳性结果报告方式为　培养出 XX 细菌、有 XX 细菌生长或经 XX 天培养有 XX 生长。

2. 阴性结果报告方式为　未检出细菌、经 XX 天培养无细菌生长等。

第二节　临床常见标本的细菌学检验

案例

男,15 岁。剧烈寒战,以后持续 40℃的高热,伴有出汗、头痛、恶心,呼吸急促,心率加快,背部有一脓胞疮,三天前其母亲帮其进行过挤压排脓。

请问:1. 该病人可能的诊断是什么? 应取何种标本进行检查?

2. 该病人感染的初始病灶在哪里?

一、血液及骨髓标本的细菌学检验

(一) 标本采集

1. 采集时间　病人发热 1~2 日内或发热高峰期进行采集,并尽量在用药前采集。

2. 采集量　每瓶成人 8~10ml、儿童 3~5ml、婴幼儿 1~2ml。

考点提示

增菌时血液与培养基的比例

骨髓标本一般采集 1~2ml,立即注入增菌培养液内并轻轻摇匀。培养基与标本量的比例为 10∶1。最好进行床边接种。

若病人已用过抗菌药物,增菌液中要加入一定量的拮抗剂,以利于细菌生长,提高阳性检出率。目前常用的拮抗剂有①硫酸镁:拮抗多种抗生素。②青霉素酶:拮抗青霉素。③对氨基苯甲酸:拮抗磺胺类药。④聚回香脑磺酸钠(SPS):拮抗氨基糖苷类及多粘菌素类抗生素。

(二) 血液及骨髓标本中可能发现的病原体

出现菌血症、败血症、脓毒血症时,可以从血液及骨髓标本中检出致病性病原体。对酷似败血症但普通血培养阴性者,应该考虑 L 型细菌、厌氧菌、真菌及病毒感染的可能性。

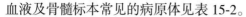

血液及骨髓标本常见的病原体见表 15-2。

(三) 细菌学检验

1. 直接涂片检查　血液及骨髓中能直接镜检出的微生物种类不多,但钩端螺旋体、回归热螺旋体、鼠疫耶尔森菌、炭疽杆菌等可以从涂片中找到。

2. 分离培养与鉴定

(1) 一般细菌培养　将培养瓶放入 35℃温箱中,18~24 小时后作初步观察,如有细菌生长,常常可以出现浑浊、沉淀、菌膜、色素、培养液变色、凝固或溶血、指示剂变色等现象。

疑有细菌生长或血培养仪报警时,取生长物涂片、革兰染色,并将结果通报临床医师。同时根据涂片染色的结果选择合适的培养基将培养物转种进行分离培养,获得纯种后进行生化反应及血清学试验进行鉴定,并做药敏试验。

根据检验结果作出报告:培养出 XX 菌,加药敏试验结果。

增菌培养 7 天无细菌生长,报告:经 7 天培养无细菌生长。

(2) 特殊细菌培养　有些细菌由于生长条件苛刻,在一般培养中检出率低,应以特殊方法检验。

1) 脑膜炎奈瑟菌培养:首先将胰胨肉汤或含 2g/L 葡萄糖的肝浸液培养瓶预温至 35℃,并充入 5%~10% 的 CO_2,然后再将患者的血液或骨髓标本接种于培养瓶中,摇匀后于 35℃ 5%~10% 的 CO_2 环境中培养,每天观察一次。如疑有细菌生长,应立即进行涂片、革兰染色、镜检,发现革兰阴性双球菌,可初步报告,同时转种于 35℃预温血琼脂平板或巧克力琼脂平板,置于 35℃ 5%~10% 的 CO_2 环境中培养 18~24 小时,如平板上出现光滑、湿润、透明、露滴状菌落,根据形态染色、生化反应、血清学试验进行鉴定,同时做药敏试验。

2) 草绿色链球菌培养:采集患者血液注入 3 个胰酶解酪蛋白大豆肉汤培养瓶中,分别作需氧、二氧化碳和厌氧培养。第一周观察和转种,转种后的血琼脂平板应同时放入需氧、二氧化碳、厌氧环境中培养。如血琼脂平板上出现细小、针尖样凸起并有草绿色溶血环的菌落,按链球菌属鉴定,根据鉴定结果报告"有草绿色链球菌生长"。如 7 天培养无细菌生长,继续培养至第 4 周,每周转种 2 次,若第 4 周末仍无细菌生长则报告"经 4 周培养无草绿色链球菌生长"。

3) 伤寒沙门菌及其他沙门菌培养:将患者的血液或骨髓标本接种于葡萄糖胆汁肉汤或胆盐肉汤中,35℃增菌培养。如疑有细菌生长,应进行涂片、染色镜检和直接药物敏感性试验,将检验结果第一时间报告临床医生;同时转种 MAC、SS 平板,置于 35℃ 18~24 小时培养后,挑取可疑菌落接种双糖或三糖铁斜面培养基,根据细菌生长特点,做出初步判断。必要时,用纯培养物做生化、血清学鉴定。

4) 布鲁菌培养:将血液标本接种于 2 个肝浸液肉汤培养瓶中,其中一瓶预先充入 5%~10% 的 CO_2,置 35℃培养箱孵育。若出现肉眼可见的轻度混浊,应及时做涂片染色镜检,并转种于 2 份肝浸液平板或血琼脂平板,分别置于 5%~10%CO_2 环境及普通环境中 35℃培养。如菌落、形态染色典型,再做布鲁菌血清凝集试验,如阳性,可报告:"培养出 ×× 布鲁杆菌"。若培养 4 周后仍无细菌生长,则可报告"经 4 周培养无细菌生长"。

5) 厌氧菌培养:将血液标本接种于牛心脑浸出液或肝浸液中,置厌氧环境中培养。如培养液出现混浊、恶臭或产生大量气体等现象,应取培养液做涂片做革兰染色镜检,根据细菌形态、染色结果作出初步报告,并将其移种到两个经过预还原的血琼脂平板或巧克力琼脂平板上,分别做厌氧培养和需氧培养,35℃培养 48~72 小时后观察结果。如仅在厌氧环境中有生长,可根据细菌菌落特征、形态染色、生化反应等特征进行鉴定,报告"厌氧培养有 XX 菌生长"。如厌氧培养无细菌生长,48 小时后作首次盲目移种,以后每隔 4 天做一次盲目移种,直至第 14 天,若仍无细菌生长,报告"厌氧培养 14 天无细菌生长"。

6）真菌培养:疑为真菌感染患者,将血液标本接种于真菌增菌肉汤中,增菌培养后转种沙保弱培养基,25℃或 37℃培养 1~4 天后,根据真菌的菌落特征、形态染色及生化反应等特征进行鉴定和报告。

7）L 型细菌培养:将患者血液标本接种于高渗液体培养基中,经 35℃增菌后转种血琼脂平板和 L 型细菌培养基,35℃孵育后观察结果。发现有典型"油煎蛋"样菌落,反复传代使之返祖后鉴定。对不能返祖的 L 型细菌,需与支原体鉴别。经 1 个月培养无细菌生长,可报告阴性结果。

二、脑脊液标本的细菌学检验

(一) 标本采集

由临床医师以无菌操作腰椎穿刺法采集 2 份标本(每份 3~5ml),一份作微生物学检验,另一份作细胞计数及化学分析。标本采集后要注意保温,立即送检。最好在 15 分钟内送检,若不能及时送检,需置 25℃保存,但最迟不超过 1 小时。

> **考点提示**
>
> 脑脊液标本采集后保存的最佳温度

(二) 标本中常见的病原体

脑脊液中常见的病原体见表 15-2。

表 15-2 临床标本中常见的病原体

标本类型	革兰阳性菌	革兰阴性菌	其他病原体
血液、骨髓	金黄色葡萄球菌	脑膜炎奈瑟菌	念珠菌
	表皮葡萄球菌	肠杆菌科细菌	曲霉菌
	A、B 群链球菌	铜绿假单胞菌	马尔尼非青霉菌
	草绿色链球菌	流感嗜血杆菌	钩端螺旋体
	肺炎链球菌	胎儿弯曲菌	回归热螺旋体
	肠球菌		
	产单核李斯特菌		
	丙酸杆菌		
	结核分枝杆菌		
	炭疽芽胞杆菌		
	产气荚膜梭菌		
脑脊液	金黄色葡萄球菌	脑膜炎奈瑟菌	新型隐球菌
	A、B 群链球菌	卡他莫拉菌	白色念珠菌
	肺炎链球菌	流感嗜血杆菌	
	消化链球菌	假单胞菌属细菌	
	结核分枝杆菌	肠杆菌科细菌	
	炭疽芽胞杆菌	拟杆菌属细菌	
	产单核李斯特菌		

续表

标本类型	革兰阳性菌	革兰阴性菌	其他病原体
尿液	金黄色葡萄球菌	淋病奈瑟菌	白色念珠菌
	腐生葡萄球菌	肠杆菌科细菌	梅毒螺旋体
	表皮葡萄球菌	假单胞菌属细菌	钩端螺旋体
	肠球菌属细菌		
	链球菌属细菌		
	分枝杆菌属细菌		
粪便	金黄色葡萄球菌	志贺菌属细菌	白色念珠菌
	肠球菌	沙门菌属细菌	轮状病毒
	结核分枝杆菌	致病性大肠埃希菌	埃可病毒
	蜡样芽胞杆菌	弧菌属细菌	
	产气荚膜梭菌	气单胞菌属	
	艰难梭菌	邻单胞菌属	
		小肠结肠炎耶尔森菌	
		弯曲菌属	
痰液	A 群链球菌	流感嗜血杆菌	念珠菌
	白喉棒状杆菌	卡他莫拉菌	酵母菌
	结核分枝杆菌	肺炎克雷伯菌	丝状真菌
	金黄色葡萄球菌	假单胞菌属细菌	放线菌
	厌氧链球菌	嗜肺军团菌	诺卡菌
		其他肠杆菌科细菌	奋森螺旋体
脓液	葡萄球菌属细菌	肠杆菌科细菌	放线菌
	链球菌属细菌	假单胞菌属细菌	诺卡菌
	破伤风梭菌	拟杆菌属细菌	念珠菌
	产气荚膜梭菌	梭杆菌属细菌	
	炭疽芽胞杆菌	嗜血杆菌属细菌	
	结核分枝杆菌	产碱杆菌属细菌	
	消化链球菌	奈瑟菌属细菌	
	溃疡棒状杆菌	弧菌属细菌	
		气单胞菌属细菌	

（三）细菌学检验

1. **直接涂片检查** 混浊、脓性脑脊液可直接涂片染色,外观清亮者应 3000rpm 离心 15min,取沉淀物涂片染色。

（1）革兰染色:发现多核 WBC 内(外)有 G^- 双球菌,肾形,凹面相对,报告"找到 G^- 双球菌, 形似脑膜炎奈瑟菌";发现 G^+ 双球菌,周围有明显荚膜,报告"找到 G^+ 双球菌,形似肺炎链球 菌";发现 G^- 杆菌,呈短杆状或长丝状等多形性,报告"找到 G^- 杆菌,形似流感嗜血杆菌";其他不易识别的细菌,则根据形态染色特征作相应报告,报告"找到革兰 XX 性球/杆菌"。

(2) 抗酸染色:疑为结核分枝杆菌感染时,脑脊液沉淀物涂片、抗酸染色后镜检,若检出抗酸阳性、细长略弯曲、成团、成束的杆菌,可报告"找到抗酸染色阳性杆菌"。

(3) 墨汁染色:疑为新型隐球菌感染者,取脑脊液沉淀物进行墨汁负染色,显微镜下观察到菌体周围有宽大透明的荚膜,有时可见到出芽的酵母细胞,可报告"找到新型隐球菌"。

2. 分离培养与鉴定

(1) 一般细菌培养:将离心标本接种于血平板或巧克力色血平板上,置 5%~10%CO_2、35℃环境孵育,逐日观察,根据菌落特征、形态染色、生化反应及血清学试验进行鉴定,并做药敏试验。

(2) 特殊细菌培养:

1) 结核分枝杆菌:疑为结核分枝杆菌时接种于罗-琴培养基或米氏 7H-10 培养基,斜置于 35℃温箱孵育 7 天后直立,继续孵育至 6~8 周,有细菌生长时,对菌落进行鉴定,如无细菌生长,则发阴性报告。

2) 真菌培养:疑为真菌感染时,用血平板或沙保弱培养基进行分离培养,分别置 25℃及 37℃温箱中孵育,一般 2~3 天长出菌落,根据菌落特征、形态染色及生化反应等进行鉴定。

3) 厌氧菌培养:将浑浊脑脊液或经离心后的沉淀物用接种环无菌接种于血琼脂平板、厌氧血琼脂平板和硫乙醇酸钠肉汤,置 35℃分别在需氧、厌氧环境中培养。如需氧培养不生长而厌氧培养有细菌生长,根据菌落特征、形态染色及生化反应等进行鉴定,同时做药敏试验。

三、尿液标本的细菌学检验

(一) 标本采集

1. 中段尿采集法　患者睡前少饮水,清晨用肥皂水清洗会阴部及尿道口,再用清水冲洗,收集中段尿 10~20ml 于专用的无菌容器中,加盖后立即送检。疑为尿道炎时,应收集最初 3~4ml 尿液送检。该方法是留取尿液标本最常用的方法。

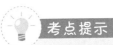

考点提示

正常中段尿含菌量

正常中段尿含菌量≤10^3CFU/ml,当 >10^4~10^5CFU/ml 时则考虑尿路感染的可能。

2. 膀胱穿刺法　用于厌氧菌培养,将耻骨联合上皮肤消毒后,以无菌注射器做膀胱穿刺采集尿液后 10~20ml 后,立即将针头插入橡皮塞内隔绝空气送检。

3. 肾盂尿采集法　用于确定尿菌是否源自肾盂或输尿管,标本由临床医师采集。

4. 集尿法　将 24 小时尿液留置于洁净容器内,取沉淀部分送检,主要用于结核分枝杆菌检查。

5. 导尿法　是较好的无菌采集尿液的方法,用导尿管收集尿液 10~20 ml 送检。

(二) 尿液培养中常见的病原体

尿液标本中常见病原体见表 15-2。

(三) 细菌学检验

1. 直接涂片检查　无菌操作将 10~20ml 尿液放入无菌试管中,3000rpm 离心 30min,取沉淀物涂片 1~2 张,供染色用。

(1) 一般细菌:涂片作革兰染色,根据结果发出报告。

(2) 淋病奈瑟菌:涂片作革兰染色,如发现肾形双球菌,可报告"检出 G⁻ 双球菌,在细胞内(细胞外),形似淋病奈瑟菌"。

(3) 结核分枝杆菌:尿液 4000rpm 离心 30min,取沉淀物涂片 2 张,分别用萋 - 尼抗酸染色法和潘本汉抗酸染色法染色。如两张均见红色杆菌,报告"找到抗酸杆菌"。若只是萋 - 尼染色见到红色杆菌,则为耻垢分枝杆菌。

(4) 念珠菌:沉淀物作湿片,高倍镜检查,如发现透亮芽生孢子和假菌丝,并经革兰染色镜检查见革兰阳性酵母样细胞时,报告"找到酵母样细胞,形似念珠菌"。

(5) 钩端螺旋体:取发病 1 周后的尿液沉淀物,滴于载玻片上,覆盖盖玻片后暗视野镜检,如发现一串亮珠、两端呈钩状且沿纵轴旋转运动的螺旋体时,可报告"暗视野检查到钩端螺旋体"。

2. 尿液细菌计数 通常取患者中段尿作定量培养,用定量加样器无菌操作取混匀尿液 5μl,滴加于血琼脂平板上,用接种环作连续均匀划线接种,置 35℃培养 18~24 小时后计数菌落,再计算出每毫升尿液中的细菌数。

若培养后菌落多而无法计数时,可报告细菌培养大于 10^5 CFU/ml。

3. 分离培养与鉴定

(1) 一般细菌培养:取尿液标本离心沉淀物接种于血平板和麦康凯平板,置 35℃培养 18~24 小时后观察结果,根据菌落特征、形态染色及生化反应等进行鉴定,同时作抗菌药物敏感试验。

(2) 特殊细菌培养:

1) 淋病奈瑟菌培养:取标本接种于 TM 或 MTM 平板上,置 5%~10%CO_2 环境中 35℃培养 24~48 小时,根据菌落特征、形态染色及生化反应等进行淋病奈瑟菌的鉴定。

2) 真菌、厌氧菌、结核分枝杆菌、L 型细菌培养参见相关章节内容。

四、粪便标本的细菌学检验

(一) 标本采集

1. 自然排便法 挑取带有黏液、脓血部分的粪便 2~3g,液状粪便取其絮状物 1~2ml。

2. 直肠拭子法 无粪便或排便困难者、幼儿,采用直肠或肛拭子采集。用盐水浸湿的拭子插入肛门约 4~5cm(儿童约 2~3cm)处轻轻转动,擦取直肠表面的黏液取出,盛入无菌试管内送检,若不能及时检验,将标本置于卡 - 布培养基或 PH7.0 磷酸甘油保存液中保存。

直肠或肛拭子标本先增菌 2~6 小时后转种,粪便标本直接接种 SS、麦康凯等选择培养基上。

(二) 粪便培养中常见病原体

粪便标本中常见病原体见表 15-2。

(三) 细菌学检验

粪便标本一般直接做培养检查,少数情况下做直接涂片检查。

1. 直接涂片检查

1) 霍乱弧菌检查:①动力检查:取新鲜粪便制成悬滴标本或压滴标本检查细菌动力,如观察到穿梭运动极度活跃的细菌,再加 O1 群霍乱弧菌诊断血清做制动试验,若原来运动活跃的细菌停止运动,为制动试验阳性,可初步报告为疑似 O1 群霍乱弧菌。②染色镜检:霍乱患者粪便通常呈米泔样,取新鲜标本涂片 2 张,分别进行革兰染色和 1 : 10 稀释的苯酚复红染色,显微镜观察发现鱼群状排列的革兰阴性弧菌,可做出初步报告。

2) 假丝酵母菌检查:在载玻片上加 1 滴生理盐水与标本混合,加盖玻片后直接显微镜观察或者革兰染色后镜检,革兰染色发现革兰阳性卵圆形芽生孢子及假菌丝,报告找到假丝酵母菌。

3) 葡萄球菌、艰难梭菌、弯曲菌检查:取疑似各菌感染的患者新鲜粪便或肠黏膜状物涂片,干燥固定后,革兰染色镜检,根据镜下所见初步报告结果。若发现革兰阳性球菌,呈葡萄状排列,可报告"找到革兰阳性葡萄状排列球菌";若发现革兰阳性粗大杆菌,无荚膜,有卵圆形芽胞并位于菌体一端者,可报告找到"找到革兰阳性芽胞杆菌,形似艰难梭菌";若见细小、长而弯的革兰阴性弧形、S 形或螺旋形、海鸥状的细菌,报告"找到弯曲菌"。

4) 粪便中优势菌检查:取粪便标本直接涂片,革兰染色后镜检,根据细菌形态染色及各自在涂片中所见到的相对比例等,推定主要优势菌并及时报告结果。

2. 分离培养与鉴定

(1) 沙门菌及志贺菌培养:取脓血、黏液粪便或直肠拭子接种于 GN 增菌液(适用于志贺菌和沙门菌)和亚硒酸盐增菌液(适用于沙门菌)增菌培养,再转种于 SS 平板及麦康凯 / 伊红亚甲蓝 / 中国蓝平板分离培养或将标本直接进行分离培养,35℃培养 18~24 小时后观察生长现象,取无色可疑菌落做推断性生化试验,初步生化反应符合两属细菌生物学特性,继续用诊断血清做血清学试验,鉴定出志贺菌及沙门菌的血清群及型。如生化试验符合沙门菌或志贺菌,但与二者的诊断血清不发生凝集现象,可将待检菌液隔水煮沸 1 小时以破坏 K 抗原和 Vi 抗原,再做凝集试验。

(2) 致病性大肠埃希菌培养:引起腹泻的大肠埃希菌主要有 ETEC、EPEC、EIEC、EHEC等。取脓血或糊状粪便接种于血平板及弱选择培养基,35℃培养 18~24 小时后观察菌落,挑取可疑菌落先按照一般大肠埃希菌做生化反应鉴定,再通过毒力试验或血清学试验进行鉴定,同时做抗菌药物敏感试验。

(3) 霍乱弧菌培养:取米泔水样标本接种于碱性蛋白胨水中增菌培养,6 小时后取表面菌膜移种或直接取粪便标本接种于庆大霉素琼脂平板或 TCBS 平板,35℃培养 18~24 小时后观察菌落,挑取可疑菌落通过形态学检查、动力及制动试验、血清学试验等进行鉴定。

💡 **考点提示**

霍乱弧菌感染时粪便标本的性状

(4) 副溶血性弧菌培养:取粪便、可疑食物等接种 3.5%NaCl 蛋白胨水增菌培养,同时划线分离于副溶血性弧菌 TCBS 平板和 SS 琼脂平板上,35℃培养 18~24 小时后观察菌落,取可疑菌落作生化试验、无盐及高盐试验等进行鉴定。

(5) 金黄色葡萄球菌培养:取绿色、海水样或糊状粪便接种于甘露醇高盐琼脂平板上或血琼脂平板,35℃培养 18~24 小时后观察菌落,挑取黄色可疑菌落通过革兰染色、凝固酶、DNA 酶及甘露醇发酵等试验进行鉴定,同时作抗菌药物敏感试验。

(6) 小肠结肠炎耶尔森菌培养:将标本接种于新耶尔森菌专用培养基(NYE)、麦康凯及 SS 琼脂平板上,分别置于 25~30℃及 35℃条件下培养,前者用于分离小肠结肠炎耶尔森菌,后者用于分离沙门菌和志贺菌。培养 48 小时后,取 SS 平板上生长不良、麦康凯平板上不发酵乳糖的无色菌落作生化反应鉴定。

（7）空肠弯曲菌培养：取液状或带血粪便标本接种于弯曲菌选择培养基（Camp、BAP、Skirrow 或 Butzler 血琼脂），在 43℃微需氧条件下培养 24~72 小时后观察生长现象，取略带红色、有光泽、半透明的可疑菌落作悬滴法或压滴法观察动力，再结合生化试验结果进行鉴定。

（8）艰难梭菌培养：取黄色夹有假膜的新排出液状粪便，立即接种于环丝氨酸 - 甲氧头孢霉素 - 果糖琼脂（CCFA）平板上，35℃厌氧培养 48 小时，选择可疑菌落移种庖肉培养基制备毒素测定，同时做其他试验以鉴定。

五、痰液标本的细菌学检验

（一）标本采集

1. 晨痰标本　清水漱口数次，再用力咳出气管深部痰液，吐入无菌容器立即送检。如果痰少或无痰，可用雾化吸入加温 45℃左右的 10%NaCl 液，使痰液易于排出。

2. 结核分枝杆菌检查　留 24 小时痰液，按照结核分枝杆菌检验方法进行检查。

3. 气管和支气管分泌物、肺穿刺或活检等标本　一般由专科医师用支气管镜等采集。

（二）痰液标本中常见的病原体

上呼吸道有正常菌群，正常下呼吸道是无菌的，下呼吸道分泌物取材时易受到正常菌群污染，应注意鉴别。痰液中常见的病原体见表 15-2。

（三）细菌学检验

1. 直接涂片检查

直接涂片检查的目的：①判断标本是否适合作细菌培养　WBC>25/LP，上皮细胞 <10（或 25），标本适宜作培养。②初步判定是否有病原菌存在。

（1）一般细菌：痰液直接革兰染色，根据形态、排列和染色性作出初步报告。

考点提示

适合培养的痰液标本标准

（2）结核分枝杆菌：直接涂片或集菌涂片，抗酸染色镜检，根据结果报告。

（3）厌氧菌：染色同一般细菌，镜下注意有芽胞的 G$^+$ 杆菌、两端尖的 G$^-$ 杆菌等，则根据形态、染色性报告，但不能确定为厌氧菌。

（4）放线菌和诺卡菌：生理盐水洗涤痰液数次后，取黄色颗粒或着色的斑点压片染色后报告。

（5）真菌、念珠菌、烟曲霉菌等参见有关真菌检验方法。

2. 分离培养与鉴定

（1）痰标本的预处理

1）痰液的洗净：将痰加入 15~20ml 无菌生理盐水的试管中，振荡 5~10 秒后静置，用接种环将沉淀于管底的脓痰片蘸出，放入另一试管内，以同样的方法反复洗涤 3 次，将洗涤后痰片接种在培养基上，主要是洗去痰中的正常菌群。

2）痰液的均质化：向痰液内加入等量 pH 7.6 的 1% 胰酶溶液，置 37℃，90 分钟，即可使痰液均质化而对细菌培养无影响。

（2）分离培养

1）一般细菌培养：将处理后的痰接种于血平板、巧克力平板、中国蓝 / 麦康凯平板上，分别放入普通和 CO_2 环境，35℃培养 18~24 小时后观察菌落特征，可疑菌落涂片行革兰染色，根据菌体的形态染色特点等进行初步鉴定。

2) 嗜肺军团菌培养：将均质化的标本接种于血琼脂、巧克力琼脂和 BCYE 琼脂平板上，置 35℃，5%~10%CO$_2$ 环境中培养。若在上述培养基中 24 小时内有细菌生长，则此菌不是军团菌。如在 BCYE 平板上 48 小时后生长，而血琼脂平板和巧克力平板上不生长，此菌可能是军团菌，应进一步鉴定。

3) 白喉棒状杆菌培养：将处理好的痰液或假膜接种于吕氏血清斜面、血琼脂平板和亚碲酸钾琼脂平板上，经 35℃培养 16~48 小时后，分别观察各种培养基上的菌落特征，根据菌落特征、形态染色、生化反应及毒力试验进行鉴定和报告。

4) 百日咳鲍特菌培养：用咳碟法或取鼻咽分泌物接种于鲍 - 金培养基上，35℃培养 2~5 天，挑取细小、凸起、光滑、半透明、周围有狭窄溶血环的菌落，根据菌落特征、形态染色、生化反应、血清学试验及毒力试验进行鉴定和报告。

5) 真菌、厌氧菌、结核分枝杆菌培养：参见相关章节内容。

六、脓液标本的细菌学检验

(一) 标本采集

1. 脓液及创伤感染标本 采集时，应以生理盐水清洗被采部位的表面后再采集标本。
2. 开放性脓肿与脓性分泌物 以灭菌纱布或棉球擦拭患部，取从深部流出的脓液。
3. 闭锁性脓肿 先消毒好皮肤，再用无菌注射器穿刺抽取，若疑为厌氧菌感染时，要排尽注射器内的空气，取好材后要注意厌氧环境。
4. 大面积烧伤的创面分泌物 用灭菌拭子采多处部位检验。
5. 放线菌标本 可以用抽吸或拭子，对于瘘管可将无菌纱布置于其内，数小时后取出检验。
6. 男、女尿道、生殖道分泌物 通常由专科医师取材送检。

(二) 标本中常见病原体

脓液标本中常见病原体见表 15-2。

(三) 细菌学检验

1. 直接涂片检查

直接涂片检查的目的：①补充试验提示：如发现真菌，可做沙氏培养基分离培养，如发现芽胞菌，可进行热处理后接种培养。②细菌种类及数量估计。③如发现的是单一的纯细菌，可直接做药敏试验。④如发现烈性致病菌（如气性坏疽病原梭菌或破伤风梭菌），立即报告，便于紧急治疗。

(1) 一般细菌检查：脓液及创伤感染标本涂片、染色镜检，根据所见细菌形态特点，发出初步报告。

(2) 放线菌检查：用肉眼或放大镜检查脓液、分泌物或敷料内有无直径 1mm 以下的"硫磺样颗粒"。用接种环挑取含有"硫磺样颗粒"的标本置于洁净的玻片上，覆以盖玻片，轻轻挤压。若颗粒结构不明显，

考点提示
脓液中硫磺样颗粒的意义

可加 5%~10% 的 NaOH 溶液 2~3 滴加以消化，用低倍镜及高倍镜检查并报告。

(3) 厌氧芽胞梭菌检查：取脓液及创伤分泌物涂片，行革兰染色镜检时，应注意观察菌体是否有芽胞形成及芽胞在菌体的位置，并在报告中详细描述。

2. 分离培养与鉴定

（1）一般细菌培养：将标本分别接种血平板、中国蓝/麦康凯平板，放入35℃温箱培养18~24小时后观察结果，根据菌落特征、形态染色、生化反应等进行鉴定，同时做抗菌药物敏感试验。

（2）产气荚膜梭菌培养：将分泌物或脓液接种于血琼脂平板和卵黄琼脂平板，或庖肉培养基增菌培养6~8小时后，转种血琼脂平板和卵黄琼脂平板，置35℃厌氧环境中培养18~24小时后观察结果。根据菌落特征、形态染色、生化反应等进行鉴定，同时做抗菌药物敏感试验。

（3）放线菌及诺卡菌培养：取"硫磺样颗粒"接种于牛心脑琼脂平板和硫乙醇酸钠肉汤，分别置于微氧和无氧环境中，35℃培养7~14天后，如有灰白色、面包屑或臼齿状、向琼脂中生长的菌落，硫乙酸钠肉汤中有棉絮样团块，摇动易碎，涂片染色为革兰阳性不规则杆菌，可按放线菌鉴定。

（4）厌氧菌、结核分枝杆菌等细菌的培养参见相关章节内容。

有细菌生长，依据菌落特征挑取各类菌落，分别做涂片、染色镜检。据菌落特征、形态染色结果初步判定属于何种菌属，必要时做生化反应等鉴定以确定菌种；根据结果发出报告：经 XX 天培养有 XX 细菌生长；经 XX 天培养无细菌生长。

本章小结

　　临床常见标本的采集要做到注意病程和临床诊断、无菌采集，同时，采集和送检的过程要防止病原体对环境和采集者自身的污染。临床标本细菌学检验的报告方式分为初步报告和确认报告两种。初步报告一般应在 2 小时内发出，说明标本是否合格，发现微生物的情况和特点；在快速检出和分离、初步鉴定后于 24 小时内报告可能的病原菌或直接进行药敏试验；要进行补充试验的也应在 24 小时内先作初报；确认报告在 48 小时内发出。

　　临床标本的细菌学检验一般包括取材、肉眼观察、直接镜检、分离培养、生化鉴定、血清学鉴定、药物敏感试验等步骤。分离培养获得纯菌后也可用自动化设备进行微生物鉴定和药物敏感性检测。

（钟芝兰）

目标测试

A1 型题

1. 脑脊液标本采集后保存的最佳温度是
　　A. 4℃　　　　　　　　　　B. −7℃　　　　　　　　C. 37℃
　　D. 25℃　　　　　　　　　E. 35℃

2. 用作细菌培养的痰标本要求低倍镜观察白细胞和上皮细胞数量是
　　A. >25,<10　　　　　　　B. >20,>10　　　　　　C. >30,<25
　　D. >20,>15　　　　　　　E. >10,>10

3. 血液标本培养时血液与培养基的比例为
　　A. 1∶10　　　　　　　　　B. 10∶1　　　　　　　　C. 5∶1
　　D. 1∶2　　　　　　　　　E. 4∶1

4. 正常中段尿含菌量
   A. >10^{4}CFU/ml   B. ≤10^{4}CFU/ml   C. ≤10^{3}CFU/ml
   D. ≤10^{5}CFU/ml   E. >10^{5}CFU/ml
5. 脓液标本中见到硫磺样颗粒,初步怀疑感染的细菌为
   A. 金黄色葡萄球菌   B. 放线菌   C. 真菌
   D. A 群链球菌   E. 伤寒杆菌

第十六章　微生物检验的
微型化和质量控制

第一节　微生物检验的微型化和自动化

微生物检验的微型化和自动化技术近十几年得到了快速发展。数码分类技术集数学、计算机、信息及自动化分析为一体,采用商品化和标准化的配套鉴定和抗菌药物敏感试验卡或条板,可快速准确地对临床数百种常见分离菌进行自动分析鉴定和药敏试验。目前自动化微生物鉴定和药敏分析系统已在世界范围内临床实验室中广泛应用。

一、微生物数码鉴定法

早在七十年代中期,一些国外公司就研究出借助生物信息编码鉴定细菌的新方法。这些技术的应用,为医学微生物检验工作提供了一个简便、科学的细菌鉴定程序,大大提高了细菌鉴定的准确性。目前,微生物编码鉴定技术已经得到普遍应用,并早已商品化和形成独特的不同细菌鉴定系统。如 API、Micro-ID、RapID、Enterotube 和 Minitek 等系统。这些鉴定系统是自动化鉴定系统的基础。

数码鉴定法的原理是通过数学的编码技术将细菌的生化反应模式转换成数学模式,给每种细菌的反应模式赋予一组数码,建立数据库或编成检索本。通过对未知菌进行有关生化试验并将生化反应结果转换成数字(编码),查阅检索本或数据库,得到细菌名称。其基本原理是计算并比较数据库内每个细菌条目对系统中每个生化反应出现的频率总和。随着电脑技术的进步,这一过程已变得非常容易。

二、自动化血液培养检测系统

血培养检查是用于检验血液样品中有无细菌存在的一种微生物学检查方法,对于快速检测临床上严重危及患者生命的败血症、菌血症患者血液中是否有细菌生长,以明确诊断有十分重要的作用,也是临床有效治疗的关键。

（一）自动血培养仪的基本结构和检测原理

自动血培养仪包括培养系统或恒温孵育系统、检测系统、计算机及外围设备。培养系统设有恒温装置和震荡培养装置，其中培养瓶的支架根据容量不同分为50瓶、120瓶、240瓶等。自动血培养仪根据各自检测原理设有相应的检测系统。计算机及外围设备用于判断发出阴性、阳性结果报告，记录和打印结果，进行数据储存和分析等。

自动血培养仪的检测原理主要有二氧化碳感受器、荧光检测和放射性标记物质检测三种检测技术。出于对环保和安全性方面的考虑放射性标记物质检测已较少使用。

1. BACTEC系列自动血培养仪荧光增强检测技术的原理是细菌在代谢过程中利用培养基内营养成分，释放出二氧化碳，二氧化碳与培养瓶底部含有荧光染料的感应器反应，使感应器内结合二氧化碳的荧光物质被激发出荧光，系统每10min自动测定一次荧光水平，24h连续进行，通过电脑数据系统处理得出培养结果，并立即以声、光信号报警。

2. VITAL自动血培养仪的检测原理是在液体培养瓶内含有发荧光物质的分子，在孵育过程中，如有细菌生长，其代谢过程中会产生氢离子、电子和各种带电荷的原子团，发荧光的分子接受了这些物质后改变自身结构转变为不发光的化合物，出现荧光衰减现象，一旦被测出，即提示有细菌生长。

3. BacT/alert自动血培养仪的检测原理是在血培养瓶底部有一个固相感应器，感应器上有半渗透性薄膜将培养基与感应装置隔离，只有二氧化碳能通过薄膜。当培养瓶内有细菌生长，其释放的二氧化碳可渗透至感应器，经水饱和后，产生氢离子，使pH值发生改变，感应器的颜色也随之改变，颜色由原来的绿色变成黄色，这一过程由一个置于检测组件内部的光反射检测计进行连续监测。

（二）自动血培养仪的性能特点

与自动血培养仪配套的培养瓶是血培养仪重要的核心技术，设置不同培养瓶的目的主要是针对微生物对营养和气体环境的要求悬殊，患者的年龄和体质差异较大及培养前是否使用抗生素三大要素，不仅提供不同细菌繁殖所必需的增菌液体培养基，还包含适宜的气体成分，最大限度检出所有阳性标本，防止假阴性。

目前常用的培养瓶种类一般有标准需氧培养瓶、标准厌氧培养瓶、树脂或活性炭需氧培养瓶、树脂厌氧培养瓶、树脂儿童培养瓶等。

1. 标准培养瓶 用于未使用抗生素的患者，经济实用，节约成本，适合各种细菌和酵母菌的生长。

2. 树脂培养瓶 适合已使用抗生素患者的标本，树脂包括亲水树脂和疏水树脂两种剂型，可分离已与细菌结合的抗生素，裂解红细胞释放养分供细菌使用，裂解白细胞释放已被吞噬的细菌，断开链球菌及葡萄球菌簇以加速细菌生长，可以吸附临床使用的绝大多数抗生素，使此类标本临床阳性培养率提高1/3。

3. 儿童培养瓶 专门为儿童设计，添加特殊促进细菌生长因子，并含树脂，可提高血培养阳性率。自动血培养仪检测速度快、准确性及敏感性高是血培养仪的突出特点。

三、自动化的微生物鉴定和药敏试验分析系统

微生物鉴定和药敏试验分析系统在临床微生物实验室的应用，为微生物检验工作者对病原菌的快速诊断和药敏试验提供了有力工具。

1. 微生物鉴定系统的工作原理因不同的仪器和系统而异。不同的细菌对底物的反应

不同是生化反应鉴定细菌的基础,而试验结果的准确度取决于鉴定系统配套培养基的制备方法、培养物浓度、孵育条件和结果判定等。大多鉴定系统采用细菌分解底物后反应液中pH 的变化、色原性或荧光原性底物的酶解,测定挥发或不挥发酸,或识别是否生长等方法来分析鉴定细菌。

2. 药敏试验分析系统的基本原理是将抗生素微量稀释在条孔或条板中,加入菌悬液孵育后放入仪器或在仪器中直接孵育,通过测定细菌生长的浊度,或测定培养基中荧光指示剂的强度或荧光原性物质的水解,观察细菌的生长情况。在含有抗生素的培养基中,浊度的增加提示细菌生长,根据判断标准解释敏感或耐药。

第二节·微生物检验的质量控制

临床微生物检验的质量控制为了确保检验结果准确性、可靠性和重复性。质量控制工作贯穿于检验的全过程,涉及检验所需试剂、设备、人员、技术和专业知识等。临床微生物检验的质量控制可分为室内质量控制和室间质量评价。

一、室内质量控制

室内质量控制(internal quality control,IQC)是由实验室工作人员,采用一定的方法和步骤,连续评价实验室工作的可靠程度,意在监控本实验室常规工作的精密度,提高本实验室常规工作中批内、批间样本检测的一致性,以确定实验结果是否可靠,可否发出报告的一项工作。

考点提示

室内质量控制的意义

室内质量控制包括检验前的质量控制、检验中的质量控制和检验后的质量控制。

(一) 检验前的质量控制

检验前程序,又叫分析前期,指从临床医生开医嘱开始,到分析检验程序启动时的过程。包括:检验申请、标本的采集与运送、标本的接收。

1. 检验申请 包括患者姓名、出生年月日、病房和床号、年龄和性别、临床表现及当前所用抗菌药物、相关旅行史、标本来源、检验项目、感染类型或目标微生物。

2. 标本的采集和运送 标本的采集要遵循标本采集指南,包括患者准备、不同部位标本的采集方法、标本运送要求、延迟运送时标本的贮藏方法、安全运送标本的方法、标本标识等。

3. 标本的接收 缺乏正确标识标本一般不接收或处理;若被检物不稳定,并且标本不可替代或很重要,可以先处理,待申请医师或标本采集者识别并确认后,再发送报告。

(二) 检验中的质量控制

该阶段就是从接受标本开始,主要包括维护仪器、准备试剂以及分析过程中质量控制等,直至检测结果出来。主要内容包括以下几个方面:

1. 人员素质要求 实验室管理者应确保所有操作专门设备、从事检测和/或校准、评价结果、签署检测报告和校准证书的人员的能力。当使用在培员工时,应对其安排适当的监督。对从事特定工作的人员,应按要求根据相应的教育、培训、经验和/或可证明的技能进行资格确认。

2. 实验室日常工作手册 实验室必须具备一本指导日常工作的实验室手册,可根据本

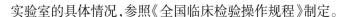

实验室的具体情况,参照《全国临床检验操作规程》制定。

3. 其他 常用仪器设备的功能检测、试剂、染色液、诊断血清、培养基的质量控制、药敏试验的质量控制、质控标准菌株的保存详见标准化操作规程(Standard Operating Procedure, SOP)。

(三) 检验后的质量控制

1. 认真审核测定结果 目前的医学检验越来越系统化、自动化,所以,检验人员之间的配合也越来越多。从患者信息的录入、标本编号到分离、审核仪器操作检验结果、发送检验报告单以及检验结果的信息反馈等各个环节都是一环套一环,上述各个环节都有可能出现瑕疵或者错误,这就要求检验人员必须要认真分析和核对检测结果,以便第一时间发现问题和错误,并及时改正。在此基础上,还要强化检验结果的分析比较,一旦检验结果超出了医学水平,检验人员应当立刻与近期结果进行比较,有效分析各参数之间关系,并与临床资料作分析比较,必要时还要深入临床一线,了解患者病情以及标本采集的具体状况,从而真正保证检测结果的合理、准确和有效。

2. 建立报告单签收制度 建立健全严格的报告单签收制度,所有的检验报告单都应该由专人负责统一送达。检验科也要根据自身的实际情况,对检验报告单的室内保存时间、保存方法做出明确具体的规定,以便复查和核对。

3. 结果分析和解释 且出现检验结果与临床诊断不相符合的情况,检验人员应及时和临床医生进行沟通,找准症结,摸清情况。

4. 感染性废弃物的处理 任何污染材料未经消毒不能拿出实验室,液体废弃物必须收集在防漏、未破的容器内,经高浓度的化学消毒剂处理,对剩余标本、接种过的培养基、菌种等丢弃前均需适当消毒,对于任何有污染的锐器如针头、注射器、玻片等在处理前不要用手接触。

二、室间质量评价

1. 概念 室间质量评价又称能力验证或外部质量评价(external quality assessment, EQA),是多家实验室分析同一样本,由外部独立机构收集和反馈实验室结果,并以此评价实验室对某类或某些检验项目的检测能力。

2. 室间质量评价的目的和作用

1) 评价实验室的检测能力,识别实验室间检测结果的差异,为参与室间质量评价实验室间检测结果的可比性和一致性奠定基础。

2) 发现问题并采取相应的改进措施,切实提高检验质量,为实验室改进实验方法分析能力提供参考。

3) 确定重点投入和培训需求,发现问题,采取措施。

4) 实验室质量保证的客观证据,医患纠纷中的有力证据。

5) 支持实验室认可,作为实验室质量保证的外部监督工具。

6) 增加实验室内部和实验室用户的信心。

本章小结

微生物数码分类技术集数学、计算机、信息及自动化分析为一体,采用商品化和标准化的配套鉴定和抗菌药物敏感试验卡或条板,可快速准确地对临床数百种常见分离菌进行自动分析鉴定和药敏试验。

数码鉴定法的原理是通过数学的编码技术将细菌的生化反应模式转换成数学模式,给每种细菌的反应模式赋予一组数码,建立数据库或编成检索本。通过对未知菌进行有关生化试验并将生化反应结果转换成数字(编码),查阅检索本或数据库,得到细菌名称。如 API、Micro-ID、RapID、Enterotube 和 Minitek 等系统。

自动血培养仪包括培养系统或恒温孵育系统、检测系统、计算机及外围设备。目前常用的有 BACTEC 系列自动血培养仪、VITAL 自动血培养仪、BacT/alert 自动血培养仪。

微生物鉴定系统的工作原理大多采用细菌分解底物后反应液中 pH 的变化,色原性或荧光原性底物的酶解,测定挥发或不挥发酸,或识别是否生长等方法来分析鉴定细菌。药敏试验分析系统的基本原理是将抗生素微量稀释在条孔或条板中,加入菌悬液孵育后放入仪器或在仪器中直接孵育,通过测定细菌生长的浊度,或测定培养基中荧光指示剂的强度或荧光原性物质的水解,观察细菌的生长情况。

临床微生物检验的质量控制可分为室内质量控制和室间质量评价。室内质量控制意在监控本实验室常规工作的精密度,包括检验前的质量控制、检验中的质量控制和检验后的质量控制。室间质量评价是多家实验室分析同一样本,由外部独立机构收集和反馈实验室结果,并以此评价实验室对某类或某些检验项目的检测能力。

(钟芝兰)

第六篇　卫生微生物检验

第十七章　卫生微生物检验

学习目标

1. 掌握：水、食品微生物学检验中细菌总数、大肠菌群数、粪大肠菌群数的卫生标准及检验程序。
2. 熟悉：水、食品微生物学检验中常见检样的采集、保存和运送；空气、化妆品微生物学检验的卫生标准及检验程序。
3. 了解：食品中毒的微生物学检验；常见化妆品样品的采集和制备技术。

　　卫生微生物检验的对象既包括病原微生物，也包括非致病和条件致病性微生物。对环境、食品以及与健康相关的产品进行微生物检验，可为卫生行政管理部门提供卫生质量评估的依据。

第一节　水的微生物学检验

案例

　　据报道，河北某小区多名业主出现发烧、上吐下泻等症状，居民怀疑小区的饮用水受到污染。据13号楼业主刘女士说，最近几天她一直在老人家里吃饭，31日回到该小区的家中起火做饭，"当天深夜，我就出现了恶心的症状，第二天病情加重，甚至出现了呕吐、拉肚子的现象。"据居民了解，周边小区没有发生居民呕吐、腹泻现象，大家都怀疑饮用水受到污染。据悉，当地疾控中心已抽取了小区的水样进行化验。假如你是当地疾控中心工作人员：

　　请问：1. 你认为对该水样应做何微生物项目检测？
　　　　　2. 你认为如何进行水样的采集、保存及运送？

　　水是我们人类赖以生存的重要环境之一，但在一定条件下又可成为疾病传播的重要途径，每年世界各地均有经水传播的疾病流行和暴发的报告。

一、水中微生物的卫生标准

(一) 菌落总数

是指水样在普通营养琼脂上经 37℃需氧培养 48h 后,所得 1ml 水样中所含菌落的总数。以菌落形成单位(CFU)表示。在此条件下,厌氧菌和嗜冷菌不生长,有特殊营养需要的细菌也受限制而不生长,所以不能测出检样中实际的总活菌数。

(二) 总大肠菌群数

是指一群经 37℃培养 24h 后,能发酵乳糖产酸产气、需氧或兼性厌氧的革兰阴性无芽胞杆菌,包括肠杆菌科的埃希氏菌属、柠檬酸杆菌属、克雷伯菌属、肠杆菌属等。该菌群主要来源于人畜粪便,具有指示菌的一般特征,故以此作为粪便污染指标评价饮水及食品的卫生质量。

(三) 耐热大肠菌群数

是用提高培养温度的方法将自然环境中的大肠菌群与粪便中的大肠菌群区分开,在44.5℃仍能生长的大肠菌群,称为耐热大肠菌群。常作为粪便污染指标菌。粪肠球菌是温血动物肠道内的正常菌群,一般用粪大肠菌群与粪肠球菌之比(FC/FS)作为判断粪便污染来源的指标。比值大于 4.1 方可认为污染来源于人的粪便,小于 0.7 则来源于动物的粪便。

(四) 水的卫生学指标

1. 生活饮用水　根据《生活饮用水卫生标准》,细菌总数每毫升水中不得超过 100CFU。总大肠菌群和耐热大肠菌群均不得检出。

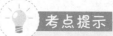
考点提示
　　生活饮用水细菌卫生学指标

2. 水源水　根据《生活饮用水水源水质标准》,总大肠菌群不得超过:一级水源≤1000CFU/L;二级水源≤10 000CFU/L。

3. 游泳池水　根据《游泳池卫生标准》,细菌总数≤1000CFU/ml,大肠菌群数≤18CFU/L。

二、水样的采集、保存与运送

1. 采集水样前,盛水容器需经灭菌后备用,采集时应注意无菌操作,防止杂菌混入。

2. 采集自来水水样前应将龙头用清洁布拭干,再用酒精灯烧灼灭菌或 75% 酒精棉球擦拭消毒,然后打开龙头放水 5~10 分钟,再关小,采集水样。

3. 采集井水、江河、湖泊、水库、蓄水池、游泳池等水样时,应将无菌采样瓶浸入距水面10~15cm 深处,拉开瓶塞采水,待水盛至采样瓶容量的 4/5 后,盖好瓶塞。

4. 采集经氯处理的水样时,应在采样瓶未消毒前,加入 1.5% 硫代硫酸钠溶液(每 500ml水样加入 1.5% 硫代硫酸钠溶液 2ml)作为脱氯剂,以避免剩余氯对水样中细菌的侵害作用。

5. 水样采集后应尽快进行检验,一般从取样到检验不应超过 2h。条件限制时,应置 4℃冰箱保存,但不宜超过 4h。运送水样时应用相应的防震措施,避免玻璃瓶摇动,以免水样溢出后回流而污染。

三、菌落总数测定

(一) 检验步骤

1. 生活饮用水　以无菌操作方法用灭菌吸管吸取 1ml 充分混匀的水样,注入灭菌平皿中,倾注约 15ml 已融化并冷却到 45℃左右的营养琼脂培养基,并立即旋摇平皿,使水样与培养基充分混匀。每份水样倾注两个平板,同时另用一个平皿只倾注营养琼脂培养基作为空白对照。待冷却凝固后,翻转平皿,使底面向上,置于 36±1℃培养箱内培养 48h,进行菌落计数,即为水样 1ml 中的菌落总数。

2. 水源水 以无菌操作方法吸取 1ml 充分混匀的水样,注入盛有 9ml 灭菌生理盐水的试管中,混匀成 1:10 稀释液。吸取 1:10 的稀释液 1ml 注入盛有 9ml 灭菌生理盐水的试管中,混匀成 1:100 稀释液,按同法依次稀释成 1:1000、1:10 000 等稀释液备用。稀释一次,必须更换一支 1ml 吸管。根据水样污染情况,取 2~3 个适宜稀释度水样各 1ml,作倾注培养。

(二) 菌落计数及报告规则

1. 肉眼观察,必要时用放大镜检查,记下各平皿的菌落数,然后求出同稀释度的两个平板的平均菌落数。

2. 在求同稀释度的平均数时,若其中一个平皿有较大片状菌落生长时,则不宜采用,而应以无片状菌落生长的平皿计数作为该稀释度的平均菌落数。若片状菌落不到平皿的一半,而其余一半中菌落数分布又很均匀,则可将此平皿计数后乘 2 代表全皿菌落数。然后再求该稀释度的平均菌落数。

3. 报告规则

(1) 首先选择平均菌落数在 30~300 之间者进行计算,若只有一个稀释度的平均菌落数符合此范围时,将该菌落数乘以稀释倍数报告(表 17-1 中实例 1)。

表 17-1 稀释度选择及细菌总数报告方式

实例	不同稀释度的平均菌落数			两稀释倍数比	细菌总数(CFU/ml)	报告方式(CFU/ml)
	10^{-1}	10^{-2}	10^{-3}			
1	1365	164	20	—	16 400	16 000 或 1.6×10^4
2	2760	295	46	1.6	37 750	38 000 或 3.8×10^4
3	2890	271	60	2.2	27 100	27 000 或 2.7×10^4
4	150	30	8	2	1500	1500 或 1.5×10^3
5	多不可计	1650	513	—	513 000	510 000 或 5.1×10^5
6	27	11	5	—	270	270 或 2.7×10^2
7	多不可计	305	12	—	30 500	31 000 或 3.1×10^4

(2) 若有两个稀释度的平均菌落数均在 30~300 之间,则视二者比值决定,比值小于 2 应报告两者的平均数(表 17-1 实例 2)。大于或等于 2 则报告较小的菌落数(表 17-1 实例 3、实例 4)。

(3) 若所有稀释度的平均菌落数均大于 300,则应按稀释度最高的平均菌落数乘以稀释倍数报告(表 17-1 实例 5)。

(4) 若所有稀释度的平均菌落数均小于 30,则应按稀释度最低的平均菌落数乘以稀释倍数报告(表 17-1 实例 6)。

(5) 若所有稀释度的平均菌落数均不在 30~300 之间,则应以最接近 30 或 300 的平均菌落数乘以稀释倍数报告(表 17-1 实例 7)。

（6）若所有稀释度的平板上均无菌生长，则以"未检出"报告。

（7）若所有平板上都有菌落密布，不要用"多不可计"报告，而应在稀释度最大的平板上，任意数其中2个平板1cm²中的菌落数，除2求出每cm²内平均菌落数，乘以皿底面积63.6cm²，再乘其稀释倍数报告。

（8）报告方式：菌落数在100以内时按实有数报告，大于100时，采用两位有效数字，在两位有效数字后面的数值，以四舍五入方法计算，为了缩短数字后面的零数也可用10的指数来表示，单位为CFU/ml（表17-1）。

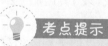

考点提示

生活饮用水中菌落总数报告规则

四、总大肠菌群检验

水中总大肠菌群数系指100ml水样中污染的总大肠菌群最可能数（MPN）。检验方法常用多管发酵法和滤膜法。

（一）多管发酵法

1. 检验步骤

（1）乳糖发酵试验：

1）生活饮用水：取10ml水样接种到10ml含倒管的双料乳糖蛋白胨培养液中，取1ml水样接种到10ml含倒管的单料乳糖蛋白胨培养液中，另取1∶10的稀释水样1ml接种到10ml含倒管的单料乳糖蛋白胨培养液中，每一稀释度接种5管。

对已处理过的出厂自来水，需经常检验或每天检验一次的，可直接取5份10ml水样分别接种到5管10ml含倒管的双料乳糖蛋白胨培养液中。

2）水源水：检验水源水时，如污染较严重，应加大稀释度，可接种1、0.1、0.01ml，甚至0.1、0.01、0.001ml，每个稀释度接种5管，每个水样共接种15管。接种1ml以下时，必须作10倍递增稀释后，取1ml接种。

将接种管置36±1℃培养箱内，培养24±2h，如所有乳糖蛋白胨培养管都不产酸不产气，则可报告为总大肠菌群阴性，如有产酸产气者，则按下列步骤进行。

（2）分离培养：将产酸产气的发酵管分别转种在伊红美蓝琼脂平板上，置36±1℃培养18~24h，观察菌落形态，挑取符合下列特征的菌落做革兰染色、镜检和证实试验：深紫黑色、具有金属光泽的菌落；紫黑色、不带或略带金属光泽的菌落；淡紫红色、中心较深的菌落。

（3）证实试验：经上述染色镜检为革兰阴性无芽胞杆菌，再接种含倒管的乳糖蛋白胨培养液中，置36±1℃培养箱内培养24h，有产酸产气者，即证实有大肠菌群存在。

2. 结果报告 根据证实为总大肠菌群阳性的管数，查MPN检索表，报告每100ml水样中的总大肠菌群最可能数（MPN）。5管法结果见表17-2，15管法结果见表17-3。稀释样品查表后所得结果应乘稀释倍数。如所有乳糖发酵管均为阴性时，可报告总大肠菌群未检出。

考点提示

总大肠菌群MPN检索表的使用

表 17-2　用 5 份 10ml 水样时各种阳性和阴性结果组合的最可能数（MPN）

阳性管数	MPN	阳性管数	MPN
0	<2.2	3	9.2
1	2.2	4	16.0
2	5.1	5	>16.0

表 17-3　总大肠菌群 MPN 检索表

（总接种量 55.5ml，其中 5 份 10ml 水样，5 份 1ml 水样，5 份 0.1ml 水样）

接种量（ml）			总大肠菌群	接种量（ml）			总大肠菌群
10	1	0.1	（MPN/100ml）	10	1	0.1	（MPN/100ml）
0	0	0	<2	0	5	1	11
0	0	1	2	0	5	2	13
0	0	2	4	0	5	3	15
0	0	3	5	0	5	4	17
0	0	4	7	0	5	5	19
0	0	5	9	1	0	0	2
0	1	0	2	1	0	1	4
0	1	1	4	1	0	2	6
0	1	2	6	1	0	3	8
0	1	3	7	1	0	4	10
0	1	4	9	1	0	5	12
0	1	5	11	1	1	0	4
0	2	0	4	1	1	1	6
0	2	1	6	1	1	2	8
0	2	2	7	1	1	3	10
0	2	3	9	1	1	4	12
0	2	4	11	1	1	5	14
0	2	5	13	1	2	0	6
0	3	0	6	1	2	1	8
0	3	1	7	1	2	2	10
0	3	2	9	1	2	3	12
0	3	3	11	1	2	4	15
0	3	4	13	1	2	5	17
0	3	5	15	1	3	0	8
0	4	0	8	1	3	1	10
0	4	1	9	1	3	2	12
0	4	2	11	1	3	3	15
0	4	3	13	1	3	4	17
0	4	4	15	1	3	5	19
0	4	5	17	1	4	0	11
0	5	0	9	1	4	1	13

续表

接种量（ml）			总大肠菌群	接种量（ml）			总大肠菌群
10	1	0.1	（MPN/100ml）	10	1	0.1	（MPN/100ml）
1	4	2	15	2	4	5	28
1	4	3	17	2	5	0	17
1	4	4	19	2	5	1	20
1	4	5	22	2	5	2	23
1	5	0	13	2	5	3	26
1	5	1	15	2	5	4	29
1	5	2	17	2	5	5	32
1	5	3	19	3	0	0	8
1	5	4	22	3	0	1	11
1	5	5	24	3	0	2	13
2	0	0	5	3	0	3	16
2	0	1	7	3	0	4	20
2	0	2	9	3	0	5	23
2	0	3	12	3	1	0	11
2	0	4	14	3	1	1	14
2	0	5	16	3	1	2	17
2	1	0	7	3	1	3	20
2	1	1	9	3	1	4	23
2	1	2	12	3	1	5	27
2	1	3	14	3	2	0	14
2	1	4	17	3	2	1	17
2	1	5	19	3	2	2	20
2	2	0	9	3	2	3	24
2	2	1	12	3	2	4	27
2	2	2	14	3	2	5	31
2	2	3	17	3	3	0	17
2	2	4	19	3	3	1	21
2	2	5	22	3	3	2	24
2	3	0	12	3	3	3	28
2	3	1	14	3	3	4	32
2	3	2	17	3	3	5	36
2	3	3	20	3	4	0	21
2	3	4	22	3	4	1	24
2	3	5	25	3	4	2	28
2	4	0	15	3	4	3	32
2	4	1	17	3	4	4	36
2	4	2	20	3	4	5	40
2	4	3	23	3	5	0	25
2	4	4	25	3	5	1	29

接种量（ml）			总大肠菌群	接种量（ml）			总大肠菌群
10	1	0.1	（MPN/100ml）	10	1	0.1	（MPN/100ml）
3	5	2	32	4	5	4	72
3	5	3	37	4	5	5	81
3	5	4	41	5	0	0	23
3	5	5	45	5	0	1	31
4	0	0	13	5	0	2	43
4	0	1	17	5	0	3	58
4	0	2	21	5	0	4	76
4	0	3	25	5	0	5	95
4	0	4	30	5	1	0	33
4	0	5	36	5	1	1	46
4	1	0	17	5	1	2	63
4	1	1	21	5	1	3	84
4	1	2	26	5	1	4	110
4	1	3	31	5	1	5	130
4	1	4	36	5	2	0	49
4	1	5	42	5	2	1	70
4	2	0	22	5	2	2	94
4	2	1	26	5	2	3	120
4	2	2	32	5	2	4	150
4	2	3	38	5	2	5	180
4	2	4	44	5	3	0	79
4	2	5	50	5	3	1	110
4	3	0	27	5	3	2	140
4	3	1	33	5	3	3	180
4	3	2	39	5	3	4	210
4	3	3	45	5	3	5	250
4	3	4	52	5	4	0	130
4	3	5	59	5	4	1	170
4	4	0	34	5	4	2	220
4	4	1	40	5	4	3	280
4	4	2	47	5	4	4	350
4	4	3	54	5	4	5	430
4	4	4	62	5	5	0	240
4	4	5	69	5	5	1	350
4	5	0	41	5	5	2	540
4	5	1	48	5	5	3	920
4	5	2	56	5	5	4	1600
4	5	3	64	5	5	5	>1600

(二) 滤膜法

是指用孔径为 0.45μm 的微孔滤膜过滤水样,将滤膜贴在添加乳糖的选择性培养基上37℃培养 24h,能形成特征性菌落的需氧和兼性厌氧的革兰阴性无芽胞杆菌,以检测水中总大肠菌群的方法。

1. 检验步骤

(1) 准备工作:

1) 滤膜灭菌:将滤膜放于烧杯中,加入蒸馏水,置于沸水浴中煮沸灭菌 3 次,每次 15min。前两次煮沸后需更换水洗涤 2~3 次,以去除残留溶剂。

2) 滤器灭菌:用点燃的酒精灯火焰灭菌,也可用高压蒸汽灭菌器 103.43KPa 灭菌 20min。

(2) 过滤水样:用无菌镊子夹取灭菌滤膜边缘部分,将粗糙面向上,贴在已灭菌的滤床上,固定好滤器,将 100ml 水样(如水样含菌较多,可减少过滤水样量,或将水样稀释)注入滤器中,打开滤器阀门,在 -5.07×10^4Pa 下抽滤。

(3) 培养:水样滤完后,再抽气约 5s,关上滤器阀门,取下滤器,用灭菌镊子夹取滤膜边缘部分,移放在品红亚硫酸钠培养基上,滤膜截留细菌面向上,滤膜应与培养基完全贴紧,两者间不得留有气泡,然后将平皿倒置,放入 36±1℃恒温箱内培养 24±2h。

2. 结果观察与报告

(1) 挑选符合下列特征菌落进行革兰染色、镜检:紫红色、具有金属光泽的菌落;深红色、不带或略带金属光泽的菌落;淡红色、中心色较深的菌落。凡革兰染色为阴性的无芽胞杆菌,再接种含倒管的乳糖蛋白胨培养液,置 36±1℃培养 24±2h,有产酸产气者,则判定为总大肠菌群阳性。

(2) 按下式计算滤膜上生长的总大肠菌群数,以每 100ml 水样中的总大肠菌群数(CFU/100ml)报告。

$$总大肠菌群数(CFU/100ml) = \frac{数出的总大肠菌群菌落数 \times 100}{过滤的水样体积(ml)}$$

五、耐热大肠菌群检验

(一) 多管发酵法

检验步骤

(1) 自总大肠菌群乳糖发酵试验中的阳性管中分别取一滴转种于含倒管的 EC 培养基中,置 44.5℃培养 24±2h,如所有管均不产气,则可报告为阴性;如有产气者,则转种于伊红美蓝琼脂平板上,置 44.5℃恒温箱内培养 18~24h,凡平板上有典型菌落者,则证实为耐热大肠菌群阳性。

(2) 如检测未经氯化消毒的水,且只需检测耐热大肠菌群时,或调查水源水的耐热大肠菌群污染时,可采用多管发酵法,方法同总大肠菌群,只是培养条件为 44.5±0.5℃水浴中培养。凡平板上有典型菌落者,则可证实为耐热大肠菌群存在,不需进行证实试验。

(二) 滤膜法

是指用孔径为 0.45μm 的微孔滤膜过滤水样,将滤膜贴在添加乳糖的选择性培养基上,44.5℃培养 24h,能形成特征性菌落,以此来检测水中耐热大肠菌群的方法。

1. 检验步骤

(1) 准备工作:同总大肠菌群检验。

（2）过滤水样：同总大肠菌群检验。

（3）培养：水样滤完后，再抽气约 5s，关上滤器阀门，取下滤器，用灭菌镊子夹取滤膜边缘部分，移放在 MFC 培养基上，滤膜截留细菌面向上，滤膜应与培养基完全贴紧，两者间不得留有气泡，然后将平皿倒置，放入 44.5℃隔水式培养箱内培养 24±2h。耐热大肠菌群在此培养基上菌落为蓝色，非耐热大肠菌群菌落为灰色至奶油色。对可疑菌落转种含倒管的 EC 培养基，44.5℃培养 24±2h，如产气则证实为耐热大肠菌群。

2. 结果报告　计数被证实的耐热大肠菌落数，水中耐热大肠菌群数系以 100ml 水样中耐热大肠菌群菌落形成单位（CFU）表示，见下式：

$$耐热大肠菌群数（CFU/100ml）=\frac{所计得的耐热大肠菌群菌落数 \times 100}{过滤的水样体积（ml）}$$

第二节　食品的微生物学检验

 案例

　　某豆奶厂生产了专供学生的豆奶（150g/袋）8600 余袋，于 11 日晨 3 时向各学校送货，学校一般在第一节课后（约 9 时）饮用。自 11 日中午 11:30 左右起，开始有少数学生感到腹部不适，到晚上 17 点以后中毒症状加重，部分呈剧烈腹绞痛，多次腹泻。据调查得知 5 月 10 日该厂管式杀菌器出现故障未能达到规定的杀菌温度。

　　请问：1. 你认为针对该起事件应做什么微生物检测项目？

　　　　　2. 你认为应采集什么样本进行微生物检测？如何采集、保存及运送？

食品中营养丰富易于微生物的生长，在食品的生产加工、运输及储存过程中，易受微生物的污染，导致食品变质，因此，加强食品的卫生微生物检验具有十分重要的意义。

一、食品中微生物的卫生标准

我国食品卫生标准中的微生物指标一般是指菌落总数、大肠菌群、致病菌、霉菌和酵母菌五项。

（一）菌落总数

一般以 1g 或 1ml 食品所培养出的细菌菌落数来报告。

菌落总数具有两个方面的意义，其一作为食品被污染及清洁状况的标志；其二可用来预测食品的可能存放期限。菌落总数在测定过程中应注意以下几个方面：

1. 培养温度　通常将细菌按生长温度的要求划分为嗜冷菌、嗜温菌和嗜热菌。

2. 培养时间　嗜冷菌：20~25℃、5~7 天，5~10℃、1~4 天；嗜温菌：30~37℃、24 或 48±3 小时；嗜热菌：45~55℃、2~3 天。

3. 不是所有的食品都规定有细菌总数指标　如发酵食品。

（二）大肠菌群

大肠菌群是指一群在 37℃，经 24 小时培养能发酵乳糖，并产酸产气，需氧或兼性厌氧生长的革兰阴性的无芽胞杆菌。包括肠杆菌科的埃希菌属、柠檬酸杆菌属、克雷伯菌属、肠杆菌属等。其中以埃希菌属为主，称典型大肠杆菌，其他三属习惯上称为非典型大肠杆菌。

这群细菌能在含有胆盐的培养基上生长。一般认为,大肠菌群都是直接或间接来源于人与温血动物的粪便。

(三) 致病菌

食品中不允许有致病菌的存在。致病菌种类繁多,且食品的加工,贮存条件各异,因此被病原菌污染的情况是不同的。只有根据不同食品的可能污染情况作针对性的检查。

1. 禽、蛋、肉类食品必须作沙门氏菌检查。

2. 酸度不高的罐头类食品必须作肉毒梭菌的检查。

3. 发生食物中毒必须根据当地传染病的流行情况,对食品进行有关病原菌的检查。

4. 有些病原菌能产生毒素,必须检查,一般用动物实验法来测定最小致死量和半数致死量等。

(四) 霉菌和酵母菌

霉菌和酵母菌是食品酿造的重要菌种,但霉菌和酵母菌也可造成食品的腐败变质,有些霉菌还可产生霉菌毒素,因此,霉菌和酵母菌也作为评价食品卫生质量的指示菌,并以霉菌和酵母菌的计数来判断其被污染的程度。

(五) 食品的卫生学指标

食品种类繁多,不同食品适用不同国家标准,对细菌总数、大肠菌群数、霉菌及酵母菌规定也不同,详见表 17-4。

> **考点提示**
>
> 食品的卫生学指标

表 17-4 不同食品卫生学指标

食品类别	依据标准	细菌总数	大肠菌群数	霉菌
膨化食品	GB17401-2003《膨化食品卫生标准》	≤10 000CFU/g	≤90MPN/100g	—
固体饮料	GB7101-2003《固体饮料卫生标准》	≤1000CFU/g	≤90MPN/100g	≤50CFU/g
糕点、面包、月饼	GB7099-2003《糕点、面包卫生标准》	月饼 ≤1500CFU/g 蛋糕 ≤10 000CFU/g	月饼 ≤30MPN/100g 蛋糕 ≤300MPN/100g	月饼 ≤100CFU/g 蛋糕 ≤150CFU/g
食醋	GB2719-2003《食醋卫生标准》	≤10 000CFU/ml	—	
冷冻饮品	GB2759.1-2003《冷冻饮品卫生标准》	含淀粉或果类 ≤3000CFU/g 含乳蛋 ≤25 000CFU/g	含淀粉或果类 ≤100MPN/100g 含乳蛋 ≤450MPN/100g	—
蜜饯	GB14884-2003《蜜饯卫生标准》	≤1000CFU/g	—	≤50CFU/g
巴氏杀菌、灭菌乳	GB19645-2005《巴氏杀菌、灭菌乳卫生标准》	≤10CFU/g	≤3MPN/100g	—
饼干	GB7100-2003《饼干卫生标准》	非夹心饼干 ≤750CFU/g 夹心饼干 ≤2000CFU/g	—	≤50CFU/g

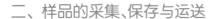

二、样品的采集、保存与运送

食品微生物检验采集的样品种类有大样、中样和小样三种。大样是指一整批产品;中样是指从样品中各不同部分采取的混合样本,一般以 200g 为准;小样又叫检样,是供分析用的样品,一般以 25g 为准。

采样必须在无菌操作下进行,对不同样品有不同的要求。袋装、瓶装和缸装食品应采集未开封样品,固体粉末食品应边采集边混合,液体食品需摇匀后取样,冷冻食品应在冷冻条件下采样,并立即冷冻保存,非冷冻食品采样后不能立即检验者应在 0~5℃环境中保存。采样时,应对检样的品名、来源、数量、采样地点、采样时间及当时的湿度、温度、卫生状况、采样人等进行标记。

三、菌落总数测定

(一) 检验步骤

1. 样品的稀释

(1) 固体和半固体样品:称取 25g 样品,放入盛有 225ml 磷酸盐缓冲液或生理盐水的无菌均质杯内,8000~10 000r/min 均质 1~2min,或放入盛有 225ml 磷酸盐缓冲液或生理盐水的无菌均质袋中,用拍击式均质器拍打 1~2min,制成 1∶10 的样品匀液。

(2) 液体样品:以无菌吸管吸取 25ml 样品置盛有 225ml 磷酸盐缓冲液或生理盐水的无菌锥形瓶(瓶内预置适当数量的无菌玻璃珠)中,充分混匀,制成 1∶10 的样品匀液。

(3) 样品匀液的 pH 值应在 6.5~7.5 之间,必要时分别用 1mol/L NaOH 或 1mol/L HCl 调节。

(4) 用 1ml 灭菌吸管或微量移液器吸取 1∶10 稀释液 1ml,沿管壁缓慢注入含有 9ml 稀释液的无菌试管内(注意吸管或吸头尖端不要触及管内稀释液),振摇试管或用 1 支无菌吸管反复吹打使其混合均匀,制成 1∶100 的稀释液。

(5) 另取 1ml 灭菌吸管,按上述操作顺序,做 10 倍递增稀释液,如此每递增稀释一次,换用 1 支 1ml 灭菌吸管或吸头。从制备样品匀液至样品接种完毕,全过程不得超过 15 min。

2. 倾注培养

(1) 根据对标本污染情况的估计,选择 2~3 个适宜稀释度的稀释液(液体样品可包括原液),在做 10 倍递增稀释的同时,吸取 1ml 稀释液于灭菌平皿内,每个稀释度做两个平皿。同时,分别吸取 1ml 空白稀释液加入两个无菌平皿内作空白对照。

(2) 稀释液移入平皿后,应及时将凉至 46℃的平板计数琼脂培养基注入平皿 15ml~20ml,并转动平皿使其混合均匀。同时将计数琼脂培养基倾入加有稀释液的灭菌平皿内作空白对照。

(3) 待琼脂凝固后,翻转平板,置 36±1℃培养箱内培养 48±2h。水产品 30℃培养 72±3h。如果样品中可能含有在培养基表面弥漫生长的菌落时,可在凝固后的琼脂表面覆盖一薄层培养基(约 4ml),凝固后翻转平板,按前述条件培养。

3. 菌落计数

平板菌落计数时,可用肉眼观察,必要时用放大镜或菌落计数器,记录稀释倍数和相应的菌落数量。菌落计数以菌落形成单位(CFU)表示。

选取菌落数在 30~300CFU 之间、无蔓延菌落生长的平板计数菌落总数。低于 30CFU 的平板记录具体菌落数,高于 300CFU 的可记录为多不可计。每个稀释度的菌落数应采用两个平板平均数。其中一个平板有较大片状菌落生长时,则不宜采用,而应以无片状菌落生长的平板作为该稀释度的菌落数;若片状菌落不到平板的一半,而其余一半中菌落分布又很均匀,可计算半个平板后乘以2,代表一个平板菌落数。当平板上出现菌落间无明显界限的链状菌落生长时,则将每条链作为一个菌落计数。

(二) 结果与报告

1. 菌落总数的计算方法

(1) 若只有一个稀释度平板上的菌落数在适宜计数范围内,计算两个平板菌落数的平均值,再将平均值乘以相应稀释倍数,作为每g(ml)样品中菌落总数结果。

(2) 若有两个连续稀释度的平板菌落数在适宜计数范围内时,按下列公式计算:

$$N = \Sigma C / (n_1 + 0.1 n_2) d$$

式中:N—样品中菌落数;ΣC—平板(含适宜范围菌落数的平板)菌落数之和;n_1—第一稀释度(低稀释倍数)平板个数;n_2—第二稀释度(高稀释倍数)平板个数;d—稀释因子(第一稀释度)。

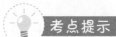

考点提示

食品微生物菌落总数计数规则

示例:

稀释度	1:100(第一稀释度)	1:1000(第二稀释度)
菌落数(CFU)	232,244	33,35

$$N = \Sigma C / (n_1 + 0.1 n_2) d = \frac{232 + 244 + 33 + 35}{[2 + (0.1 \times 2)] \times 10^{-2}} = \frac{544}{0.022} = 24\,727$$

上述数据菌落总数报告原则修约后,表示为25 000或2.5×10^4。

(3) 若所有稀释度的平板上菌落数均大于300CFU,则对稀释度最高的平板进行计数,其他平板可记录为多不可计,结果按稀释度最高的平均菌落数乘以稀释倍数计算。

(4) 若所有稀释度的平板菌落数均小于30CFU,则应按稀释度最低的平均菌落数乘以稀释倍数计算。

(5) 若所有稀释度(包括液体样品原液)平板均无菌落生长,则以小于1乘以最低稀释倍数计算。

(6) 若所有稀释度的平板菌落数均不在30~300CFU之间,其中一部分小于30CFU或大于300CFU时,则以最接近30CFU或300CFU的平均菌落数乘以稀释倍数计算。

2. 报告方式

菌落数小于100CFU时,按"四舍五入"原则修约,以整数报告。菌落数大于或等于100CFU时,第3位数字采用"四舍五入"原则修约后,取前2位数字,后面用0代替位数;也可用10的指数形式来表示,按"四舍五入"原则修约后,采用两位有效数字。若所有平板上为蔓延菌落而无法计数,则报告菌落蔓延。若空白对照上有菌落生长,则此次检测结果无效。称重取样以CFU/g为单位报告,体积取样以CFU/ml为单位报告。

四、大肠菌群计数

(一) 大肠菌群MPN计数法

1. 检验程序(图17-1)

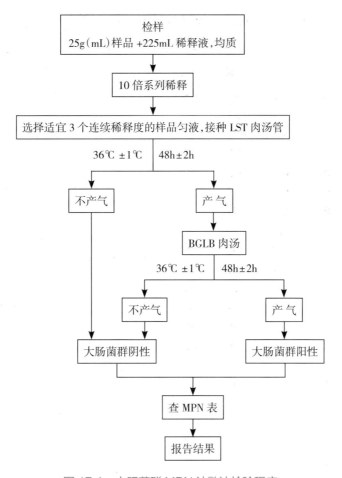

图 17-1 大肠菌群 MPN 计数法检验程序

2. 检验步骤

(1) 样品的稀释:同菌落总数。

(2) 初发酵试验:每个样品,根据对样品污染状况的估计选择 3 个适宜的连续稀释度的样品匀液(液体样品可以选择原液),每个稀释度接种 3 管含倒管的月桂基硫酸盐胰蛋白胨(LST)肉汤,每管接种 1ml,36±1℃培养 24±2h,观察倒管内是否有气泡产生,24±2h 产气者进行复发酵试验,如未产气则继续培养至 48±2h,产气者进行复发酵试验。未产气者为大肠菌群阴性。

(3) 复发酵试验:用接种环从产气的 LST 肉汤管中分别取培养物 1 环,移种于含倒管的煌绿乳糖胆盐肉汤(BGLB)管中,36±1℃培养 48±2h,观察产气情况。产气者,计为大肠菌群阳性管。

3. 结果报告 按复发酵试验确证的大肠菌群 LST 阳性管数,检索 MPN 表(表 17-5),报告每 g(ml) 样品中大肠菌群的 MPN 值。

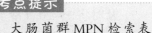

考点提示

大肠菌群 MPN 检索表的使用

表 17-5 食品检样中大肠菌群最可能数（MPN）检索表

阳性管数			MPN	95% 可信限		阳性管数			MPN	95% 可信限	
0.10	0.01	0.001		下限	上限	0.10	0.01	0.001		下限	上限
0	0	0	<3.0	—	9.5	2	2	0	21	4.5	42
0	0	1	3.0	0.15	9.6	2	2	1	28	8.7	94
0	1	0	3.0	0.15	11	2	2	2	35	8.7	94
0	1	1	6.1	1.2	18	2	3	0	29	8.7	94
0	2	0	6.2	1.2	18	2	3	1	36	8.7	94
0	3	0	9.4	3.6	38	3	0	0	23	4.6	94
1	0	0	3.6	0.17	18	3	0	1	38	8.7	110
1	0	1	7.2	1.3	18	3	0	2	64	17	180
1	0	2	11	3.6	38	3	1	0	43	9	180
1	1	0	7.4	1.3	20	3	1	1	75	17	200
1	1	1	11	3.6	38	3	1	2	120	37	420
1	2	0	11	3.6	42	3	1	3	160	40	420
1	2	1	15	4.5	42	3	2	0	93	18	420
1	3	0	16	4.5	42	3	2	1	150	37	420
2	0	0	9.2	1.4	38	3	2	2	210	40	430
2	0	1	14	3.6	42	3	2	3	290	90	1000
2	0	2	20	4.5	42	3	3	0	240	42	1000
2	1	0	15	3.7	42	3	3	1	460	90	2000
2	1	1	20	4.5	42	3	3	2	1100	180	4100
2	1	2	27	8.7	94	3	3	3	>1100	420	—

注1：本表采用3个稀释度[0.1g（ml）、0.01g（ml）和0.001g（ml）]，每个稀释度接种3管。

注2：表内所列检样量如改用1g（ml）、0.1g（ml）和0.01g（ml）时，表内数字应相应降低10倍；如改用0.01g（ml）、0.001g（ml）和0.0001g（ml）时，表内数字应增高10倍，其余类推。

（二）大肠菌群平板计数法

1. 检验程序（图 17-2）

2. 检验步骤

（1）样品的稀释：同菌落总数。

（2）平板计数：

1）选取 2~3 个适宜的连续稀释度，每个稀释度接种 2 个无菌平皿，每皿 1ml。同时取 1ml 生理盐水加入无菌平皿作空白对照。

2）及时将 15~20ml 冷至 46℃ 的结晶紫中性红胆盐琼脂（VRBA）倾注于每个平皿中。小心旋转平皿，将培养基与样液充分混匀，待琼脂凝固后，再加 3~4mlVRBA 覆盖平板表层。翻转平板，置于 36±1℃ 培养 18~24h。

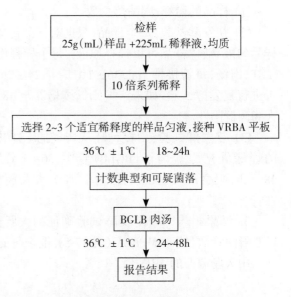

检样
25g（mL）样品 +225mL 稀释液，均质

↓

10 倍系列稀释

↓

选择 2~3 个适宜稀释度的样品匀液，接种 VRBA 平板
36℃ ±1℃　18~24h

↓

计数典型和可疑菌落

↓

BGLB 肉汤
36℃ ±1℃　24~48h

↓

报告结果

图 17-2 大肠菌群平板计数法检验程序

(3) 平板菌落数的选择:选取菌落数在 15~150CFU 之间的平板,分别计数平板上出现的典型和可疑大肠菌群菌落。典型菌落为紫红色,菌落周围有红色的胆盐沉淀环,菌落直径为 0.5mm 或更大。

(4) 证实试验:从 VRBA 平板上挑取 10 个不同类型的典型和可疑菌落,分别移种于含倒管的 BGLB 肉汤管内,36 ± 1℃培养 24~48h,观察产气情况。凡 BGLB 肉汤管产气,即可报告为大肠菌群阳性。

3. 结果报告 经最后证实为大肠菌群阳性的试管比例乘以上述平板上典型和可疑大肠菌群菌落数,再乘以稀释倍数,即为每 g(ml)样品中大肠菌群数。例:10^{-4} 样品稀释液 1 ml,在 VRBA 平板上有 100 个典型和可疑菌落,挑取其中 10 个接种 BGLB 肉汤管,证实有 6 个阳性管,则该样品的大肠菌群数为:$6/10 \times 100 \times 10^4/g(ml)=6.0 \times 10^5$ CFU/g(ml)。

五、粪大肠菌群计数

(一) 检验程序(图 17-3)
(二) 检验步骤

1. 样品的稀释 同菌落总数。
2. 初发酵试验 同大肠菌群计数。
3. 复发酵试验 用接种环从产气的 LST 肉汤管中分别取培养物 1 环,移种于预先升温至 44.5℃的含倒管的 EC 肉汤管中。将所有接种的 EC 肉汤管放入带盖的 44.5℃恒温水浴箱内,培养 24 ± 2h,水浴箱的水面应高于肉汤培养基液面,记录 EC 肉汤管的产气情况。产气管为粪大肠菌群阳性,不产气为粪大肠菌群阴性。

定期以已知 44.5℃产气阳性的大肠杆菌和 44.5℃不产气的产气肠杆菌或其他大肠菌群细菌作阳性和阴性对照进行检测。

(三) 结果报告
根据证实为粪大肠菌群的阳性管数,查粪大肠菌群最可能数(MPN)检索表(同总大肠菌群 MPN 检索表,见表 17-5),报告每 g(ml)样品中粪大肠菌群的 MPN 值。

六、食物中毒的微生物学检验

食物中毒是指通过食物或饮料及其包装容器等材料,使人体进入某种致病微生物及其毒素,以及有毒有害化学物质,多数引起急性胃肠炎症状为特征的一群疾病。主要具有与饮食有关、不吃者不发病、中毒原因排除后不再有新的病例发生、呈暴发性的无拖延现象等特点。

(一) 细菌性食物中毒
是指食用含大量细菌或细菌毒素所污染的食物而发生的中毒。多发生在气候炎热的夏

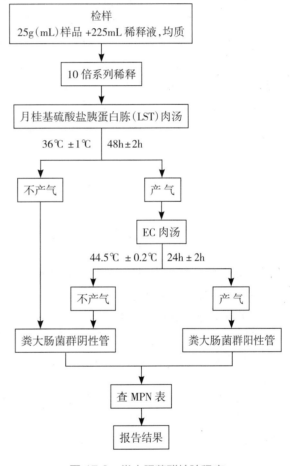

图 17-3 粪大肠菌群检验程序

季,由于气温高,适合微生物生长繁殖。其发病急、病程短。

1. 样品的采集与处理

(1) 样品采集:采集呕吐物、粪便、剩余食物等标本,立即送检,保存不宜超过 4h,样品内不能加入防腐剂。

(2) 样品的处理:固体食物应在沸水中烫 3~5s,然后再取内部物质 5~10g 制成乳状接种。液体标本可直接接种或离心后接种。罐装食品应消毒容器表面后打开取样接种。粪便和呕吐物,应先用无菌盐水搅成乳状,取上清液接种。

2. 检验方法

(1) 一般检验方法:

1) 直接涂片:对标本进行直接涂片,革兰染色镜检,观察细菌的数量以及优势菌的形态和染色特征,以找出检验线索。

2) 活菌数的测定:方法见前述细菌总数的测定方法。

(2) 分离培养:

1) 需氧培养:一般标本应先进行增菌。不同细菌所需增菌培养基不同,如疑为沙门菌用亚硒酸盐增菌液、链球菌用匹克增菌液、变形杆菌及致病性大肠埃希菌用 GN 增菌液、副溶血性弧菌用 4% 氯化钠肉汤、葡萄球菌用普通肉汤。增菌时间一般为 6~8h,而后根据增菌结果转种到固体培养基上分离培养。

2) 厌氧培养:对于密闭包装的食品,如罐头、火腿肠等,由于处于厌氧环境,利于厌氧菌生长繁殖。因此,此类食品可接种庖肉培养基或血琼脂平板上作厌氧培养,以检查产气荚膜梭菌和肉毒梭菌等厌氧性细菌。

3) 结果判定:经 36±1℃ 培养 24~48h(厌氧菌培养 7 天)后,根据菌落及细菌形态特点作进一步鉴定。

(3) 动物试验:将可疑食物浸出液接种于动物体内,观察动物是否出现症状。

(4) 血清学试验:取食物中毒者急性期和恢复期的血清做凝集试验,若患者恢复期血清凝集效价比发病初期有显著升高,即有诊断价值。

3. 常见食物中毒的细菌检验

(1) 葡萄球菌食物中毒的检验:

1) 标本采集:采取可疑食物、病人呕吐物及粪便等。

2) 直接涂片镜检:取标本涂片,革兰染色镜检。根据细菌的形态、排列、染色性等作出初步判断。

3) 活菌计数:如涂片中发现大量葡萄串状排列的革兰阳性球菌,可用高盐卵黄或高盐甘露醇琼脂平板倾注培养法进行菌落计数。将标本作 1:100、1:1000~1:10 000 的稀释,进行细菌总数测定。在细菌性食物中毒的标本中,每 g 检样所含细菌数一般在 10^6~10^9 之间。

4) 肠毒素测定:将呕吐物或剩余食物接种于含有 60~100g/L 的 NaCl 肉汤管中,经 36±1℃ 培养 24h 后分离纯菌种,再接种于高盐肉汤中培养 48h。将高盐肉汤煮沸 30 分钟,杀死细菌及破坏其他毒素,取培养液 3000r/min 离心 1h 后,取上清液 2ml 注入体重为 500g 左右的幼猫腹腔或静脉。4h 内观察幼猫病变。

5) 噬菌体分型:对从不同标本中检出的金黄色葡萄球菌,可进一步用噬菌体分型,以确定传染源。

(2) 沙门菌属食物中毒的检验：引起食物中毒常见的沙门菌有鼠伤寒沙门菌、肠炎沙门菌、猪霍乱沙门菌及肖氏沙门菌等。沙门菌污染肉类、鱼、蛋、奶等食物，导致食物中毒。具体检查方法如下：

1) 取可疑食物、呕吐物、粪便等标本，按第六章第三节沙门菌属鉴定方法进行鉴定。

2) 小白鼠饲喂试验：取 18~24h 琼脂斜面培养物，用灭菌生理盐水洗下斜面上细菌，加入饲料中饲喂小白鼠，有致病力的细菌可使小白鼠发病乃至死亡。无致病力的细菌不使小白鼠发病。此试验主要对鼠伤寒沙门菌、肠炎沙门菌、猪霍乱沙门菌、希氏沙门菌及都柏林沙门菌等敏感。

3) 血清学试验：将分离的沙门菌制成菌液（10 亿个 /ml），与患者血清（10~640 倍稀释）进行试管凝集，观察效价变化。若凝集效价在 40 倍以上，或恢复期血清效价比急性期的效价高 4 倍或以上，有诊断意义。

4) 沉淀试验：将可疑食品置于研钵内研磨成乳浆悬液。吸取上清液置于试管内，加沙门菌多价诊断血清，如在两液面交界处出现白色沉淀环为阳性。

大肠埃希菌、变形杆菌、链球菌、肠球菌、副溶血性弧菌、产气荚膜梭菌、肉毒梭菌、蜡样芽胞杆菌等引起的食物中毒的检验见相关章节。

（二）真菌性食物中毒

真菌在食品中生长繁殖产生有毒的代谢产物，人和动物食入这类毒性物质发生的中毒，称为真菌性食物中毒。目前发现真菌毒素有百种以上，大多数真菌毒素不容易被烹煮的高温所破坏，因而引起病变。如有的引起肝脏、胰腺、肾脏损害，有的引起神经系统功能及造血机能障碍，也有致癌作用等。因此，真菌性食物中毒的检验意义重大。

1. 检样采集

（1）食品检样的采集：谷物加工制品（包括熟饭、糕点、面包等）、发酵食品、乳及乳制品以及其他液体食品，用灭菌工具采集可疑霉变食品 250g，装入灭菌容器内送检。

（2）粮食、油料检样的采集：包括粮库储粮、粮店或家庭小量存粮。采样可据粮囤、垛的大小和类型分层定点（一般可分为三层五点）取样，或分层随机采取不同点的样品，充分混匀后，取 500g 送检。小量存粮可使用金属小勺采取上、中、下各部位的混合样品。

2. 霉菌孢子数测定 是指 1g(ml) 食品，经过处理，在一定条件下培养后，所得的霉菌菌落数，霉菌孢子数主要作为判定食品被霉菌污染的程度，以便对被检样品进行卫生学评价时提供依据。

（1）稀释检样：

1) 以无菌操作取样品 25g（或 25ml），置于含有 250ml（液体样品用 225ml）无菌水的三角烧瓶中，振摇 30min，即为 1∶10 稀释液。

2) 用无菌吸管吸取 1∶10 稀释液 10ml 注入无菌试管内，另换一支吸管，反复吸吹 5 次，使霉菌孢子充分散开。取 1ml 注入含有 9ml 无菌水的试管中，另换一支吸管，反复吸吹 5 次，即为 1∶100 稀释液。按此 10 倍递增稀释至适合稀释度。

（2）倾注培养：根据对样品污染情况的估计，选择 3 个适宜稀释度的稀释液，各吸取 1ml 置于无菌平皿中，每个稀释度接种两个平皿，然后倾入冷却至 45℃左右的高渗察氏培养基，混匀，待凝固后，25~28℃培养，3 天后开始观察结果。培养一周后无菌落出现报告为阴性。

（3）结果报告：通常选择菌落数在 30~100 之间的平板计数，同一稀释度的 2 个平板的平均菌落数乘以稀释倍数，即每 g(ml) 样品中所含霉菌孢子数。

第三节 空气的微生物学检验

案例

　　某厂 25 名工人同一时段出现发热、头晕、胸闷等症状,据调查发现,25 例病人均来自该厂 2 层生产车间,发病高峰期在 4 日 13:00-15:00,集中于车间东边区域,并且此 25 名病例岗位作业的分布与旁边一台 2 号加湿器的管道分布一致,且该区域配备的抽风机因故障已停用。加湿器自初始安装至今,从未对进水管道、加湿器水箱等进行过消毒处理。结论这是一起由超声波振荡加湿器将水中的病原微生物通过水雾传播引起公司员工致病的室内空气污染事件。

　　请问:1. 你认为对该起事件应做什么微生物检测项目?

　　　　　2. 你认为应如何开展空气中微生物检测?

　　空气是人类赖以生存的必须环境,也是微生物借以扩散的媒介。空气中存在着细菌、真菌、病毒、放线菌等多种微生物粒子,这些微生物粒子是空气污染物的重要组成部分。空气微生物含量多少可以反映所在区域的空气质量,是空气环境污染的一个重要评价参数。空气的清洁程度,需要测定空气中的微生物数量和空气污染微生物数量。

　　空气并非微生物的繁殖场所,空气中缺乏水分和营养,紫外线照射对微生物有致死作用。微生物气溶胶是指悬浮于空气的微生物所形成的胶体体系,有细菌气溶胶、病毒气溶胶和真菌气溶胶等。微生物气溶胶的粒径大多为 0.02~30μm。空气中的微生物与动植物病害的传播、发酵工业的污染以及工农业产品的霉腐变质都有很大关系,因此,测定空气中微生物具有十分重要的意义。

一、空气中微生物的卫生标准

　　1. 医院空气微生物的质量标准　　国家标准将医院场所分为以下四类,每种环境空气微生物的质量标准不尽相同。

　　(1) I 类环境:采用空气洁净技术的场所,分洁净手术室和其他洁净场所。I 类环境根据空气洁净度不同,可分为特别洁净手术室、标准洁净手术室、一般洁净手术室和准洁净手术室四级。每级对空气中微生物的质量标准详见表 17-6。

> **考点提示**
>
> 医院环境空气微生物的卫生学指标

表 17-6　医院 I 类环境空气微生物的质量标准

等级	手术室名称	空气洁净度级别		沉降法 / 浮游菌细菌最大平均浓度	
		手术区	周边区	手术区	周边区
I	特别洁净手术室	百级	千级	0.2CFU/ Ⅲ /30min 5CFU/m³	0.4CFU/ Ⅲ /30min 1℃ FU/m³
II	标准洁净手术室	千级	万级	0.75CFU/ Ⅲ /30min 25CFU/m³	1.5CFU/ Ⅲ /30min 50CFU/m³

续表

等级	手术室名称	空气洁净度级别		沉降法 / 浮游菌细菌最大平均浓度	
		手术区	周边区	手术区	周边区
Ⅲ	一般洁净手术室	万级	十万级	2CFU/ Ⅲ /30min 75CFU/m³	4CFU/ Ⅲ /30min 150CFU/m³
Ⅳ	准洁净手术室	三十万级		5CFU/ Ⅲ /30min) 175CFU/m³	

（2）Ⅱ类环境：非洁净手术室、产房、导管室、血液病区、烧伤病区等保护性隔离区、重症监护病房及新生儿室等。Ⅱ类环境细菌总数应为沉降法：≤4CFU/ Ⅲ /15min；撞击法：≤200CFU/m³。

（3）Ⅲ类环境：消毒供应中心的检查包装灭菌区和无菌物品存放区、母婴同室、血液透析中心(室)及其他普通住院病区等。Ⅲ类环境细菌总数应为沉降法：≤5CFU/ Ⅲ /5min，撞击法：≤500CFU/m³。

（4）Ⅳ类环境：感染性疾病科门诊和病区；普通门急诊及其检查、治疗(注射、换药等)室等。Ⅳ类环境细菌总数应为沉降法：≤5CFU/ Ⅲ /5min，撞击法：≤500CFU/m³。

2. 其他场所空气微生物的质量标准 其他场所空气中微生物的质量标准见表 17-7。

表 17-7 其他场所空气微生物的质量标准

类别	依据标准	细菌总数	
		撞击法（CFU/ m³）	沉降法（CFU/ 皿）
旅店业	GB9663—1996 旅店业卫生标准	3-5 星级≤1000 1-2 星级≤1500 普通旅店≤2500	3-5 星级≤10 1-2 星级≤10 普通旅店≤30
文化娱乐场所	GB9664—1996 文化娱乐场所 卫生标准	影剧院、音乐录像厅≤4000 游戏厅、舞厅≤4000 酒吧、茶座、咖啡厅≤2500	影剧院、音乐录像厅≤40 游戏厅、舞厅≤40 酒吧、茶座、咖啡厅≤30
商场(店)、书店	GB 9670—1996 商场(店)、书店 卫生标准	≤7000	≤75

二、空气中微生物的检验

1. 自然沉降法 指将营养琼脂平板暴露在空气中，微生物根据重力作用自然沉降到平板上，经培养后得到菌落数的测定方法。

（1）采样：

1）采样点：室内面积不足 50m² 的设置 3 个采样点，50m² 以上的设置 5 个采样点。采样点按均匀布点原则布置，室内 3 个采样点的设置在室内对角线四等分的 3 个等分点上，5 个采样点的按梅花布点。采样点距离地面高度 1.2~1.5m，距离墙壁不小于 1m。采样点应避开通风口、通风道等。

2）采样环境条件：采样时关闭门窗 15~30min，记录室内人员数量、温湿度与天气状况等。

3）采样方法：将营养琼脂平板置于采样点处，打开皿盖，暴露 5min。

（2）培养：将采集细菌后的营养琼脂平板置 35~37℃培养 48h，计数菌落。

（3）结果报告：计数每块平板上生长的菌落数，求出全部采样点的平均菌落数，检验结果以每平皿菌落数（CFU/皿）报告。

2. 撞击法　指采用撞击式空气微生物采样器，使空气通过狭缝或小孔产生高速气流，从而将悬浮在空气中的微生物采集到营养琼脂平板上，经培养后得到菌落数的测定方法。

（1）采样：

1）采样点：室内面积不足 50m² 的设置 1 个采样点，50~200m² 的设置 2 个采样点，200m² 以上的设置 3~5 个采样点。采样点按均匀布点原则布置，室内 1 个采样点的设置在中央，2 个采样点的设置在室内对称点上，3 个采样点的设置在室内对角线四等分的 3 个等分点上，5 个采样点的按梅花布点，其他的按均匀布点原则布置。采样点距离地面高度 1.2~1.5m，距离墙壁不小于 1m。采样点应避开通风口、通风道等。

2）采样环境条件：同自然沉降法。

3）采样方法：以无菌操作，使用六级筛孔撞击式微生物采样器以 28.3L/min 流量采集 5~15min。采集器使用按照说明书要求进行。

（2）培养：同自然沉降法。

（3）结果报告：

1）采样点细菌总数结果计算：菌落计数，记录结果并按稀释比与采气体积换算成 CFU/m³。

2）一个区域细菌总数测定结果：一个区域空气中细菌总数的测定结果按该区域全部采样点中细菌总数测定值中的最大值报告。

第四节　化妆品的微生物学检验

 案例

据相关报道，澳大利亚一名 27 岁的母亲吉尔克里斯特借用朋友的化妆品替暗疮遮瑕，没想到却因此感染社区型耐药性金黄色葡萄球菌，细菌破坏她的脊椎，令她下半身瘫痪，预料余生将要以轮椅代步。患者刚开始感到背部轻微疼痛，还以为只是自己姿势不正确引起，但背痛之后急剧恶化，当她入院后，医生花了很长时间都无法确诊病因。一次，吉尔克里斯特突然晕倒，据她回忆当时身体已开始麻痹，双脚没有感觉，醒来后才知道受感染。她称唯一可能感染途径只有化妆品，当时她的朋友脸上确实有感染，但想不到原来这样也会被传染。

请问：1. 你认为对该化妆品应做什么微生物项目检测？

2. 你认为应如何采集化妆品样品？

微生物对化妆品的污染，不仅影响产品自身的质量，更严重的是它危及消费者的健康和安全。因此世界各国极为重视，各国都制定了化妆品微生物的卫生标准，提出了化妆品中控制微生物的总数和种类的指标，以防止和控制微生物对化妆品的污染。

一、化妆品中微生物的卫生标准

关于化妆品中微生物的控制指标,世界各国并无统一标准。我国《化妆品卫生规范》中制定了化妆品中微生物的 2 项控制指标。

(一) 化妆品中菌落总数

是指化妆品检样经过处理,在一定条件下培养后,1g(ml)检样中所含菌落总数,以 CFU/g(ml)来表示。所得结果只包括一群本方法规定条件下生长的嗜中温的需氧性菌落总数。规范中规定:在眼部、口唇、口腔黏膜用化妆品及婴儿和儿童用化妆品中,细菌总数不得大于 500CFU/ml(g),其他化妆品中,细菌总数不得大于 1000CFU/ml(g)。

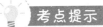

考点提示

化妆品中微生物的卫生学指标

(二) 化妆品中不得含有致病菌

我国规定在化妆品中不得检出以下三种特定菌,即粪大肠菌群、铜绿假单胞菌和金黄色葡萄球菌。

二、样品的采集

1. 所采集的样品,应具有代表性,一般视每批化妆品数量大小,随机抽取相应数量的包装单位。检验时,应分别从 2 个包装单位以上的样品中共取 10g(10ml)。包装量小于 20g 的样品,采样量可以适当增加。

2. 供检验样品,应严格保持原有的包装状态。进口产品应为市售包装。容器不应有破裂,在检验前不得打开,防止样品被污染。

3. 接到样品后,应立即登记,编号,并按要求尽快检验。如不能及时检验,样品应放在室温阴凉干燥处,不要冷藏或冷冻。

4. 若只有 1 个样品而同时需作多种分析时,应先作微生物检验,再将剩余样品作其他分析。

5. 在检验过程中,从打开包装到全部检验操作结束,均需按无菌操作规定进行。

三、检样的制备

(一) 液体样品

1. 水溶性的液体样品 量取 10ml 加到 90ml 灭菌生理盐水中,混匀后,制成 1:10 检液。若样品少于 10ml,仍按 10 倍稀释法进行,例:5ml 加到 45ml 灭菌生理盐水中。

2. 油性液体样品 取样品 10ml,先加 5ml 灭菌液体石蜡混匀,再加 10ml 灭菌的吐温80,在 40~44℃水浴中振荡混合 10min,加入已预温的无菌生理盐水 75ml,在 40~44℃水浴中乳化,制成 1:10 的悬液。

(二) 膏、霜、乳剂半固体状样品

1. 亲水性的样品 称取 10g 加到装有玻璃珠及 90ml 灭菌生理盐水的锥形瓶中,充分振荡混匀,静置 15min。取上清液作为 1:10 的检液。

2. 疏水性样品 称取 10g,放到灭菌的研钵中,加 10ml 灭菌液体石蜡,研磨成黏稠状,再加入 10ml 灭菌吐温 80,研磨待溶解后,加 70ml 灭菌生理盐水,在 40~44℃水浴中充分混合,制成 1:10 检液。

(三)固体样品

称取 10g 加到 90ml 灭菌生理盐水中,充分振荡混匀,使其分散混悬,静置后,取上清液作为 1:10 的检液。

如有均质器,上述水溶性膏、霜、粉剂等,可称 10g 样品加入 90ml 灭菌生理盐水,均质 1~2min;疏水性膏、霜及眉笔、口红等,称 10g 样品,加 10ml 灭菌液体石蜡,10ml 灭菌吐温 80,70ml 灭菌生理盐水,均质 3~5min。

四、细菌学检验

(一)菌落总数测定

测定菌落总数便于判明样品被细菌污染的程度,是对样品进行卫生学总评价的综合依据,单位为 CFU/ml(g)。

1. 检验步骤

(1)稀释检样:取 1:10 检液作 10 倍递增稀释,根据样品污染程度选择连续两个稀释度各 2ml 分别注入到两个灭菌平皿内,每皿 1ml,另用稀释液作一空白对照。

(2)倾注培养:采用卵磷脂吐温 80 营养琼脂培养基按前述倾注培养。

为便于区别化妆品中的颗粒与菌落,可在每 100ml 卵磷脂吐温 80 营养琼脂中加入 1ml0.5% 的 TTC 溶液,如有细菌存在,培养后菌落呈红色,而化妆品的颗粒颜色无变化。

2. 菌落计数方法 先用肉眼观察,点数菌落数,必要时用放大镜检查,以防遗漏。记下各平皿的菌落数后,求出同一稀释度各平皿生长的平均菌落数。若平皿中有连成片状的菌落或花点样菌落蔓延生长时,该平皿不宜计数。若片状菌落不到平皿中的一半,而其余一半中菌落数分布又很均匀,则可将此半个平皿菌落计数后乘以 2,以代表全皿菌落数。

3. 菌落报告方法

(1)首选平均菌落数在 30~300 个之间的平皿报告,当只有一个稀释度的平均菌落数符合此范围时,即以该平皿菌落数乘其稀释倍数报告。

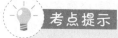
考点提示

化妆品菌落总数报告规则

(2)若有两个稀释度,其平均菌落数均在 30~300 个之间,则应求出两菌落总数之比值来决定,若其比值小于或等于 2,应报告其平均数,若大于 2 则报告其中稀释度较低的平皿的菌落数。

(3)若所有稀释度的平均菌落数均大于 300 个,则应按稀释度最高的平均菌落数乘以稀释倍数报告。

(4)若所有稀释度的平均菌落数均小于 30 个,则应按稀释度最低的平均菌落数乘以稀释倍数报告。

(5)若所有稀释度的平均菌落数均不在 30~300 个之间,其中一个稀释度大于 300 个,而相邻的另一稀释度小于 30 个时,则以接近 30 或 300 的平均菌落数乘以稀释倍数报告。

(6)若所有的稀释度均无菌生长,报告为 <10CFU/ml(g)。

(7)菌落计数的报告,菌落数在 100 以内时,按实有数值报告之,大于 100 时,采用二位有效数字,在二位有效数字后面的数值,应以四舍五入法计算。为了缩短数字后面零的个数,可用 10 的指数来表示。在报告菌落数为“不可计”时,应注明样品的稀释度。

(二)粪大肠菌群计数

是指一群需氧及兼性厌氧革兰阴性无芽胞杆菌,在 44.5±0.5℃培养 24~48h 能发酵乳糖产酸并产气。该菌来自人和温血动物粪便,是重要的卫生指示菌。

1. 检验步骤

(1) 取 10ml1∶10 稀释的检液,加到 10ml 含倒管的双倍浓缩乳糖胆盐(含中和剂)培养基中,置 44±0.5℃培养箱中培养 24~48h,如不产酸产气,则报告为粪大肠菌群阴性。

(2) 如产酸产气,划线接种到伊红美蓝琼脂平板上,置 36±1℃培养箱内培养 18~24h。同时取该培养液 1~2 滴接种到蛋白胨水中,置 44±0.5℃培养 24±2h。

经培养后,在上述平板上观察有无典型菌落生长。粪大肠菌群在伊红美蓝琼脂培养基上的典型菌落呈深紫黑色,圆形,边缘整齐,表面光滑湿润,常具有金属光泽。也有的呈紫黑色,不带或略带金属光泽,或粉紫色,中心较深的菌落,亦常为粪大肠菌群,应注意挑选。

(3) 挑取上述可疑菌落,涂片作革兰染色镜检。

(4) 在蛋白胨水培养液中,加入靛基质试剂约 0.5ml,观察靛基质反应。阳性者液面呈玫瑰红色;阴性液面呈试剂本色。

2. 检验结果报告　根据发酵乳糖产酸产气,平板上有典型菌落,并经证实为革兰阴性短杆菌,靛基质试验阳性,则可报告被检样品中检出粪大肠菌群。

(三) 铜绿假单胞菌测定

铜绿假单胞菌属于假单胞菌属,该菌对人有致病力,可使伤处化脓,引起败血症等。

1. 检验步骤

(1) 增菌培养:取 1∶10 样品稀释液 10ml 加到 90mlSCDLP 液体培养基中,置 36±1℃培养 18~24h。如有该菌生长,培养液表面多有一层薄菌膜,培养液常呈黄绿色或蓝绿色。

(2) 分离培养:从培养液的薄膜处挑取培养物,划线接种在十六烷基三甲基溴化铵琼脂平板上,置 36±1℃培养 18~24h。铜绿假单胞菌在此培养基上,菌落扁平,向周边蔓延,表面湿润,呈灰白色,菌落周围培养基常扩散有水溶性色素。此培养基选择性强,大肠埃希菌不能生长,革兰阳性菌生长较差。

在缺乏十六烷基三甲基溴化铵培养基时也可用乙酰胺培养基进行分离,铜绿假单胞菌在此培养基上生长良好,菌落扁平,边缘不整,菌落周围培养基略带粉红色,其他菌不生长。

(3) 染色镜检:挑取可疑的菌落,涂片革兰染色,镜检为革兰阴性者应进行氧化酶等试验。

(4) 氧化酶试验:取一小块洁净的白色滤纸片放在灭菌平皿内,用灭菌接种环挑取可疑菌落涂在滤纸片上,然后在其上滴加一滴新配制的 1% 二甲基对苯二胺试液,在 15~30s 之内,出现粉红色或紫红色时,为氧化酶试验阳性;若培养物不变色,为氧化酶试验阴性。

(5) 绿脓菌素试验:取可疑菌落 2~3 个,分别接种在绿脓菌素测定培养基上,置 36±1℃培养 24±2h,加入氯仿 3~5ml,充分振荡使培养物中的绿脓菌素溶解于氯仿液内,待氯仿提取液呈蓝色时,用吸管将氯仿移到另一试管中并加入 1mol/L 的盐酸 1ml 左右,振荡后,静置片刻。如上层盐酸液内出现粉红色到紫红色时为阳性,表示被检物中有绿脓菌素存在。

2. 检验结果报告　被检样品经增菌分离培养后,在分离平板上有典型或可疑菌落生长,经证实为革兰阴性杆菌,氧化酶及绿脓菌素试验皆为阳性者,即可报告被检样品中检出铜绿假单胞菌;如绿脓菌素试验阴性而液化明胶、硝酸盐还原产气和 42℃生长试验三者皆为阳性时,仍可报告被检样品中检出铜绿假单胞菌。

(四) 金黄色葡萄球菌测定

详见第五章第一节。

本章小结

　　水的微生物学检验主要包括菌落总数、总大肠菌群及耐热大肠菌群。菌落总数的检验主要用琼脂倾注法,总大肠菌群、耐热大肠菌群的检验主要用多管发酵法和滤膜法。

　　食品的微生物检验包括菌落总数、总大肠菌群数、粪大肠菌群数及有关微生物毒素。

　　用自然沉降法和撞击法可检验空气中菌落总数,检测空气中的微生物对于预防人类传染病具有十分重要的意义。

　　测定菌落总数可用来判断化妆品被细菌污染的程度。化妆品中微生物指标有菌落总数及致病菌(粪大肠菌群、铜绿假单胞菌及金黄色葡萄球菌等)。

（吴剑美）

目标测试

A1 型题

1. 同一水源,同一时间采集多类检测指标的水样时,应先采集哪项指标的水样
　　A. 挥发性酚　　　　　　　　B. 金属　　　　　　　　C. 有机物
　　D. 微生物　　　　　　　　　E. 放射性

2. 生活饮用水菌落总数培养是
　　A. $36 \pm 1℃$,24h　　　　B. $36 \pm 1℃$,48h　　　C. $28 \pm 1℃$,24h
　　D. $28 \pm 1℃$,48h　　　　E. $44 \pm 1℃$,24h

3. 生活饮用水采样后如不能立即检验,其保存温度和时间为
　　A. $-2℃$,4h　　　　　　　B. $-4℃$,6h　　　　　　C. $0℃$,4h
　　D. $2℃$,4h　　　　　　　　E. $4℃$,4h

4. 在油性液体化妆品供检样品制备过程中,乳化条件是
　　A. $28\sim32℃$水浴中乳化　　　B. $35\sim39℃$水浴中乳化
　　C. $40\sim44℃$水浴中乳化　　　D. $45\sim49℃$水浴中乳化
　　E. $50\sim54℃$水浴中乳化

5. 关于化妆品微生物检验,错误的是
　　A. 进口产品应为市售包装
　　B. 产品应在有效期内
　　C. 检验前样品应保存在阴凉干燥处
　　D. 检验时从 2 个以上包装中取混合样品
　　E. 检验时用样总量一般为 5g 或 5ml

6. 采集经氯处理的水样常用的中和试剂是
　　A. 硫代硫酸钠　　　　　　　B. 甘氨酸　　　　　　　C. 卵磷脂
　　D. 吐温 –80　　　　　　　　E. 卵磷脂和吐温 –80

7. 关于食品采样的叙述,错误的是

A. 用无菌刀、勺和无菌容器采样

B. 每一个独立包装为一件

C. 大样为一整批样品

D. 中样为 200g

E. 小样为 25g

8. 食品微生物检验中大肠菌群 MPN 计数法初发酵试验所用培养基是

A. 月桂基硫酸盐胰蛋白胨(LST)肉汤

B. 缓冲蛋白胨水或碱性蛋白胨水

C. 改良 EC 肉汤

D. 乳糖发酵管

E. 煌绿乳糖胆盐(BGLB)肉汤

9. 空气中微生物检验自然沉降法报告单位是

A. CFU/m³   B. 个 /m³   C. 个 / 皿

D. CFU/ 皿   E. CFU/m²

B1 型题

A. 不得检出   B. ≤10CFU   C. ≤100CFU

D. ≤500CFU   E. ≤1000CFU

10. 我国的卫生标准中,每 ml 生活饮用水中的细菌总数应

11. 我国的卫生标准中,生活饮用水中的总大肠菌群应

12. 根据《生活饮用水水源水质标准》,水源水中一级水源每 ml 总大肠菌群应

13. 按照我国《巴氏杀菌、灭菌乳卫生标准》(GB19645-2005)的规定,每 g 巴氏杀菌、灭菌乳中细菌总数应

14. 按照我国《化妆品卫生规范》的规定,在眼部、口唇、口腔黏膜用化妆品及婴儿和儿童用化妆品中,每 g 或每 ml 细菌总数应

实　验　指　导

实验一　细菌基本形态及特殊结构的辨认

【实验目的】

1. 熟练掌握微生物实验室规则。

2. 熟练掌握显微镜下细菌的基本形态和特殊结构的辨认。

【实验准备】

1. 细菌标本片:葡萄球菌、链球菌、脑膜炎奈瑟菌或淋病奈瑟菌、大肠埃希菌、炭疽芽胞杆菌、霍乱弧菌或水弧菌等革兰染色标本片;肺炎链球菌(荚膜)、破伤风芽胞梭菌(芽胞)、伤寒沙门菌(鞭毛)染色标本片。

2. 器材及其他:显微镜、香柏油、擦镜纸、二甲苯等。

【实验学时】　2 学时。

【微生物实验室规则】

医学微生物实验操作对象大多为致病性微生物,必须严格遵照实验操作规则,防止实验中自身感染和环境污染。此外,应十分注意防止发生火灾、烧伤、触电等意外事故。由于各种微生物的致病力与传播途径不同,故对不同微生物实验操作要求亦不同。兹将实验室一般注意事项介绍如下:

1. 非必需物品不准带入实验室,必要的文具、实验指导、笔记本等带入后也要和操作处远离。

2. 进实验室应穿工作服,离开实验室时要反折并放在指定处。工作服应经常消毒洗涤。

3. 实验室内应保持安静、整洁、有秩序,不得高声谈笑或随便走动,以免发生意外或影响他人实验。

4. 实验室内不准饮食、吸烟或用手抚摸头、面及其他部位。

5. 实验中如发生皮肤损伤、烧伤、吸入菌液或实验材料破损等事故时,应立即报告老师,进行紧急处理。皮肤损伤可用 2% 红汞或 2% 碘酒消毒。一般小面积的烧伤涂以凡士林油或 2% 苦味酸。如烧伤严重则立即到医务室或医院处理。吸入菌液应立即吐入污物缸内,并用大量自来水和 0.1% 高锰酸钾溶液或 3% 双氧水漱口,并根据不同菌种服用相应的抗生素以预防传染。菌液污染手部,立即浸于 3% 来苏溶液内,经 5~10 分钟再用肥皂水及水冲洗干净。污染的桌面、地面和物品可用 3% 来苏水消毒。

6. 爱护公物,节约实验器材,如损坏实验器材时,应报告老师,进行登记,酌情处理。

7. 用过的有菌器材或培养物等,应放于指定的地点,不得随地抛置。吸过菌液的吸管放在装有 3% 来苏水的消毒筒内,用过的载玻片放在消毒缸内,不得弃置桌上。

8. 易燃物品(酒精、二甲苯)不得接近火源。若一旦着火,应沉着处理,应迅速用沾水的

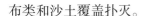

布类和沙土覆盖扑灭。

9. 实验结束时,将实验台整理好,用浸有消毒液之抹布拭擦干净,用具等放回原处,放置整齐。注意关好实验室门窗,检查温箱、冰箱等温度是否适宜或箱门是否关闭,自来水龙头是否拧紧,烤箱、电炉、酒精灯用后立即切断电源或熄灭。防止发生安全事故。

10. 离开实验室前,用消毒液浸泡双手,并用清水冲洗。

【实验方法与结果】

使用显微镜的油镜观察各类标本片,注意其形态、大小比例、排列方式、染色特点、特殊结构等。

(一) 细菌基本形态的观察

1. 球菌

(1) 革兰阳性球菌:①葡萄球菌:菌体呈球形,紫色,多呈葡萄串状排列。②链球菌:菌体呈球形,紫色,多呈链状排列。

(2) 革兰阴性球菌:呈肾形,红色,多成双排列(脑膜炎奈瑟菌或淋病奈瑟菌)。

2. 杆菌

(1) 革兰阳性杆菌:菌体为粗大杆状、两端齐平,紫色,呈竹节状排列(炭疽芽胞杆菌)。

(2) 革兰阴性杆菌:为两端钝圆的短杆菌,呈红色,散在排列(大肠埃希菌)。

3. 弧菌

霍乱弧菌(或水弧菌):菌体呈红色,只有一个弯曲,呈弧形或逗点状,散在排列。

(二) 细菌特殊结构的观察

1. 肺炎链球菌荚膜(革兰染色):革兰阳性球菌,成双排列,菌体周围有一未着色的环状带,即为荚膜。

2. 破伤风芽胞梭菌芽胞(芽胞染色):菌体为蓝色,在菌体的顶端可见一个比菌体大的圆形呈红色的芽胞,整个菌体呈鼓槌状。

3. 伤寒沙门菌鞭毛(鞭毛染色):菌体呈红色(或深紫色),周身鞭毛呈淡红色(或淡紫色)。

(三) 实验结果

1. 记录细菌的形态染色特征

菌名	形态	染色	排列
葡萄球菌			
脑膜炎奈瑟菌			
炭疽芽胞杆菌			
大肠埃希菌			
水弧菌			

2. 记录细菌的特殊结构

菌名	特殊结构	形态
伤寒沙门菌		
破伤风梭菌		
肺炎链球菌		

【实验评价】

1. 通过本试验学习,掌握微生物实验室规则,为后续的微生物实验打下基础。

2. 从显微镜下认识细菌的基本形态和特殊结构,为细菌的鉴定打下基础。

(潘运珍)

实验二 细菌的分布与消毒灭菌试验

【实验目的】

1. 熟练掌握细菌在自然界、正常人体体表及与外界相通的腔道中广泛分布,在微生物检验操作中必须建立无菌观念、严格无菌操作。

2. 学会高压蒸汽灭菌器、干烤箱、紫外线灯等器具的操作方法。并能检测消毒、灭菌的效果。

【实验准备】

1. 标本:土壤、水、空气、皮肤、咽喉部、排泄物、文具、物品等。

2. 培养基:普通琼脂平板、高层琼脂培养基、血平板,肉膏汤培养基。

3. 试剂:无菌生理盐水、75% 乙醇、2% 碘酒、2% 红汞、2% 龙胆紫、0.1% 苯扎溴铵等。

4. 器材:无菌培养皿、无菌吸管、无菌试管、无菌拭子、温箱、高压灭菌器、干烤箱、无菌 L 形玻棒等。

5. 细菌培养物:葡萄球菌、大肠埃希菌、蜡样芽胞杆菌。

【实验学时】 4 学时。

【实验方法与结果】

(一) 高压蒸汽灭菌器和干烤箱的使用

1. 高压蒸汽灭菌器

(1) 操作方法:①加水至高压蒸汽灭菌器内规定的要求量,放入欲灭菌物品,盖好器盖、对称旋紧螺旋,密闭高压灭菌器。②加热高压灭菌器,在压力升至 39.23kPa 时排气一次,待冷空气全部排出后,关闭排气阀。继续加热,高压蒸汽灭菌器内压力又逐渐升高,直到压力表指针到所需压力值时调节热源,维持 15~30 分钟。

(2) 注意事项:①检查排气阀及安全阀,按质量安全要求标准定期检测其性能,以免发生危险。②灭菌前必须将高压灭菌器内冷空气完全排除,否则灭菌器内达不到 121.3℃,灭菌不彻底。③灭菌物品不宜放置过挤而妨碍蒸气流通,影响灭菌效果。④灭菌时间到达后,停止加热,待压力自行下降至零时方可打开排气阀,以防瓶内液体外溢。

2. 干烤箱

(1) 操作方法:干热灭菌时,需升温达 160℃,维持 2 小时。将欲灭菌的物品包装后放入箱内,关闭箱门,接通电源,打开风扇,使升温和鼓风同时进行,至 100℃时停止鼓风,温度继续升至 160℃,维持 2 小时,关闭电源。

(2) 注意事项:①不宜对橡胶制品及不能耐受高温干热的物品灭菌。②箱内温度不可超过 180℃,否则棉塞与包装纸张被烧焦。③灭菌后必须等箱内温度降至与室温相差不多时,方可开门取物,否则易引起玻璃炸裂和皮肤灼伤。

(二) 热力对细菌作用的效果检测

1. 不同温度对细菌的影响:取等量肉膏汤 10 支,接种大肠埃希菌、枯草芽胞杆菌各 5 支。每次取接种不同细菌的肉膏汤管各 1 支,分别于 65℃水浴 5 分钟、65℃水浴 30 分钟、

100℃作用 5 分钟、高压蒸汽灭菌器内 103.4kPa 30 分钟,处理后立即用自来水冲凉。将 10 支肉汤管 35℃培养 18~24 小时,观察与解释各管中细菌的生长情况。

2. 煮沸消毒试验:取接种大肠埃希菌、枯草芽胞杆菌肉汤培养管各 3 支。将接种细菌的肉汤液放入沸水中,分别作用 1 分钟、5 分钟、10 分钟,随后用自来水冲凉。经 35℃培养 18~24 小时,观察与解释各管细菌生长情况。

（三）咽喉部、口腔中细菌分布的检查

1. 采集标本:分别用无菌水浸湿后的灭菌拭子在咽喉部、口腔中采集标本。

2. 分离培养:标本分别涂抹接种于血平板及普通琼脂平板的某一边,涂抹约为平板面积的 1/5,再分别用灭菌接种环分离划线至表面用完为止,盖好皿盖,35℃培养 24 小时。

3. 结果:培养基上有菌落、菌苔。描述菌落特征,做细菌形态检查。

（四）空气中细菌检查

1. 沉降方法:取琼脂平板 3~5 块,同一平面用 3~5 点法在待检区域采样,打开皿盖,使培养基表面暴露在空气中 10 分钟。

2. 培养:盖好皿盖,放入 35℃培养 24 小时。

3. 结果:培养基表面有菌落。计数平板上生长的菌落数,观察与描述菌落特征,做细菌形态检查。

（五）物品表面上细菌分布检查

1. 采集标本:分别用无菌水浸湿的灭菌拭子,在文具、纸币等处擦拭取标本。

2. 接种与培养:涂抹接种于普通琼脂平板相应标记部位,35℃培养 24 小时。

3. 结果:培养基上有菌苔、菌落。描述菌落特征,做细菌形态检查。

（六）水中细菌检测

1. 倾注平板法:用无菌吸管分别取不同的水样各 1ml,分别加入做有标记的无菌空平皿内。将高层琼脂溶化并冷却至 45℃左右,倾注上述平皿内,立即将皿底紧贴桌面轻轻旋转,使琼脂与水样均匀混合,静置桌面,待琼脂凝固。

2. 培养:培养皿底向上置于 35℃培养 24 小时。

3. 结果:培养基内有菌落形成。计数菌落数,比较不同水样的细菌数。

（七）紫外线杀菌试验

1. 方法:在普通琼脂平板上密集划线接种葡萄球菌。然后将两条长方形的黑纸条呈十字形附于平板表面,在紫外线灯下 60~80cm 处照射 30 分钟,取下黑纸条。

2. 培养:盖上平皿盖,于 35℃培养 24 小时。

3. 结果:暴露在紫外线灯下的培养基表面无细菌生长,黑纸条遮挡的区域有细菌生长。分析试验现象。

（八）化学消毒剂消毒效果的检测

1. 方法:将葡萄球菌和大肠埃希菌分别密集划线接种于 2 个普通琼脂平板上。用无菌镊子夹取分别经 0.1% 苯扎溴铵、2% 红汞、2% 龙胆紫、2% 碘酒浸泡过的直径为 6mm 的滤纸片,轻轻贴于琼脂平板表面勿移动,纸片的间距约为 3cm。

2. 培养:盖好皿盖,置 35℃培养 24 小时。

3. 结果:抑菌圈的大小不同。观察、解释试验现象。

（九）手指皮肤消毒前后的细菌检测

1. 方法:将普通琼脂平板底面用记号笔划分两半,注明"消毒前"和"消毒后"。将一手指在注明"消毒前"的培养基表面轻轻涂抹后,将此手指用 75% 乙醇做皮肤消毒,待干后,再在注明"消毒后"的培养基表面轻轻涂抹。

2. 培养:将平板置 35℃ 培养 24 小时。

3. 结果:消毒前、后细菌的生长菌落数有较明显的差异。分析试验现象。

【实验评价】

1. 通过本试验学习,认识细菌在自然界、正常人体体表及与外界相通的腔道中广泛分布,要求今后在微生物检验操作中必须建立无菌观念、严格无菌操作。

2. 实验后能熟练掌握高压蒸汽灭菌器、干烤箱、紫外线灯等器具的操作方法。并能检测消毒、灭菌的效果。

(潘运珍)

实验三　细菌不染色标本检查法(压滴法、悬滴法)

【实验目标】

1. 熟练掌握压滴法和悬滴法的操作。

2. 学会在暗视野显微镜下正常观察细菌的运动情况。比较有鞭毛细菌的真正运动和无鞭毛细菌的布朗运动。

3. 熟练掌握不染色标本检查法的临床意义。

【实验准备】

1. 菌种:变形杆菌、葡萄球菌、铜绿假单胞菌的肉汤培养物。

2. 器材:普通光学显微镜、载玻片、凹玻片、盖玻片、凡士林、接种环、酒精灯、火柴、小镊子、暗视野显微镜等。

【实验学时】 2 学时。

【实验方法与结果】

一、实验方法

(一) 压滴法

1. 用接种环分别取葡萄球菌及变形杆菌菌液 2~3 环,置于洁净载玻片中央。

2. 用小镊子夹一盖玻片,先使盖玻片一边接触菌液,然后缓缓放下,覆盖于菌液上,避免菌液中产生气泡。

3. 先用低倍镜找到观察部位,再换高倍镜或油镜观察细菌的运动。

观察不染色标本中细菌的运动,除用光学显微镜外,还可用暗视野显微镜和相差显微镜。

(二) 悬滴法

1. 取洁净的凹玻片一张,在凹窝四周涂抹凡士林少许。

2. 用接种环取 1~2 环变形杆菌或葡萄球菌 6~12h 肉汤培养物于盖玻片中央。

3. 将凹玻片凹面向下,倒合于盖玻片上,使凹窝中央正对盖玻片上的菌液。

4. 粘贴后迅速翻转凹玻片,用小镊子轻压盖玻片,使之与凹窝边缘粘紧封闭,以防水分蒸发。

5. 先用低倍镜找到悬滴的边缘,再换高倍镜(因凹玻片较厚,而油镜焦距很短,一般不用油镜来检查)。因为是不染色标本,背景稍暗些易于观察,因此观察时应下降聚光器,缩小光圈,以减少光亮。变形杆菌有鞭毛,运动活泼,可向不同方向迅速运动,位置移动明显。葡萄球菌无鞭毛,不能做真正的运动,但受水分子的撞击在一定范围内做位置移动不大的往复的颤动,即布朗运动。

二、实验结果

1. 观察记录实验结果

	变形杆菌	葡萄球菌	铜绿假单胞菌
运动方式			

2. 结果分析与报告

【实验评价】

1. 通过本试验学习,熟悉了不染色标本检查的操作方法,能够比较和区分有鞭毛细菌的真正运动和无鞭毛细菌的布朗运动。

2. 培养学生的实践操作能力,明确了不染色标本检查法的临床意义。

(姚伟妍)

实验四 革兰染色技术

【实验目的】

1. 熟练掌握显微镜特别是油镜的使用方法。

2. 熟练掌握革兰染色操作方法。

3. 学会革兰染色结果报告。

【实验准备】

1. 细菌标本:大肠杆菌、葡萄球菌的固体和液体培养物。

2. 试剂:生理盐水、革兰染色液(结晶紫、碘液、95% 乙醇、稀释复红液)。

3. 器材:吸水纸、酒精灯、接种环、载玻片、染色缸、染色架、洗瓶、显微镜、擦镜纸、特种铅笔、香柏油、二甲苯等。

【实验学时】 2 学时。

【实验方法与结果】

(一) 实验方法

细菌染色的基本程序:涂片→干燥→固定→初染(结晶紫染色 1min)→水洗→媒染(碘液 1min)→水洗→ 95% 酒精脱色(1min)→水洗→复染稀释(复红染色 30s)→水洗→干燥→镜检(油镜)。

1. 涂片

(1) 加盐水:将接种环在酒精灯火焰上烧灼灭菌,冷却后,取 1~2 环无菌的生理盐水于洁净无油的载玻片中央。

(2) 涂菌膜:按无菌操作法以接种环取待检标本斜面上细菌培养物,与生理盐水混合,使成一个均匀直径约 1cm 的薄膜。接种环用后需灭菌。

2. 干燥　涂片应在室温下自然干燥,必要时将涂面向上,置火焰高处慢慢微烤加热干燥。

3. 固定　固定的方法因染色方法不同而异。将干燥好的涂片涂面向上,在火焰上来回通过数次(一般 3~4 次),以手背触及玻片背面以微烫手为宜。

4. 染色

(1) 初染:将葡萄球菌、大肠杆菌涂片标本放在染色架上,滴加结晶紫溶液覆盖于菌膜上,1 分钟后,用水冲洗,并倾去玻片上的余水。

(2) 媒染:滴加碘液覆盖于菌膜上,1 分钟后,用水冲洗,并倾去玻片上的余水。

(3) 脱色:滴加 95% 酒精覆盖于菌膜上,轻轻摇动玻片无染料析出为止,约 30s 至 1min,用水冲洗,并倾去玻片上的余水。

(4) 复染:滴加复红溶液覆盖于菌膜上,30s 左右,用水冲洗,并倾去玻片上的余水,用滤纸印干后镜检。

(二) 实验结果

菌名	镜下形态	细菌颜色	革兰染色性
大肠埃希菌			
金黄色葡萄球菌			

(三) 注意事项

1. 涂片时,若挑取菌液,须先将菌液摇匀,以免细菌沉于管底而使挑取的细菌菌量过多或过少;若挑取菌落,生理盐水及菌量不宜过多。涂片尽量均匀,菌膜不宜过厚,以半透明为宜。

2. 细菌培养时间过长、培养基的成分不准确会影响染色效果。

3. 碘液放置时间长或失效、酒精的浓度不为 95%,影响染色效果。染液最好新鲜配制使用。

4. 染色时染液以覆盖标本为宜,不宜过多。

5. 染色各环节均应严格掌握好时间,尤其是乙醇脱色,应根据菌膜厚薄掌握时间。

6. 水洗时,将玻片倾斜,以细水流从菌膜上端冲下,不能将水流直接冲在菌膜部位,以免菌膜脱落。另外,不能先倒掉染液再冲洗。

【实验评价】

通过对细菌进行染色,可在镜下清楚地辨认细菌的形态染色等特征,从而帮助鉴定细菌。还可根据细菌的初步染色结果,选择合适的检验方法及协助临床选择合适的抗菌药物。

(曹美香)

实验五　抗酸染色技术

【实验目的】

1. 熟练掌握抗酸染色的操作方法。

2. 学会抗酸染色的结果观察。

【实验准备】

1. 细菌标本:晨痰或卡介苗(BCG)。

2. 试剂:抗酸染色液(石炭酸复红液、3% 盐酸酒精、碱性美兰溶液)。

3. 器材:载玻片、接种环、酒精灯、染色缸、染色架、染色夹等。

【实验学时】 2 学时。

【实验方法与结果】

(一) 实验方法

1. 制片:收集患者清晨咳痰或卡介苗,用接种环挑取痰液中干酪样坏死小块或带血小块,作成涂片,可取 0.01ml 涂成 1.0cm × 1.0cm 大小的薄涂片或取 0.1ml 涂成 2.0 cm × 2.5 cm 的厚涂片,干燥后经火焰固定。

2. 初染:将已固定好的涂片置于染色架上或用染色夹子夹好,滴加石炭酸复红染液,并于载玻片下方以小火加温至染液冒蒸气(切勿煮沸和煮干),随时补充染料以防干涸,持续 5min,然后用水冲洗。

3. 脱色:加 3% 盐酸乙醇数滴于载玻片,轻轻摇动载玻片脱色,直至无红色染液脱出为止,然后再用水洗。

4. 复染:加美蓝染色液 1~2 滴,复染 1min,水洗,干燥后镜检。

(二) 实验结果

菌名	镜下形态	细菌颜色	抗酸染色性
结核分枝杆菌			
杂菌			

(三) 注意事项

1. 初染进行加温染色时,要注意勿沸腾勿干涸,染液要随时补充。

2. 加温染色后,要待玻片冷却后再用细水流冲洗干净。

3. 脱色是关键步骤,要彻底。

【实验评价】

通过抗酸染色可将标本中的结核杆菌等抗酸菌鉴别出来,为临床治疗提供依据。

(曹美香)

实验六 玻璃器皿的准备和培养基的制备

【实验目的】

1. 熟练掌握配制培养基的一般方法。

2. 学会培养基的质量检查方法。

3. 学会玻璃器皿的准备。

【实验准备】

1. 试剂:牛肉膏、蛋白胨、NaCl、蒸馏水、琼脂、1mol/LNaOH、1mol/LHCl 等。

2. 器材:称量纸、牛角匙、量筒、三角烧瓶、烧杯、玻璃棒、精密 pH 试纸(pH5.5~9.0)、滤纸、纱布、普通棉花、牛皮纸或报纸、麻线绳、记号笔、试管、培养皿及培养皿盒、天平、电炉、高压蒸汽灭菌锅、酒精灯、培养箱、冰箱、剪刀等。

【实验学时】 2 学时。

【实验方法与结果】

（一）玻璃器皿的准备

1. 洗涤

玻璃器皿在使用前必须洗涤干净。培养皿、试管、锥形瓶等可用洗衣粉加去污粉洗刷并用自来水冲净。移液管先用洗液浸泡，再用水冲洗干净。洗刷干净的玻璃器皿自然晾干或放入烘箱中烘干、备用。

2. 包装

（1）移液管包装

将干燥的移液管的吸端塞入少许 1~1.5cm 长的棉花条，以防细菌吸入洗耳球中。棉花条要塞得松紧适宜，吸时既能通气，又不致使棉花滑入管内。将塞好棉花的移液管的尖端，放在 4~5cm 宽的长纸条的一端，移液管与纸条约成 30° 夹角，折叠包装纸包住移液管的尖端，用左手将移液管压紧，在桌面上向前搓转，纸条螺旋式地包在移液管外面，余下纸头折叠打结。

（2）试管和三角瓶等的包装

用棉塞将试管管口和锥形瓶瓶口部塞住，然后在棉塞与管口和瓶口的外面用牛皮纸与细线包扎好。

（3）培养皿的包装

用牛皮纸将 10 个培养皿包好。

3. 灭菌：置于高压蒸汽灭菌器内经 121.3℃，20min 高压蒸汽灭菌。

（二）培养基的制备

1. 称量：根据培养基配方依次准确称取各种药品，放入 1000ml 的烧杯中，琼脂不要加入，蛋白胨极易吸潮，故称量时要迅速，充分混匀。

2. 溶解：在放有石棉网的电炉上小火加热，并用玻璃棒搅拌，以防液体溢出，待各种药品完全溶解后，停止加热，补足水分。

3. 矫正 pH 值：在未矫正 pH 前，先用精密 pH 试纸测量培养基的原始 pH，如果偏酸，用滴管向培养基中逐滴加入 1mol/LNaOH，边加边搅拌，并随时用 pH 试纸测其 PH，直至 pH 达 7.4~7.6，反之，用 1mol/LHCl 进行调节。

固体或半固体培养基须加入一定量琼脂，琼脂加入后，置电炉上一面搅拌一面加热，直至琼脂完全融化后才能停止搅拌，并补足水分（水需预热）。注意控制火力不要使培养基溢出或烧焦。

4. 过滤澄清：趁热用滤纸或多层纱布过滤，以利某些实验结果的观察。

5. 分装：

（1）液体培养基的分装：分装于三角瓶中根据需要而定，一般以不超过三角瓶容积的一半为宜。

（2）固体培养基的分装：分装高度以试管高度的 1/5 左右为宜。分装三角烧瓶的量以不超过三角烧瓶容积的一半为宜。

（3）半固体培养基的分装：一般以试管高度的 1/3 为宜，灭菌后垂直待凝。

培养基分装完毕后，在试管口或三角瓶口上塞上棉塞，以阻止外界微生物进入培养基内造成污染，并保证有良好的通气性能。

加塞后，将全部试管放入铁丝筐或用麻绳捆好，再在棉塞外包一层牛皮纸，以防止灭菌时冷凝水润湿棉塞,其外再用一道麻绳扎好。用记号笔注明培养基名称、配制日期。三角烧瓶加塞后,外包牛皮纸,用麻绳以活结形式扎好,使用时容易解开,同样用记号笔注明培养基名称、配制日期、制备组别和姓名。

6. 灭菌:应按照培养基配方中规定的条件及时进行灭菌。普通培养基以 0.103MPa,121.3℃,20min 高压蒸汽灭菌,以保证灭菌效果和不损伤培养基的有效成分。

培养基经灭菌后,如需要作斜面固体培养基,则灭菌后立即摆放成斜面,斜面长度一般以不超过试管长度的 2/3 为宜,半固体培养基灭菌后,垂直冷凝成半固体深层琼脂。

将灭菌后的培养基冷至 50℃左右,以无菌手续倾入灭菌平皿内,内径 9cm 的平皿倾注培养基约 13~15ml,轻摇平皿底,使培养基平铺于平皿底部,待凝固后即成,倾注培养基时,切勿将皿盖全部启开,以免空气中尘埃及细菌落入。

7. 检定:每批培养基制成后须经检定方可使用,检定时将培养基放 37℃培养箱内培养24 小时后,证明无菌,同时用已知菌种检查在此培养基上生长繁殖及生化反应情况,符合要求者方可使用。

8. 保存:制好的培养基,不宜保存过久,以少量勤做为宜。每批应注明名称,分装量,制作日期等,放在 4℃冰箱内备用。

（三）实验结果:

培养基类型	外观、性状	pH	无菌试验	效果监测	用途	保存
液体培养基						
固体培养基						
半固体培养基						

（四）注意事项

1. 蛋白胨很容易吸湿,在称取时动作要迅速,在琼脂溶化过程中,应控制火力,以免培养基因沸腾而溢出容器污染棉塞。

2. 高压灭菌要注意物品不要塞得过紧,也不要过多。

3. 高压蒸汽灭菌器灭菌时,待加热到灭菌器内压力升至 0.034MPa 是打开排气阀,使灭菌器内的冷空气完全排出。

4. 灭菌完毕时,待压力自然下降到零时,方可开盖。

5. 棉塞应采用普通新鲜、干燥的棉花制作。

【实验评价】

通过玻璃器皿准备和培养基制备的学习,为之后将进行的细菌的检验打好基础。

（曹美香）

实验七　细菌的接种和培养技术

【实验目的】

1. 熟练掌握平板划线法、斜面、液体、半固体培养基等各种细菌接种技术。

2. 学会细菌培养方法及辨认细菌在培养基中的生长现象。

3. 学会无菌操作技术。

【实验准备】

1. 菌种:葡萄球菌、大肠埃希菌。

2. 培养基:普通平板培养基、普通斜面培养基、普通液体培养基、普通半固体培养基。

3. 器材:普通培养箱,二氧化碳培养箱、接种环(针)、酒精灯等。

【实验学时】 2学时。

【实验方法与结果】

(一)实验方法

1. 细菌的接种技术

(1)平板划线分离培养

1)连续划线分离培养:右手拿接种环,烧灼灭菌并冷却后,取葡萄球菌培养物少许。左手斜持(45°角)琼脂平板,略开盖,平板在酒精灯火焰左前上方约3~5cm距离。右手持已取标本的接种环在琼脂平板表面之一侧边缘,作原划线即原始区。接种环烧灼灭菌,冷却后蘸取自原始区末端蘸取少许标本,使接种环与平板表面成30°~40°角,运用腕力将接种环在平板上来回平行划线,划线要密但不能重叠,充分利用整个平板的表面积,不要划破琼脂表面,并注意无菌技术,避免空气中细菌的污染。在平板底上标记菌种、班级、姓名、接种日期,放在培养箱中于37℃培养24h后观察结果。

2)分区划线法:右手拿接种环,烧灼灭菌并冷却后,取葡萄球菌培养物少许,左手斜持(45°角)琼脂平板,略开盖,平板在酒精灯火焰左前上方约3~5cm距离,右手持已取标本的接种环在琼脂平板表面之一侧边缘,作原划线即原始区。

从原始区末端蘸取标本后划4~5条连续的平行线约占平板面积的1/3为一区,接种环灭菌,在烧接种环时,盖上平板,以防止杂菌的污染,接种环冷却后,平板旋转90°角,与一区有些交叉接触,划二区,同理划三区,盖上平板,烧去接种环上的残菌,标记、培养。

(2)斜面接种法:右手拿接种环,烧灼灭菌并冷却后,取葡萄球菌培养物少许。左手拿斜面培养基,用右手的小指与掌间拔掉左手上斜面培养基的棉塞,同时迅速将试管口在酒精灯上烧灼3秒钟左右,使管口上可能沾染的少量杂菌得以烧死。迅速将已经取菌的接种环伸进斜面培养基,在培养基上斜面底部向上先划一条直线到顶部,然后接种环回到斜面底部,由底向上轻轻做曲线划线到顶部,管口灭菌塞紧,接种环灭菌。标记,培养。

(3)液体接种法:基本上同固体斜面接种法,不同之处,仅在取菌后,接种环应在液体培养基管内壁与液面交接处的管壁处轻轻研磨均匀,然后将试管稍倾斜,使菌种混匀于肉汤中,管口灭菌塞紧,接种环灭菌,标记、培养。

(4)半固体穿刺接种法:右手拿接种针,烧灼灭菌并冷却后,取葡萄球菌培养物少许。左手拿半固培养基,管口灭菌同斜面培养基,已取菌接种针的从半固体培养基的中心垂直刺入,但不可刺到管底,然后沿原路退出,管口灭菌塞紧,接种环灭菌,标记、培养。

2. 培养方法

(1)需氧培养法:将已接种好标本的各种培养基,置37℃恒温培养箱中培养18~24h,一般细菌即可于培养基上生长。但菌量很少或难于生长的细菌需长时间培养才能生长。

(2)二氧化碳培养法:是将某些细菌,如脑膜炎球菌、布鲁杆菌,于增加 CO_2 环境中进行培养。常用的产生 CO_2 的方法有二氧化碳培养箱、烛缸法和化学法。

1)二氧化碳培养箱:能够自动调节二氧化碳含量和温度,使用起来比较方便。

2)烛缸法:将已接种标本的平板置于干燥器内,再放入小段点燃的蜡烛于缸内,盖密缸盖,蜡烛燃烛因缺氧自行熄灭,此时容器内二氧化碳含量约为 5%~10%,连同容器一并置于37℃温箱中培养。

3)化学法(重碳酸钠盐酸法):按每升容积加入重碳酸钠 0.4g 与浓盐酸 0.35ml 的比例,分别将两者置于容器中,将已接种过的培养基连同容器置于标本缸或干燥器内,盖紧缸盖后倾斜容器,使盐酸与重碳酸钠接触生成二氧化碳。

(二)实验结果

培养基类型	生长现象
液体培养基	
固体培养基	
半固体培养基	

(三)注意事项

1. 严格无菌操作。

2. 平板划线接种时,平皿盖不能开启过大(平皿盖与平皿底成 45°~50°角),避免呼吸道和空气中的细菌落入培养基。

3. 接种时,刚通过火焰灭菌的接种环(针),不能直接挑取菌种,须冷却后方可挑取细菌,环是否冷却,可先在培养基边缘空白处接触一下,若琼脂溶化,表示尚未冷却。使用后的接种环(针)须经火焰灭菌后方可放回原处。

4. 平板划线接种时,应运用手腕的力量在平板表面轻快地滑行,不可划破培养基表面,影响结果观察,划线要密集而不重叠,并充分利用平板的表面积。

5. 试管接种时,应将试管稍稍倾斜,避免空气中的杂菌落入管内,接种环(针)进出管口时,动作要迅速并不能碰及管口。拔塞后及盖塞前试管口均应通过火焰灭菌。接种完后,试管应直立于试管架上。

6. 穿刺接种时,接种针应在培养基内直行,不要左右移动,动作迅速。

【实验评价】

无菌操作技术、细菌接种和培养技术是微生物检验的基本技能,掌握了基本技能就为进一步的细菌检验中细菌的分离培养和鉴定打下基础。

(曹美香)

实验八　常见的细菌生化反应试验

【实验目的】

1. 熟练掌握细菌常用生化反应的原理、操作方法和结果判读。

2. 熟练掌握细菌常用生化反应的意义。

【实验准备】

1. 菌种:大肠杆菌、伤寒沙门菌、痢疾志贺菌。

2. 培养基:葡萄糖发酵管、乳糖发酵管、蛋白胨水、缓冲葡萄糖蛋白胨水培养基、枸橼酸盐培养基、KIA 培养基、MIU 培养基。

3. 试剂:靛基质试剂、甲基红试剂、V-P 试剂。

4. 器材:接种环(针)、酒精灯、电热恒温培养箱。

【实验学时】 2 学时。

【实验方法与结果】

(一) 实验方法

1. 糖发酵试验

(1) 原理:不同细菌产生分解同种糖的酶不同使得产物不同,用于鉴别。有些细菌能分解糖产酸,从而使指示剂变色。

(2) 方法:将大肠杆菌和伤寒沙门菌无菌操作各自接种于葡萄糖发酵管、乳糖发酵管中,于 37℃培养 18~24h 培养,观察结果。

(3) 结果:培养基变黄说明分解糖产酸,以"+"表示,如倒置的试管中还有气泡说明还产气,以"⊕"表示,培养基不变色说明不分解此糖,以"–"表示。大肠杆菌发酵葡萄糖的结果为"⊕",大肠杆菌发酵乳糖的结果为"⊕",伤寒沙门菌发酵葡萄糖的结果为"+",伤寒沙门菌发酵乳糖的结果为"–"。

2. 靛基质试验(I)

(1) 原理:具有色氨酸酶,能分解蛋白胨中的色氨酸,生成吲哚。吲哚与对二甲基氨基苯甲醛结合生成红色化合物。

(2) 方法:将上述两种细菌分别接种于蛋白胨水培养基中,置 37℃培养 18~24h 后,沿管壁缓慢加入吲哚试剂 2~3 滴,使试剂浮于培养物表面,形成两层,立即观察结果。

(3) 结果:两液面交界处出现红色为阳性,无变化者为阴性。大肠杆菌靛基质试验阳性,伤寒杆菌阴性。

3. 甲基红试验(M)

(1) 原理:有些细菌分解葡萄糖产生丙酮酸后,可继续分解丙酮酸产生大量有机酸,使培养基 pH 降至 4.5 以下,加入甲基红指示剂即显红色。

(2) 方法:将上述两种细菌分别接种于缓冲葡萄糖蛋白胨水培养基中,置 37℃培养 18~24h 后,加入甲基红试剂 2 滴,轻摇后观察结果。

(3) 结果:培养基变红为甲基红试验阳性,变黄为甲基红试验阴性。大肠杆菌和伤寒杆菌甲基红试验均为阳性。

4. VP 试验(Vi)

(1) 原理:有些细菌能分解葡萄糖产生丙酮酸,丙酮酸脱羧成乙酰甲基甲醇,后者在强碱环境下,被空气中的氧气氧化为二乙酰,二乙酰与蛋白胨中的胍基化合物反应生成红色化合物。

(2) 方法:将上述两种细菌分别接种于缓冲葡萄糖蛋白胨水培养基中,置 37℃培养 18~24h 后,加入 VP 试剂甲液和乙液各 2 滴,充分振荡后观察结果。

(3) 结果:培养基变红为 VP 试验阳性,不变色为 VP 试验阴性。大肠杆菌和伤寒杆菌 VP 试验均为阴性。

5. 枸橼酸盐利用试验(C)

(1) 原理:枸橼酸盐培养基不含任何糖类,枸橼酸盐为唯一碳源、磷酸二氢铵为唯一氮源。如果细菌能利用铵盐作为唯一氮源,并能利用枸橼酸盐作为唯一碳源,则可在此培养基上生长,分解枸橼酸钠,使培养基变碱,培养基中的溴麝香草酚蓝指示剂由绿色变为深蓝色。

(2) 方法:将上述两种细菌分别接种于枸橼酸盐斜面培养基中,置 37℃培养 24~48h 后,观察结果。

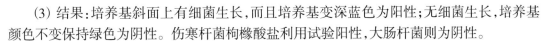

(3) 结果:培养基斜面上有细菌生长,而且培养基变深蓝色为阳性;无细菌生长,培养基颜色不变保持绿色为阴性。伤寒杆菌枸橼酸盐利用试验阳性,大肠杆菌则为阴性。

6. KIA 试验:

(1) 原理:克氏双糖铁培养基含有葡萄糖和乳糖(1:10)、硫酸亚铁、酚红。若细菌只分解葡萄糖而不分解乳糖,斜面为红色,底层为黄色;若细菌分解葡萄糖、乳糖则产生大量酸,使斜面与底层均呈黄色;若细菌产生硫化氢,可与培养基中的硫酸亚铁作用,形成黑色的硫化亚铁。

(2) 方法:用接种针挑取待检菌,先穿刺接种到 KIA 深层(距管底 3~5mm),退回后在斜面上由下至上划线,于 37℃培养 18~24h 后,观察结果。

(3) 结果:常见的 KIA 反应有如下几种。

1) 斜面碱性(K)/ 底层碱性(K):不发酵糖类。

2) 斜面碱性(K)/ 底层酸性(A):发酵葡萄糖、不发酵乳糖。

3) 斜面碱性(K)/ 底层酸性(A):发酵葡萄糖、不发酵乳糖。

4) 斜面酸性(A)/ 底层酸性(A):发酵葡萄糖和乳糖。

若培养基内出现裂隙,则表示分解糖产生气体,若培养基内有黑色表示产生硫化氢。

7. 脲酶试验

(1) 原理:有些细菌产生脲酶,可水解尿素生成氨和二氧化碳,由于氨生成使培养基变为碱性,从而使酚红指示剂变红。

(2) 方法:将上述两种细菌分别接种于尿素琼脂斜面培养基中,置 37℃培养 18~24h 后,观察结果。

(3) 结果:培养基变红色者为阳性,不变色者为阴性。大肠杆菌和伤寒杆菌脲酶试验均为阴性。

(二) 实验结果

1. 糖发酵试验、IMViC 试验结果记录及分析:

菌名		葡萄糖发酵	乳糖发酵	I	M	Vi	C	脲酶试验
大肠埃希菌	结果							
	分析							
伤寒沙门菌	结果							
	分析							
痢疾志贺菌	结果							
	分析							

2. KIA 试验结果及分析

菌名		KIA			
		斜面	底层	气体	硫化氢
大肠埃希菌	结果				
	分析				
伤寒沙门菌	结果				
	分析				
痢疾志贺菌	结果				
	分析				

【实验评价】

掌握细菌基本的生化反应的原理、操作及结果判读,对细菌检验中细菌初步鉴定和鉴别有重要意义。

(曹美香)

实验九 细菌药敏试验

【实验目的】

1. 熟练掌握细菌药敏试验 K-B 法的操作、结果判断及临床意义。

2. 学会细菌药敏试验 K-B 法的质量控制。

【实验准备】

1. 菌种:

(1) 标准菌株:金黄色葡萄球菌 ATCC25923、大肠埃希菌 ATCC25922、铜绿假单胞菌 ATCC27853。

(2) 待检菌:金黄色葡萄球菌、大肠埃希菌、铜绿假单胞菌。

2. 培养基:MH 平板培养基。

3. 试剂:0.5 麦氏比浊管、无菌生理盐水、抗菌药物纸片。

4. 其他:镊子、游标卡尺(或毫米尺)、接种环、电热恒温培养箱、无菌棉拭、玻璃试管。

【实验学时】 2 学时。

【实验方法与结果】

(一) 实验方法

1. 制菌液:用接种环分别挑取金黄色葡萄球菌、大肠埃希菌、铜绿假单胞菌 18~24 小时平板培养物的单个菌落,置于用无菌生理盐水管中,校正浓度至 0.5 麦氏比浊标准。

2. 接种:用无菌棉拭子蘸取菌液,在管内壁挤出多余菌液,在琼脂平板表面均匀涂抹接种 3 次,每次旋转 60°,最后在平板内壁来回涂抹 2 周。接种后将平板置室温干燥 5 分钟。

3. 贴放药物纸片:用无菌镊子夹取各种抗菌药物纸片,轻轻贴在已接种细菌的琼脂培养基表面,一次放好,不能移动,用镊尖轻轻按压,使纸片与琼脂表面完全接触。各纸片中心间距离不得小于 24mm,纸片边缘距离平皿内缘不得小于 15mm。90mm 的平板放六种药物纸片。抗菌药物的选择见实验表 9-1。

实验表 9-1 药敏纸片的选择

待测菌	药物
金黄色葡萄球菌 ATCC25923	P、VA、FOX、DA、CIP、GN、SXT
大肠埃希菌 ATCC25922	AMP、CZ、GN、AMS、CRO、CIP、IMP
铜绿假单胞菌 ATCC27853	CAZ、GN、PRL、AK、ATM、CIP、IMP

注:青霉素(P)、万古霉素(VA)、头孢西丁(FOX)、克林霉素(DA)、环丙沙星(CIP)、庆大霉素(GN)、复方新诺明(SXT)、氨苄西林(AMP)、头孢唑林(CZ)、氨苄西林/舒巴坦(AMS)、头孢曲松(CRO)、亚胺培南(IMP)、头孢他定(CAZ)、哌拉西林(PRL)、阿米卡星(AK)、氨曲南(ATM)

4. 培养:平皿倒置,37℃温箱中培养 16~18h。葡萄球菌必须孵育 24 小时以检测对苯唑西林和万古霉素的耐药性。

（二）实验结果

1. 判读标准:用游标卡尺或直尺量取抑菌圈直径(抑菌圈的边缘应是无明显细菌生长的区域),先量取质控菌株的抑菌圈直径,以判断质控是否合格,然后量取试验菌株的抑菌圈直径,参照实验表 9-2 判读结果,按敏感、中介、耐药报告。

实验表 9-2　药敏纸片含药量和结果解释

抗菌药物	纸片含药量（μg）	抑菌圈直径（mm）		
		耐药（R）	中介（I）	敏感（S）
AK	30	≤14	15~16	≥17
GN	10	≤12	13~14	≥15
P	10units	≤28	—	≥29
FOX	1	≤21	—	≥22
AMP	10	≤13	14~16	≥17
PRL	100	≤17	—	≥21
CZ	30	≤14	15~17	≥18
CRO	30	≤13	14~20	≥21
CAZ	30	≤14	15~17	≥18
ATM	30	≤15	16~21	≥22
AMS	10/10	≤11	12~14	≥15
IMP	10	≤13	14~15	≥16
CIP	5	≤15	16~20	≥21
VA	30	—	—	≥15
DA	2	≤14	15~20	≥21
SXT	1.25/23.75	≤10	11~15	≥16

2. 质量控制:标准菌株的抑菌圈直径应在实验表 9-3 所示的范围内。

实验表 9-3　标准菌株的抑菌圈直径

抗菌药物	纸片含药量（μg）	抑菌圈直径（mm）		
		大肠埃希菌 ATCC25922	金黄色葡萄球菌 ATCC25923	铜绿假单胞菌 ATCC27853
AK	30	19~26	20~26	18~26
GN	10	19~26	19~27	16~21
P	10units	—	26~37	—
FOX	1	—	18~24	—
AMP	10	16~22	27~35	—
PRL	100	19~24	29~37	—
CZ	30	24~30	—	25~33

续表

抗菌药物	纸片含药量 (μg)	抑菌圈直径(mm)		
		大肠埃希菌 ATCC25922	金黄色葡萄球菌 ATCC25923	铜绿假单胞菌 ATCC27853
CRO	30	21~27	29~35	—
CAZ	30	20~26	27~35	—
ATM	30	25~32	16~20	22~29
AMS	10	28~36	—	23~29
IMP	10	26~32	—	20~28
CIP	5	30~40	22~30	25~33
VA	30	—	17~21	—
DA	2	—	24~30	—
SXT	1.25/23.75	23~29	24~32	—

3. 结果记录

菌株	大肠埃希菌	金黄色葡萄球菌	铜绿假单胞菌
抑菌圈直径/敏感性	AMP:	P:	CAZ:
	CZ:	VA:	GN:
	GN:	FOX:	PRL:
	AMS:	DA:	AK:
	CRO:	CIP:	ATM:
	CIP:	GN:	CIP:
	IMP:	SXT:	IMP:

【实验评价】

培养基的质量、抗菌药物纸片的质量、接种菌量、实验操作质量、孵育条件、测抑菌圈工具的精密度等均都影响实验结果的准确性和精密度。

(曹美香)

实验十　葡萄球菌属的检验

【实验目的】

1. 熟练掌握葡萄球菌属的菌落特点、菌体形态及染色特性。

2. 熟练掌握葡萄球菌属的分离培养与鉴定方法。

3. 学会葡萄球菌生化反应的操作和结果判断。

【实验准备】

1. 培养基:普通琼脂平板、血平板、高盐甘露醇平板、卵黄高盐平板、甲苯胺蓝核酸琼脂、甘露醇发酵管、O-F 培养管。

2. 菌种:金黄色葡萄球菌、表皮葡萄球菌、腐生葡萄球菌、微球菌、临床标本。

3. 试剂:3%H_2O_2 溶液、兔血浆、无菌液体石蜡、革兰染液等。

4. 器械:载玻片、小试管、接种环、水浴箱、生理盐水、显微镜、新生霉素纸片等。

【实验学时】 4 学时。

【实验方法与结果】

(一) 实验方法

分离培养与鉴定:

(1) 接种:将上述菌种接种在普通琼脂平板、血平板、高盐甘露醇平板和卵黄高盐平板上。

(2) 培养:将接种好的平板进行标记后置于 35℃培养 18~24 小时后观察菌落特征。

(3) 菌落观察:记录上述各菌菌落大小、形态、表面、边缘、湿润程度、气味、透明度及颜色(可用白色滤纸刮取菌落观察颜色)。血平板还需观察溶血现象。

(4) 镜检:将不同特性的菌落分别做涂片,革兰染色后观察记录细菌染色性、形态、大小、排列。

(5) 生化反应鉴定:

1) 触酶试验:用接种环挑取普通琼脂平板上的葡萄球菌菌落,涂布于洁净载玻片上,加 3%H_2O_2 溶液 1~2 滴,观察现象。1 分钟内出现气泡的为阳性,不产气泡的为阴性。上述菌种均为阳性。

2) 血浆凝固酶试验:金黄色葡萄球菌可产生结合型凝固酶使血浆凝固附着于细菌表面,在玻片上形成凝集颗粒,游离型的血浆凝固酶可使试管中血浆发生凝固。

玻片法:取未稀释的兔血浆或人血浆和生理盐水各 1 滴分别滴于载玻片上,将待检菌落少许分别与生理盐水和血浆混合,立即观察现象。

试管法:取小试管 3 支,各加 0.5ml 1∶4 稀释的兔或人血浆,其中 1 支加 3~5 个菌落,充分研磨,另 2 支分别接种阳性和阴性菌株作对照,置 35℃水浴 3~4 小时,观察现象。

结果:玻片法有颗粒为阳性,无凝集颗粒为阴性;试管法有明显纤维蛋白凝块为阳性。

3) 耐热核酸酶测定:致病性葡萄球菌会产生耐热核酸酶,使 DNA 水解后与甲苯胺蓝结合,使甲苯胺蓝琼脂显示粉红色。非致病性葡萄球菌虽也产生 DNA 酶,但不耐热,因此,耐热核酸酶试验可作为鉴定致病性葡萄球菌的重要指标。

玻片法:取 3ml 融化好的甲苯胺蓝琼脂均匀倾注于载玻片上,待凝固后打 6~8 个 2~5mm 孔,分别加 1 滴经沸水浴 3 分钟处理过的待检葡萄球菌和阳性、阴性对照的葡萄球菌培养物,35℃水浴 3h 观察有无粉红色圈及其大小。

平板法:将葡萄球菌 24 小时培养物沸水浴 15 分钟,用接种环划线种于甲苯胺蓝琼脂平板上,35℃培养 24 小时,观察接种线周围有无粉红色出现。

结果:出现粉红色的为阳性。

4) 甘露醇发酵试验:将葡萄球菌接种于甘露醇发酵管中,35℃培养 18~24 小时后观察生长现象。由紫变黄为阳性,不变为阴性。

5) 新生霉素敏感试验:取待检菌均匀涂布于血琼脂平板上,贴放含 5μg/ 片的新生霉素纸片,35℃培养 16~20 小时,观察抑菌圈大小。抑菌圈直径≤16mm 为耐药,>16mm 为敏感。

6) O-F 试验:将待检的葡萄球菌接种于 2 支 O-F 培养管中,其中 1 支加无菌液体石蜡约 1cm 厚,同法接种微球菌,35℃培养 24 小时后观察并记录结果。2 管均变黄为 F 型,不加石蜡变黄为 O 型,2 管均不变为阴性。

(二) 注意事项

1. 触酶试验:不宜用血平板的菌落,因红细胞含有触酶,以免出现假阳性;每次实验,均应设阳性和阴性对照;实验所用 3%H_2O_2 应为新鲜配制;陈旧培养物也可出现假阴性反应。

2. 血浆凝固酶:最好使用 EDTA 抗凝的血浆,不要使用枸橼酸钠抗凝剂,否则会出现假阳性。玻片法应在 10 秒内观察结果,待检菌悬液要浓,用无菌新鲜血浆。玻片法阴性或延迟凝固时,需以试管法证实。试管法必须 4 小时内观察结果,观察时应轻轻倾斜试管,以判断是否有凝块,不要振动或摇动试管,以防凝固初期的凝块被破坏。

(三) 实验结果

1. 观察记录实验结果。

(1) 葡萄球菌和微球菌在平板上的生长现象。

菌种	普通琼脂平板	血平板	高盐甘露醇平板	卵黄高盐平板
金黄色葡萄球菌				
表皮葡萄球菌				
腐生葡萄球菌				
微球菌				

(2) 革兰染色镜检结果

菌种	形态	排列	染色性
金黄色葡萄球菌			
表皮葡萄球菌			
腐生葡萄球菌			
微球菌			

(3) 生化反应结果

菌种	触酶	血浆凝固酶		耐热核酸酶	甘露醇	O-F	新生霉素敏感
		玻片法	试管法				
金黄色葡萄球菌							
表皮葡萄球菌							
腐生葡萄球菌							
微球菌							

2. 结果分析及报告。

【实验评价】

通过本试验学习,认识葡萄球菌的生物学特性,学会葡萄球菌的分离培养与鉴定技术,为临床各类标本中葡萄球菌的鉴定打下良好基础。

(田叶青)

实验十一 链球菌属的检验

【实验目的】

1. 熟练掌握链球菌属的菌落特点、菌体形态及染色特性。

2. 熟练掌握链球菌属的分离培养与鉴定方法。

3. 学会链球菌溶血素"O"试验操作。

【实验准备】

1. 培养基：血平板、马尿酸钠培养基、七叶苷琼脂斜面、6.5%NaCl 肉汤、血清肉汤培养基、菊糖发酵管。

2. 菌种：A 群链球菌、B 群链球菌、D 群链球菌、肺炎链球菌、甲型链球菌、金黄色葡萄球菌、临床标本。

3. 试剂：$FeCl_3$ 试剂，100g/L 去氧胆酸钠溶液，ASO 胶乳试剂、3%H_2O_2 溶液、美蓝染液、革兰染液、人血清和 2% 兔红细胞等。

4. 器械：小试管、接种环、生理盐水、杆菌肽纸片、Optochin 纸片、乳胶反应板等。

【实验学时】 5 学时。

【实验方法与结果】

(一) 实验方法

1. 分离培养与鉴定：

(1) 接种：将上述各菌种接种在血平板上。

(2) 培养：将接种好的平板进行标记后置于 35℃大气环境或 5%CO2 环境培养 18~24 小时后观察菌落特征。

(3) 菌落及生长现象观察：①菌落观察：记录菌落大小、形态、表面、边缘、湿润程度、气味、透明及颜色和不同溶血现象。②将上述细菌接种与肉汤培养基中，35℃、5% CO_2 环境 18~24 小时后，观察记录实验结果。

(4) 镜检：将不同特性的菌落分别做涂片，革兰染色后观察记录细菌染色特性、大小、形态、排列。

(5) 生化反应与鉴定

1) 触酶试验：用接种环挑取平板上的链球菌培养物于玻片上，进行触酶试验，各链球菌均为阴性。

2) 杆菌肽敏感试验：A 群链球菌对杆菌肽敏感，其他链球菌对杆菌肽耐药。将取待检菌均匀涂布于血琼脂平板上，贴放杆菌肽纸片，35℃培养 18~24 小时，观察结果。

结果：在杆菌肽纸片周围出现抑菌圈为敏感菌，可推测待检菌为 A 群链球菌。

注意事项：涂布接种待检菌时，接种量要大，以免出现假阳性。

3) CAMP 试验：B 群链球菌会产生 CAMP 因子，该物质可促进金黄色葡萄球菌 β 溶血素活性，故血平板上两种菌交界处溶血能力增强，形成箭头状透明溶血区。其他链球菌不产生该因子。

方法：在血平板上，用金黄色葡萄球菌划线接种一条直线，在该直线的垂直平分线处用被检菌接种一条相距 3mm 的垂直短线，同样方法接种阳性和阴性对照于其两旁。35℃培养 18~24 小时后观察结果。

结果：B 群链球菌在与金黄色葡萄球菌的交界处有一个箭头状(半月形)加强溶血区，为此实验的阳性，无加强溶血区的为阴性。是与其他链球菌的鉴别试验。

4) 马尿酸钠水解试验：B 群链球菌具有马尿酸钠水解酶，分解马尿酸钠产生的苯甲酸和三氯化铁形成苯甲酸铁沉淀，其他链球菌无此酶。

方法：将被检菌接种于马尿酸钠培养基中，35℃培养 48 小时后取出经 3000r/min 离心

30 分钟,取上清液 0.8ml 加入 0.2mlFeCl₃ 试剂混匀,10~15 分钟观察结果。

结果:B 群链球菌出现恒定沉淀物为阳性,如虽有沉淀,但轻摇后即溶为阴性。

5) 七叶苷水解试验:D 群链球菌可水解七叶苷,生成的七叶素与培养基中的枸橼酸铁反应,生成黑色沉淀物,其他链球菌无此特性。

方法:将被检菌接种于七叶苷培养基中,35℃培养 24 小时后观察并记录结果。

结果:D 群链球菌使培养基变黑为阳性,不变色为阴性。

6) Optochin 敏感试验:取待检菌均匀涂布于血琼脂平板上,贴放含 5μg/ 片的 Optochin 纸片,35℃培养于 5%CO₂ 环境 18~24 小时,观察抑菌圈大小。抑菌圈直径 ≤14mm 为耐药,肺炎链球菌 >14mm 为敏感。

7) 胆汁溶菌试验:胆汁或胆盐能活化肺炎链球菌的自溶酶,促进其自我溶解,可将肺炎链球菌与其他 α 溶血的链球菌区别开来。

平板法:直接将 100g/L 去氧胆酸钠溶液滴在菌落上,35℃ 30 分钟后观察结果。

试管法:直接将 100g/L 去氧胆酸钠溶液滴在血清肉汤培养物中,35℃ 15~30 分钟后观察结果。

结果:肺炎链球菌平板菌落消失或血清肉汤培养物从混浊变澄清为试验阳性。

8) 菊糖发酵试验:将被检菌接种于菊糖发酵管中,35℃培养 18~24 小时后,观察生长现象。

结果:培养基由紫变黄为阳性,不变为阴性。肺炎链球菌为阳性。

2. 胶乳法检测 ASO:抗链球菌溶血素"O"抗体(ASO)的检测分溶血法和胶乳法两种,两法的实验设计不同,但后者更简便,快速、使用越来越广泛。

(1) 原理:患者血清与适量的溶血素"O"作用后,血清中正常水平的 ASO 会被加入的溶血素"O"所中和,如患者血清中含有高滴度的 ASO,则剩余的 ASO 可与吸附有链球菌溶血素"O"的胶乳试剂反应,出现清晰、均匀的凝集颗粒。此试验可用来辅助诊断风湿热、肾小球肾炎等疾患。

(2) 方法:将患者血清 56℃ 30 分钟灭活后用生理盐水做 1∶15 稀释,在反应板各孔内分别滴加稀释血清、阳性和阴性血清各 1 滴,再于各孔内滴加 1 滴溶血素"O"溶液,轻摇 1 分钟混匀,最后在各孔内分别滴加 1 滴胶乳试剂,18~20℃轻摇 3 分钟后观察结果。

(3) 结果:出现清晰凝集颗粒为阳性,不凝集为阴性。

(4) 注意事项:胶乳试剂不能冻存,宜放 4℃冰箱中使用前摇匀。加入 ASO 试剂后,轻摇并按操作要求时间记录结果,超过规定时间才出现的凝集不能作为阳性结果。注意试剂的有效期及实验要求的温度。若标本发生溶血或是高脂、高胆红素、高胆固醇血液、类风湿因子以及标本被细菌污染都会影响试验结果。

(二) 实验结果

1. 观察记录实验结果。

(1) 观察并记录 A、B、D 群链球菌以及肺炎球菌和甲型链球菌的生长现象。

菌种	血平板	肉汤
A 群链球菌		
B 群链球菌		
D 群链球菌		
肺炎链球菌		
甲型链球菌		

(2) 革兰染色镜检结果

菌种	形态	排列	染色性
A 群链球菌			
B 群链球菌			
D 群链球菌			
肺炎链球菌			
甲型链球菌			

(3) 生化反应结果

菌种	触酶	杆菌肽敏感	CAMP	马尿酸钠水解	七叶苷水解	菊糖发酵	胆汁溶菌	Optochin 敏感
A 群链球菌								
B 群链球菌								
D 群链球菌								
肺炎链球菌								
甲型链球菌								

2. 结果分析及报告。

【实验评价】

通过本试验学习,认识链球菌的生物学特性,熟悉链球菌的分离培养与鉴定技术,为临床各类标本中链球菌的鉴定打下良好基础。

(田叶青)

实验十二 肠球菌属的检验

【实验目的】

1. 熟练掌握肠球菌属的菌落特点、菌体形态及染色特性。

2. 熟练掌握肠球菌属的分离培养与鉴定。

3. 学会肠球菌生化反应的操作和结果判断。

【实验准备】

1. 培养基:血平板、胆汁七叶苷琼脂斜面。

2. 菌种:D 群链球菌、粪肠球菌、临床标本。

3. 试剂:6.5%NaCl 肉汤,革兰染液、PYR 试剂等。

4. 环境:35℃大气环境或 5%CO_2 环境。

5. 器械:载玻片、生理盐水、PYR 纸片等。

【实验学时】 1 学时。

【实验方法与结果】

(一) 实验方法

分离培养与鉴定:

(1) 接种:将上述菌种接种在血平板上。

（2）培养：将接种好的平板进行标记后置 35℃大气环境或 5%CO₂ 环境培养 18~24 小时后观察菌落特征。

（3）菌落观察：记录菌落大小、形态、表面、边缘、湿润程度、气味、透明及颜色和不同溶血现象。

（4）镜检：将不同特性的菌落分别做涂片，革兰染色后观察记录细菌染色特性、大小、形态、排列。

（5）生化反应鉴定

1）触酶试验：用接种环挑取平板上链球菌培养物，进行触酶试验，各链球菌均为阴性。

2）胆汁七叶苷水解试验：肠球菌和 D 群链球菌都能在含胆盐的培养基中生长并水解七叶苷，生成的七叶素与培养基中的枸橼酸铁反应，生成黑色沉淀物。此试验不能区分肠球菌与 D 群链球菌。

方法：将被检菌接种于胆汁七叶苷培养基中，35℃培养 24 小时后观察并记录结果。

结果：肠球菌和 D 群链球菌能使培养基变黑为阳性，不变色为阴性。

3）6.5%NaCl 生长试验：肠球菌具有很强的耐盐能力，能在高盐的培养基上生长，其他链球菌耐盐能力较弱。

方法：将待检的链球菌接种于 6.5%NaCl 肉汤中，35℃培养 24 小时后观察并记录结果。

结果：肠球菌有细菌生长，使培养基变为黄色为阳性，不生长为阴性。此试验可区分肠球菌和 D 群链球菌。

4）PYR 试验：多数肠球菌含有吡咯烷酮芳基酰胺酶，能水解 L- 吡咯烷酮 -β- 萘基酰胺（PYR），释放出的 β- 萘基酰胺与 PYR 试剂反应，可形成红色的复合物。本试验是一种可快速筛选鉴定能产生吡咯烷酮芳基酰胺酶的细菌如肠球菌、A 群链球菌和某些凝固酶阴性的葡萄球菌。尤其是用于鉴定肠球菌和 D 群链球菌。

方法：用接种环在含有 PYR 的纸片上涂擦，35℃孵育 5 分钟后，在纸片上滴加 PYR 试剂，观察纸片颜色。

结果：约 1 分钟后纸片呈红色为阳性，不变色的为阴性。肠球菌阳性，D 群链球菌阴性。

（二）注意事项

1. 胆汁七叶苷水解试验：待检菌的接种量不能过大，否则细菌不需要繁殖即可使培养基变黑导致出现假阳性。要求至少 1/2 斜面变黑才可判为阳性，如只有细菌生长，而斜面不变黑，或仅有小部分变黑，不能判为阳性。

2. 6.5%NaCl 生长试验：待检菌的接种量不能过大，否则细菌不需要繁殖即可使培养基变黄导致出现假阳性。

（三）实验结果

1. 观察记录实验结果。

（1）观察并记录粪肠球菌和 D 群链球菌的生长现象。

菌种	血平板
粪肠球菌	
D 群链球菌	

(2) 革兰染色镜检结果

菌种	形态	排列	染色性
粪肠球菌			
D 群链球菌			

(3) 生化反应结果

菌种	触酶	6.5%NaCl 生长	胆汁七叶苷水解	PYR 水解试验
粪肠球菌				
D 群链球菌				

2. 结果分析及报告。

【实验评价】

通过本试验学习,认识肠球菌的生物学特性,熟悉肠球菌的分离培养与鉴定技术,为临床各类标本中肠球菌的鉴定打下良好基础。

(田叶青)

实验十三 奈瑟菌属的检验

【实验目的】

1. 熟练掌握奈瑟菌属的菌落特点、菌体形态及染色特性。
2. 熟练掌握淋病奈瑟菌、脑膜炎奈瑟菌的分离培养和鉴定。
3. 学会卡他莫拉菌的鉴定。

【实验准备】

1. 培养基:血平板、巧克力平板、DNA 琼脂平板、葡萄糖、麦芽糖、蔗糖、硝酸盐培养基等。
2. 菌种:脑膜炎奈瑟菌、淋病奈瑟菌、卡他莫拉菌、临床标本。
3. 试剂:革兰染液、氧化酶试剂、触酶试剂、硝酸盐还原试剂、1mol/L 盐酸等。
4. 器械:载玻片、生理盐水、脑膜炎奈瑟菌、淋病奈瑟菌和卡他莫拉菌示教片等。

【实验学时】 2 学时。

【实验方法与结果】

(一) 实验方法

分离培养与鉴定:

(1) 接种:将上述菌种接种在血平板和巧克力平板上。

(2) 培养:35℃、5%CO$_2$ 环境(保持一定的湿度)培养 48~72 小时后观察菌落特征。记录菌落大小、形态、表面、边缘、湿润程度、气味、透明度及颜色和不同溶血现象。

(3) 菌落观察:记录上述各菌菌落大小、形态、表面、边缘、湿润程度、气味、透明及颜色。

在巧克力血平板上,脑膜炎奈瑟菌菌落直径 2~3mm,圆形凸起,光滑湿润、无色透明、边缘整齐、似露珠状;淋病奈瑟菌圆形凸起,半透明或不透明、无色或灰白色、边缘整齐、直径为 0.5~1mm 的小菌落;在血平板上,卡他莫拉菌形成灰白色或浅红棕色、光滑、圆形凸起、不透明的菌落,继续培养至 48 小时,菌落表面干燥、坚韧,用接种环推动时可在平板上移动;脑膜炎奈瑟菌不溶血、不产生色素;淋病奈瑟菌生长不良。将接种好的平板进行标记后置于 35℃培养 18~24 小时后观察菌落特征。

(4) 镜检:将不同特性的菌落分别做涂片,革兰染色后观察记录细菌染色特性、大小、形态、排列。

示教片观察:镜下观察上述奈瑟菌均呈革兰阴性,咖啡豆形,成双排列,脑膜炎奈瑟菌和淋病奈瑟菌多位于吞噬细胞内,少数在外。慢性淋病患者细菌主要分布在吞噬细胞外。卡他莫拉菌可存在于吞噬细胞的内或外。

(5) 生化反应鉴定

1) 氧化酶试验:氧化酶试验阳性是奈瑟菌属的共同特征。取被检菌落涂布于白色滤纸条上,加 10g/L 盐酸二甲基对苯二胺试剂 1 滴,或直接将试剂滴于培养平板的菌落上,进行观察。

结果:立刻出现红色,继而逐渐加深呈紫红色为阳性,不变色为阴性。用盐酸四甲基对苯二胺试剂,出现蓝紫色为阳性。

2) DNA 酶试验:将待检菌点种于 DNA 酶琼脂平板上,35℃培养 18~24 小时。用 1mol/L 盐酸覆盖平板表面。

结果:菌落周围出现透明环为阳性,无透明环为阴性。卡他莫拉菌为阳性,奈瑟菌属细菌均为阴性。

3) 硝酸盐还原试验:将待检菌接种硝酸盐培养基,35℃培养 1~2 天,加入硝酸盐还原试剂甲液(对氨基苯磺酸和醋酸)和乙液(α-萘胺和醋酸)各 2 滴观察实验现象。

结果:立即或 10 分钟内出现红色为阳性,不变为阴性。卡他莫拉菌为阳性,奈瑟菌多为阴性。

4) 葡萄糖、麦芽糖、蔗糖发酵试验:将上述菌种接种于葡萄糖、麦芽糖、蔗糖发酵管,35℃培养 18~24 小时,观察并记录结果。

结果:培养基颜色变黄为阳性,不变色的为阴性。糖发酵试验是鉴别卡他莫拉菌、淋病奈瑟菌和脑膜炎奈瑟菌的主要生化反应。

(二) 注意事项

1. 淋病奈瑟菌和脑膜炎奈瑟菌抵抗力不强,48 小时后还可出现自溶,标本应立即送检。运送标本时需要保温,最好床边接种,接种培养基要预温。

2. 污染的标本等需要用选择性培养基进行分离培养。

(三) 实验结果

1. 观察记录实验结果。

(1) 观察并记录脑膜炎奈瑟菌、淋病奈瑟菌和卡他莫拉菌的生长现象。

菌种	血平板	巧克力平板
脑膜炎奈瑟菌		
淋病奈瑟菌菌		
卡他莫拉菌		

（2）革兰染色镜检结果

菌种	形态	排列	染色性
脑膜炎奈瑟菌			
淋病奈瑟菌菌			
卡他莫拉菌			

（3）生化反应结果

菌种	氧化酶	DNA 酶	硝酸盐还原	葡萄糖	麦芽糖	蔗糖
脑膜炎奈瑟菌						
淋病奈瑟菌菌						
卡他莫拉菌						

2. 结果分析及报告。

【实验评价】

通过本试验学习，认识奈瑟菌的生物学特性，熟悉奈瑟菌的分离培养与鉴定技术，同时可培养学生的综合分析及解决问题的能力，为临床各类标本中奈瑟菌的鉴定打下良好基础。

（田叶青）

实验十四　埃希菌属的检验

【实验目的】

1. 学会大肠埃希菌培养常用培养基的制备。
2. 学会大肠埃希菌常用生化反应培养基的制备。
3. 学会大肠埃希菌生物学性状的观察。
4. 熟练掌握大肠埃希菌分离培养的操作方法及结果观察。
5. 熟练掌握大肠埃希菌生化反应试验的操作方法及结果观察。
6. 学会大肠埃希菌血清学鉴定的方法及结果判断。

【实验准备】

1. 培养基材料：配制普通琼脂平板、血琼脂平板、中国蓝琼脂平板（或伊红亚甲蓝琼脂平板、麦康凯琼脂平板）、SS 琼脂平板、山梨醇麦康凯琼脂平板、KIA 斜面培养基、IMViC 试验用培养基、MIU 培养基等所需要的营养基质、指示剂和蒸馏水等。

2. 菌种：普通大肠埃希菌标准株 ATCC25922 株（溶血）和 K12 株（不溶血）、肠致病性大肠埃希菌（EPEC）、肠出血性大肠埃希菌（EHEC）O157：H7。

3. 试剂　革兰染液、生理盐水、靛基质试剂、甲基红试剂、氧化酶试剂、EPEC 多价诊断血清和单价血清、EHECO157：H7 多价诊断血清等。

4. 器材：酒精灯、接种环（针）、载玻片、显微镜、培养箱、试管等。

【实验学时】　6 学时。

【实验方法与结果】

（一）实验方法

1. 培养基的制备：按照普通琼脂平板、血琼脂平板、中国蓝琼脂平板（或伊红亚甲蓝琼脂平板、麦康凯琼脂平板）、SS 琼脂平板、山梨醇麦康凯琼脂平板、KIA 斜面培养基、IMViC 试验用培养基、MIU 培养基的制备方法（附录二）完成培养基的制备、分装和灭菌。暂时不用的培养基置 4℃冰箱保存。

2. 分离培养与鉴定：

（1）接种：将普通大肠埃希菌标准株 ATCC25922 株（溶血）和 K12 株（不溶血）、肠致病性大肠埃希菌（EPEC）、肠出血性大肠埃希菌（EHEC）O157：H7 分别划线接种于血平板、中国蓝平板（或伊红亚甲蓝平板、麦康凯平板）和 SS 平板。

将肠出血性大肠埃希菌（EHEC）O157：H7 划线接种于山梨醇麦康凯平板上。

（2）培养：将接种好的平板进行标记后置于 35℃温箱培养 18~24 小时后观察结果。

（3）菌落观察：观察大肠杆菌在普通琼脂平板、血琼脂平板、中国蓝琼脂平板（或伊红亚甲蓝琼脂平板、麦康凯琼脂平板）、SS 琼脂平板、山梨醇麦康凯琼脂平板上的菌落特征，主要观察菌落的大小、颜色、光滑度和透明度等。

（4）革兰染色镜检：分别挑取血平板上普通大肠埃希菌、肠致病性大肠埃希菌、肠出血性大肠埃希菌菌落进行革兰染色后镜检。

（5）生化反应鉴定

1）氧化酶试验：挑取普通大肠埃希菌标准株 ATCC25922 株（溶血）和 K12 株（不溶血）、肠致病性大肠埃希菌（EPEC）、肠出血性大肠埃希菌（EHEC）O157：H7 菌落涂于洁净滤纸条，滴加氧化酶试剂。10 秒内菌落变红色或紫黑色为阳性，不变色则为阴性。所有大肠埃希菌菌株氧化酶均为阴性。

2）其他生化鉴定试验：将大肠埃希菌菌株分别接种于硝酸盐还原试验、KIA 试验、MIU 试验、IMViC 试验、苯丙氨酸脱氨酶试验、赖氨酸脱羧酶试验、β- 半乳糖苷酶试验、鸟氨酸脱羧酶试验、精氨酸双水解酶试验用的培养基中，KIA 试验培养基接种是先穿刺后斜面划线，MIU 试验培养基接种是穿刺接种，其余为斜面接种或液体接种。接种后置于 35℃培养 18~24 小时后观察结果。

（6）血清学鉴定

① 肠致病性大肠埃希菌（EPEC）的血清学鉴定：取 EPEC 多价诊断血清（OK 多价Ⅰ组血清）滴加于玻片上，取 EPEC 培养物适量混悬于多价诊断血清，数分钟内出现肉眼可见的颗粒状凝集物则为阳性，未发生凝集为阴性。

如与多价Ⅰ组未凝集，则依次利用多价Ⅱ组、Ⅲ组分别进行凝集反应。如某组多价血清检测结果为阳性，表明具有 K 抗原，则进一步利用该组单价 O 血清进行凝集反应。

如 O 血清凝集反应未出现阳性结果，可能是 H 抗原的阻挡作用导致，用生理盐水配制菌液浓度约 10^8cfu/ml，100℃加热 1 小时后，再进行 O 血清凝集反应，如凝集反应阳性则表明具有 O 抗原。

② 肠出血性大肠埃希菌（EHEC）O157：H7 无毒株的血清学鉴定：取 EHEC 的 O157：H7 多价诊断血清滴加于玻片上，取 EHEC O157：H7 无毒株培养物适量混悬于多价诊断血清，数分钟内出现肉眼可见的颗粒状凝集物则为阳性，反之为阴性。

（二）注意事项

1. 进行生化反应时，尽量选取普通营养平板或血平板上的菌落。

2. 进行氧化酶试验时，应以大肠埃希菌标准菌株和铜绿假单胞菌标准菌株分别作为阴性对照和阳性对照。

3. 赖氨酸脱羧酶和鸟氨酸脱羧酶试验时，需在鉴定管中加入液体石蜡造成无氧环境。

4. 进行血清学凝集试验时，需同时利用生理盐水进行阴性对照试验。

（三）实验结果

1. 观察记录

（1）记录所制备的培养基名称及用途。

（2）革兰染色结果观察记录。

（3）菌落观察记录。

菌种名称	血平板	SS 平板	MAC 平板	SMAC 平板

（4）生化反应结果观察记录。

菌种	氧化酶	KIA	MIU	IMViC	硝酸盐还原	苯丙氨酸	赖氨酸	鸟氨酸	精氨酸	β-半乳糖苷酶

（5）血清学鉴定结果记录。

2. 结果分析与报告

【实验评价】

通过本试验的学习，认识大肠埃希菌的主要生物学特征，熟悉大肠埃希菌分离培养与鉴定的常用方法及依据，明确大肠埃希菌的鉴定意义，并培养学生综合分析问题及解决问题的能力，为临床各类标本中大肠埃希菌的鉴定打下良好基础。

（崔艳丽）

实验十五 沙门菌属的检验

【实验目的】

1. 学会沙门菌生物学性状的观察。

2. 熟练掌握沙门菌分离培养的操作方法及结果观察。

3. 熟练掌握沙门菌生化反应试验的操作方法及结果观察。

4. 学会沙门菌血清学鉴定的方法及结果判断。

5. 熟练掌握肥达试验的操作及结果判断。

【实验准备】

1. 培养基：血琼脂平板、中国蓝琼脂平板（或伊红亚甲蓝琼脂平板、麦康凯琼脂平板）、SS琼脂平板、KIA斜面培养基、IMViC试验用培养基、MIU培养基等。

2. 菌种：伤寒沙门菌、甲型副伤寒沙门菌、乙型副伤寒沙门菌。

3. 试剂：革兰染液、生理盐水、靛基质试剂、甲基红试剂、氧化酶试剂；A-F 多价 O 诊断血清、O_2 因子血清、O_4 因子血清等；伤寒沙门菌 O 和 H 抗原，甲型、乙型副伤寒沙门菌的 H 抗原（PA 和 PB）等。

4. 器材：酒精灯、接种环（针）、载玻片、显微镜、培养箱、试管等。

【实验学时】 4 学时。

【实验方法与结果】

（一）实验方法

1. 分离培养与鉴定：

（1）接种：将伤寒沙门菌、甲型副伤寒沙门菌、乙型副伤寒沙门菌分别划线接种于血平板、中国蓝平板（或伊红亚甲蓝平板、麦康凯平板）和 SS 平板。

（2）培养：将接种好的平板进行标记后置于 35℃ 温箱培养 18~24 小时后观察结果。

（3）菌落观察：观察伤寒沙门菌、甲型副伤寒沙门菌、乙型副伤寒沙门菌在血琼脂平板、中国蓝琼脂平板（或伊红亚甲蓝琼脂平板、麦康凯琼脂平板）、SS 琼脂平板上的菌落特征，主要观察菌落的大小、颜色、光滑度和透明度等。

（4）革兰染色镜检：分别挑取血平板上伤寒沙门菌、甲型副伤寒沙门菌、乙型副伤寒沙门菌菌落进行革兰染色后镜检。

（5）生化反应鉴定

1）氧化酶试验：挑取伤寒沙门菌、甲型副伤寒沙门菌、乙型副伤寒沙门菌菌落涂于洁净滤纸条，滴加氧化酶试剂。10 秒内菌落变红色或紫黑色为阳性，不变色则为阴性。所有沙门菌菌株氧化酶均为阴性。

2）其他生化鉴定试验：将伤寒沙门菌、甲型副伤寒沙门菌、乙型副伤寒沙门菌分别接种于硝酸盐还原试验、KIA 试验、MIU 试验、IMViC 试验、苯丙氨酸脱氨酶试验、赖氨酸脱羧酶试验、β- 半乳糖苷酶试验、鸟氨酸脱羧酶试验、精氨酸双水解酶试验用的培养基中，接种后置于 35℃ 培养 18~24 小时后观察结果。

（6）血清学鉴定

分别取伤寒沙门菌、甲型副伤寒沙门菌，与沙门菌属 A-F 多价 O 诊断血清进行玻片凝集反应，如呈阳性则再进一步与 O_2 因子血清、O_4 因子血清等依次进行凝集反应。

如果细菌生化反应符合沙门菌，但 A-F 多价 O 诊断血清与细菌不产生凝集现象，则可能是表面抗原（Vi）存在而阻碍 O 凝集，可通过加热或传代去除 Vi 抗原后再进行凝集试验，如去除 Vi 抗原后仍不凝集，则可能为 A-F 以外的菌群，可送当地疾病控制中心鉴定。

2. 肥达试验

（1）抽取静脉血约 3ml 于真空管中，3000r/min 离心 5 分钟分离血清。

（2）取小试管 28 支放于试管架上，共 4 排 7 列，于第 1 列 4 支小试管自上而下依次标明 O、H、PA、PB，分别代表伤寒沙门菌 O 抗原、伤寒沙门菌 H 抗原、甲型副伤寒沙门菌 H 抗原和乙型副伤寒沙门菌 H 抗原。

（3）取中试管一支，加生理盐水 3.8ml 和血清 0.2ml，混匀，即为 1∶20 稀释血清。分别取 1∶20 稀释血清 0.5ml 加入第 1 列的 4 支小试管中。

中试管中剩余 1∶20 稀释血清 2ml，再加入生理盐水 2ml，即为 1∶40 稀释血清。分别取 1∶40 稀释血清 0.5ml 加入第 2 列的 4 支小试管中。

同上,将中试管中剩余稀释血清用生理盐水倍比稀释后,再加入下一列小试管中,直至第 6 列。

第 7 列的小试管内分别加入生理盐水 0.5ml 为对照管。

(4) 在第 1~7 列的小试管中再分别加入诊断抗原 0.5ml,第 1~4 排的 1~7 支小试管中分别加入伤寒沙门菌 O 抗原、伤寒沙门菌 H 抗原、甲型副伤寒沙门菌 H 抗原 PA、乙型副伤寒沙门菌 H 抗原 PB。

(5) 振荡片刻充分混匀后,将试管架放于 37℃水浴箱 4 小时或 45℃水浴箱 2 小时,取出后不要振荡,尽快观察或放 4℃冰箱内过夜,第 2 天观察并记录结果。

(6) 结果判断方法:先观察对照管,应无凝集反应,再观察其他小试管的凝集情况,并与对照管比较。根据凝集块多少和液体透明度,判断结果。

++++ 　 上清液完全透明,细菌全部凝集成块沉于管底。

+++ 　 上清液透明度达 75%,大部分细菌凝集成块沉于管底。

++ 　 上清液透明度达 50%,50% 细菌凝集成块沉于管底。

+ 　 上清液透明度达 25%,小部分细菌凝集成块沉于管底。

– 　 液体均匀混浊,无凝集块,有部分细菌因重力作用沉于管底,轻摇后细菌如云烟状升起,但很快消失。

效价:以呈现 ++ 凝集的血清最高稀释倍数作为该血清的凝集效价。

(7) 肥达反应结果判断标准

一般伤寒沙门菌 O 凝集效价≥80,H 效价≥160,甲型、乙型副伤寒沙门菌 H 效价≥80 有意义。若 O、H 均升高,则伤寒、副伤寒可能性大;O 不高而 H 高,可能为预防接种的回忆反应;O 高而 H 不高,则可能为感染早期或与伤寒沙门菌 O 抗原有交叉反应的其他沙门菌感染,可于一周后复查,如 H 升高则可诊断。

(二) 注意事项

1. 进行生化反应时,应尽量选取普通营养平板或血平板上的菌落。

2. 肥达试验时,应在发病早期及恢复期分别采集血清标本进行检查,若恢复期比初次效价≥4 倍者有诊断价值。

(三) 实验结果

1. 观察记录

(1) 革兰染色结果观察记录。

(2) 菌落观察记录。

菌种名称	血平板	SS 平板	MAC 平板	SMAC 平板

(3) 生化反应结果观察记录。

菌种	氧化酶	KIA	MIU	IMViC	硝酸盐还原	苯丙氨酸	赖氨酸	鸟氨酸	精氨酸	β- 半乳糖苷酶

（4）血清学鉴定结果记录。

2. 结果分析与报告

【实验评价】

通过本试验的学习,认识沙门菌的主要生物学特征,熟悉沙门菌分离培养与鉴定的常用方法及依据,明确沙门菌的鉴定意义,并培养学生综合分析问题及解决问题的能力,为临床各类标本中沙门菌的鉴定打下良好基础。

（崔艳丽）

实验十六　志贺菌属的检验

【实验目的】

1. 学会志贺菌生物学性状的观察。

2. 熟练掌握志贺菌分离培养的操作方法及结果观察。

3. 熟练掌握志贺菌生化反应试验的操作方法及结果观察。

4. 学会志贺菌血清学鉴定的方法及结果判断。

【实验准备】

1. 培养基:血琼脂平板、中国蓝琼脂平板(或伊红亚甲蓝琼脂平板、麦康凯琼脂平板)、SS琼脂平板、KIA斜面培养基、IMViC试验用培养基、MIU培养基等。

2. 菌种:福氏志贺菌、宋内志贺菌。

3. 试剂:革兰染液、生理盐水、靛基质试剂、甲基红试剂、氧化酶试剂;志贺菌多价、单价诊断血清。

4. 器材:酒精灯、接种环(针)、载玻片、显微镜、培养箱、试管等。

【实验学时】　2学时。

【实验方法与结果】

（一）实验方法

分离培养与鉴定:

（1）接种:将福氏志贺菌、宋内志贺菌分别划线接种于血平板、中国蓝平板(或伊红亚甲蓝平板、麦康凯平板)和SS平板。

（2）培养:将接种好的平板进行标记后置于35℃温箱培养18~24小时后观察结果。

（3）菌落观察:观察福氏志贺菌、宋内志贺菌在血琼脂平板、中国蓝琼脂平板(或伊红亚甲蓝琼脂平板、麦康凯琼脂平板)、SS琼脂平板上的菌落特征,主要观察菌落的大小、颜色、光滑度和透明度等。

（4）革兰染色镜检:分别挑取血平板上福氏志贺菌、宋内志贺菌菌落进行革兰染色后镜检。

（5）生化反应鉴定

1）氧化酶试验:挑取福氏志贺菌、宋内志贺菌菌落涂于洁净滤纸条,滴加氧化酶试剂。10秒内菌落变红色或紫黑色为阳性,不变色则为阴性。所有沙门菌菌株氧化酶均为阴性。

2）其他生化鉴定试验:将福氏志贺菌、宋内志贺菌菌落分别接种于硝酸盐还原试验、KIA试验、MIU试验、IMViC试验、苯丙氨酸脱氨酶试验、赖氨酸脱羧酶试验、β-半乳糖苷酶

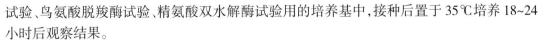

试验、鸟氨酸脱羧酶试验、精氨酸双水解酶试验用的培养基中,接种后置于35℃培养18~24小时后观察结果。

(6) 血清学鉴定

分别取福氏志贺菌、宋内志贺菌,与志贺菌属多价诊断血清进行玻片凝集反应,如呈阳性则再进一步与单价血清等依次进行凝集反应。

如果细菌生化反应符合志贺菌,但多价血清与细菌不产生凝集现象,则可能是表面抗原(K抗原)存在而阻碍O凝集,可通过加热破坏K抗原后再进行凝集试验,如去除K抗原后仍不凝集,则可能为EIEC,需进一步鉴别。

(二) 实验结果

1. 观察记录

(1) 革兰染色结果观察记录。

菌种	形态	排列	染色性

(2) 菌落观察记录。

菌种	血平板	SS 平板	MAC 平板

(3) 生化反应结果观察记录。

菌种	氧化酶	KIA	MIU	IMViC	硝酸盐还原	苯丙氨酸	赖氨酸	鸟氨酸	精氨酸	β-半乳糖苷酶

(4) 血清学鉴定结果记录。

2. 结果分析与报告

【实验评价】

通过本试验学习,认识志贺菌的主要生物学特征,熟悉志贺菌分离培养与鉴定的常用方法及依据,明确志贺菌的鉴定意义,培养学生综合分析问题及解决问题的能力,为临床各类标本中志贺菌的鉴定打下良好基础。

(崔艳丽)

实验十七　变形杆菌与克雷伯菌的检验

【实验目的】

1. 学会变形杆菌、克雷伯菌生物学性状的观察。

2. 熟练掌握变形杆菌、克雷伯菌分离培养的操作方法及结果观察。

3. 熟练掌握变形杆菌、克雷伯菌生化反应试验的操作方法及结果观察。

【实验准备】

1. 培养基：血琼脂平板、中国蓝琼脂平板（或伊红亚甲蓝琼脂平板、麦康凯琼脂平板）、SS琼脂平板、KIA 斜面培养基、IMViC 试验用培养基、MIU 培养基等。

2. 菌种：普通变形杆菌、奇异变形杆菌和肺炎克雷伯菌。

3. 试剂：革兰染液、生理盐水、靛基质试剂、甲基红试剂、氧化酶试剂。

4. 器材：酒精灯、接种环（针）、显微镜、培养箱、试管等。

【实验学时】 2 学时。

【实验方法与结果】

(一) 实验方法

分离培养与鉴定：

(1) 接种：将普通变形杆菌、奇异变形杆菌和肺炎克雷伯菌分别划线接种于血平板、中国蓝平板（或伊红亚甲蓝平板、麦康凯平板）和 SS 平板。

(2) 培养：将接种好的平板进行标记后置于 35℃温箱培养 18~24 小时后观察结果。

(3) 菌落观察：观察普通变形杆菌、奇异变形杆菌和肺炎克雷伯菌在血琼脂平板、中国蓝琼脂平板（或伊红亚甲蓝琼脂平板、麦康凯琼脂平板）、SS 琼脂平板上的菌落特征，主要观察菌落的大小、颜色、光滑度和透明度等。

(4) 革兰染色镜检：分别挑取血平板上普通变形杆菌、奇异变形杆菌和肺炎克雷伯菌菌落进行革兰染色后镜检。

(5) 生化反应鉴定

1) 氧化酶试验：挑取普通变形杆菌、奇异变形杆菌和肺炎克雷伯菌菌落涂于洁净滤纸条，滴加氧化酶试剂。10 秒内菌落变红色或紫黑色为阳性，不变色则为阴性。普通变形杆菌、奇异变形杆菌和肺炎克雷伯菌氧化酶均为阴性。

2) 其他生化鉴定试验：将普通变形杆菌、奇异变形杆菌和肺炎克雷伯菌菌落分别接种于硝酸盐还原试验、KIA 试验、MIU 试验、IMViC 试验、苯丙氨酸脱氨酶试验、赖氨酸脱羧酶试验、β- 半乳糖苷酶试验、鸟氨酸脱羧酶试验、精氨酸双水解酶试验用的培养基中，接种后置于 35℃培养 18~24 小时后观察结果。

(二) 实验结果

1. 观察记录

(1) 革兰染色结果观察记录。

菌种	形态	排列	染色性

(2) 菌落观察记录。

菌种	血平板	SS 平板	MAC 平板

(3) 生化反应结果观察记录。

菌种	氧化酶	KIA	MIU	IMViC	硝酸盐还原	苯丙氨酸	赖氨酸	鸟氨酸	精氨酸	β-半乳糖苷酶

(4) 血清学鉴定结果记录。

2. 结果分析与报告

【实验评价】

通过本试验学习,认识变形杆菌、克雷伯菌的主要生物学特征,熟悉变形杆菌、克雷伯菌分离培养与鉴定的常用方法及依据,明确变形杆菌、克雷伯菌的鉴定意义,培养学生综合分析问题及解决问题的能力,为临床各类标本中各类变形杆菌、克雷伯菌的鉴定打下良好基础。

(崔艳丽)

实验十八　弧菌属的检验

【实验目的】

1. 熟练掌握镜下弧菌的形态特点和动力。

2. 熟练掌握弧菌在碱性琼脂平板、TCBS 琼脂平板、血琼脂平板上的菌落特征。

3. 学会正确解释弧菌生化反应结果并对血清学结果进行判断。

【实验准备】

1. 培养基:碱性蛋白胨水、碱性琼脂平板、TCBS 琼脂平板、血琼脂平板、SS 琼脂平板、KIA、MIU、不同浓度的蛋白胨水(2~3 种)。

2. 菌种:弧菌培养物。

3. 试剂:O-F 培养基、氧化酶试剂、吲哚试剂、革兰染液、3% 的过氧化氢、40% 的氢氧化钾、诊断血清。

4. 器材:显微镜、接种环、试管、玻片、培养箱、酒精灯。

【实验学时】　2 学时。

【实验方法与结果】

(一) 实验方法

1. 形态观察:取弧菌的菌液作悬滴观察,可见该菌运动活泼,呈穿梭样或流星状运动。培养物滴片染色镜检,可见排列如"鱼群状"革兰阴性弧菌。

2. 分离培养:将弧菌接种于碱性琼脂平板、TCBS 琼脂平板、血琼脂平板、SS 琼脂平板,经 37℃培养 18~24h,观察结果。

3. 生化反应:挑取菌落作氧化酶和触酶试验,霍乱弧菌接种在 KIA、MIU、不同浓度的蛋白胨水(2~3 种)、O-F 培养基上,置 35℃温箱 24~48h,观察结果。

4. 血清学鉴定:挑取可疑菌落作玻片凝集试验,生理盐水作为对照侧。试验侧凝集,对照侧不凝集为阳性;两侧均不凝集为阴性。

（二）实验结果

1. 记录弧菌的镜下形态特点和动力

菌名	形态	染色	动力
弧菌			

2. 记录弧菌在各培养基上的菌落特征

菌名	菌落特征			
	TCBS 培养基	碱性琼脂平板	SS 琼脂平板	血琼脂平板
弧菌				

3. 记录弧菌的主要生化反应结果

菌名	KIA				MIU			氧化酶	O/F	触酶
	斜面	底层	产气	H$_2$S	动力	吲哚	脲酶			
弧菌										

4. 记录弧菌血清学鉴定结果

【实验评价】

1. 通过本试验学习，认识弧菌的主要生物学特征，熟悉弧菌分离培养与鉴定的常用方法及依据。

2. 通过模拟临床标本，培养学生实践技能和综合分析能力。

（高　莉）

实验十九　非发酵菌的检验

【实验目的】

1. 熟练掌握铜绿假单胞菌、粪产碱杆菌、醋酸钙不动杆菌的形态特点。

2. 熟练掌握铜绿假单胞菌、粪产碱杆菌、醋酸钙不动杆菌在普通琼脂平板、麦康凯琼脂平板、血液琼脂平板的菌落特征。

3. 学会观察铜绿假单胞菌在斜面培养基中产生的水溶性色素。

4. 学会铜绿假单胞菌、粪产碱杆菌、醋酸钙不动杆菌的生化反应操作，并正确观察和记录结果。

【实验准备】

1. 培养基：普通琼脂平板、麦康凯琼脂平板、血液琼脂平板以及斜面培养基、KIA、MIU、蛋白胨水、O-F 培养基、尿素培养基、枸橼酸盐培养基。

2. 菌种：铜绿假单胞菌、粪产碱杆菌、醋酸钙不动杆菌。

3. 试剂：氧化酶试剂、吲哚试剂、革兰染液。

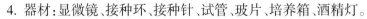

4. 器材:显微镜、接种环、接种针、试管、玻片、培养箱、酒精灯。

【实验学时】 2 学时。

【实验方法与结果】

(一) 实验方法

1. 形态观察:取铜绿假单胞菌培养物涂片、染色镜检,可见革兰阴性杆菌,呈球杆状或长丝状,长短不一,单个、呈双或短链状排列。取粪产碱杆菌培养物涂片,染色镜检,可见革兰阴性短杆菌,常成单、双或成链状排列,鞭毛染色,可见周鞭毛。取醋酸钙不动杆菌培养物染色镜检,可见革兰阴性杆菌,菌体多为球杆状,常成双排列,有时不易脱色,鞭毛染色,无鞭毛。

2. 分离培养:将铜绿假单胞菌、粪产碱杆菌、醋酸钙不动杆菌接种于普通琼脂平板、麦康凯琼脂平板、血液琼脂平板,SS 平板上,经 35℃培养 18~24h,观察结果。

3. 生化反应:挑取铜绿假单胞菌、粪产碱杆菌、醋酸钙不动杆菌菌落作氧化酶试验;2 支含糖试管作氧化发酵试验;将菌接种在 KIA、MIU、蛋白胨水、O-F 培养基、尿素培养基、枸橼酸盐培养基等生化反应培养基中,置 35℃温箱 24~48h,观察结果。

(二) 实验结果

1. 记录铜绿假单胞菌、粪产碱杆菌、醋酸钙不动杆菌的镜下形态特点和动力

菌名	形态	染色	动力
铜绿假单胞菌			
粪产碱杆菌			
醋酸钙不动杆菌			

2. 记录铜绿假单胞菌、粪产碱杆菌、醋酸钙不动杆菌在各培养基上的菌落特征。

菌名	营养琼脂平板	血琼脂平板	MAC 琼脂平板
铜绿假单胞菌			
粪产碱杆菌			
醋酸钙不动杆菌			

3. 记录铜绿假单胞菌、粪产碱杆菌、醋酸钙不动杆菌的主要生化反应结果

菌名	KIA				MIU			氧化酶	O/F
	斜面	底层	产气	H_2S	动力	吲哚	脲酶		
铜绿假单胞菌									
粪产碱杆菌									
醋酸钙不动杆菌									

【实验评价】

1. 学生通过本试验学习,认识铜绿假单胞菌、粪产碱杆菌、醋酸钙不动杆菌的主要生物学特征,熟悉铜绿假单胞菌、粪产碱杆菌、醋酸钙不动杆菌的分离培养与鉴定的常用方法及依据。

2. 通过模拟临床标本,培养学生实践技能和综合分析能力。

(高　莉)

实验二十　白喉棒状杆菌的检验

【实验目的】

1. 熟练掌握白喉棒状杆菌生物学性状。

2. 学会操作 Albert 染色法。

3. 熟练掌握白喉棒状杆菌分离培养的操作方法及结果观察。

4. 学会白喉棒状杆菌生化反应试验的操作方法及结果观察。

【实验准备】

1. 培养基:吕氏斜面培养基、亚碲酸钾血平板培养基、葡萄糖发酵管、Elek 琼脂蛋白胨培养基。

2. 菌种:白喉棒状杆菌、类白喉杆菌、待测的白喉棒状杆菌吕氏斜面培养物。

3. 试剂:Albert 染色液、3% 过氧化氢溶液、白喉抗毒素(1000U/ml)、马或兔血清(无菌)。

4. 器材:显微镜、接种环、无菌平皿、载玻片、酒精灯、培养箱、无菌滤纸条、镊子等。

【实验学时】 2 学时。

【实验方法与结果】

(一) 实验方法

1. Albert 染色法

(1) 涂片:用接种环挑取吕氏斜面培养物涂片,自然干燥后用火焰固定。

(2) Albert 染色:①滴加 Albert 染液甲液,染色 5min,水洗。②滴加 Albert 染液乙液,染色 1 min,水洗,待干后镜检。

(3) 报告镜检结果:菌体为绿色,异染颗粒为蓝黑色。

2. 分离培养与鉴定(示教)

(1) 接种:将白喉棒状杆菌分别划线接种于亚碲酸钾血平板和吕氏斜面培养基。

(2) 培养:将接种好的平板进行标记后置于 35℃温箱培养 18~24 小时后观察结果。

(3) 菌落观察:观察白喉棒状杆菌在亚碲酸钾血琼脂平板培养基上、吕氏斜面培养基上的菌落特征,主要观察菌落的大小、颜色、光滑度和透明度等。

(4) Albert 染色镜检:分别挑取亚碲酸钾血平板和吕氏斜面培养基上的菌落进行 Albert 染色后镜检。

(5) 生化反应及鉴定:

1) 葡萄糖发酵试验:挑取白喉棒状杆菌菌落,以无菌操作接种到葡萄糖发酵管内。置 35℃温箱内培养数小时,观察结果。

2) 其他生化鉴定试验:将白喉棒状杆菌接种于硝酸盐还原试验所用的培养基中,接种后置于 35℃培养 18~24 小时后观察结果。

3) Elek 平板毒力试验:将 Elek 琼脂蛋白胨培养基 10ml 加热融化,待冷却至 50~55℃时加入无菌的马或兔血清 2ml,立刻混匀,并倾注平板。在琼脂未凝固前,用无菌镊子将浸有白喉抗毒素(1000U/ml)的滤纸条贴于平板中央,待琼脂凝固后将平板置于 35℃温箱内 1~2 小时,使培养基略干燥。用接种环将产毒素的白喉杆菌、类白喉杆菌和待测的白喉棒状杆菌

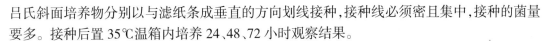

吕氏斜面培养物分别以与滤纸条成垂直的方向划线接种,接种线必须密且集中,接种的菌量要多。接种后置 35℃温箱内培养 24、48、72 小时观察结果。

(二) 实验结果

1. 观察记录

(1) Albert 染色结果观察记录。

(2) 菌落观察记录。

菌种	亚碲酸钾血平板培养基	吕氏斜面培养基

(3) 生化反应结果观察记录。

菌种	葡萄糖发酵试验	硝酸盐还原试验

(4) Elek 平板毒力实验结果记录。

2. 结果分析与报告

【实验评价】

通过本试验学习,认识白喉棒状杆菌的主要生物学特征,熟悉白喉杆菌分离培养与鉴定的常用方法,培养学生综合分析问题及解决问题的能力,为临床各类标本中白喉棒状杆菌的鉴定打下良好基础。

(秦 艳)

实验二十一　需氧芽胞杆菌的检验

【实验目的】

1. 熟练掌握炭疽芽胞杆菌生物学性状。

2. 学会蜡样芽胞杆菌活菌计数。

3. 学会芽胞杆菌分离培养的操作及结果观察。

4. 学会芽胞杆菌生化反应试验的操作及结果观察。

【实验准备】

1. 培养基:MYP 琼脂培养基、普通琼脂平板培养基、血琼脂平板培养基、卵黄琼脂平板培养基。

2. 菌种:蜡样芽胞杆菌、蜡样芽胞杆菌可疑食物标本。

3. 试剂:无菌生理盐水。

4. 器材:显微镜、炭疽芽胞杆菌的染色示教片、接种环、载玻片、酒精灯、培养箱等。

【实验学时】 2 学时。

【实验方法与结果】

(一) 实验方法

1. 形态观察

用显微镜油镜观察炭疽芽胞杆菌的染色示教片。

2. 蜡样芽胞杆菌活菌计数

无菌采取蜡样芽胞杆菌可疑食物标本 25g(mL),用灭菌生理盐水作 10^{-1}~10^{-5} 的稀释液,每稀释度各取 0.1mL 均匀涂布于选择培养基(MYP 琼脂),37℃培养 12~20h,选择典型菌落数在 30 个左右者进行计数,蜡样芽胞杆菌在此培养基上菌落为粉红色,周围有粉红色的轮晕。计数后,从中挑出 5 个典型菌落作证实试验。根据证实为蜡样芽胞杆菌的菌落数,计算出该培养皿内的蜡样芽胞杆菌的菌落数,然后乘以其稀释倍数,即得到每 1g(mL)检样中所含蜡样芽胞杆菌的数量。例如,MYP 平板上可疑菌落为 25 个,取 5 个鉴定,证实为 4 个,该平板样品稀释倍数为 10^4,则 1g(mL)检样中蜡样芽胞杆菌数为:$25 \times 4/5 \times 10^4 \times 10 = 2 \times 10^6$。蜡样芽胞杆菌数 >$10^5$/g 或 >$10^5$/ml,才有发生食物中毒的可能。

3. 分离培养与鉴定(示教)

(1) 接种:将蜡样芽胞杆菌分别划线接种于普通琼脂平板培养基、血琼脂平板培养基和卵黄琼脂平板培养基。

(2) 培养:将接种好的平板进行标记后置于 35℃温箱培养 18~24 小时后观察结果。

(3) 菌落观察:观察蜡样芽胞杆菌在营养琼脂平板培养基、血琼脂平板培养基、卵黄琼脂平板培养基上的菌落特征,主要观察菌落的大小、颜色、光滑度和透明度等。

(4) 革兰染色镜检:分别挑取营养琼脂平板培养基、血琼脂平板培养基和卵黄琼脂平板培养基上的菌落进行革兰染色后镜检。

(5) 生化反应及鉴定:

将蜡样芽胞杆菌分别接种到糖发酵试验、枸橼酸盐试验、卵磷脂酶试验、V-P 试验、吲哚试验和硫化氢试验所用培养基中,接种后置于 35℃温箱中培养 18~24 小时后观察结果。

(二) 实验结果

1. 观察记录

(1) 炭疽芽胞杆菌的染色示教片观察记录。

(2) 蜡样芽胞杆菌活菌计数结果记录。

(3) 菌落观察记录。

菌种名称	营养琼脂平板	血平板	卵黄琼脂平板

(4) 生化反应结果观察记录。

菌种	糖发酵	枸橼酸盐	卵磷脂酶	V-P	吲哚	硫化氢

2. 结果分析与报告

【实验评价】

通过本试验学习,认识炭疽芽胞杆菌的主要生物学特征,熟悉蜡样芽胞杆菌分离培养与鉴定的常用方法及依据,培养学生综合分析问题及解决问题的能力,为临床各类标本中需氧芽胞杆菌的鉴定打下良好基础。

(秦 艳)

实验二十二 结核分枝杆菌的检验

【实验目的】

1. 熟练掌握结核分枝杆菌生物学性状的观察。
2. 熟练掌握姜尼抗酸染色法,并正确判断染色结果。
3. 熟练掌握结核分枝杆菌分离培养的操作方法及结果观察。
4. 学会结核分枝杆菌生化反应试验的操作方法及结果观察。

【实验准备】

1. 培养基:改良罗氏培养基。
2. 菌种:处理后的结核病人痰标本。
3. 试剂:姜尼抗酸染色液。
4. 器材:显微镜、接种环、载玻片、酒精灯、培养箱等。

【实验学时】 2学时。

【实验方法与结果】

(一) 实验方法

1. 抗酸染色法

(1) 制备厚涂片:用接种环挑取肺结核病人患者痰标本中脓性或干酪样部分,在载玻片上涂布20mm×15mm大小椭圆形痰膜,制成厚膜涂片,自然干燥后用火焰固定。

(2) 抗酸染色:①初染:滴加石炭酸复红溶液,在酒精灯火焰上加热,持续时间5~10min,冷却后水洗。②脱色:用3%盐酸酒精脱色至无红色染液脱下为止。③复染:滴加吕氏美兰染液,持续1min,水洗,待干后镜检。

(3) 报告镜检结果:报告方式见第八章表8-2。

(4) 注意事项:①加热时,勿使染液煮沸或煮干,需随时补充染液。②脱色时间勿超过10 min。

2. 分离培养与鉴定(示教)

(1) 接种:将结核分枝杆菌划线接种于改良的罗氏培养基。

(2) 培养:将接种好的平板进行标记后置于35℃温箱培养2~4周后观察结果。

(3) 菌落观察:观察结核分枝杆菌在改良罗氏培养基上的菌落特征,主要观察菌落的大小、颜色、光滑度和透明度等。

(4) 抗酸染色镜检:挑取改良罗氏培养基上的菌落进行抗酸染色后镜检。

(5) 生化反应及鉴定:

将结核分枝杆菌分别接种到硝酸盐还原试验、烟酸试验、烟酰胺酶试验所用培养基中,培养后观察结果。

(二) 实验结果

1. 观察记录

(1) 抗酸染色结果观察记录。

菌种名称	形态染色

（2）菌落观察记录。

菌种名称	改良罗氏培养基

（3）生化反应结果观察记录。

菌种	硝酸盐还原	烟酸	烟酰胺酶

2. 结果分析与报告

【实验评价】

1. 通过本试验,认识结核分枝杆菌的主要生物学特征,熟悉结核分枝杆菌分离培养与鉴定的常用方法及依据,培养学生综合分析问题及解决问题的能力。

2. 为临床各类标本中结核分枝杆菌的鉴定打下良好基础。

（秦　艳）

实验二十三　厌氧菌的检验

【实验目的】

1. 熟练掌握厌氧培养法的种类及原理。

2. 学会厌氧培养基的制备方法。

3. 熟练掌握破伤风梭菌、产气荚膜梭菌的形态染色特点及芽胞特点;正确辨认脆弱类杆菌形态染色特点。

4. 熟练掌握破伤风梭菌或产气荚膜梭菌在庖肉培养基和血液琼脂培养基的生长特性。

5. 学会庖肉培养基的接种和厌氧袋(罐)的操作。

【实验准备】

1. 培养基:庖肉培养基和血液琼脂培养基。

2. 细菌培养物:破伤风梭菌、产气荚膜梭菌庖肉培养基和血液琼脂培养基培养物。产气荚膜梭菌溴甲酚紫牛乳培养基培养物。

3. 示教片:破伤风梭菌、肉毒梭菌和产气荚膜梭菌的芽胞染色示教片及脆弱类杆菌革兰染色示教片。

4. 试剂:美蓝指示剂、还原剂钯、焦性没食子酸、20% 氢氧化钠。

5. 器材:厌氧气体发生袋、厌氧罐、显微镜、大金属夹子等。

【实验学时】　2 学时。

【实验方法与结果】

（一）实验方法

1. 形态观察:取破伤风梭菌、肉毒梭菌和产气荚膜梭菌的芽胞染色示教片观察,注意细菌形态、排列特点、染色性及芽胞大小、位置。取脆弱类杆菌革兰染色示教片观察,注意形态染色特点。

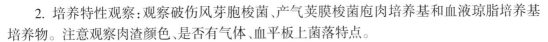

2. 培养特性观察：观察破伤风芽胞梭菌、产气荚膜梭菌疱肉培养基和血液琼脂培养基培养物。注意观察肉渣颜色、是否有气体、血平板上菌落特点。

3. 厌氧培养法

(1) 疱肉培养基接种：培养基中的肉渣含有谷胱甘肽和不饱和脂肪酸，能吸收培养基中的氧气，使氧化还原电势下降，加之培养基的表面用凡士林封闭，利于厌氧菌生长。操作时先灭菌接种环，正确打开培养物取菌，然后正确打开疱肉培养基接种，置 80℃水浴 10 分钟，再置 35℃培养 2~4 天，观察结果。用火焰加热熔化凡士林(或液状石蜡)，斜持试管轻轻将接种环深入培养基搅动缓缓退出直立培养管，塞好试管即可。

(2) 焦性没食子酸法：在一清洁的玻璃板上放置一块消毒纱布或脱脂棉，在纱布上加 1g 焦性没食子酸和 20% 氢氧化钠 0.5ml，立即盖上已接种破伤风梭菌或产气荚膜梭菌的血平板，平板四周用熔化石蜡密封，置 35℃培养 18~24 小时观察结果。

(3) 厌氧气袋(罐)或厌氧箱培养操作：将破伤风芽胞梭菌或产气荚膜梭菌接种血平板，常规开启厌氧罐，将接种好的培养物放入罐中，剪开气体发生袋加入水 10ml，立即盖好罐盖，拧紧固定卡，待罐内美蓝指示液无色，放合适温度培养。

也可用抽气换气法，有条件的还可以做厌氧培养箱操作，操作按说明进行。

4. 汹涌发酵试验：取产气荚膜梭菌培养物，接种在溴甲酚紫牛乳培养基中，置 35℃培养 24~48 小时观察结果，于 6~12 小时后，产气荚膜梭菌分解乳糖，产酸产气，产酸使酪蛋白凝固，并产生大量气体将凝固的酪蛋白冲成蜂窝状，并将培养基表面的凡士林冲至试管口，称为"汹涌发酵现象"。

(二) 实验结果

1. 观察记录破伤风梭菌、肉毒梭菌和产气荚膜梭菌的形态染色特点和芽胞特点。

菌名	形态	染色性	芽胞特点
破伤风梭菌			
肉毒梭菌			
产气荚膜梭菌			

2. 观察描述破伤风梭菌、产气荚膜梭菌在疱肉培养基和血液琼脂培养基的生长特性。

菌名	疱肉培养基	血液琼脂培养基
破伤风梭菌		
产气荚膜梭菌		

3. 记录汹涌发酵试验结果。

【实验评价】

1. 通过本试验学习，掌握厌氧培养法的种类及原理，学会厌氧培养基的制备方法；正确辨认破伤风梭菌、肉毒梭菌和产气荚膜梭菌的形态染色特点和芽胞特点及正确辨认脆弱类杆菌形态染色特点；正确观察破伤风梭菌或产气荚膜梭菌在疱肉培养基和血液琼脂培养基的生长特性；正确进行疱肉培养基的接种和厌氧袋(罐)的操作。

2. 使学生更好掌握厌氧菌的检验操作，为以后临床打下坚实的基础。

(魏红云)

实验二十四　螺旋体、支原体、衣原体的检验

【实验目标】

1. 熟练掌握钩端螺旋体、梅毒螺旋体、肺炎支原体、解脲脲原体、沙眼衣原体包涵体、斑疹伤寒立克次体的形态及染色特点。

2. 学会螺旋体镀银染色的操作。

3. 熟练掌握 RPR 试验的操作,正确判断实验结果。

4. 学会辨认肺炎支原体培养物的特点、钩端螺旋体凝集溶解试验及钩端螺旋体暗视野检查的结果。

【实验准备】

1. 培养物:钩体柯索夫培养基培养物(可用水生螺旋体代替钩体)、肺炎支原体培养物。

2. 示教片:吉姆萨染色的肺炎支原体、解脲脲原体、沙眼衣原体包涵体、斑疹伤寒立克次体示教片。

3. 试剂:灭活免疫血清、被检血清(可疑钩体病人)、各型标准钩体诊断菌液、镀银染色液、RPR 试剂盒、二甲苯、香柏油、生理盐水等。

4. 器材:显微镜、暗视野显微镜、载玻片、盖玻片、U 形反应板、微量加样器。

【实验学时】　2 学时。

【实验方法与结果】

一、实验方法

(一) 形态观察(示教片)

1. 钩端螺旋体(镀银染色)

2. 梅毒螺旋体(镀银染色)

3. 肺炎支原体(吉姆萨染色)

4. 解脲脲原体(吉姆萨染色)

5. 斑疹伤寒立克次体(吉姆萨染色)

6. 沙眼衣原体包涵体(吉姆萨染色)

(二) 螺旋体镀银染色(Fontana)法(口腔奋森螺旋体)

1. 取生理盐水 1 滴于载玻片中央,用牙签取牙垢少许与生理盐水混合后涂片(也可用钩体培养物)。

2. 待干后加固定液,固定 1~2 分钟,倾去固定液,将涂片入无水乙醇中约 1 分钟,取出流尽乙醇。

3. 滴加染液,加温至有蒸气出现,作用 2 分钟。

4. 滴加显影染液,微加温,染色约 2 分钟,冷后水洗。

5. 晾干后镜检,可见淡黄色背景中有棕褐色或棕黑色的螺旋体。

(三) 钩端螺旋体暗视野显微镜检查法(示教)

取钩体的柯索夫培养基培养物制成压滴标本片,置于暗视野显微镜下观察,黑暗的背景中可见钩体闪烁发光,一端或两端弯曲成钩状,运动活泼,出现翻转、滚动现象。

（四）支原体培养物（示教）

用放大镜或低倍镜观察肺炎支原体在 Hayflick 培养基上的菌落特征,注意其大小、形态及颜色等。

（五）钩端螺旋体显微镜凝集溶解实验（MAT）（示教）

1. 原理:钩端螺旋体与相应的抗体结合,发生凝集。当抗体浓度高时,可使钩体的凝集发生溶解;当抗体较低时,钩体一端钩联在一起,另一端则呈放射状散开,形似蜘蛛状。该实验主要用于临床诊断、流行病学调查和钩端螺旋体菌株型别的鉴定等。

2. 操作(试管法或微孔板法,此处以微孔板法为例)

(1) 稀释血清:取病人血清(病程早期和晚期各一份,经 56℃ 30 分钟灭活处理)0.1ml 于试管中,加入生理盐水 4.9ml 制成 1:50 稀释血清,再将其按倍比稀释为 1:100、1:150、1:200、1:400 等不同的稀释度。

(2) 从不同稀释度试管中,各吸出 1.5mL,分别加入 15 支小试管中,每管 0.1mL(亦可用 U 型孔塑料板代替)。

(3) 分别将 15 个型标准钩体菌液(28℃培养 5~7 天,生长良好,高倍镜检查每个视野有 40 条左右,运动活泼无自凝现象者)0.1mL,加入各血清稀释度试管中(即每型菌液须加入 5 个不同稀释度即 1:50~1:800 血清管中),充分混匀,置 25℃~30℃温箱中 2 小时。

(4) 从各个试管中吸取 1 滴于玻片上,加盖玻片,在暗视野显微镜下观察。作显微镜凝集试验的同时,应做盐水对照及同型阳性血清对照。

3. 结果解释:在暗视野显微镜下看到小蜘蛛样的凝块者,为典型凝集。如钩体正常分散者为不凝集。结果判定下表。

结果	暗视野镜检所见
++++	几乎全部钩体发生凝集,偶见极少数正常钩体存在
+++	75% 以上钩体凝集,凝集者呈蜘蛛状,间有少数游离
++	50% 以上钩体凝集呈蜘蛛状,约有半数不凝集
+	25% 以上钩体凝集呈小蜘蛛状,大多数游离,运动活泼
−	钩体正常分散存在,无凝集现象

注:①盐水对照:全部钩体正常,运动活泼,分散存在。②同型阳性血清对照:全部钩体发生凝集现象。

4. 结果报告:通常以出现"++"的最高稀释度计算凝集效价,一般在 1:400~1:300 以上,或早、晚期双份血清凝集效价相差 4 倍以上时,才具有诊断意义。

（六）梅毒螺旋体的血清学试验 - 快速血浆反应素环状卡片试验（RPR）

1. 原理　本试验是检测梅毒患者血清中抗类脂质抗原的非特异性反应素。将患者血清与吸附于活性炭上的心磷脂 - 卵磷脂 - 胆固醇的类脂质抗原混合,出现不同程度的黑色凝集颗粒或絮片为阳性。如将病人血清进行一系列稀释,则可确定血清中反应素的含量,用以辅助诊断梅毒病。此法快速、简便,可定性或半定量,适用于进行大量筛选试验。

2. 操作

(1) 将待检血清、阴性血清和阳性血清分别加入反应卡的样本圈内,各 1 滴(50μl)。

(2) 轻轻摇匀 RPR 抗原试剂,在每份血清上滴加 1 滴。

(3) 振摇卡片 8 分钟,速度约 100 转 / 分,立即肉眼观察结果。

3. 结果判定

阴性:样本圈内不出现黑色炭颗粒凝集。

阳性:样本圈内出现明显黑色凝集块或絮片。根据凝集块或絮片大小记录 +~++++。

定性试验阳性标本,在 RPR 卡片上将血清做 1∶2~1∶32 等 6 个稀释度,然后按上述方法做半定量试验。

检测梅毒的血清学试验方法较多,另外,支原体和衣原体感染目前也都多用血清学试验检测。

二、实验结果

(一) 观察记录

1. 辨认钩端螺旋体、梅毒螺旋体、肺炎支原体、解脲脲原体、沙眼衣原体包涵体、斑疹伤寒立克次体的形态及染色特点。

特性	钩端螺旋体	梅毒螺旋体	肺炎支原体	解脲脲原体	沙眼衣原体包涵体	斑疹伤寒立克次体
形态						
染色						

2. 观察记录螺旋体镀银染色法形态及特征。

3. 记录 RPR 试验现象及实验结果。

4. 记录钩端螺旋体凝集溶解试验及钩端螺旋体暗视野检查的结果判断及报告。

5. 观察记录肺炎支原体培养物的特点。

(二) 结果分析与实验报告

【实验评价】

1. 通过本试验学习,掌握钩端螺旋体、梅毒螺旋体、肺炎支原体、解脲脲原体、沙眼衣原体包涵体、斑疹伤寒立克次体的形态及染色特点;正确进行螺旋体(或钩端螺旋体)镀银染色的操作;掌握 RPR 试验的操作,正确判断实验结果;正确辨认肺炎支原体培养物的特点、钩端螺旋体凝集溶解试验及钩端螺旋体暗视野检查的结果。

2. 通过学习,让学生更好掌握螺旋体、支原体、衣原体的检验操作,为以后临床打下坚实的基础。

(魏红云)

实验二十五　病原性真菌的检验

【实验目的】

1. 学会白色念珠菌和新型隐球菌的生物学性状的观察。

2. 学会正确辨认皮肤癣菌的形态特点。

3. 熟练掌握白色念珠菌和新型隐球菌分离培养的操作方法和结果观察。

4. 熟练掌握墨汁负染色的操作方法并正确辨认新型隐球菌形态特点。

【实验准备】

1. 示教片:白色念珠菌革兰染色、皮肤癣菌棉蓝染色片、新型隐球菌墨汁染色片。

2. 培养物:白色念珠菌、新型隐球菌及皮肤癣菌的培养物。

3. 培养基:沙保弱培养基、血平板、玉米粉吐温 80 培养基(RFAT)。

4. 器材:显微镜、载玻片、盖玻片、接种环、试管、染色夹、染色缸、火柴等。

5. 试剂:革兰染色液、乳酸 - 酚 - 棉兰染色液、印度(或优质)墨汁、小牛血清、同化糖试剂等。

【实验学时】 2 学时。

【实验方法与结果】

(一)实验方法

1. 形态检查:

(1) 观察示教片:

1) 白色念珠菌革兰染色片:革兰染色阳性,菌体圆形或卵圆形,大小不等,有假菌丝及厚膜孢子。

2) 新型隐球菌墨汁染色片:背景呈黑色,菌体无色、圆形大小不等,菌体外有一层宽厚的荚膜,也可见到发芽的菌体。

3) 皮肤癣菌棉蓝染色片:先用低倍镜找到菌丝和孢子,再用高倍镜观察菌丝和孢子的形态结构特征。

(2) 真菌标本的染色检查:

1) 白色念珠菌革兰染色:按细菌革兰染色的步骤进行。

2) 新型隐球菌墨汁负染色:将新型隐球菌培养物用生理盐水稀释成菌液,挑取少许(约 2~4 环)于加有 1 滴墨汁的载片上,混匀,盖上盖玻片,轻轻压上(避免产生气泡),置于显微镜下,先用低倍镜找好视野,再换高倍镜观察。

3) 皮肤癣菌棉蓝染色:在一块洁净载玻片上,滴加 1~3 滴乳酸 - 酚 - 棉蓝染色液,将被检真菌标本放于染液中与之混合,盖上玻片,轻轻压平(避免产生气泡)后镜检。先用低倍镜,再用高倍镜观察其结构、特点。真菌染成蓝色。

4) 皮肤癣菌的标本直接检查法(KOH 透明法):①制片:用小镊子取病发 1 根、皮屑或甲屑少许,置于载玻片上,滴加 1~2 滴 100~200g/LKOH,稍待片刻,加盖玻片并微微加热,以促进角质蛋白溶解,使标本透明。切勿过热以免产生气泡或烤干。稍压盖玻片,并吸取周围溢液,避免沾污盖玻片。②显微镜检查:先用低倍镜弱光下观察,再用高倍镜检查,注意观察有无真菌的孢子、菌丝及其特点。

2. 培养物观察:

观察白色念珠菌在普通平板、血平板及沙保弱培养基上的生长现象,注意观察其形态、大小、色泽、性状等特征。

3. 真菌的培养:

(1) 用接种环挑取菌种或待检物少许,点种于沙氏葡萄糖琼脂培养基上,然后将种好的培养基分别置于 22℃ 和 35℃ 孵育 1~3 周,逐日观察。

(2) 用接种环挑取菌种或待检物少许,点种于玉米粉吐温 80 培养基。接种好后置于 22~28℃ 或 35℃ 孵育 3 天,逐日观察菌落特征。

4. 白色念珠菌的鉴定试验:

(1) 芽管形成试验:在无菌小试管中加入人或动物(兔、牛、羊)的血清 0.25~0.5ml,接种少量白色念珠菌,充分振摇,混合数分钟后,置于 35℃ 孵育 1~3 小时。每隔 1 小时挑取 1 环含菌血清于载玻片上,加盖玻片后镜检,连续检查 3 次。该菌若长出芽管,则芽管形成试验为阳性;否则为阴性。

(2) 糖(醇)同化试验:溶化 20ml 糖同化试验培养基冷却至 48℃,将培养 24~72 小时被鉴定菌株,混悬于 4ml 无菌生理盐水中,调整浊度相当于 4 号管,全部菌液加入培养基中,混匀倾注成平板,凝固后,将含有各种试验用糖的纸片贴在平板表面,孵育于 25~30℃,10~24 小时,检查被检菌在纸片周围生长与否,如能围绕含糖纸片生长者,即为该糖同化试验阳性。如观察不清楚,可继续孵育 24 小时。

(二) 注意事项

1. 真菌标本直接镜检时,加盖玻片一定不能产生气泡,否则会误认为是孢子。皮屑组织较大或较厚,可用 200g/LKOH 消化、透明。

2. 白色念珠菌鉴定中,还应该加做糖发酵试验,必要时用血清学试验加以区分。

3. 隐球菌经过培养后,荚膜会减小或消失,必须再转种于小鼠体(如脑)内待发病后用脑脊液涂片才可观察到宽大荚膜。

4. 无菌操作,注意生物安全。

(三) 实验结果

1. 观察记录:

(1) 观察记录白色念珠菌、新型隐球菌和皮肤癣菌的形态染色和菌落特点。

菌种名称	镜下形态	染色结果	菌落特点
白色念珠菌			
新型隐球菌			
皮肤癣菌			

(2) 白色念珠菌鉴定结果记录。

2. 结果分析与报告

【实验评价】

通过本试验学习,认识皮肤癣菌、白色念珠菌及新型隐球菌的主要生物学特征,熟悉白色念珠菌分离培养与鉴定的常用方法及依据,培养学生综合分析问题及解决问题的能力,为临床各类标本中病原性真菌的鉴定打下良好基础。

(杨园园)

实验二十六 乙型肝炎病毒表面抗原的检验

【实验目的】

熟练掌握双抗体夹心 ELISA 法检测乙型肝炎病毒表面抗原(HBsAg)的操作方法、结果判断及临床意义。

【实验准备】

1. 标本:待检血清。

2. 试剂:酶结合物(HRP-抗 HBs)、HBsAg 阳性对照血清、HBsAg 阴性对照血清、洗涤液(临用时,用蒸馏水 1:19 稀释)、显色剂 A(过氧化物)、显色剂 B(四甲基联苯胺,TMB)、终止液(2mol/L H_2SO_4)。

3. 器材:微量加样器、温箱、抗 HBs 包被微量板、吸头、酶标仪等。

【实验学时】 2 学时。

【实验方法与结果】

1. 原理:采用 ELISA 双抗体夹心法,将纯化的抗 -HBs 包被固相载体,加入待检血清,若待检血清含有 HBsAg,则与载体上的抗 -HBs 结合,再加入酶标记的 -HBs 抗体,加底物显色,显色程度与 HBsAg 含量成正比。

2. 方法

(1) 包被:由厂家完成,反应板包被抗 -HBs。

(2) 平衡:将试剂盒从冰箱取出,平衡至室温(18~25℃),微孔板开封后,余者即时以自封袋封存。

(3) 加血清:预设空白对照 1 孔,在相应孔中加入 50ul 阴、阳性对照、待测血清。

(4) 加酶结合物:每孔加酶标记的抗 -HBs 抗体 50ul(空白孔不加),混匀。

(5) 温育:置 37℃温箱温育 30min。

(6) 洗版:弃去孔内液体,用洗涤液注满各孔,静置 20s,甩干,反复洗 5 次,于吸水纸上拍干。

(7) 显色:每孔加显色剂 A、B 各 50μl,混匀,37℃暗置 15min。

(8) 终止:每孔加终止液 50μl,混匀。

3. 结果判定

(1) 目测法:有色为阳性,无色为阴性。

(2) 酶标仪检测法:用酶标仪 492nm 吸光度,用空白孔调零,读取各孔吸光度值。不同试剂盒其结果判定法有所不同。以标本吸光度(P)/ 阴性对照吸光度(N)≥2.1 为阳性。

4. 注意事项

(1) 试剂使用前应将瓶轻摇,使液体混匀。

(2) 不同批号、厂家的试剂不能混用,液体浑浊不能使用,不使用过期试剂盒。试剂盒应避光保存 2~8℃,使用时应平衡至室温(18~25℃)。

(3) 应防止交叉污染,所有标本、废弃物、对照等均按传染性污染物处理。

(4) 由于试剂盒技术操作上的原因,检测结果不能排除假阳性和假阴性的可能。

【实验评价】

1. 通过本试验学习,熟悉了 ELISA 法检测乙型肝炎病毒 HBsAg 的操作方法,掌握了试验结果的判断,明确了检测乙型肝炎病毒 HBsAg 的临床意义。

2. 培养学生的实践操作能力,以及为其他免疫学试验打下基础。

(姚伟妍)

实验二十七　粪便标本的细菌学检验

【实验目的】

1. 熟练掌握粪便标本的检验程序。

2. 熟练掌握粪便标本中常见细菌的检验操作方法和报告。

【实验准备】

1. 标本:粪便标本或肛拭子。

2. 培养基：麦康凯琼脂平板（或中国蓝琼脂平板、伊红美蓝琼脂平板）、SS 琼脂平板、亚硒酸盐增菌液、GN 增菌液、KIA 培养基、MIU 培养基、MH 平板、微量生化反应管等。

3. 试剂：革兰染色液，无菌生理盐水，0.5 麦氏比浊管，血清学诊断血清，药敏纸片，香柏油、乙醚、各种生化反应试剂等。

4. 器材：显微镜、接种工具、载玻片、无菌刻度吸管、无菌试管、小镊子、酒精灯、游标卡尺、恒温培养箱、CO_2 培养箱等。

5. 环境：超净工作台。

【实验学时】 3 学时。

【实验方法与结果】

一、粪便标本检验的基本方法

（一）根据检验申请单的要求，制订检验程序。

（二）直接涂片检查

当检查霍乱弧菌以及菌群失调优势菌时可做直接涂片染色检查。

（三）增菌培养

标本中疑有沙门菌或志贺菌时应在适宜的选择增菌培养基内做增菌培养，以提高检出率。

（四）分离培养

将增菌后的培养液分别转种到强选择性培养基和弱选择性培养基，进行分离培养。置于 35℃培养 18~24 小时。

（五）生化反应及药物敏感试验

1. 观察菌落特征。

2. 挑选可疑菌落涂片、染色、镜检。

3. 根据菌落情况及形态特征，选择合适的生化反应试验，并进行接种、培养及鉴定。

4. 选择合适的诊断血清做血清学试验，进行鉴定和分型。

5. 转种 M-H 平板，进行药物敏感试验。

（六）分析结果，填写检验报告单，发送报告。

二、粪便标本中常见致病菌的检验方法及报告方式

（一）志贺菌属和沙门菌属的检验

1. 将急性腹泻患者的粪便标本划线接种于 SS 琼脂平板和麦康凯琼脂平板，35℃培养 18~24 小时。对慢性腹泻疑为志贺菌感染的患者或携带者的标本应接种 GN 增菌液，对疑为沙门菌感染的患者或携带者的标本接种亚硒酸盐增菌液，35℃培养 6 小时，再转种至 SS 琼脂平板和麦康凯琼脂平板，35℃培养 18~24 小时。观察有无透明或半透明、无色、小菌落生长，有时 SS 琼脂平板上可见中心黑色的菌落。

2. 挑取两个可疑菌落，分别接种在 2 支 KIA 和 MIU 培养基中，35℃培养 18~24 小时，观察结果。

3. 如 KIA 和 MIU 上的结果符合志贺菌属特征，则应初步认为该菌株属于志贺菌属，然后选择合适的生化反应进行全面鉴定，同时用志贺菌属诊断血清对 KIA 管生长的细菌进行凝集试验，先用多价血清进行凝集，再用分型血清进行玻片凝集，得出最后分型鉴定结果，报告"检出 XX 型志贺菌"。

4. 如 KIA 和 MIU 上的结果符合沙门菌属的生化反应特征,则应初步认为该菌株属于沙门菌属,然后选择合适的生化反应进行全面鉴定与鉴别,同时可取双糖培养基上菌苔与沙门菌多价"O"(A-F 组)诊断血清作玻片凝集试验定属,然后分别与 A-F 组的 O 因子血清作玻片凝集试验定组,最后以 H 因子诊断血清作玻片凝集试验以定型(种),得出最后分型鉴定结果,报告"检出 XX 型沙门菌"。

未检出志贺菌和沙门菌,报告"未检出志贺菌属细菌"或"未检出沙门菌属细菌"

(二) 霍乱弧菌的检验

1. 将水样便或米泔水便制成涂片 2 张,干燥后用乙醇或甲醇固定,进行革兰染色,用油镜观察有无革兰阴性、呈鱼群样排列的弧菌,作出初步报告,报告"找到革兰阴性鱼群样排列弧菌,疑为霍乱弧菌"。

2. 另取可疑标本制成 2 份悬滴片或压滴片,在其中 1 份加入 1 滴不含防腐剂的霍乱弧菌多价诊断血清(效价 64 倍),在显微镜下观察,如果发现不加抗血清的标本有穿梭样运动的细菌,加入抗血清的标本细菌停止运动并发生凝集,则为制动试验阳性,可报告"霍乱弧菌抗血清制动试验阳性"。

3. 分离培养:可疑患者的粪便标本应接种于碱性蛋白质胨水中,35℃培养 4~6 小时后,取菌膜或培养液进行革兰染色和制动试验。并取菌膜或培养液接种于 TCBS 平板,35℃培养 18~24 小时后,观察 TCBS 平板,如果符合霍乱弧菌特点,再结合生化试验结果,可报告"检出霍乱弧菌"。

(三) 实验结果、记录

1. 菌落特征及形态检查结果记录。

培养基	菌落特征	菌落涂片染色的形态特征
SS 琼脂平板		
麦康凯琼脂平板		

2. 鉴定结果记录。

生化反应试验
结果
可疑菌名

3. 血清学鉴定结果记录。

血清学试验名称
结果
可疑菌种(型)

4. 药敏试验结果记录。

药物名称	抑菌环直径	敏感程度

【实验评价】

通过本次试验的学习,可以强化粪便标本细菌学检验的程序和常规检验操作和报告。并能巩固粪便标本中常见致病菌的检验方法和结果报告,增强综合分析问题和解决问题的能力。

(钟芝兰)

实验二十八 脓液标本的细菌学检验

【实验目的】

1. 学会脓液标本的采集方法。

2. 熟练掌握脓液标本细菌学检验的操作和报告。

【实验准备】

1. 标本:脓液标本。

2. 培养基:血琼脂平板、厌氧培养基、O-F 培养基、KIA、MIU、常用生化反应管。

3. 试剂:革兰染色液、药敏纸片、生理盐水、3%H_2O_2、靛基质试剂、血浆等。

4. 器材:显微镜、接种环、载玻片、培养箱等。

5. 环境:无菌操作台

【实验学时】 3 学时。

【实验方法与结果】

一、脓汁标本的检验基本方法

(一) 标本采集

1. 首先用无菌生理盐水拭净病灶表面的污染杂菌。

2. 已破溃脓肿一般以无菌棉拭子采取脓液及病灶深部的分泌物,而瘘管则以无菌方法采取组织碎片,放入无菌试管中送检。

3. 对未破溃脓肿最好用 2.5%~3% 碘酊和 75% 酒精消毒患部皮肤后,以无菌注射器抽取脓汁及分泌物,也可于切开排脓时,以无菌棉拭采取。

4. 有时也可将沾有脓汁的最内层敷料放入无菌平皿内送检。

5. 对放线菌的标本,常用无菌棉拭挤压瘘管,选取流出脓汁中的"硫磺样颗粒"盛于试管内送检,也可将灭菌纱布塞入瘘管内。次日取出送检。

6. 注意事项:如果患者局部伤口已用抗生素、磺胺类药物治疗,则应在培养基内加入相应的拮抗物质(如青霉素酶、对氨基苯甲酸等)以避免假阴性结果的出现;当创伤出血时或敷有药物在 2 小时以内及烧伤在 12 小时内均不应采集标本,此时获得阳性结果的机会甚少;标本采取后应及时检查,如不能立即检验应置冰箱内保存,以防杂菌污染。

(二) 形态检查

观察脓液性状,并进行标本进行直接涂片、革兰染色镜检。

(三) 分离培养

根据镜检结果,参考检验申请单内容,讨论制订检验计划,选择合适的培养基进行接种作分离培养。

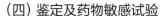

（四）鉴定及药物敏感试验

1. 观察平板上菌落特征。

2. 取菌落涂片、染色、镜检。

3. 根据镜下特点拟定可疑菌,选择合适的生化试验进行鉴定。

4. 转种 M-H 平板做药物敏感实验。

（五）最终鉴定

1. 观察生化试验结果或做进一步生化反应试验。

2. 必要时加做血清学试验进行鉴定。

二、标本中常见致病菌的检验方法及报告方式

（一）肉眼观察脓汁标本

观察标本的性状、颜色等。若脓汁稀薄带血性,可能为链球菌感染;标本呈绿色,可能为铜绿假单胞菌感染;标本有恶臭可能是厌氧菌或变形杆菌感染;脓液中有"硫磺颗粒",提示放线菌或诺卡菌感染。

（二）形态检查

将标本直接涂片,作革兰染色后镜检,根据镜下细菌的形态、染色特点和排列方式,可初步报告"找到革兰 X 性 X 菌,疑似 XX 菌"。

（三）分离培养与鉴定

将脓液标本接种在血琼脂平板,35℃孵育 18~24 小时。观察菌落形态,涂片染色。根据菌落形态,涂片染色结果,初步判断细菌的种类,再按各类细菌的鉴定要点进行鉴定。

1. 金黄色葡萄球菌:涂片染色镜检为革兰阳性、葡萄状排列球菌;血琼脂平板上呈中等大小、突起、湿润、圆形、有 β- 溶血环,金黄色或白色的 S 型菌落;选择触酶试验、甘露醇发酵试验、血浆凝固酶试验、新生霉素敏感试验、耐热核酸酶试验等进行鉴定。

2. 链球菌:涂片染色镜检为革兰阳性、链状排列球菌;血琼脂平板上呈中等偏小、突起、湿润、圆形、有 β- 溶血环,灰白色的 S 型菌落;选择触酶试验、杆菌肽敏感试验、胆汁七叶苷试验等生化反应进行鉴定。若血平板菌落是有 α- 溶血环,灰白色的 S 型菌落,可选择胆汁溶菌试验、菊糖发酵试验、optochin 敏感试验等生化反应进行鉴定。

3. 铜绿假单胞菌:形态检查为革兰阴性杆菌,两端钝圆;血琼脂平板上菌落为扁平、边缘不整齐、湿润、向四周扩散、培养基上有水溶性的蓝绿色色素,有 β- 溶血环和生姜气味;选择氧化酶试验、葡萄糖和木糖氧化发酵试验、硝酸盐还原试验、精氨酸双水解酶试验、枸橼酸盐利用试验、温度生长试验等进行鉴定。

脓液标本中变形杆菌、结核分枝杆菌、炭疽芽胞杆菌、放线菌、白假丝酵母菌、大肠埃希菌等可按相关章节描述的方法鉴定。

（四）结果记录

菌名	形态染色特点	菌落特点	生化反应名称及结果
金黄色葡萄球菌			
链球菌			
铜绿假单胞菌			

（五）结果分析与报告

根据鉴定结果,可报告"检出 XX 菌"。

（六）注意事项

脓液标本细菌学检验时,通过对其性状观察及直接涂片形态检查,可以指导进一步的检验方向。直接涂片检查发现细菌,而普通需氧培养无细菌生长,则应考虑以下情况:①患者正在接受抗菌药物治疗,细菌受到抑制不生长。②可能是厌氧菌感染。③标本处理不当或培养不合要求。细菌接种培养 48 小时后,如仍无细菌生长,可报告"培养 48 小时无细菌生长"。

【实验评价】

通过进行脓液标本细菌学检验的常规操作和报告,可进一步巩固学习化脓性细菌的检验程序、检验方法等,增强综合分析问题和解决问题的能力。

（钟芝兰）

实验二十九　细菌的微量生化反应鉴定

【实验目的】

熟练掌握应用微量生化反应系统鉴定细菌。

【实验准备】

1. 菌种:大肠埃希菌、铜绿假单胞菌。

2. 培养基:肠杆菌、铜绿假单胞菌等鉴定用微量培养管。

3. 试剂:靛基质试剂、VP 试剂、苯丙氨酸脱氨酶试剂、硝酸盐还原试剂、氧化酶试剂、生理盐水等。

4. 器材:显微镜、接种环、载玻片、麦氏比浊仪、液体石蜡、培养箱、编码本等。

5. 环境:无菌操作台。

【实验学时】　2 学时。

【实验方法与结果】

一、肠杆菌微量生化编码鉴定

1. 将分离培养的菌落涂片、革兰染色、镜检,如为革兰阴性杆菌,做氧化酶试验,若氧化酶试验阴性,则选择肠杆菌科细菌的微量鉴定系统。

2. 制备细菌悬液:挑取平板上的单个菌落混悬于 1ml 无菌的生理盐水中,使菌液浓度达 0.5 麦氏比浊度(约相当于 1.5 亿 /ml 细菌数)。

3. 接种:将上述菌悬液接种于表中所列的各种微量生化反应管中(如下表,氨基酸脱羧酶试验需在菌悬液上加无菌液体石蜡),35℃培养 18~24 小时。

4. 加入试验所需相应试剂,观察结果。

5. 结果判定

按肠杆菌科微量生化鉴定检索方法记录编码,生化试验每 3 个为一组,每组数值分别是"421",即阳性结果获得该试验分值,阴性结果为 0 分,把每组试验分值相加,得到每组编码,再检索编码册,即可得出对应的细菌名称见下表。

试验	VP	硝酸盐还原	苯丙氨酸脱氨酶	硫化氢	吲哚	鸟氨酸	赖氨酸	丙二酸盐	尿素	七叶苷	ONPG	阿拉伯糖	侧金盏花醇	肌酐	山梨醇
数值	4	2	1	4	2	1	4	2	1	4	2	1	4	2	1
结果	+	−	−	+	+	+	−	−	+	−	+	−	−	+	−
得分	4	0	0	4	2	1	0	0	1	0	2	0	0	2	0
编码		4			7			1			2			2	

6. 结果记录:记录标本的检测结果

试验	VP	硝酸盐还原	苯丙氨酸脱氨酶	硫化氢	吲哚	鸟氨酸	赖氨酸	丙二酸盐	尿素	七叶苷	ONPG	阿拉伯糖	侧金盏花醇	肌酐	山梨醇
数值	4	2	1	4	2	1	4	2	1	4	2	1	4	2	1
结果															
得分															
编码															

7. 结果分析与报告

二、非发酵菌微量生化编码鉴定

1. 将分离培养的菌落涂片、革兰染色、镜检,如为革兰阴性杆菌,做氧化酶试验,若氧化酶试验阳性,则选择非发酵菌的微量鉴定系统。

2. 鉴定方法及结果判断:按照非发酵菌的微量生化编码鉴定原则进行操作。

三、注意事项

1. 同一种菌可因菌株的不同而有不同的生化反应结果,故可有多个编码,编码本中在每个菌名后均附有鉴定几率,几率越大,说明该编码的细菌的生化反应与典型的生化反应模式符合程度越大,反之越小。当几率太小,除了考虑是非典型菌株,需增加鉴定试验以区别外,还应考虑接种的菌株不纯,使生化反应紊乱的情况。

2. 遇到重码,应增加其他试验区别。

3. 查不到编码,可能有以下几种情况:①生化反应做不对,应继续观察看是否有些是迟缓反应或设阴阳对照重做。②菌株不纯,生化反应不统一。③非典型菌株,应加做试验确定。④未收入该编码本的菌株。

【实验评价】

1. 细菌生化编码鉴定法方便、快速,已广泛应用于临床微生物检验。

2. 鉴别微生物不能只靠一套鉴别试验,生化试验必须和菌落特点、形态特点、血清学反应等结合起来才能做出正确的判断。

(钟芝兰)

实验三十　水样的卫生细菌学检验

【实验目的】

1. 学会水样的采集方法。

2. 熟练掌握水的菌落总数、总大肠菌群和耐热大肠菌群的检验及报告。

【实验准备】

1. 培养基：营养琼脂、含倒管的乳糖蛋白胨培养液、含倒管的二倍浓缩乳糖蛋白胨培养液、伊红美蓝培养基、含倒管的 EC 培养基。

2. 试剂：革兰染液、香柏油、脱油剂等。

3. 器材：高压蒸汽灭菌器、干热灭菌箱、36±1℃培养箱、44.5℃水浴箱或隔水式恒温箱、显微镜、电炉、天平、0~4℃冰箱、放大镜或菌落计数器、灭菌试管、直径 9cm 灭菌平皿、刻度吸管(1ml、10ml)、载玻片、采样瓶、拭镜纸等。

4. 标本：自来水、水源水。

【实验学时】　7 学时。

【实验方法与结果】

(一) 实验方法

1. 水样采集

采集水样时应注意无菌操作，防止杂菌混入，盛水容器需经热力灭菌后备用。

采集自来水水样前应将龙头用清洁布拭干，再用酒精灯烧灼灭菌(塑料龙头用 75% 酒精棉球擦拭消毒)，然后打开龙头放水 5~10min，再将水龙头关小，采集水样。

采集水源水时，应将无菌采样瓶浸入距水面 10~15cm 深处，拉开瓶塞采水，待水盛至采样瓶容量的 4/5 后，盖好瓶塞，注意严格无菌操作，避免污染水样。

2. 菌落总数的检验

(1) 生活饮用水菌落总数

以无菌操作方法用灭菌吸管吸取 1ml 充分混匀的水样，注入灭菌平皿中，倾注约 15ml 已融化并冷却到 45℃左右的营养琼脂培养基，并立即旋摇平皿，使水样与培养基充分混匀。每次检验时应做一平行接种，同时另用一个平皿只倾注营养琼脂培养基作为空白对照。待冷却凝固后，翻转平皿，使底面向上，置 36±1℃培养箱内培养 48h，进行菌落计数，即为水样 1ml 中的菌落总数。

(2) 水源水菌落总数

以无菌操作方法吸取 1ml 充分混匀的水样，注入盛有 9ml 灭菌生理盐水的试管中，混匀成 1:10 稀释液。吸取 1:10 稀释液 1ml 注入盛有 9ml 灭菌生理盐水的试管中，混匀成 1:100 稀释液。按同法依次稀释成 1:1000、1:10000 等稀释液备用。如此递增稀释一次，必须更换一支 1ml 吸管。用灭菌吸管取未稀释的水样和 2~3 个适宜稀释度的水样 1ml，分别注入无菌平皿内。余下操作同生活饮用水的检验步骤。

注意：菌落计数及报告规则参照第十七章第一节。

3. 总大肠菌群检验(多管发酵法)

(1) 生活饮用水总大肠菌群数

1) 乳糖发酵试验

取 10ml 水样接种到 10ml 双料乳糖蛋白胨培养液中,取 1ml 水样接种到 10ml 单料乳糖蛋白胨培养液中,另取 1ml 水样注入到 9ml 灭菌生理盐水中,混匀后吸取 1ml(即 0.1ml 水样)接种到 10ml 单料乳糖蛋白胨培养液中,每一稀释度接种 5 管。置 36±1℃培养箱内培养 24±2h。

对已处理过的出厂自来水,需经常检验或每天检验一次的,可直接取 5 份 10ml 水样分别接种到 5 管 10ml 双料乳糖蛋白胨培养液中。

2)分离培养

如所有乳糖蛋白胨培养管都不产酸不产气,则可报告为总大肠菌群阴性,如有产酸产气者,将产酸产气的发酵管分别转种在伊红美蓝琼脂平板上,置于 36±1℃培养箱内培养 18~24h,观察菌落形态,挑取深紫黑色、具有金属光泽的菌落,或紫黑色、不带或略带金属光泽的菌落,或淡紫红色、中心较深的菌落做革兰染色、镜检。

3)证实试验

经上述染色镜检为革兰阴性无芽孢杆菌,同时接种乳糖蛋白胨培养液中,置 36±1℃培养箱内培养 24±2h,有产酸产气者,即证实有总大肠菌群存在。根据证实为总大肠菌群阳性的管数,查 MPN 检索表,报告每 100ml 水样中的总大肠菌群最可能数(MPN)值。5 管法结果见第十七章表 17-2,15 管法结果见第十七章表 17-3。

(2)水源水总大肠菌群数

检验水源水时,如污染较严重,应加大稀释度,可接种 1、0.1、0.01ml,甚至 0.1、0.01、0.001ml,每个稀释度接种 5 管,每个水样共接种 15 管。接种 1ml 以下水样时,必须作 10 倍递增稀释后,取 1ml 接种,每递增稀释一次,换用一支 1ml 灭菌刻度吸管。将接种管置 36±1℃培养箱内,培养 24±2h,如所有乳糖蛋白胨培养管都不产酸产气,则可报告为总大肠菌群阴性,如有产酸产气者,则按生活饮用水总大肠菌群数检验中分离培养和证实试验步骤进行。根据证实为总大肠菌群阳性的管数,查 MPN 检索表,报告每 100ml 水样中的总大肠菌群最可能数(MPN)值。5 管法结果见第十七章表 17-2,15 管法结果见第十七章表 17-3。

4. 耐热大肠菌群检验(多管发酵法)

自总大肠菌群乳糖发酵试验中的阳性管中分别取一滴转种于 EC 培养基中,置 44.5℃ 水浴箱或隔水式恒温箱内(水浴箱的水面应高于试管内培养基液面),培养 24±2h,如所有管均不产气,则可报告为阴性。如有产气者,则转种于伊红美蓝琼脂平板上,置 44.5℃恒温箱内培养 18~24h,平板上有典型菌落者,则证实为耐热大肠菌群阳性。根据证实为耐热大肠菌群的阳性管数,查最可能数(MPN)检索表(同总大肠菌群 MPN 检索表,第十七章表 17-3),报告每 100ml 水样中耐热大肠菌群的最可能数(MPN)值。

(二)实验结果

1. 菌落总数结果记录。

检验浓度及编号	1:10		1:100		1:1000		其他	
	1	2	1	2	1	2	1	2
菌落数								
平均数								

2. 总大肠菌群结果记录。

检验浓度	1：10	1：100	1：1000	其他
乳糖发酵产酸产气(管)				
革兰染色结果				
证实试验产酸产气(管)				

3. 耐热大肠菌群结果记录。

检验浓度	1：10	1：100	1：1000	其他
乳糖发酵产酸产气(管)				
EC 培养基产气(管)				
伊美平板现典型菌落(个)				

4. 结果分析与报告

【实验评价】

通过本试验学习,学会正确采集水样的方法,能够进行水样的菌落总数、总大肠菌群和耐热大肠菌群的检验、结果记录及报告。

(吴剑美)

实验三十一　食品的卫生细菌学检验

【实验目的】

1. 学会食品的采集方法。

2. 熟练掌握食品的菌落总数、总大肠菌群和粪大肠菌群的检验方法及报告方式。

【实验准备】

1. 培养基:平板计数琼脂、含倒管的月桂基硫酸盐胰蛋白胨(LST)肉汤、含倒管的煌绿乳糖胆盐(BGLB)肉汤、含倒管的 EC 肉汤。

2. 试剂:1mol/L NaOH、1mol/L HCl、灭菌磷酸盐缓冲液或生理盐水等。

3. 器材:高压蒸汽灭菌器、干热灭菌箱、36 ± 1 ℃培养箱、46 ± 1 ℃恒温水浴箱、44.5 ± 0.2 ℃恒温水浴箱、均质器、振荡器、电炉、天平、2~5℃冰箱、放大镜或菌落计数器、灭菌试管、直径 9cm 灭菌平皿、刻度吸管(1ml、10ml)或微量移液器及灭菌吸头、灭菌锥形瓶(250ml、500ml)等、无菌采样器具等。

4. 标本:固体或液体食物。

【实验学时】　5 学时。

【实验方法与结果】

(一) 实验方法

1. 样品采集及处理

采样必须在无菌操作下进行,对不同样品有不同的要求。袋装、瓶装和缸装食品应采集未开封样品,固体粉末食品应边采集边混合,液体状态食品需摇匀后取样,冷冻状态食品应在冷冻条件下采样,并立即冷冻保存,非冷冻食品采样后不能立即检验者应在 0~5℃环境中保存。采样时,应对检样的品名、来源、数量、采样地点、采样时间及当时的湿度、温度、卫生状况、采样人等进行标记。

(1) 固体和半固体样品:称取 25g 样品,放入盛有 225ml 磷酸盐缓冲液或生理盐水的无菌均质杯内,8000~10 000r/min 均质 1~2min,或放入盛有 225ml 磷酸盐缓冲液或生理盐水的无菌均质袋中,用拍击式均质器拍打 1min~2min,制成 1:10 的样品匀液。

(2) 液体样品:以无菌吸管吸取 25ml 样品置盛有 225ml 磷酸盐缓冲液或生理盐水的无菌锥形瓶(瓶内预置适当数量的无菌玻璃珠)中,充分混匀,制成 1:10 的样品匀液。

(3) 样品匀液的 pH 值应在 6.5~7.5 之间,必要时用 1mol/L NaOH 或 1mol/L HCl 调节。

(4) 用 1ml 灭菌吸管或微量移液器吸取 1:10 稀释液 1ml,沿管壁缓慢注入含有 9ml 稀释液的无菌试管内(注意吸管或吸头尖端不要触及管内稀释液),振摇试管或用 1 支无菌吸管反复吹打使其混合均匀,制成 1:100 的稀释液。

(5) 另取 1ml 灭菌吸管,按上述操作顺序,做 10 倍递增稀释液,如此每递增稀释一次,换用 1 支 1ml 灭菌吸管或吸头。从制备样品匀液至样品接种完毕,全过程不得超过 15min。

2. 菌落总数检验

(1) 根据对标本污染情况的估计,选择 2~3 个适宜稀释度的稀释液(液体样品可包括原液),在做 10 倍递增稀释的同时,吸取 1ml 稀释液于灭菌平皿内,每个稀释度做两个平皿。同时,分别吸取 1ml 空白稀释液加入两个无菌平皿内作空白对照。

(2) 稀释液移入平皿后,应及时将 15~20ml 凉至 46℃的平板计数琼脂培养基注入平皿,并转动平皿使其混合均匀。同时将计数琼脂培养基倾入加有稀释液的灭菌平皿作空白对照。

(3) 待琼脂凝固后,翻转平板,置 36±1℃温箱内培养 48±2h。水产品 30±1℃培养 72±3h。如果样品中可能含有在培养基表面弥漫生长的菌落时,可在凝固后的琼脂表面覆盖一薄层培养基(约 4ml),凝固后翻转平板,按上述条件培养。

注意:菌落计数及报告规则参照第十七章第二节。

3. 总大肠菌群计数(MPN 计数法)

(1) 初发酵试验

每个样品,选择 3 个适宜的连续稀释度的样品匀液(液体样品可以选择原液),每个稀释度接种 3 管月桂基硫酸盐胰蛋白胨(LST)肉汤,每管接种 1ml,36±1℃培养 24±2h,观察倒管内是否有气泡产生,24h±2h 产气者进行复发酵试验,如未产气则继续培养至 48h±2h,产气者进行复发酵试验。未产气者为总大肠菌群阴性。

(2) 复发酵试验

用接种环从产气的 LST 肉汤管中分别取培养物 1 环,移种于煌绿乳糖胆盐肉汤(BGLB)中,36±1℃培养 48h±2h,观察产气情况,产气者,计为大肠菌群阳性管。

按复发酵试验确证的大肠菌群 LST 阳性管数,查 MPN 检索表(见第十七章表 17-5),报告每 g(ml)样品中大肠菌群的 MPN 值。

4. 粪大肠菌群检验(多管发酵法)

(1) 初发酵试验

同总大肠菌群计数。

(2) 复发酵试验

用接种环从产气的 LST 肉汤管中分别取培养物 1 环,移种于预先升温至 44.5℃的 EC 肉汤管中。将所有接种的 EC 肉汤管放入带盖的 44.5±0.2℃恒温水浴箱内,培养 24h±2h,

水浴箱的水面应高于肉汤培养基液面,记录 EC 肉汤管的产气情况。产气管为粪大肠菌群阳性,不产气为粪大肠菌群阴性。

根据证实为粪大肠菌群的阳性管数,查粪大肠菌群最可能数(MPN)检索表(同总大肠菌群最可能数(MPN)检索表,见第十七章表 17-5),报告每 g(ml)样品中粪大肠菌群的 MPN 值。

(二) 实验结果

1. 菌落总数结果记录。

检验浓度及编号	1：10		1：100		1：1000		其他	
	1	2	1	2	1	2	1	2
菌落数								
平均数								

2. 总大肠菌群结果记录。

检验浓度	1：10	1：100	1：1000	其他
LST 肉汤产气管数(管)				
BGLB 肉汤产气管数(管)				

3. 粪大肠菌群结果记录。

检验浓度	1：10	1：100	1：1000	其他
LST 肉汤产气管数(管)				
EC 肉汤产气管数(管)				

4. 结果分析与报告

【实验评价】

通过本试验学习,学会食品的采集和处理方法,正确进行食品样品的稀释,熟练掌握食品的菌落总数、总大肠菌群和粪大肠菌群的检验及报告。

(吴剑美)

附　录

附录一　常用染色液的配制及用途

1. 革兰(Gram)染色液

【配制】

(1) 结晶紫染色液:取结晶紫 2g,95% 乙醇 20ml,草酸铵 0.8g,蒸馏水 80ml。将结晶紫溶解于乙醇中,然后与草酸铵溶液混合,静置 24 小时后,过滤备用。

(2) 碘液:碘 1g,碘化钾 2g,蒸馏水 300ml。先将碘化钾溶解在少量水中,再将碘溶解在碘化钾溶液中,待碘全溶后,再加蒸馏水至 300ml。

(3) 脱色液:95% 的乙醇溶液。

(4) 沙黄复染液:将 2.5g 沙黄溶解于 100ml 95% 的乙醇中制成贮存液,取贮存液 10ml 于 90ml 蒸馏水中混匀即成应用液。

复染液也可以用稀释石碳酸复红液,其制备方法是:取石碳酸复红液 10ml 加入蒸馏水 90ml 即成。

【染色方法】

详见实验四。

【用途】

用于革兰染色。染成紫色为革兰阳性菌,染成红色为革兰阴性菌。

2. 姜 - 尼(Ziehl-Neelsen)抗酸染色液

【配制】

(1) 苯酚复红液

A 液:碱性复红 3g,95% 乙醇 100ml。

B 液:石炭酸 5.0g,蒸馏水 100ml。

配制方法:将碱性复红在研钵中研磨后,逐渐加入 95% 乙醇,继续研磨使其溶解,配成 A 液。将苯酚溶于水中,配成 B 液。A 液 10ml 与 B 液 90ml 混合即成。

(2) 3% 盐酸 - 乙醇液:取浓盐酸 3ml,与 95% 乙醇 97ml 混合。

(3) 亚甲蓝液(吕氏亚甲蓝液)

亚甲蓝乙醇饱和溶液:30ml(亚甲蓝 2g 溶于 100ml 95% 乙醇中)。

10% 氢氧化钾:0.1ml。

蒸馏水:100ml。

【染色方法】

详见实验五。

【用途】

用于抗酸染色。分枝杆菌呈红色,背景及其他细菌呈蓝色。

3. 亚甲蓝染色液

【配制】

吕弗勒碱性亚甲蓝液(称取亚甲蓝 2g,溶于 95% 乙醇 100ml 中,配成饱和液,取饱和液 30ml,再加入蒸馏水 100ml 及 10%KOH 水溶液 0.1ml 即成)。

【染色方法】

将涂片固定后滴加亚甲蓝染液于玻片上,染 1~2 分钟,水洗,待干,镜检。

【用途】

是一种单染色方法,菌体和细胞均染成蓝色。

4. 墨汁负染色液

【配制】

印度墨汁或 5% 黑色素水溶液。

【染色方法】

(1) 将标本与 1 滴染色液在玻片上混合,加上盖玻片,轻轻压一下,使标本混合液变薄。

(2) 在低倍镜下寻找有荚膜的细菌,找到后转换高倍镜确认。

【用途】

背景呈黑色,菌体无色,荚膜不着色,包绕在菌体周围,成为一层透明的空圈。常用于隐球菌荚膜检查。

5. 芽胞染色液

【配制】

(1) 苯酚复红液:(配方见抗酸染色液)

(2) 脱色液:95% 乙醇。

(3) 吕氏亚甲蓝液:(配方见抗酸染色液)。

【染色方法】

将有芽胞的细菌制成涂片,自然干燥后固定。滴加苯酚复红液于涂片上;并弱火加热,保持涂片被染液浸泡,避免烘干,使染液冒蒸汽约 5 分钟,冷后水洗,并用 95% 乙醇脱色 2 分钟。水洗,亚甲蓝液复染 0.5 分钟,水洗,干后镜检。

【用途】

用于细菌芽胞染色。芽胞呈红色,菌体呈蓝色。

6. 荚膜染色液

【配制】

(1) 黑色素水溶液:黑色素 5g,蒸馏水 100ml,福尔马林(40% 甲醛)0.5ml。将黑色素在蒸馏水中煮沸 5 分钟,然后加入福尔马林作防腐剂。

(2) 黑斯荚膜染色液:结晶紫染液(结晶紫饱和乙醇液 5ml 与 95ml 蒸馏水混合)、200g/L 硫酸铜溶液。

【染色方法】

荚膜染色时,将有荚膜的细菌涂片,在空气中自然干燥,加热固定。滴加结晶紫染液,在火焰上略加热,使冒蒸汽为止。用 20% 硫酸铜溶液将涂片上的染液洗去,切勿再用水洗,以吸水纸吸干后镜检。

【用途】

用于细菌荚膜染色。菌体及背景呈紫色,荚膜呈淡紫色或无色。

7. 鞭毛染色液(改良 Ryu 鞭毛染色法染色液)

【配制】

A 液:5% 苯酚 10ml,鞣酸 2g,饱和硫酸铝钾液 10ml。

B 液:结晶紫乙醇饱和液。

应用液:A 液 10 份,B 液 1 份,混合,室温存放。

【染色方法】

(1) 要求用新的载玻片:使用前须在 95% 乙醇中浸泡 24 小时以上。用时从乙醇中取出,以干净纱布擦干后使用。

(2) 在玻片上滴蒸馏水 2 滴:一张玻片可同时制 2 个涂片。

(3) 用接种环挑取血平板上菌落少许,将细菌点在玻片上的蒸馏水滴的顶部。一般只需点一下,仅允许极少量细菌进入水滴,不可搅动,以免鞭毛脱落。

(4) 玻片置室温自然干燥。

(5) 滴加染液于玻片上,染色。

(6) 约 10~15 分钟后,用蒸馏水缓慢冲去染液。冲洗时应避免使染液表面的金属光泽液膜滞留在玻片上影响镜检,所以冲洗前不要倒掉玻片上的染液,而是直接用蒸馏水缓慢冲洗。

(7) 玻片自然干燥后,镜检时应从涂片的边缘开始,逐渐移向中心,寻找细菌较少的视野,鞭毛容易观察。细菌密集的地方,鞭毛被菌体挡住,不易观察。

【用途】

用于细菌鞭毛染色。菌体和鞭毛均被染成红紫色。

8. 异染颗粒染色液(改良 Albert 染色法染色液)

【配制】

A 液:甲苯胺蓝 0.15g,孔雀绿 0.2g,95% 乙醇 2ml,冰醋酸 1ml,蒸馏水 100ml。

将甲苯胺蓝和孔雀绿置于研钵中,加乙醇研磨使之溶解,再加入蒸馏水和冰醋酸,混合后贮入瓶中,静置 24 小时后,过滤备用。

B 液:碘 2g,碘化钾 3g,蒸馏水 300ml。

先将碘和碘化钾溶入少量蒸馏水内,充分振摇,待完全溶解后再加蒸馏水至 300ml。

【染色方法】

(1) 涂片经火焰固定,加 A 液,染 3~5 分钟,水洗。

(2) 滴加 B 液,染 1 分钟,水洗。

(3) 干后镜检。

【用途】

用于细菌异染颗粒染色,白喉棒状杆菌经此染色后,异染颗粒可明显地被显示出来。菌体呈绿色,异染颗粒呈蓝黑色。

9. 镀银染色液

【配制】

(1) 吐温 -80 储备液:吐温 -8010ml、95% 乙醇 100ml。

(2) 固定液:吐温 -80 储备液 2ml、浓甲酸 5ml、95% 乙醇 10ml。

（3）染色液：硝酸银 5g、蒸馏水 10ml。

（4）显影液：将对苯二酚 200mg、吡啶 2.5ml 置于饱和松香液 1ml（松香 100g、无水乙醇 100ml）中溶解；另将无水亚硫酸钠 50mg 置于 40ml 蒸馏水中溶解，可略加热。然后再将上述两种溶液混合，成为乳状液即可使用。

【染色方法】

（1）血涂片的制作：在玻片上加一滴蒸馏水，再加患者血液一滴。用另一玻片角将两者充分混匀，涂成血膜或推成厚血片待干。

（2）固定：在血片上加固定液作用 5 分钟后，水洗。

（3）染色：置于 60~70℃ 加热器上以染液染色 5~7 分钟后，倒去染色液。

（4）显影：加显影液，边加边轻轻摇动玻片，显影数秒至 1 分钟。如标本涂抹处呈现棕黄色，水洗，干后镜检。

【用途】

常用于螺旋体染色。背景为淡黄色，钩端螺旋体呈棕褐色。

10. 乳酸酚棉蓝染色液

【配制】

苯酚 20ml、乳酸 20ml、甘油 40ml、蒸馏水 20ml。将 4 种成分混合，稍加热溶解，再加入棉蓝 50mg，混匀，过滤备用。

【染色方法】

用接种环挑取标本涂于玻片上，滴加一滴染液，加上盖玻片后镜检。

【用途】

用于真菌染色，菌丝呈蓝色。

11. 黏蛋白卡红（MCS）染色液

【配制】

（1）铁苏木紫液：①甲液：铁苏木紫 1.0g、95% 乙醇 10ml；②乙液：28% 氧化铁 4ml、蒸馏水 95ml、浓盐酸 1ml。临用时等量混合。

（2）黏蛋白卡红稀释液：卡红 1.0g、氧化铝 0.5g、蒸馏水 2ml，将三者混合成黑色糊状，用 95% 乙醇 1.0ml 稀释，放置 24 小时过滤，再用蒸馏水按 1：4 稀释后备用。

（3）皂黄液：皂黄 0.25g、蒸馏水 100ml、冰醋酸 0.25ml。

（4）二甲苯。

（5）无水乙醇、95% 乙醇。

【染色方法】

（1）切片脱脂，先用二甲苯，再用 95% 乙醇。水洗。

（2）用新鲜配制的苏木紫染液染色 7 分钟，水洗 5~10 分钟。

（3）置于黏蛋白卡红稀释液中 30~60 分钟，立即用蒸馏水冲洗。

（4）用皂黄液染色 1 分钟后，立即用蒸馏水水洗，再用 95% 乙醇洗一次，因为皂黄染色过深可遮住黏蛋白卡红染色。

（5）无水乙醇脱水 2 次，二甲苯洗 3 次，封片，镜检。

【用途】

用于真菌染色。隐球菌细胞壁和膜染成红色，孢子菌丝细胞壁也染成红色，细胞核黑色，背景黄色。

12. 嗜银染色(GMS)液

【配制】

(1) 甲液:5% 硼砂 2ml、蒸馏水 25ml。

(2) 乙液:5% 硝酸银 1ml、3% 环六亚甲基四胺 20ml。甲、乙两液混合即可应用,也可置于冰箱内备用。

(3) 其他试剂:二甲苯、无水乙醇、95% 乙醇、5% 铬酸、1% 亚硫酸钠、0.1% 氯化金溶液、2% 硫代硫酸钠溶液、0.1% 亮绿。

【染色方法】

(1) 切片脱脂:用二甲苯、无水乙醇、95% 乙醇及水各脱脂 2 次。

(2) 浸于 5% 铬酸中氧化 1 小时后冲洗。

(3) 用 0.1% 亚硫酸氢钠处理 1 分钟后,用自来水冲洗 10 分钟。

(4) 用蒸馏水冲洗 3 次后置于染液中保温染色 1 小时(60℃)。

(5) 用蒸馏水洗涤 5~6 次后,加 0.1% 氯化金溶液脱色 2~5 分钟,再用蒸馏水洗涤。

(6) 加 2% 硫代硫酸钠溶液处理 2~5 分钟,水洗,加 0.1% 亮绿复染 40 秒。

(7) 依次加入 95% 乙醇、无水乙醇脱水 2 次,二甲苯清洗 2~3 次。封片、镜检。

【用途】

用于真菌染色,呈黑色。

13. 真菌荧光染色液

【配制】

(1) 0.1% 吖啶橙 1ml。

(2) 20%KOH9ml。将吖啶橙缓慢滴入 KOH 溶液中,临用时配制。

【染色方法】

(1) 直接涂片法:滴少量 0.1% 吖啶橙与 20%KOH 溶液于皮屑、甲屑和毛发等标本上,加盖玻片,微加温;将制好的标本涂片置荧光显微镜下,观察菌丝或孢子的荧光反应,阳性证明有真菌存在,但不能确定菌种。

(2) 培养涂片法

1) 丝状菌落:取少量标本置载玻片上,滴 0.1% 吖啶橙溶液,加上盖片后观察。

2) 酵母型菌落:首先在试管内加入 0.1% 吖啶橙溶液,与酵母菌混合 2~5 分钟,离心后弃去上清液;再加生理盐水 5ml,振荡后再离心,弃去上清液;最后用生理盐水 2ml 制成悬液,滴少许于玻片上,加盖片后观察。

(3) 组织切片染色法:先用铁苏木紫染色 5 分钟,使背景呈黑色,遮去非真菌性荧光物质;水洗 5 分钟后,用 0.1% 吖啶橙溶液染 2 分钟;水洗后用 95% 乙醇脱色 1 分钟,再用无水乙醇脱水 2 次,每次 3 分钟;最后用二甲苯清洗 2 次后,用无荧光物质封片、镜检。

【用途】

用于真菌染色。深部真菌可以呈现不同的荧光反应。白色假丝酵母菌呈黄绿色,新型隐球菌呈红色,组织胞浆菌呈红色,曲霉菌呈绿色。

14. 结核分枝杆菌荧光染色液

【配制】

(1) 0.1% 金胺染液:金胺 0.1g,加入 5% 苯酚液 100ml 中,混匀。

(2) 1∶1000 高锰酸钾液。

（3）亚甲蓝液。

（4）3% 盐酸乙醇。

【染色方法】

（1）按常法涂片,干燥后经火焰固定。

（2）滴加金胺染液,加温使其冒蒸汽,染色 5 分钟后水洗。

（3）盐酸乙醇脱色约 15~20 秒,水洗。

（4）以 1∶1000 高锰酸钾液处理 5 秒,水洗。

（5）亚甲蓝液染 30 秒,以熄灭涂片中不应发光部分。水洗,干后镜检。

【用途】

　　用于结核分枝杆菌染色,菌体发出明亮的黄绿色荧光。此法也可用于麻风分枝杆菌、淋病奈瑟菌及某些螺旋体的检查。

　15. 布鲁菌柯兹罗夫斯基染色液

【配制】

（1）甲液:0.5% 沙黄溶液。

（2）乙液:0.5% 孔雀绿(或煌绿)溶液。

【染色方法】

（1）将涂片在火焰上固定。滴加甲液,并徐徐加热至出现蒸汽为止,约 2 分钟后,水洗。

（2）滴加乙液复染 40~50 秒,水洗,镜检。

【用途】

用于布鲁菌染色,菌体呈红色,其他细菌及细胞则呈绿色。

　16. 细胞壁染色法

【染色方法】

（1）细菌涂片自然干燥。

（2）滴加 100g/L 鞣酸液于菌膜上,染色 15 分钟,水洗。

（3）滴加 5g/L 结晶紫溶液染 3~5 分钟,水洗,吸干镜检。

【用途】

　　有细胞壁的细菌仅菌体周边染成紫色,菌体内部无色;无细胞壁的细菌(如 L 型细菌)染料可渗入菌体,使整个菌体染成紫色。

（王钦玲）

附录二　常用培养基的配制和用途

【基础培养基】

　1. 肉膏汤培养基

【成分】　蛋白胨 10g、牛肉膏 3g、氯化钠 5g、蒸馏水 1000ml。

【制法】　按上述成分混合,溶解后调 pH 至 7.4,分装后,121℃高压灭菌 15 分钟。

【用途】　用作一般细菌培养或作为其他培养基的基础液。

　2. 肝浸液及肝浸液琼脂

【成分】　猪肝或牛肝 500g、蛋白胨 10g、氯化钠 5g、蒸馏水 1000ml。

【制法】　将猪肝或牛肝洗净绞碎,加水 500ml,经流通蒸汽加热 30 分钟,取出调匀,再蒸 90 分钟,过滤。滤液中加入蛋白胨、氯化钠并加水至 1000ml,加热溶解,调 pH 至 7.0,再蒸 30 分钟,取上清液过滤、分装。高压(68.45kPa)灭菌 15 分钟后备用。

【用途】　用于布鲁菌等营养要求较高的细菌的培养。

3. 营养琼脂培养基

【成分】　蛋白胨 10g、牛肉膏 3g、氯化钠 5g、琼脂 20~25g、蒸馏水 1000ml。

【制法】　将除琼脂外的各成分溶解于蒸馏水中,校正 pH 至 7.2,加入琼脂,溶化后分装于烧瓶内,121℃,高压灭菌 15 分钟备用。

【用途】　此培养基可供一般细菌培养之用,可倾注平板或制成斜面。如用于菌落计数,琼脂量为 1.5%;如制成平板或斜面,则应为 2%。此培养基因含糖极少,可作鉴别培养基(中国蓝琼脂、SS 等)的基础成分用。

4. 半固体培养基

【成分】　牛肉膏 5g、蛋白胨 10g、琼脂 2~5g、蒸馏水 1000ml。

【制法】　溶化后调 pH 至 7.4,分装于试管中,121℃灭菌 15 分钟,取出直立待凝固。

【用途】　此培养基用于观察细菌的动力、厌氧菌的分离、菌种鉴定及保存菌种等。该培养基含糖量极少,故也可用作糖发酵培养基的基础成分。

【营养培养基】

5. 血琼脂培养基

【成分】　营养琼脂 100ml,脱纤维羊血(或兔血)5~10ml。

【制法】　加热溶化营养琼脂,冷至 50℃,以无菌操作加入脱纤维羊血或兔血,摇匀,倾注平板。或分装灭菌试管,制成斜面。

【用途】　此培养基用途广泛,可用于分离和保存一般不易在普通培养基上生长的细菌。

6. 巧克力琼脂培养基

【成分】　肉汤琼脂 100ml,脱纤维羊血(或兔血)5~10ml。

【制法】　先将灭菌琼脂培养基加热熔化,待冷至 80~90℃时,加入无菌血液,摇匀后冷至 90℃水浴中放置 15 分钟,使之呈巧克力色。取出倾注平皿或制成试管斜面。

【用途】　用于分离流感嗜血杆菌、脑膜炎奈瑟菌等。

7. 吕氏血清斜面培养基

【成分】　1% 葡萄糖肉汤(pH7.6)1 份,无菌血清(牛或兔血清)3 份。

【制法】　①以无菌操作将 3 份无菌血清加入 1 份无菌葡萄糖肉汤中;②混匀后分装于无菌试管,每管 3~5ml;③将试管斜置于血清凝固器内,80~85℃ 1 小时灭菌,置室温或 35℃温箱 18~20 小时。如此反复 3 次,进行间歇灭菌后备用。

【用途】　常用于白喉棒状杆菌分离培养及鉴定,还可用于观察细菌产生的色素,也可用于观察细菌液化及凝固蛋白质的能力。

8. LB 营养琼脂

【成分】　胰化蛋白胨 1g、酵母提取物 0.5g、氯化钠 1g、琼脂 2g、蒸馏水 100ml、pH7.0。

【制法】　分别称取所需量的胰化蛋白胨、酵母提取物和氯化钠,置于烧杯中。加入所需水量·2/3 的蒸馏水于烧杯中,用玻棒搅拌,使药品全部溶化。调 pH 至 7.0。将溶液倒入量筒中,加水至所需体积。加入琼脂,加热溶化,补足失水,高压蒸汽(68.45kPa)灭菌 20 分钟,倾注平板,凝固后备用。

【用途】　用于细菌培养。

【鉴别培养基】

9. 糖、醇类基础培养基

【成分】　蛋白胨水培养基 1000ml,1.6% 溴甲酚紫乙醇溶液 1~2ml,pH7.6。另配制 20% 糖溶液(葡萄糖、乳糖、蔗糖等)各 10ml。

【制法】　①将上述含指示剂的蛋白胨水培养基(pH7.6)分装于试管中,在每管内放一倒置的小玻璃管,使之充满培养液。②将已分装好的蛋白胨水和 20% 的各种糖溶液分别灭菌,蛋白胨水 121℃灭菌 20 分钟;糖溶液 112℃灭菌 30 分钟。③灭菌后,每管以无菌操作分别加入 20% 无菌糖溶液 0.5ml(按每 10ml 培养基中加入 20% 的糖液 0.5ml,则成 1% 的浓度)。

【用途】　用于单糖发酵试验。

10. 蛋白胨水培养基

【成分】　蛋白胨 20g 或胰蛋白胨 10g、氯化钠 5g、蒸馏水 1000ml。

【制法】　将上述成分混合于蒸馏水中,调 pH 至 7.4,分装小试管,高压灭菌(68.45kPa)15 分钟后备用。

【用途】　用于靛基质试验。

11. 葡萄糖蛋白胨水培养基

【成分】　蛋白胨 5g、葡萄糖 5g、磷酸氢二钾 5g、蒸馏水 1000ml。

【制法】　将上述成分混合于蒸馏水中,加热溶解,调 pH 至 7.2。分装试管,高压灭菌(68.95kPa)20 分钟后备用。

【用途】　用于甲基红试验和 VP 试验。

12. 西蒙枸橼酸盐琼脂

【成分】　氯化钠 5g、硫酸镁 0.2g、磷酸二氢铵 1g、磷酸氢二钾(K_2HPO_4)1g、枸橼酸钠 5g、琼脂 20g、蒸馏水 1000ml、1% 溴麝香草酚蓝乙醇溶液 10ml。

【制法】　将上述成分(溴麝香草酚蓝乙醇溶液除外)加热溶解,调 pH 至 6.8,过滤,加 1% 溴麝香草酚蓝乙醇溶液混匀,分装试管,每管约 2ml。121℃高压灭菌 15 分钟后,制成斜面备用。

【用途】　用于枸橼酸盐利用试验。

13. 硝酸盐(亚硝酸盐)培养基

【成分】　硝酸钾(亚硝酸盐)0.5g、水解酪蛋白 10g、酵母膏 3g、蒸馏水 1000ml。

【制法】　将上述成分溶于蒸馏水中,校正 pH 至 7.4,分装试管,每管约 5ml,121℃高压灭菌 15 分钟。

【用途】　硝酸盐还原试验用。

14. 尿素培养基

【成分】　蛋白胨 1g、葡萄糖 1g、氯化钠 15g、KH_2PO_4 2g、0.4% 酚红 2ml、琼脂 20g、50% 尿素 20ml。

【制法】　将上述成分(除尿素、琼脂、酚红以外)混于水中,加热溶解,校正 pH 至 7.2。加入琼脂及酚红,加热溶化后分装烧瓶,每瓶 49ml。121℃高压灭菌 15 分钟,冷至 50~55℃,加入经过滤除菌的尿素溶液 1ml,混匀后分装于灭菌试管内,制成斜面备用。

【用途】　用于脲酶试验。

15. 葡萄糖氧化发酵培养基(O/F)

【成分】　蛋白胨 2g、氯化钠 5g、1% 溴麝香草酚蓝水溶液 3ml、琼脂 2g、K_2HPO_4 0.2g、葡萄糖 10g、蒸馏水 1000ml。

【制法】 将上述各成分(除溴麝香草酚蓝外)溶解于水中,调节 pH 为 7.0,加入指示剂,分装试管,高压灭菌(68.45kPa)20 分钟备用。

【用途】 用于肠杆菌科和非发酵菌的鉴定。

16. 动力 - 靛基质 - 脲酶(MIU)培养基

【成分】 胰蛋白胨 10g、K_2HPO_4 2g、氯化钠 5g、琼脂 3g、葡萄糖 1g、0.4% 酚红溶液 2ml、20% 尿素溶液 100ml、蒸馏水 1000ml。

【制法】 除指示剂、尿素外,将上述成分混于水中,加热溶解,矫正 pH 至 7.0,再加入酚红指示剂,121℃高压灭菌 15 分钟,冷至 50℃左右,以无菌操作加入 20% 无菌尿素溶液 100ml,混匀,分装于无菌试管中,每管约 3ml。

【用途】 用于检验细菌动力、色氨酸酶、尿素酶,鉴别肠道杆菌。

17. 克氏双糖铁(KIA)琼脂

【成分】 乳糖 10g、葡萄糖 1g、蛋白胨 10g、牛肉膏 3g、氯化钠 3g、硫代硫酸钠 0.2g、硫酸亚铁 0.2g、琼脂 16g、0.4% 酚红 6ml、蒸馏水 1000ml。

【制法】 除酚红、乳糖及葡萄糖外,其他成分混合于水中加热溶解。矫正 pH 至 7.4,再加入糖类与酚红混匀,过滤分装于小试管中,每管约 3ml,高压灭菌(68.45kPa)15 分钟,制成斜面(斜面与底层各占一半且直立段不小于 1cm 为宜)备用。

【用途】 鉴别肠杆菌科细菌用。

18. 半固体双糖铁培养基(分层双糖铁培养基)

【成分】

A 液(底层):蛋白胨水(pH7.6)100ml,琼脂 0.35~0.4g,2% 无菌酸性复红水溶液 0.5ml,10% 无菌葡萄糖液 2ml。

B 液(上层):蛋白胨水(pH7.6)100ml,琼脂 1.5g,2% 无菌酸性复红水溶液 0.5ml,20% 灭菌乳糖液 5ml,硫代硫酸钠 0.03g,硫酸亚铁 0.02g。

【制法】 ①先于蛋白胨水 100ml 中,加入酸性复红和葡萄糖液,摇匀后,再试调 pH 至 7.6(培养基偏红为宜),合格后加入琼脂 0.4g,置于甲瓶中作为甲液。②另取蛋白胨水 100ml,加入酸性复红和乳糖液,硫代硫酸钠 0.03g 和硫酸亚铁 0.02g,调 pH 至 7.6,合格后加琼脂 1.5g,置于乙瓶中作为乙液。③将甲、乙二瓶置于高压灭菌器内,经 115℃高压灭菌 20 分钟。④待冷至 60℃左右,无菌操作将底层培养基分装无菌试管,每管约 4~5ml,直立于冷水中使其凝固。此步也可在完成制备底层培养基后尽快分装完成,随后高压灭菌备用。⑤将乙瓶中培养基熔化,冷至 50℃左右,摇匀后于上述各管中加入乙液约 2ml,使其凝固成斜面。凝固后,置 37℃温箱中培养 24 小时,若无细菌污染,即可应用。

【用途】 本培养基以酸性复红为指示剂,在酸性时呈红色,碱性时无色。下层为含葡萄糖的半固体培养基,可以观察细菌的动力和对葡萄糖的发酵能力,如细菌发酵葡萄糖产酸、产气,下层则变红,且有气泡或断层产生,同时有动力。上层为含乳糖和硫酸亚铁的固体,主要是观察细菌对乳糖的发酵情况和产生 H_2S 的能力。细菌如能发酵乳糖,上层斜面呈黄色;致病性肠道杆菌不发酵乳糖,故斜面不变色(红色);如细菌产生 H_2S,则斜面有黑色沉淀。

19. 三糖铁(TSI)琼脂

【成分】 蛋白胨 20g、牛肉膏 5g、乳糖 10g、蔗糖 10g、葡萄糖 1g、氯化钠 5g、硫酸亚铁铵 0.2g、硫代硫酸钠 0.2g、琼脂 12g、酚红 0.025g、蒸馏水 1000ml、pH7.4。

【制法】　将除琼脂和酚红以外的各成分溶解于蒸馏水中,校正 pH 至 7.4。加入琼脂,加热煮沸以溶化琼脂。加入 0.2% 酚红水溶液 12.5ml,混匀。分装试管,高压灭菌(68.45kPa)15 分钟,制成高层斜面备用。

【用途】　用于鉴别肠杆菌科细菌。

20. 七叶苷培养基

【成分】　胰蛋白胨 1.5g、胆汁 2.5ml、枸橼酸铁 0.2g、七叶苷 0.1g、琼脂 2g、蒸馏水 100ml。

【制法】　将上述成分混合后,加热溶解,调 pH 至 7.0,过滤后分装试管,每管约 1ml。高压灭菌(68.45kPa)20 分钟,趁热制成斜面,待凝固后贮存备用。

【用途】　用于鉴别肠球菌。

21. 脱氧核糖核酸酶试验琼脂

【成分】　DNA2g、氯化钠 5g、胰酶消化酪素 15g、琼脂 15g、胃蛋白酶消化大豆汤 5g、蒸馏水 1000ml。

【制法】　将上述成分(除 DNA 外)混合溶解,矫正 pH 至 7.4,高压灭菌(103.43kPa)15 分钟,冷至 50℃、加入 DNA,混匀后倾注平板备用。

【用途】　用于 DNA 酶试验。

22. ONPG 培养基

【成分】　邻硝基酚 β-D- 半乳糖苷(ONPG)60mg、0.01mol/L 磷酸钠缓冲液(pH7.5)10ml、1% 蛋白胨水(pH7.5)30ml。

【制法】　将 ONPG 溶于缓冲液内,加入蛋白胨水,过滤法除菌,分装于 10mm×75mm 试管,每管 0.5ml。

【用途】　β- 半乳糖苷酶试验培养基用于迟缓发酵乳糖细菌的快速鉴定。

23. 氨基酸脱羧酶培养基

【成分】　氨基酸 1g、蛋白胨 0.5g、牛肉膏 0.5g、葡萄糖 0.05g、吡哆醛 0.05g、0.2% 溴甲酚紫 0.5ml、0.2% 甲酚红 0.25ml、蒸馏水 1000ml。

【制法】　将蛋白胨、牛肉膏、葡萄糖、吡哆醛加水溶解,矫正 pH 至 6.0。加入氨基酸、溴甲酚紫及甲酚红,混匀。分装于含有一薄层无菌液体石蜡的小试管中,高压灭菌(68.45~103.43kPa)15 分钟后备用。

【用途】　氨基酸脱羧酶试验用。

24. 苯丙氨酸脱氨酶培养基

【成分】　DL- 苯丙氨酸 2g 或 L- 苯丙氨酸 1g、酵母浸膏 3g、磷酸氢二钠 1g、氯化钠 5g、琼脂 12g、蒸馏水 1000ml。

【制法】　上述成分混合加热溶解后分装试管,高压灭菌(68.45kPa)15 分钟,制成斜面备用。

【用途】　用于苯丙氨酸脱氨酶试验。

25. 紫牛乳培养基

【成分】　新鲜牛乳、1.6% 溴甲酚紫酒精液。

【制法】　将牛乳置于三角烧瓶中,用流通蒸汽加热 30 分钟。冷却后置 4℃冰箱内 2 小时,吸出牛乳注入另一烧瓶中,弃去上层乳脂,即得脱脂牛乳。每 1000ml 牛乳中加入 1.6% 溴甲酚紫 1ml,混匀,分装试管,高压灭菌(55.16kPa)10 分钟后备用。

【用途】　观察细菌对牛乳中乳糖分解情况。

【选择培养基】

26. 卵黄琼脂

【成分】　肉浸液 1000ml、蛋白胨 15g、氯化钠 5g、琼脂 25~30g、50% 无菌葡萄糖水溶液、50% 无菌卵黄盐水溶液。

【制法】　将蛋白胨、氯化钠、琼脂加入肉浸液中，溶化分装，每瓶 100ml。121℃高压灭菌 15 分钟，冷却至 55℃，每瓶内加 50% 葡萄糖水溶液 2ml 和 50% 卵黄盐水悬液 15ml，混匀后倾注平板。

【用途】　用于厌氧芽胞梭状菌的分离培养和卵磷脂酶试验。

27. 高盐卵黄琼脂

【成分】　10% 氯化钠肉浸液琼脂(pH7.4)600ml、卵黄悬液 150ml(一个卵黄混悬于 150ml 无菌盐水中)。

【制法】　将已灭菌的 10% 氯化钠肉浸液琼脂加热溶化，待冷至 55℃左右，加入卵黄悬液，混匀后倾注平板，凝固后备用。

【用途】　分离金黄色葡萄球菌用。

28. 卵黄双抗琼脂(EPV)

【成分】　50% 卵黄生理盐水悬液 100ml、多黏菌素 B 4.2mg 或 2.5 万 U、万古霉素 3.3mg、蛋白胨 10g、氯化钠 5g、牛肉膏 3g、玉米淀粉 1.67g、琼脂 20g、蒸馏水 1000ml。

【制法】　将蛋白胨、氯化钠、牛肉膏溶解后，调 pH 至 7.6，加入玉米淀粉及琼脂，混合后 121℃高压灭菌 20 分钟。待培养基冷至 50℃左右，加入卵黄生理盐水悬液和多黏菌素 B 及万古霉素，轻轻摇匀后倾注平板备用。

【用途】　用于鼻咽分泌物标本分离脑膜炎奈瑟菌。

29. 中国蓝琼脂

【成分】　无菌肉膏汤琼脂(pH7.4)1000ml、乳糖 1g、1% 无菌中国蓝水溶液 1ml、1% 玫瑰红酸乙醇溶液 1ml。

【制法】　将 1g 乳糖置于已无菌的肉膏汤琼脂瓶内，加热溶化琼脂并混匀。待冷至 50℃左右，加入中国蓝、玫瑰红酸溶液，混匀后立即倾注平板，凝固后备用。

【用途】　分离肠道致病菌用。

30. 麦康凯琼脂

【成分】　蛋白胨 17g、胨胨 3g、猪胆盐(或牛、羊胆盐)5g、氯化钠 5g、琼脂 17g、蒸馏水 1000ml、乳糖 10g、0.01% 结晶紫水溶液 10ml、0.5% 中性红水溶液 5ml。

【制法】　将各成分混合，校正 pH 至 7.2，高压灭菌(68.45kPa)15 分钟，冷至 60℃，倾注平板备用。

【用途】　供分离肠道杆菌用。

31. 伊红亚甲蓝琼脂培养基

【成分】　蛋白胨 10g、乳糖 10g、磷酸氢二钾 2g、琼脂 15g、2% 无菌伊红水溶液 20ml、0.5% 无菌亚甲蓝水溶液 20ml、蒸馏水 1000ml。

【制法】　将蛋白胨、磷酸氢二钾、乳糖和琼脂溶解于蒸馏水中，校正 pH 至 7.2，分装于烧瓶内，高压灭菌(68.45kPa)15 分钟，冷至 60℃，加入已灭菌的伊红及亚甲蓝溶液，摇匀后，倾注平板备用。

【用途】　用于分离肠道致病菌。

32. SS 琼脂

【成分】 SS 琼脂配方较多,但其效果基本一致,以下列举 4 种常用配方(表 2-1)。

【制法】 将牛肉膏、胨胨及琼脂溶于水中,加热溶解,加入其余成分(除中性红、煌绿外),加热使其全部溶解。调 pH 至 7.2,过滤,补足失去水分后再煮沸 10 分钟,加入煌绿及中性红,混匀后倾注平板,凝固后备用。

【用途】 用于粪便标本分离培养沙门菌属和志贺菌属。

33. 亚碲酸钾血琼脂培养基

【成分】 肉浸液琼脂(pH7.4)100ml、1% 亚碲酸钾水溶液 2ml、0.5% 胱氨酸水溶液 2ml、脱纤维羊血或兔血 5~10ml。

【制法】 加热溶化已灭菌肉浸液琼脂,待冷至 50℃左右,加入已灭菌的亚碲酸钾溶液、胱氨酸溶液及无菌脱纤维羊血,混匀,倾注平板,凝固后备用。

【用途】 用于分离白喉棒状杆菌。

34. 碱性蛋白胨水

【成分】 蛋白胨 10g、氯化钠 5g、蒸馏水 1000ml。

【制法】 将蛋白胨与氯化钠溶于蒸馏水中,煮沸,待冷。调 pH 至 8.4,过滤,分装试管,121℃高压灭菌 15 分钟后备用。

【用途】 供粪便、肛拭增菌及培养霍乱弧菌用。

35. 碱性琼脂平板

【成分】 蛋白胨 10g、氯化钠 5g、牛肉膏 3g、琼脂 25g、蒸馏水 1000ml。

【制法】 将上述成分混合后加热溶解,调 pH 至 8.6,用纱布过滤,121℃高压灭菌 15 分钟,待冷至 50℃左右倾注平板,凝固后冷藏备用。

【用途】 用于分离霍乱弧菌。

36. 碱性胆盐琼脂平板(TCBS)

【成分】 牛胆盐 8g、蛋白胨 10g、枸橼酸铁 10g、酵母膏粉 5g、溴麝香草酚蓝 0.04g、硫代硫酸钠 10g、麝香草酚蓝 0.04g、枸橼酸钠 10g、琼脂 14g、蔗糖 20g、蒸馏水 1000ml。

【制法】 将上述各成分(除指示剂及琼脂外)加热溶解于水中,矫正 pH 至 8.6,加入指示剂及琼脂,煮沸使之完全溶解,待冷至 50℃左右倾注平板,凝固后冷藏备用。

【用途】 用于分离培养霍乱弧菌及副溶血性弧菌。

37. M-H 琼脂

【成分】 琼脂 17.5g、牛肉浸液 600ml、可溶性淀粉 1.5g、酪蛋白水解物 17.5g、蒸馏水 400ml。

【制法】 上述各成分加入蒸馏水中混合,调 pH 至 7.2,分装三角瓶,121℃高压灭菌 15 分钟,冷却至 50℃,倾注平板,琼脂厚度为 4mm,凝固后备用。

【用途】 用于抗菌药物敏感试验。

38. L 型细菌培养基

【成分】 牛肉浸液 800ml、蛋白胨 20g、氯化钠 50g、血浆(灭活人血浆)200ml、琼脂 8g。

【制法】 将上述各成分(除血浆外)加热溶解于牛肉浸液中,调 pH 至 7.4,分装于三角烧瓶中,每瓶 80ml,121℃高压灭菌 20 分钟,冷至 56℃时加入血浆 20ml,迅速混匀,倾注平板备用。

【用途】 用于 L 型细菌的分离培养。

39. 庖肉培养基

【成分】　牛肉渣 0.5g、肉汤（或肉膏汤，pH7.4）5ml。

【制法】　取去筋膜、去脂肪的新鲜牛肉 500g，剁碎，置 1000ml 蒸馏水中，以弱火煮 1 小时，用纱布过滤；取牛肉汤 5ml 置于试管中，将牛肉渣 0.5g 加入肉汤中，在每管液面上加入已溶化的凡士林，厚约 5mm，121℃高压灭菌 15 分钟，备用。

【用途】　分离培养厌氧菌。

40. GAM 培养基

【成分】　大豆胨 3g、胨胨 10g、消化血清粉 13.5g、酵母浸出粉 5g、牛肉膏 2.2g、牛干膏 1.2g、半胱氨酸 0.3g、葡萄糖 3g、氯化钠 3g、磷酸二氢钾 2.5g、硫乙醇酸钠 0.3g、可溶性淀粉 5g、5mg/ml 氯化血红素 1ml、1% 维生素 K_1 0.1ml、蒸馏水 1000ml。

【制法】　将上述成分加热溶解调整 pH 至 7.3，高压灭菌 121℃ 15 分钟，备用。可加琼脂 2g 或 15g 即为半固体或固体培养基。

【用途】　厌氧基础培养基。

41. 布氏肉汤

【成分】　胰蛋白胨 10g、动物组织蛋白酶消化物 10g、酵母浸出物 2g、葡萄糖 1g、氯化钠 5g、亚硫酸钠 0.1g、5mg/ml 氯化血红素 1ml、1% 维生素 K_1 0.1ml、蒸馏水 1000ml。

【制法】　将上述成分混合，加热溶解，调整 pH 至 7.0，分装后高压灭菌备用。如加入 1.5%~2% 的琼脂，1% 维生素 K_1 调整为 $10\mu g/ml$ 即为布氏琼脂，再加入 5%~10% 脱纤维羊血，即为布氏血琼脂。

【用途】　培养难分离或生长缓慢的厌氧菌，也可用于厌氧菌药敏试验。

42. 葡萄糖肉汤

【成分】　葡萄糖 3g、酵母浸膏 3g、枸橼酸钠 3g、磷酸氢二钾 2g、0.5% 对氨基苯甲酸 5ml、24.7% 硫酸镁 20ml、牛肉汤 1000ml。

【制法】　将上述成分混合（葡萄糖及硫酸镁外），加热溶解，矫正 pH 至 7.6，再煮沸 5 分钟，用滤纸过滤，分装于 100ml 三角烧瓶内，每瓶 50ml，包扎瓶口，高压灭菌（68.45kPa）20 分钟。将葡萄糖配成 10% 水溶液，硫酸镁配成 24.7% 水溶液，分别高压灭菌（55.16kPa）15 分钟。于每 50ml 无菌肉汤中加入无菌葡萄糖 1.5ml，硫酸镁水溶液 1ml 混匀，35℃培养 2 天无细菌生长后，存于冰箱内备用。

【用途】　血液标本增菌用培养基。

43. 四硫磺酸钠煌绿（TTB）增菌液

【成分】　多胨或胨 1g、$CaCO_3$ 10g、硫代硫酸钠 30g、蒸馏水 1000ml。

【制法】　将各成分加入蒸馏水中，加热溶解，分装每瓶 100ml。分装时应随时振荡，使其中的 $CaCO_3$ 混匀。121℃灭菌 15 分钟，每 100ml 培养基中加入碘溶液 2ml、0.1% 煌绿 1ml，分装试管。

【用途】　用于沙门菌增菌培养。

44. GN 增菌液

【成分】　胰蛋白胨 20g、葡萄糖 1g、甘露醇 2g、枸橼酸钠 5g、去氧胆酸钠 0.5g、磷酸氢二钾 4g、磷酸二氢钾 1.5g、氯化钠 5g、蒸馏水 1000ml。

【制法】　将上述成分溶于蒸馏水中，加热使溶解，校正 pH 至 7.0，过滤，分装于试管中，高压灭菌（68.45kPa）15 分钟。

【用途】　用于志贺菌及沙门菌增菌。

45. E1ek 琼脂

【成分】　胨 20g、麦芽糖 3g、乳糖 0.7g、氯化钠 5g、琼脂 15g、40% 氢氧化钠溶液 1.5ml、蒸馏水 1000ml。

【制法】　用 500ml 蒸馏水溶解上述各成分(琼脂除外)，煮沸并用滤纸过滤。校正 pH 至 7.8。用另外 500ml 蒸馏水加热溶解琼脂。将两液混合，121℃ 高压灭菌 15 分钟，冷却至 50℃，倾注平板，凝固后备用。

【用途】　用于白喉外毒素的检测。

46. Bordet~Gengou 琼脂

【成分】　马铃薯 250mg、氯化钠 9g、琼脂 50g、脲胨 2g、甘油 20ml、脱纤维的羊或兔血(每 100ml 培养基加入 25ml)、青霉素溶液(每 100rm 培养基加入 25U)、蒸馏水 2000ml。

【制法】　将去皮切碎的马铃薯、氯化钠加蒸馏水 500ml 混合，煮沸至马铃薯熟烂为止，补足失去水分，过滤即得马铃薯浸出液；将琼脂加入 1500ml 蒸馏水中，加热溶化，加入马铃薯浸出液、甘油和胨胨，溶解后，调 pH 至 7.0，分装(每瓶 100ml)。121℃ 高压灭菌 20 分钟，待冷至 50℃ 左右，以无菌操作加入无菌脱纤维血液和青霉素溶液，混匀，倾注平板，凝固后，冷藏备用。

【用途】　分离百日咳鲍特菌用。

47. cBAP—thio 培养基(改良 Campy-BAP 弯曲菌选择培养基)

【成分】　胰蛋白胨 10g、琼脂粉 15g、蛋白胨 10g、葡萄糖 1g、万古霉素 10mg、酵母浸出汁 5g、先锋霉素 115mg、氯化钠 5g、多黏菌素 B2500U、重亚硫酸钠 0.1g、两性霉素 B2mg、硫乙醇酸钠 1.5g、脱纤维羊血 50ml、蒸馏水 1000ml。

【制法】　将上述各成分(除抗生素及脱纤维羊血)混合溶解后，调 pH 至 7.4，灭菌 (68.45kPa)20 分钟，冷却至 50℃ 左右，加入 4 种抗生素及脱纤维羊血，倾注平板或制成斜面。

【用途】　用于分离培养空肠或结肠弯曲菌。

48. 罗氏培养基

【成分】　磷酸二氢钾 2.4g、枸橼酸镁 0.6g、硫酸镁 0.24g、天门冬素 3.6g、甘油 12ml、蒸馏水 600ml、马铃薯粉 30g、新鲜鸡蛋液 1000ml(约 30 个)、2% 孔雀绿水溶液 20ml。

【制法】　①加热溶解磷酸二氢钾、枸橼酸镁、硫酸镁、天门冬素及甘油于蒸馏水中；②将马铃薯加入上述溶液中，边加边搅，使成均匀糊状，在沸水浴中加热半小时；③将鸡蛋用清水洗净壳，用 75% 乙醇浸泡 30 分钟，取出后用无菌纱布擦干，无菌操作划破卵壳，将卵液一并收集，摇散混匀后，置于上述已冷至 65℃ 的溶液中；④再加入 2% 无菌孔雀绿水溶液 200ml，充分摇匀后用双层无菌纱布过滤，然后分装于无菌试管中，斜置血清凝固器内，间歇灭菌后备用。

【用途】　用于培养结核分枝杆菌。

49. Hayflick 培养基

【成分】　牛心消化液(或浸出液)1000ml、蛋白胨 10g、氯化钠 5g、琼脂 14g、无菌小牛血清 20ml、青霉素 G(20 万 U/ml)0.5ml、25% 酵母浸出液 10ml、20% 灭菌葡萄糖溶液 5ml、1% 醋酸铊 2.5ml。

【制法】　将牛心消化液、蛋白胨、氯化钠、琼脂混合溶解，调 pH 至 7.8，分装于烧瓶内，每瓶 70ml，121℃ 高压灭菌 15 分钟。冷却至 80℃ 加入无菌小牛血清 20ml、青霉素 G(20 万

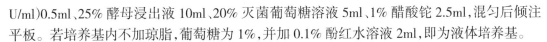

U/ml)0.5ml、25% 酵母浸出液 10ml、20% 灭菌葡萄糖溶液 5ml、1% 醋酸铊 2.5ml,混匀后倾注平板。若培养基内不加琼脂,葡萄糖为 1%,并加 0.1% 酚红水溶液 2ml,即为液体培养基。

【用途】　用于分离培养支原体。

50. 柯索夫(Korthof)培养基

【成分】　蛋白胨 0.4g、氯化钠 0.7g、氯化钾 0.02g、氯化钙 0.02g、碳酸氢钠 0.01g、磷酸氢二钠 0.48g、磷酸二氢钾 0.09g、蒸馏水 500ml。

【制法】　将上述各成分混合成溶液,100℃加热 20 分钟,冷却后,用滤纸过滤,调 pH 至 7.2。定量分装于三角烧瓶中,121℃高压灭菌 15 分钟。待冷却后,加入 8% 新鲜无菌兔血清溶液,混匀,分装于无菌试管中,在 56℃水浴 1 小时。

【用途】　用于培养钩端螺旋体。

51. 沙保弱琼脂

【成分】　蛋白胨 10g、葡萄糖 40g、琼脂 15g、氯霉素 0.1g、蒸馏水 1000ml。

【制法】　将上述各成分加入蒸馏水中,搅拌并加热煮沸至完全溶解,调 pH 至 6.0,高压灭菌(68.45kPa)15 分钟,冷却至 50℃,倾注平板,凝固后备用。

【用途】　用于真菌的分离培养。

52. 改良沙保弱琼脂

【成分】　蛋白胨 10g、葡萄糖 40g、琼脂 20g、蒸馏水 1000ml。

【制法】　将上述蛋白胨、葡萄糖、琼脂放于烧瓶内,加蒸馏水 1000ml,煮沸,琼脂溶解后调 pH 至 6.0,高压灭菌(68.45kPa)15 分钟,倾注平板,凝固后备用。如不加琼脂即为沙保弱液体培养基。

【用途】　用于真菌的分离培养。

53. TTC 沙保弱培养基

【成分】　1%TTC(氯化三苯四氮唑)溶液 5ml、葡萄糖 40g、蛋白胨 10g、琼脂 15g、氯霉素 50rng、蒸馏水 1000ml。

【制法】　将上述各成分(除 TTC、氯霉素)混合溶解,高压灭菌(68.45kPa)15 分钟,加入氯霉素和 1%TTC 水溶液,充分混匀。分装试管并趁热制成斜面或倾注平板。

【用途】　用于临床标本中酵母及酵母样真菌的分离。

54. 玉米粉吐温 -80 琼脂

【成分】　玉米粉 40g、吐温 -8010ml、琼脂 20g、蒸馏水 1000ml。

【制法】　将玉米粉加入蒸馏水中,65℃加热 1 小时,过滤,补足水量,加入吐温 -80 和琼脂,121℃灭菌 15 分钟,分装于无菌试管或无菌平板中备用。

【用途】　用于观察白假丝酵母菌的假菌丝及厚膜孢子。

55. 皮肤癣菌鉴别琼脂(DTM)

【成分】　葡萄糖 10g、蛋白胨 10g、金霉素 0.1g、琼脂 20g、0.8mol/1HC16ml、放线菌酮 0.5g(溶于 2ml 丙酮中)、0.02% 酚红水溶液 6ml、硫酸庆大霉素 0.1g(溶于 2ml 水中)、蒸馏水 1000ml。

【制法】　将上述各成分(除抗生素外)混合,高压灭菌(69.45kPa)10 分钟,再加抗生素后分装备用。

【用途】　用于分离皮肤癣菌。

（王钦玲）

附录三　常用的细菌生化反应试验

一、糖(醇)类代谢试验

(一) 糖(醇)类发酵试验

【原理】　由于各种细菌所含酶类的不同,故对糖(醇)类的分解能力各不相同,其代谢产物也不一样。有的细菌能分解某些糖而产酸和产气,有的细菌分解某些糖只能产酸,还有的细菌因缺乏某些糖分解酶则不能分解某些糖类。如大肠埃希菌能分解葡萄糖、乳糖产酸产气,而伤寒沙门菌因没有乳糖酶不能分解乳糖,且分解葡萄糖只产酸不产气。

【培养基】　液体糖发酵管、半固体糖发酵管、固体糖发酵管、微量糖发酵管。

【试剂】　常用的指示剂有酚红、溴麝香草酚蓝、溴甲酚紫、酸性复红等。前两者颜色反应较敏感,但稳定性较差。后二者比较稳定,特别是对发酵迟缓的细菌。如培养时间较长,以后二者为优。

【方法】　将分离的纯种细菌,以无菌操作接种到含指示剂的糖(醇)发酵培养基内(有液体、半固体、固体、微量管等类型)。置35℃温箱培养数小时至两周,观察结果。若使用微量发酵管或要求培养时间较长时,应保持一定湿度,以免培养基干燥而影响细菌生长。

【结果】　被检细菌分解糖类产酸者为阳性,这时培养基中所含的指示剂呈酸性反应。若产气,则在液体培养基的倒置小管中或半固体培养基中出现气泡,固体培养基内有裂隙等现象。若被检细菌不分解糖类,则培养基中除有细菌生长外,没有其他变化。

【应用】　是细菌鉴定最常用的试验,尤其是肠杆菌科细菌的鉴定。

(二) 糖氧化发酵(O/F)试验

该试验是由 Hugh 和 Leifson 创立,故又称 Hugh-Leifson(HL)试验。

【原理】　细菌分解糖有氧化和发酵 2 种类型。细菌在分解葡萄糖的过程中,必须有分子氧参加的,称为氧化型。氧化型细菌在无氧环境中不能分解葡萄糖。细菌在分解葡萄糖的过程中,可以进行无氧降解的,称为发酵型。发酵型细菌无论在有氧或无氧的环境中都能分解葡萄糖。产碱型细菌在有氧或无氧环境中都不能利用葡萄糖。利用此试验可区别细菌的代谢类型。葡萄糖的氧化 / 发酵试验又称 O/F 试验或 Hugh-Leifson(HL)试验。

【培养基】　Hugl-Leifson(HL)培养基。

【方法】　取 2 支 HL 培养管,煮沸 10 分钟以驱逐培养基中的氧气。冷却后将被检细菌接种到 2 支培养基中,其中一支加灭菌的液体石蜡或凡士林厚约 1cm,35℃培养 3~4 天,观察结果。

【结果】　2 管均不产酸(不变色)为产碱型;2 管均产酸(变黄)为发酵型;加液体石蜡管不产酸,不加液体石蜡管产酸为氧化型。

(三) 甲基红(Methylred)试验

【原理】　细菌发酵葡萄糖形成丙酮酸,丙酮酸进一步的代谢途径因菌而异,有的细菌可产生大量的酸,使 pH 下降至 4.4 以下,从而使培养基中的甲基红指示剂呈现红色反应,为 MR 试验阳性。若细菌产酸较少或因产酸后又不断转化为其他物质(如醇、醛、酮、气体和水),使 pH 在 5.4 以上,则甲基红指示剂呈黄色,为 MR 试验阴性。

【培养基】　葡萄糖蛋白胨水培养基。

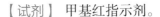

【试剂】 甲基红指示剂。

【方法】 将待检菌接种于葡萄糖蛋白胨水中,经 35℃培养 2~4 天,于培养基中滴加甲基红指示剂,通常每 ml 培养液滴加试剂 1 滴,观察结果。

【结果】 培养液呈现红色为阳性,橘黄色为阴性,橘红色为弱阳性。

【应用】 本试验主要用于肠杆菌科中大肠埃希菌与产气肠杆菌的鉴别,前者阳性,后者阴性。其他阳性反应菌如沙门菌属、志贺菌属。

(四) VP(Voges-Proskauer)试验

【原理】 有些细菌在发酵葡萄糖产生丙酮酸后,使丙酮酸脱羧,形成中性的乙酰甲基甲醇,后者在碱性环境中被空气中的氧气氧化为二乙酰。二乙酰与蛋白胨中精氨酸所含的胍基反应,生成红色化合物(图 2-12)。

若在培养基中加入少量含胍基的化合物,如肌酸或肌酐,可加速反应。一般方法是,加碱前先加入肌酸和 α-萘酚,以增加试验的敏感性。

【培养基】 葡萄糖蛋白胨水培养基

【试剂】 VP 试剂:含 0.3% 肌酸或肌酐的 40%KOH 溶液。

【方法】 将待检菌接种于葡萄糖蛋白胨水,经 35℃培养 48 小时后,按每毫升培养液加入含 0.3% 肌酸或肌酐的 0.1ml40%KOH 溶液充分摇动,数分钟内或 35℃ 4 小时后观察结果。

【结果】 出现红色为阳性,不显红色为阴性。

图 2-12 葡萄糖发酵形成丙酮酸后不同的代谢途径

【应用】 主要用于肠杆菌科中产气肠杆菌与大肠埃希菌的鉴别,前者属阳性,后者属阴性。此试验常与 MR 试验联用。

(五) β-半乳糖苷酶试验(又称 ONPG 试验)

【原理】 发酵乳糖的细菌,具有两种酶,即 β-半乳糖苷酶和渗透酶。渗透酶是将乳糖分子带入菌细胞内,而 β-半乳糖苷酶可将乳糖的 β-半乳糖苷链切断,产生葡萄糖和半乳糖。迟缓发酵乳糖的细菌,缺乏渗透酶,只有 β-半乳糖苷酶。ONPG 结构与乳糖相似只是葡萄糖被邻位硝基苯酚所取代,且 ONPG 分子较小,不需要渗透酶即可进入细胞内,再有胞内的 β-半乳糖苷酶将其分解为黄色的邻硝基苯酚。

【试剂】

1. 缓冲液 称取磷酸二氢钠(NaH$_2$PO$_4$.H$_2$O)6.9g 溶于 40ml 水中,以 5mol/L 氢氧化钠矫正 pH 为 7.0,再加水到 50ml,放于 4℃冰箱内备用。此缓冲液在冰箱中可能析出结晶,在使用前可稍加温使其溶解。

2. ONPG 液 称取 ONPG80mg,溶于 15ml 水中,再加上述缓冲液 5ml,放于 4℃冰箱中保存。此溶液不稳定,若出现黄色则不能使用。

【培养基】 1% 乳糖肉汤琼脂或克氏双糖铁琼脂。

【方法】 将被检细菌接种到 1% 乳糖肉汤琼脂或克氏双糖铁上,35℃培养过夜。用接种环取菌苔 1 环置于 0.25ml 生理盐水中做成菌悬液,加一滴甲苯并充分振摇,使酶释放。将试管置 37℃水浴 5 分钟,然后加入 ONPG 液 0.25ml,水浴 20 分钟至 3 小时后观察结果。

【结果】　出现黄色者为阳性,一般在 20~30 分钟即显黄色,迅速及迟缓发酵乳糖的细菌 ONPG 试验为阳性;不出现黄色者为阴性,不发酵乳糖的细菌为阴性。本试验主要用于迟缓发酵乳糖菌株的快速鉴定。

(六) 七叶苷水解试验

【原理】　某些细菌具有七叶苷酶,能分解七叶苷产生七叶素,七叶素与培养基中的二价铁离子结合后,形成黑色的酚铁络合物,使培养基变黑。

【培养基】　七叶苷培养基。

【方法】　将被检细菌接种到七叶苷琼脂培养基上,35℃培养 18~24 小时,观察结果。

【结果】　培养基变黑色者为阳性;培养基不变色者为阴性。

(七) 同化碳源试验

【原理】　凡能发酵某种糖的真菌,就一定能同化该糖;而能同化某种糖的真菌却不一定发酵该糖,借此鉴别真菌。

【培养基】　同化碳原琼脂培养基(硫酸铵 5g、磷酸二氢钾 1g、结晶硫酸镁 0.5g、酵母浸膏 0.5g、琼脂 20g 加蒸馏水 1000ml)。

【方法】　融化 20ml 培养基冷至 48℃,将 24~48 小时被鉴定菌的培养物,混悬于 4ml 无菌盐水中,调整浊度相当于 McFarLand4 号管,全部菌液加入培养基中,混匀倾注成平板,凝固后,将各种碳水化合物纸片贴在平板表面,25~30℃培养 10~24 小时,检查被检菌在纸片周围生长与否。

【结果】　被检菌围绕含糖纸片生长的为阳性;被检菌 24 小时后仍无生长为阴性。

二、蛋白质和氨基酸代谢试验

(一) 靛基质(吲哚)试验

【原理】　某些细菌含有色氨酸酶,能分解蛋白胨中的色氨酸而生成靛基质(吲哚),后者与对二甲基氨基苯甲醛作用,形成红色的玫瑰靛基质(玫瑰吲哚),该试验也称吲哚试验。

【培养基】　(胰)蛋白胨水培养基

【试剂】　靛基质试剂(主要成分为对二甲基氨基苯甲醛、95% 乙醇、浓盐酸)

【方法】　将待检菌接种于蛋白胨水培养基中,经 35℃培养 24~48 小时,取出后沿试管壁慢慢加入上述试剂数滴,观察两层液面的颜色。

【结果】　两液面接触处出现红色为阳性,无色为阴性。

【应用】　肠杆菌科细菌的鉴定,如大肠埃希菌为阳性,产气肠杆菌为阴性。

(二) 霍乱红试验

【原理】　某些细菌(如霍乱弧菌),能还原培养基中的硝酸盐为亚硝酸盐,并且分解培养基蛋白胨中的色氨酸产生靛基质,当在此培养物中加入硫酸后,就能形成亚硝酸靛基质,呈红色。

【培养基】　碱性蛋白胨水。

【方法】　将被检细菌接种到碱性蛋白陈水中,35℃培养 24~48 小时,加入浓硫酸数滴后,观察结果。

【结果】　呈现红色者为阳性;无色者为阴性。

(三) 硫化氢试验

【原理】　有些细菌能分解蛋白质中的含硫氨基酸(胱氨酸、半胱氨酸等),产生硫化氢

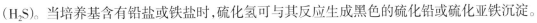

（H₂S）。当培养基含有铅盐或铁盐时，硫化氢可与其反应生成黑色的硫化铅或硫化亚铁沉淀。

【培养基】 含硫酸亚铁或醋酸铅的培养基。

【试剂】 硫酸亚铁或醋酸铅直接加在培养基中，其中醋酸铅的敏感性较高。培养基中还常加入少量硫代硫酸钠，以保持还原环境，使硫化氢不被氧化。

【方法】 将待检菌穿刺接种到醋酸铅培养基中，35℃培养24~48小时，观察结果。

【结果】 培养基变黑为阳性，不变色为阴性。

【应用】 常用于肠杆菌科细菌的属间鉴别。沙门菌属、爱德华菌属、枸橼酸杆菌属和变形杆菌属的多数菌株为阳性，其他菌属多为阴性。

（四）尿素酶试验

【原理】 能产生尿素酶的细菌，能分解尿素生成氨和CO_2，氨在溶液中形成碳酸铵，使培养基变碱性，酚红指示剂呈红色。

【培养基】 尿素培养基（尿素肉汤或尿素琼脂）

【试剂】 酚红指示剂

【方法】 将待检菌接种于尿素培养基中，35℃培养18~24小时，取出观察。

【结果】 培养基呈红色反应为阳性；不变色为阴性。

【应用】 肠杆菌科属间鉴定。如奇异变形杆菌，普通变形杆菌，雷极普罗威登斯菌和摩根菌为阳性；克雷伯菌能迟缓分解尿素；肠杆菌科其他细菌多为阴性（变形杆菌通常于2~4小时呈现阳性反应）。

（五）明胶液化试验

【原理】 某些细菌可产生一种胞外酶 - 胶原酶，能使明胶分解为氨基酸，从而失去凝固能力，呈现液体状态，为阳性。

【培养基】 明胶培养基。

【方法】

1. 将被检细菌的纯培养物，以接种针穿刺到明胶培养基中，22℃培养5~7天，每天观察明胶有无液化。若被检细菌22℃不易生长，可置35℃培养，在此温度下明胶培养基呈液状，观察结果时，应将培养基于4℃冰箱内30分钟后观察结果。放置4℃冰箱30分钟，取出后仍不凝固者为阳性。

2. 快速法：将被检细菌接种1接种环到1ml肉汤或含0.01mol/L氯化钙盐水中，然后加入一条明胶炭片，置35℃水浴，每隔15分钟观察结果1次，共观察3小时。阳性者明胶炭片被溶解。若被检细菌为厌氧菌应作厌氧培养。

（六）苯丙氨酸脱氨酶试验

【原理】 某些具有苯丙氨酸脱氨酶的细菌，可使苯丙氨酸脱氨形成苯丙酮酸，后者与10% 三氯化铁作用，形成绿色化合物。

【培养基】 苯丙氨酸琼脂

【试剂】 10% 三氯化铁试剂

【方法】 有琼脂斜面法和快速纸片法。

1. 琼脂斜面法　将待检菌大量接种到苯丙氨酸琼脂斜面上，35℃培养18~24小时，在斜面上滴加10% 三氯化铁试剂4~5滴，使其自琼脂斜面上缓缓流下。

2. 快速纸片法　用1cm² 大小的滤纸片浸泡于10% 苯丙氨酸磷酸盐缓冲液（pH7.2~7.4）中，晾干备用。将待检菌的菌落涂布在纸片上，35℃孵育15分钟，取出后滴加10% 三氯化铁溶液,立即观察结果。

【结果】　呈现绿色反应者为阳性,注意这种绿色 1~2 分钟后可消失,阴性者无色。

【应用】　多用于肠杆菌科细菌的鉴定。变形杆菌属,摩根菌属和普罗威登斯菌属均为阳性,其他菌属多为阴性。

(七) 氨基酸脱羧酶试验

【原理】　某些细菌具有某种氨基酸的脱羧酶,能分解氨基酸使其脱羧,生成胺和 CO_2,由于胺的生成使培养基变碱性,可用指示剂显示出来。

【培养基】　氨基酸脱羧酶培养基(如鸟氨酸或赖氨酸或精氨酸培养基)

【试剂】　溴甲酚紫指示剂

【方法】　将待检菌分别接种于鸟氨酸(或赖氨酸或精氨酸)培养基和氨基酸对照培养基中(此培养基不含氨基酸),并加入无菌液状石蜡或矿物油,于 35℃培养 1~4 天,每日观察结果。

【结果】　对照管应为黄色,测定管呈现紫色为阳性;若测定管呈现黄色为阴性。

【应用】　主要用于肠杆菌科细菌的鉴定。如沙门菌属中除伤寒沙门菌和鸡沙门菌外,其余沙门菌的赖氨酸和鸟氨酸脱羧酶均为阳性。

(八) 精氨酸双水解酶试验

【原理】　某些细菌分解精氨酸产碱,不仅仅是由于精氨酸脱羧酶的作用。精氨酸双水解酶可使精氨酸经过 2 次水解产生鸟氨酸、2 分子氨和 1 分子 CO_2。

经气相色谱分析表明,沙门菌均分解精氨酸是由于精氨酸双水解酶;而大肠埃希菌则系由精氨酸脱羧酶。

【培养基】　含精氨酸的氨基酸脱羧酶试验培养基或 Thornleg 精氨酸培养基。

【方法】　将待检细菌接种到上述培养基中。若做肠杆菌科鉴定时,其上可覆盖以灭菌的液体石蜡;做假单胞菌属的鉴定时,则不能覆盖液体石蜡,置 35℃培养。

【结果】　指示剂颜色转为碱性时为阳性。即溴甲酚紫转为紫色,酚红指示剂转为红色。Thormleg 培养基通常可观察至 7 天。

【说明】　由于培养基 pH 的改变不能证明是由精氨酸脱羧酶或由精氨酸双水解酶所致,欲鉴别应作气相色谱分析。

三、有机酸盐及铵盐利用试验

(一) 枸橼酸盐利用试验

【原理】　某些细菌能利用培养基中的枸橼酸盐作为唯一的碳源,也能利用其中的铵盐(如磷酸二氢铵)作为唯一氮源。细菌生长过程中分解枸橼酸盐产生的碳酸钠和分解铵盐生成的氨(NH_3),均能使培养基变碱,使溴麝香草酚蓝 pH 指示剂由淡绿色变为深蓝色。

【培养基】　枸橼酸盐培养基

【试剂】　溴麝香草酚蓝指示剂

【方法】　取待检菌接种于枸橼酸盐培养基上,35℃培养 1~4 天,每日观察结果。如为阴性,应继续培养至第 4 天观察。

【结果】　培养基呈深蓝色反应者为阳性,阴性者培养基中无菌生长,仍为绿色。

【应用】　多用于肠杆菌科细菌的属间鉴别。如沙门菌属、产气肠杆菌、克雷伯菌属等通常为阳性,埃希菌属、志贺菌属等多为阴性。

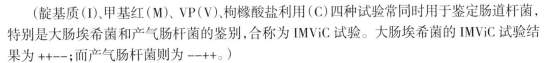

(靛基质(I)、甲基红(M)、VP(V)、枸橼酸盐利用(C)四种试验常同时用于鉴定肠道杆菌，特别是大肠埃希菌和产气肠杆菌的鉴别，合称为 IMViC 试验。大肠埃希菌的 IMViC 试验结果为 ++－－；而产气肠杆菌则为 －－++。)

(二) 丙二酸盐利用试验

【原理】　某些细菌能利用丙二酸盐作为唯一碳源，将丙二酸盐分解生成碳酸钠，使指示剂显碱性反应。

【培养基】　丙二酸钠培养基。

【方法】　将被检细菌接种到丙二酸钠培养基上，35℃培养 24~48 小时，观察结果。

【结果】　阳性者培养基由绿色变为深蓝色；阴性者培养基颜色不变。

四、复合生化反应

(一) 双糖铁(KIA)糖发酵试验

【原理】　KIA 琼脂含有牛肉膏、酵母浸膏、蛋白胨和枸橼酸铵铁，故营养非常丰富。乳糖的浓度为葡萄糖的 10 倍，若某细菌只分解葡萄糖而不分解乳糖，培养基中的葡萄糖只能产生少量的酸，在最初培养的 8~12 小时内，可使深层和斜面菌变成黄色(酚红指示剂)，经 18~24 小时后，斜面由于氧和产氨的原因呈现红色(碱色)，而深层仍保持黄色(酸色)；若某菌分解乳糖，由于乳糖含量高，产生大量的酸，中和了斜面产生的碱，使整个培养基呈黄色。若细菌分解含硫氨基酸产生 H_2S，可与培养基的铁盐发生不溶性的黑色硫化亚铁沉淀。

【培养基】　克氏双糖铁培养基(KIA 培养基)。

【方法】　用接种针挑出待检菌菌落，先穿刺接种到 KIA 深层，再提出接种针在斜面接种。置 35℃培养 18~24 小时观察结果。

【结果】

1. 斜面碱/底层碱不发酵任何糖。
2. 斜面碱性/底层酸发酵葡萄糖，不发酵乳糖。
3. 斜面碱性/底层酸伴黑色发酵葡萄糖不发酵乳糖，产生 H_2S。
4. 斜面酸性/底层酸既发酵葡萄糖又发酵乳糖。

(二) 动力靛基质尿素酶试验(MIU 试验)

【原理】　制备的动力靛基质尿素酶培养基除加有 200g/L 尿素和酚红指示剂外，其蛋白胨较原克利斯顿森尿素培养基提高 10 倍，并制成半固体培养基，以便观察细菌的动力。由于蛋白胨中含有丰富的氨基酸，产生色氨酸酶的细菌可以水解色氨酸形成靛基质，当加入靛基质试剂后形成玫瑰吲哚。产生尿素酶的细菌将培养基中的尿素分解产碱，使酚红指示剂显桃红色。因此，该试验可同时观察细菌的动力、靛基质的产生和分解尿素的情况，故称为 MIU 试验。

【培养基】　MIU 培养基

【方法】　取待检可疑菌落，穿刺接种到 MIU 培养基内，置 35℃培养 18~24 小时，观察结果。

【结果】

1. 若接种线变宽、变模糊、培养基变浑浊，为动力阳性。
2. 若加入靛基质试剂的界面形成玫瑰红色，为靛基质试验阳性。
3. 若培养基全部变成桃红色，为尿素酶试验阳性。

五、毒性酶类试验

(一) 溶血试验

【原理】　某些细菌在代谢过程中,可产生溶血素,能使人或动物的红细胞发生溶解,借此来鉴别细菌。

【方法】

1. 平板法　将被检细菌接种到血琼脂平板上,35℃培养24小时后。观察结果。

2. 试管法　取被检细菌16~18小时肉汤培养物若干,加入等量的经生理盐水洗涤3次的2%的羊红细胞悬液,35℃水浴中30分钟后,观察结果。

【结果】

1. 平板法　若菌落周围出现透明的溶血环(完全溶血)或出现草绿色的溶血环(不完全溶血)为阳性。

2. 试管法若出现溶血者为阳性(液体澄清透明)。

(二) 凝固酶试验

【原理】　有些细菌(如金黄色葡萄球菌)能产生凝固酶,可使人、动物新鲜血浆中的纤维蛋白原变为不溶性纤维蛋白,从而使血浆凝固。凝固酶试验是鉴定金黄色葡萄球菌致病性的重要试验,分为玻片法和试管法。玻片法检测结合型血浆凝固酶(凝聚因子);试管法检测游离型血浆凝固酶。

【方法】

1. 玻片法　取未稀释的兔血浆和生理盐水各一滴分别滴于载玻片上,挑取金黄色葡萄球菌菌落少许分别与它们混合,立即观察结果。此法用于测定结合型凝固酶。

2. 试管法　取3支试管,各加0.5ml 1∶4稀释的新鲜兔血浆(或人血浆),在其中一支试管中加0.5ml待检菌的肉汤培养物,另两支试管中分别加0.5ml凝固酶阳性和阴性菌株肉汤培养物作对照,35℃水浴,3~4小时后观察结果。若阴性可继续观察到24小时。此法用于测定游离型凝固酶。

【结果】

1. 玻片法　血浆中有明显的凝集颗粒出现而盐水中无自凝现象判为阳性;反之,血浆中无凝集颗粒出现则为阴性。

2. 试管法　细菌使试管内血浆凝固呈胶冻状,为凝固酶试验阳性,反之,试管内血浆不凝固仍流动着,则为阴性。

【应用】　常用于致病性葡萄球菌的鉴定。

(三) DNA 酶试验

【原理】　某些细菌产生DNA酶,可使长链DNA水解成寡核苷酸链,因为长链DNA可被酸沉淀,寡核苷酸链可溶于酸,所以当在菌落平板上加入酸后,会在菌落周围出现透明环。

【培养基】　0.2%DNA琼脂平板。

【方法】　将被检细菌接种到DNA琼脂平板上,35℃培养,过夜,在平板表面滴加一层1mol/L盐酸,厚度使菌落浸没。

【结果】　菌落周围出现透明者为阳性;菌落周围出现沉淀者为阴性。

(四) 卵磷脂酶试验

【原理】　某些细菌产生卵磷脂酶(α-毒素),在有钙离子存在时,迅速分解卵黄或血清中

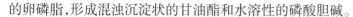

的卵磷脂,形成混浊沉淀状的甘油酯和水溶性的磷酸胆碱。

【培养基】　10%卵黄琼脂平板。

【方法】　取被检菌接种或点种在卵黄琼脂平板上,置35℃培养3~6小时,观察结果。

【结果】　经3小时后,在菌落周围形成乳白色混浊环,即为卵磷脂酶阳性菌株,6小时后该混浊环可扩大到直径5~6mm。

六、呼吸酶类试验

(一)氧化酶试验

【原理】　某些细菌(如奈瑟菌属细菌和铜绿假单胞菌等)具有氧化酶,能将二甲基对苯二胺或四甲基对苯二胺试剂氧化成紫红色的醌类化合物。

【试剂】　盐酸二甲基对苯二胺(或四甲基对苯二胺)

【方法】　常用方法有三种:

1. 滤纸法　取洁净滤纸条,蘸取被检细菌菌落,再加试剂1滴,观察结果。

2. 菌落法　将试剂直接滴加到被检细菌的菌落上;阳性者菌落立即呈现红色,继而变为深红色至深紫色。

3. 纸片法　将滤纸片浸泡于试剂中制成试剂纸片,取足够的菌落涂于试剂纸片上。

【结果】　细菌在与试剂接触10秒内呈现深紫色,为阳性。10~60秒内出现紫色者则不属于肠杆菌科,要进一步鉴定。

【应用】　主要用于肠杆菌科细菌与假单胞菌的鉴别,前者为阴性,后者为阳性。奈瑟菌属,莫拉菌属细菌也呈阳性反应。

【附注】　做氧化酶试验时,应避免接触含铁物质,否则易出现假阳性反应。

(二)触酶试验

【原理】　具有触酶的细菌能催化过氧化氢生成水和初生态氧,继而形成氧分子出现气泡。该试验也称过氧化氢酶试验。

【试剂】　3%过氧化氢溶液或30%过氧化氢溶液,置棕色瓶内于4℃阴暗处保存。

【方法】　用接种环取被检细菌的菌落少许,置于洁净的玻片上,滴加3%过氧化氢1~2滴,观察结果。

【结果】　1分钟内产生大量气泡者为阳性,不产生气泡者为阴性。

【应用】　常用于革兰阳性球菌的初步分群。葡萄球菌和微球菌均为阳性,而链球菌属为阴性。

【附注】

1. 不宜用血琼脂平板上的菌落(易出现假阳性)。每次试验时,应以阳性和阴性菌株作对照。

2. 30%过氧化氢仅用在奈瑟菌属中淋病奈瑟菌与其他奈瑟菌的鉴别,前者阳性,后者均为阴性。

(三)氰化钾试验

【原理】　呼吸系统中的细胞色素、细胞色素氧化酶、过氧化氢酶和过氧化物酶均以铁卟啉为辅基。氰化钾与铁卟啉结合,使这些酶失去活性,导致细菌生长受到抑制。

【培养基】　氰化钾培养基。

【方法】　将被检细菌接种到氰化钾培养基中,35℃培养48小时。观察结果。

【结果】　若细菌生长(不被抑制)为阳性;不生长(抑制)为阴性。

【说明】　此试验与细菌接种量和培养基中的营养成分有关。因此必须控制细菌接种量和营养成分,特别是蛋白胨的相对稳定(包括质量和数量)。

(四) 硝酸盐还原试验

【原理】　某些细菌能还原培养基中的硝酸盐为亚硝酸盐,亚硝酸盐与醋酸作用,生成亚硝酸,亚硝酸与试剂中的对氨基苯磺酸作用生成重氮磺酸,再与 α- 萘胺结合,生成 N-α- 萘胺偶氮苯磺酸(红色化合物)。

【试剂】

甲液　对氨基苯磺酸 0.8g、5mol/L 醋酸 100ml。

乙液　α- 萘胺 0.5g、5mol/L、醋酸 100ml。

【培养基】　硝酸盐培养基。

【方法】　将被检细菌接种于硝酸盐培养基中,35℃培养 1~4 天,每天吸取培养物 2ml,加甲液和乙液等量混合液(用时混合)0.1ml,观察结果。

【结果】　立即或于 10 分钟内出现红色者为阳性。

【说明】　1.试验时,同时以未接种细菌的培养基作对照。

2. 如加入指示剂不出现红色,需检查硝酸盐是否被还原,可于原试管内再加入少许锌粉,如仍无色,说明亚硝酸盐进一步分解,硝酸盐反应为阳性。若加锌粉后出现红色。说明锌使硝酸盐还原为亚硝酸盐,而待检细菌无还原硝酸盐的能力,为阴性。

3. 如欲检查有无氨产生,可于培养基管内加一只小倒管,如有气泡产生,表示有氮气生成。

(五) 氯化三苯四氮唑(TTC)试验

【原理】　尿路细菌感染时,尿液中的部分细菌,能还原无色可溶性的氯化三苯四氮唑(TTC),形成红色不溶性三苯甲臜。

【试剂】　1.贮存液　以无菌蒸馏水配制 Na_2HPO_4 饱和溶液。再取 TTC775mg,溶于 100ml Na_2HPO_4 饱和液中,混匀后,放置暗处,可保存 2~3 个月。

2. 应用液　取贮存液 4ml,加 Na_2HPO_4 饱和液至 100ml,混匀后,放置暗处。可使用 2~4 周。

【方法】　以无菌吸管吸取清洁中段尿 2ml 置于无菌试管中,加 TTC 应用液 0.5ml,混匀后,35℃ 8 小时后观察结果。

【结果】　出现红色者为阳性;出现淡红色者为弱阳性;不变颜色者为阴性。

【说明】　若试验尿液为血尿时,少量血尿不影响结果。大量血尿时,可先将尿液离心沉淀(1000 转 / 分),取上清尿液进行试验。

七、其他试验

(一) 胆汁溶菌试验

【原理】　肺炎链球菌具有自体溶解酶,而胆汁或胆盐可促使自溶酶产生自溶现象。

【方法】

1. 试管法　取肺炎链球菌和甲型溶血性链球菌血清肉汤培养基 0.9ml(或 0.8ml)于 2 个试管中,分别加入 10% 去氧胆酸钠溶液 0.1ml(或纯牛胆汁 0.2ml),摇匀后,置 35℃水浴 10~15 分钟观察结果。

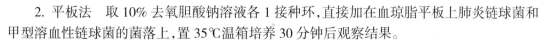

2. 平板法　取 10% 去氧胆酸钠溶液各 1 接种环,直接加在血琼脂平板上肺炎链球菌和甲型溶血性链球菌的菌落上,置 35℃温箱培养 30 分钟后观察结果。

【结果】

1. 试管法　如细菌悬液由混浊变为透明状,为胆汁溶菌试验阳性;如细菌悬液仍混浊为阴性。

2. 平板法　若菌落消失为阳性;菌落不消失为阴性。

(二) 嗜盐性试验

【原理】　某些细菌(如肠道杆菌),在高于 3% 氯化钠培养基上不生长,但能在无盐培养基上生长,称为非嗜盐菌。某些细菌(如副溶血性弧菌等)在含 3%~6% 氯化钠培养基上生长,但在无盐培养基上不生长,称为嗜盐菌。有些细菌(如葡萄球菌,铜绿假单胞菌等)在无盐和高盐培养基上,均能生长,称为耐盐菌。

【方法】　取被检细菌,分别接种到一支无盐葡萄糖蛋白胨水和一支 5%~6% 氯化钠葡萄糖蛋白胨水中,35℃培养 6~12 小时,观察生长情况。

【结果】　如附表 1。

附表 1　嗜盐性试验结果判断

生长情况		结果判断
无盐葡萄糖蛋白胨水	5%~6% 氯化钠葡萄糖蛋白胨水	
−	+++	嗜盐菌
+++	−	非嗜盐菌
++	++	耐盐菌

注:- 为不生长,++、+++ 为不同的生长程度

(三) Optochin(奥普托欣)敏感试验

【原理】　肺炎链球菌对 Optochin(乙基氢化羟基奎宁)敏感,可抑制其生长,作用机制可能是干扰其叶酸的生物合成。而其他链球菌则耐药。

【方法】　挑取被检菌落,接种在血琼脂平板上,将 Optochin 纸片贴于接种处,35℃孵育 18 小时,观察结果。

【结果】　抑菌环直径≥14mm 为敏感,推断为肺炎链球菌。抑菌环 <14mm 时,参照胆汁溶菌试验,或为其他草绿色链球菌。

(四) 杆菌肽敏感试验

【原理】　A 群链球菌对杆菌肽敏感,而其他群链球菌则耐药。

【方法】　挑取被检菌密集涂布在血琼脂平板上,将杆菌肽纸片(0.04U/ 片)贴于接种处,35℃孵育 18~24 小时,观察结果。

【结果】　抑菌环 >10mm 为敏感,可推断为 A 群链球菌;抑菌环 <10mm 时为耐药。

(五) CAMP 试验

【原理】　在血平板上,B 群链球菌能产生 CAMP 因子,可促进金黄色葡萄球菌 β 溶血素活性。其他链球菌不产生 CAMP 因子,所以此试验可作为 B 群链球菌的鉴定指标。

【方法】　在血平板上,先用产生 β- 溶血素的金黄色葡萄球菌划种一条直线,再将被检菌距金黄色葡萄球菌 3mm 处垂直接种一短线。用同样方法接种阴性和阳性对照。35℃孵

育过夜。

【结果】　在被检菌接种线与金黄色葡萄球菌接种线之间有一个箭头状(半月形)透明溶血区,此即 CAMP 试验阳性。无加强溶血区者为阴性。

(六) 美蓝还原试验

【原理】　某些细菌具有还原美蓝(又称亚甲蓝)的能力,可使美蓝(蓝色)变为白色(无色),细菌越多则使美蓝变为白色的速度越快,时间也越短,借以测定该菌还原美蓝的能力和间接测定某物质(如牛乳)的含菌数目。

【方法】　在试验菌 24 小时的培养物 5ml 中,加入 1% 的美蓝溶液 0.1ml,混匀后,置 35℃水浴箱中,每隔半小时观察 1 次,记录蓝色完全消退所需时间。

【结果】　被检细菌液体培养物蓝色逐渐消退为阳性,消退越快含菌数越多。如果观察结果时,虽然被检细菌液体培养物或牛乳蓝色已完全消退,但有时表面仍显蓝色,这是还原型美蓝又被空气氧化成氯化镁之故。故不应作为不褪色。

(七) O/129 抑菌试验

【原理】　O/129 即二氨基二异丙基蝶啶,对弧菌属的菌株有抑菌作用。

【药敏纸片制备】　取 O/129 80mg 溶于 10ml 无水酒精中。吸取此液 lml,加入 200 片直径 6mm 的无菌滤片中,充分浸匀后,35℃烘干备用。每个纸片含 40μg 的 O/129。

【方法】　将被检细菌的蛋白胨水培养物均匀涂布于碱性琼脂平板上,贴上 O/129 纸片于接种区的中央,35℃培养 18~24 小时,观察结果。

【结果】　出现抑菌环为敏感,无抑菌环者为阴性。

(八) 葡萄糖酸氧化试验

【原理】　某些细菌可氧化葡萄糖酸钾,生成 α- 酮基葡萄糖酸。α- 酮基葡萄糖酸是一种还原性物质,可与班氏试剂起反应,出现棕色或砖红色的 Cu_2O 沉淀。

【培养基】　改良 Haynes 培养基(胰胨 1.5g,酵母浸膏 1g,K_2HPO_4 1g,葡萄糖酸钾 40g,水 1000ml,pH7.0,0.068Mpa/cm^2 15min)。

【方法】　取上述培养基 48 小时培养液 1ml,加入班氏定性试剂 1ml,于水中煮沸 10 分钟并迅速冷却,观察结果。

【结果】　出现黄色到砖红色沉淀为阳性;不变色或仍为蓝色为阴性。

(九) 氢氧化钾拉丝试验

【原理】　革兰阴性菌的细胞壁在稀碱溶液中易于破裂,释放出来断裂的 DNA 螺旋,使 KOH 菌悬液呈黏性,可用接种环搅拌后拉出黏丝,而革兰阳性菌在稀碱溶液中没有上述变化。

【方法】　取 1 滴新鲜配制的 4%KOH 水溶液于洁净的玻片上,取新鲜菌落少许,与 KOH 水溶液搅拌均匀,并每隔几秒钟上提接种环,观察能否拉出黏丝。

【结果】　用接种环拉出黏丝者为阳性,仍为混悬液者为阴性。大多数革兰阴性菌于 5~10 秒内出现阳性反应,有的则需 30~45 秒;革兰阳性菌于 60 秒以后仍为阴性。

(王钦玲)

参 考 文 献

1. 郭积燕 . 微生物检验技术 . 第 2 版 . 北京 : 人民卫生出版社 ,2013

2. 刘运德 . 微生物学检验 . 第 2 版 . 北京 : 人民卫生出版社 ,2007

3. 甘晓玲 . 微生物学检验 . 第 3 版 . 北京 : 人民卫生出版社 ,2010

4. 甘晓玲 . 微生物学检验 . 第 4 版 . 北京 : 人民卫生出版社 ,2014

5. 倪语星等 . 临床微生物学检验 . 第 5 版 . 北京 : 人民卫生出版社 ,2014

6. 陈华民 . 微生物检验技术 . 第 1 版 . 北京 : 中国中医药出版社 ,2013

7. 全国卫生专业技术资格考试专家委员会 . 全国卫生专业技术资格考试指导 - 临床医学检验与技术 (士).
   北京 : 人民卫生出版社 ,2014

8. 吕世静、刘新光、孟庆勇 . 临床医学检验技术 (士) 应试指导及历年考点串讲 . 第 6 版 . 北京 : 人民军医出
   版社 ,2013

9. 唐非、黄升海 . 细菌学检验 . 第 2 版 . 北京 : 人民卫生出版社 ,2015

10. 生活饮用水标准检验方法 .GB/T5750-2006. 中华人民共和国卫生部和中国国家标准化管理委员会 ,
    2006.12

11. 食品安全国家标准 .GB4789-2010. 中华人民共和国卫生部 ,2010

12. 公共场所空气微生物检验方法 .GB/T 18204-2013. 中华人民共和国卫生部 ,2013

13. 化妆品卫生规范 . 中华人民共和国卫生部 ,2007

目标测试参考答案

第一章

1. B   2. C   3. D   4. B   5. A   6. D   7. C

第二章

1. C   2. B   3. B   4. C   5. E   6. A   7. D   8. B   9. D   10. A
11. E   12. C   13. A   14. A   15. E   16. C   17. C   18. A   19. E   20. B
21. E   22. B   23. A   24. A   25. E   26. A   27. C   28. B   29. E   30. C
31. E   32. B   33. A   34. D   35. B   36. C   37. C   38. D

第三章

1. D   2. C   3. B   4. B   5. A   6. B   7. C   8. D

第四章

1. B   2. B   3. C   4. D   5. A   6. A   7. E

第五章

1. D   2. C   3. D   4. C   5. C   6. B   7. D   8. E   9. B   10. C

第六章

1. E   2. D   3. A   4. B   5. A   6. A   7. C   8. A   9. B   10. C
11. A   12. B   13. B   14. C   15. E   16. D   17. D   18. A   19. C   20. B
21. E   22. C   23. A   24. A   25. B   26. E   27. E   28. E   29. B   30. D
31. C   32. A   33. B   34. B   35. E   36. E   37. A   38. A   39. B   40. C
41. B   42. E   43. B   44. B   45. E   46. A   47. D   48. B   49. A   50. B
51. ABC   52. ACD

第七章

1. A   2. B   3. A   4. C   5. B   6. C   7. E   8. D   9. A   10. E

第八章

1. E   2. A   3. B   4. D   5. C   6. B   7. B   8. E   9. E   10. C

第九章

1. A   2. B   3. C   4. C   5. A

第十章

1. B   2. C   3. C   4. D   5. B   6. E   7. E   8. D   9. D   10. A
11. C

第十一章

1. C   2. D   3. A   4. C   5. D   6. A

第十二章

1. B   2. E   3. C   4. C   5. A   6. A   7. A   8. C

第十三章

1. E   2. D   3. D   4. C   5. C

第十四章

1. A   2. B   3. C   4. C   5. A

第十五章

1. D   2. A   3. A   4. C   5. B

第十七章

1. D   2. B   3. E   4. C   5. E   6. A   7. B   8. A   9. D   10. C
11. A   12. E   13. B   14. D

《微生物检验技术》教学大纲

一、课程的性质和任务

《微生物检验技术》是中等卫生职业教育医学检验技术专业的一门重要的专业核心课程。本课程根据职业教育对技能型专业人才培养目标的要求，引入行业标准，以检验岗位需求为目标，突出了知识的应用性，主要内容包括细菌、病毒以及其他常见病原微生物的生物学性状、致病性、微生物学检验及防治、临床常见标本的细菌学检验、细菌检验的质量控制、卫生微生物检验等。本课程的主要任务是使学生具有一定的临床微生物检验基础知识和基本技能，能够熟练从事各种临床标本的采集方法及常规检验工作。

二、课程目标

通过本课程的学习，学生能够达到下列要求：

(一) 知识目标和技能目标

1. 具备微生物的基本理论及微生物检验的基本知识。
2. 具备各种常见病原微生物的生物学特性、致病性及检验方法的知识。
3. 具有消毒灭菌和无菌操作基本技术。
4. 具有临床常见标本的细菌学鉴定、药敏及准确及时发出检验报告的能力。

(二) 职业素养目标

1. 具有无菌观念和安全意识。
2. 具有科学的工作态度和严谨细致的工作作风。

三、学时安排

教学内容	学时		
	理论	实验	合计
一、微生物检验概论	1	0	1
二、细菌检验	51	56	107
三、真菌检验	4	2	6
四、病毒检验	6	2	8
五、临床微生物检验	6	8	14
六、卫生微生物检验	4	4	8
合计	72	72	144

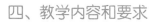

四、教学内容和要求

单元	教学内容	教学要求		教学活动参考	参考学时	
		知识目标	技能目标		理论	实验
微生物检验概论	一、微生物及微生物学检验			理论讲授演示教学讨论教学	1	
	（一）微生物					
	1. 微生物的概念与特点	掌握				
	2. 微生物的分类与命名	熟悉				
	3. 微生物与人类的关系	了解				
	（二）微生物学检验					
	1. 微生物学检验的概念	了解				
	2. 微生物学检验的发展	了解				
	3. 微生物检验的任务及要求	了解				
细菌检验	二、细菌的基本性状			理论讲授案例教学演示教学讨论教学	11	
	（一）细菌的形态与结构					
	1. 细菌的大小与形态	掌握				
	2. 细菌的基本结构	熟悉				
	3. 细菌的特殊结构	掌握				
	（二）细菌的生理					
	1. 细菌的主要理化性状	了解				
	2. 细菌的生长繁殖	熟悉				
	3. 细菌的新陈代谢	掌握				
	（三）细菌与环境					
	1. 细菌的分布	熟悉				
	2. 外界因素对细菌的影响	掌握				
	（四）细菌的遗传和变异					
	1. 细菌的遗传物质	了解				
	2. 常见的细菌变异现象	了解				
	3. 细菌遗传变异在医学上的应用	了解				
	（五）细菌的致病性与感染					
	1. 细菌的致病性	掌握				
	2. 细菌感染的发生与发展	了解				
	3. 抗感染免疫	了解				
	4. 医院感染	熟悉				
	实验1:细菌的基本形态和特殊结构的辨认		熟练掌握	案例分析技能实践		4
	实验2:细菌的分布和消毒灭菌		学会			

337

单元	教学内容	教学要求		教学活动参考	参考学时	
		知识目标	技能目标		理论	实验
细菌检验	三、细菌检验基本技术			理论讲授 案例教学 演示教学 讨论教学	6	
	（一）细菌形态检验技术					
	1. 染色标本镜检	掌握				
	2. 不染色标本镜检	了解				
	3. 其他显微镜检查	了解				
	（二）细菌接种与培养技术					
	1. 培养基	了解				
	2. 接种工具与无菌技术	熟悉				
	3. 常用的接种方法	掌握				
	4. 细菌的培养方法	掌握				
	5. 细菌的生长现象	掌握				
	（三）细菌生化鉴定技术					
	1. 糖（醇）类代谢试验	掌握				
	2. 蛋白质和氨基酸的代谢试验	掌握				
	3. 碳源利用试验	掌握				
	4. 酶类试验	掌握				
	5. 复合生化试验	掌握				
	（四）细菌的其他鉴定技术					
	1. 免疫学鉴定	熟悉				
	2. 药敏鉴定试验	熟悉				
	3. 毒素检测	了解				
	实验3：不染色标本检查法		学会	案例分析 技能实践		12
	实验4：革兰染色技术		熟练掌握			
	实验5：抗酸染色技术		熟练掌握			
	实验6：玻璃器皿的准备和培养基的制备		学会			
	实验7：细菌的接种和培养技术		熟练掌握			
	实验8：常见的细菌生化反应试验和结果判定		熟练掌握			
	四、细菌对抗菌药物敏感性检验			理论讲授 案例教学 演示教学 讨论教学	2	
	（一）基本概念	掌握				
	（二）抗菌药物敏感试验方法					
	1. 纸片扩散法	掌握				
	2. 稀释法	了解				
	3. E-test 法	了解				
	4. 联合药物敏感试验	熟悉				
	（三）细菌的耐药性检查	了解				
	实验9：细菌药敏试验		熟练掌握	技能实践		2

单元	教学内容	教学要求		教学活动参考	参考学时	
		知识目标	技能目标		理论	实验
细菌检验	五、病原性球菌检验			理论讲授 案例教学 项目教学 演示教学 讨论教学	6	
	（一）葡萄球菌属					
	1. 生物学特性	掌握				
	2. 临床意义	熟悉				
	3. 微生物学检验	掌握				
	（二）链球菌属					
	1. 生物学特性	掌握				
	2. 临床意义	熟悉				
	3. 微生物学检验	掌握				
	（三）肠球菌属					
	1. 生物学特性	掌握				
	2. 临床意义	熟悉				
	3. 微生物学检验	掌握				
	（四）奈瑟菌属					
	1. 生物学特性	掌握				
	2. 临床意义	熟悉				
	3. 微生物学检验	掌握				
	实验10：葡萄球菌的检验		熟练掌握	案例分析 技能实践		12
	实验11：链球菌的检验		熟练掌握			
	实验12：肠球菌的检验		熟练掌握			
	实验13：奈瑟菌的检验		熟练掌握			
	六、革兰阴性需氧和兼性厌氧杆菌检验			理论讲授 案例教学 项目教学 演示教学 讨论教学	10	
	（一）肠杆菌科					
	1. 概述	熟悉				
	2. 埃希菌属	掌握				
	3. 沙门菌属	掌握				
	4. 志贺菌属	掌握				
	5. 克雷伯菌属	掌握				
	6. 变形杆菌属	掌握				
	7. 肠杆菌属	掌握				
	8. 其他常见肠杆菌科细菌	了解				
	实验14：埃希菌属的检验		熟练掌握	案例分析 技能实践		14
	实验15：沙门菌属的检验		熟练掌握			
	实验15：肥达试验		熟练掌握			
	实验16：志贺菌属的检验		熟练掌握			
	实验17：克雷伯菌属、变形杆菌属的检验		熟练掌握			

续表

单元	教学内容	教学要求		教学活动参考	参考学时	
		知识目标	技能目标		理论	实验
	(二)弧菌科			理论讲授 案例教学 项目教学 演示教学 讨论教学	6	
	1. 弧菌属	掌握				
	2. 气单胞菌属	了解				
	3. 邻单胞菌属	了解				
	(三)非发酵革兰阴性杆菌					
	1. 假单胞菌属	掌握				
	2. 不动杆菌属	掌握				
	3. 产碱杆菌属	掌握				
	(四)其他革兰阴性苛养菌					
	1. 嗜血杆菌属	熟悉				
	2. 鲍特菌属	熟悉				
	3. 军团菌属	熟悉				
	4. 布鲁菌属	熟悉				
	5. 弯曲菌属	熟悉				
	6. 螺杆菌属	熟悉				
	实验18:弧菌的检验 实验19:非发酵菌的检验		熟练掌握 熟练掌握	案例分析 技能实践		4
细菌检验	七、革兰阳性需氧和兼性厌氧杆菌检验			理论讲授 案例教学 演示教学 讨论教学	2	
	(一)革兰阳性无芽胞杆菌					
	1. 白喉棒状杆菌	掌握				
	2. 产单核李斯特菌	了解				
	(二)革兰阳性需氧芽胞杆菌					
	1. 炭疽芽胞杆菌	掌握				
	2. 蜡样芽胞杆菌	了解				
	实验20:白喉棒状杆菌的检验 实验21:需氧芽胞杆菌的检验		学会 学会	技能实践		2
	八、分枝杆菌属细菌检验			理论讲授 案例教学 项目教学 演示教学 讨论教学	2	
	(一)结核分枝杆菌					
	1. 生物学性状	掌握				
	2. 临床意义	熟悉				
	3. 微生物学检验	掌握				
	(二)麻风分枝杆菌	了解				
	(三)非典型分枝杆菌	了解				
	实验22:结核分枝杆菌的检验		熟练掌握	案例分析 技能实践		2

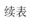

续表

单元	教学内容	教学要求		教学活动参考	参考学时	
		知识目标	技能目标		理论	实验
细菌检验	九、厌氧菌检验			理论讲授案例教学项目教学演示教学讨论教学	2	
	（一）概述	掌握				
	（二）梭菌属					
	1. 破伤风芽胞梭菌	熟悉				
	2. 产气荚膜梭菌	熟悉				
	3. 肉毒梭菌	熟悉				
	（三）无芽胞厌氧杆菌	了解				
	（四）无芽胞厌氧球菌	了解				
	实验23：厌氧菌的检验		学会	技能实践		2
	十、其他原核细胞型微生物检验			理论讲授案例教学项目教学演示教学讨论教学	4	
	（一）螺旋体					
	1. 钩端螺旋体	熟悉				
	2. 梅毒螺旋体	掌握				
	3. 其他常见螺旋体	了解				
	（二）支原体					
	1. 生物学特性	熟悉				
	2. 临床意义	熟悉				
	3. 微生物学检验	掌握				
	（三）衣原体	熟悉				
	（四）立克次体	了解				
	（五）放线菌					
	1. 衣氏放线菌	熟悉				
	2. 星形诺卡菌	了解				
	实验24：螺旋体、支原体、衣原体的检验		学会	技能实践		2
真菌检验	十一、真菌的基本性状			理论讲授案例教学项目教学演示教学讨论教学	4	
	（一）真菌的形态与结构					
	1. 单细胞真菌	熟悉				
	2. 多细胞真菌	熟悉				
	（二）真菌的繁殖与培养					
	1. 真菌的培养	熟悉				
	2. 真菌的繁殖	了解				
	（三）真菌与环境	了解				
	十二、常见病原性真菌检验					
	（一）浅部感染真菌					
	1. 皮肤癣真菌	熟悉				
	2. 表面感染真菌	了解				
	3. 皮下组织感染真菌	了解				
	（二）深部感染真菌					
	1. 白色念珠菌	掌握				
	2. 新型隐球菌	熟悉				
	3. 其他常见真菌	了解				
	实验25：真菌的检验		熟练掌握	技能实践		2

单元	教学内容	教学要求		教学活动参考	参考学时	
		知识目标	技能目标		理论	实验
	十三、病毒的基本性状及检验			理论讲授 案例教学 项目教学 演示教学 讨论教学	2	
	（一）病毒概述					
	1. 病毒的形态与结构	掌握				
	2. 病毒的增殖	掌握				
	3. 病毒的异常增殖与干扰现象	熟悉				
	4. 病毒的抵抗力	熟悉				
	5. 病毒的感染	熟悉				
	6. 病毒的致病机制	了解				
	7. 抗病毒免疫	了解				
	8. 病毒感染的防治原则	了解				
	（二）病毒的检验					
	1. 标本的采集与运送	熟悉				
	2. 病毒的分离培养	熟悉				
	3. 病毒实验室检查	熟悉				
病毒检验	十四、常见病毒检验			理论讲授 案例教学 项目教学 演示教学 讨论教学	4	
	（一）呼吸道病毒					
	1. 流行性感冒病毒	掌握				
	2. 其他呼吸道病毒	了解				
	（二）肠道病毒					
	1. 肠道病毒的共同特征	掌握				
	2. 肠道病毒的主要种类及致病	熟悉				
	3. 轮状病毒	了解				
	（三）肝炎病毒					
	1. 甲型肝炎病毒	熟悉				
	2. 乙型肝炎病毒	掌握				
	3. 丙型肝炎病毒	掌握				
	4. 其他肝炎病毒	了解				
	（四）逆转录病毒					
	1. 生物学特性	掌握				
	2. 临床意义	熟悉				
	3. 实验室检验	掌握				
	（五）其他病毒					
	1. 疱疹病毒	熟悉				
	2. 虫媒病毒	了解				
	3. 朊粒及其他病毒	了解				
	实验26：乙型肝炎表面抗原的检测		熟练掌握	案例分析 技能实践		2

续表

单元	教学内容	教学要求		教学活动参考	参考学时	
		知识目标	技能目标		理论	实验
临床微生物检验	十五、临床常见标本的细菌学检验			理论讲授 案例教学 项目教学 演示教学 讨论教学	4	
	（一）概述					
	1. 临床标本的采集、送检与处理原则	掌握				
	2. 培养基的选择	熟悉				
	3. 细菌学检验的基本流程	掌握				
	4. 细菌学检验报告原则	掌握				
	（二）临床常见标本的细菌学检验					
	1. 血液及骨髓标本的细菌学检验	掌握				
	2. 脑脊液标本的细菌学检验	掌握				
	3. 尿液标本细菌学检验	掌握				
	4. 粪便标本的细菌学检验	掌握				
	5. 痰液标本的细菌学检验	掌握				
	6. 脓液标本的细菌学检验	掌握				
	实验27：粪便标本的细菌学检验 实验28：脓标本的细菌学检验		熟练掌握 熟练掌握	案例分析 技能实践		6
	十六、微生物检验的微型化和质量控制			理论讲授 演示教学 讨论教学	2	
	（一）微生物检验的微型化和自动化					
	1. 微生物数码鉴定法	熟悉				
	2. 自动化血液培养检测系统	熟悉				
	3. 自动化的微生物鉴定和药敏试验分析系统	熟悉				
	（二）微生物检验的质量控制					
	1. 室内质量控制	熟悉				
	2. 室间质量评价	熟悉				
	实验29：细菌的微量生化反应鉴定		熟练掌握	技能实践		2
卫生微生物检验	十七、卫生微生物检验			理论讲授 案例教学 项目教学 演示教学 讨论教学	4	
	（一）水的微生物学检验	熟悉				
	（二）食品的微生物学检验	熟悉				
	（三）空气的微生物学检验	了解				
	（四）化妆品的微生物学检验	了解				
	实验30：水样的卫生细菌学检验 实验31：食品的卫生细菌学检验		学会 学会	案例分析 技能实践		4

五、说明

（一）教学安排

本课程主要供中等卫生职业教育医学检验技术专业教学使用，第三、四学期开设，总学

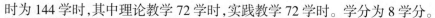

时为 144 学时,其中理论教学 72 学时,实践教学 72 学时。学分为 8 学分。

（二）教学要求

1. 本课程对知识部分教学目标分为掌握、熟悉、了解三个层次。掌握是指对基本知识、基本理论有较深刻的认识,并能综合、灵活地运用所学的知识解决实际问题。熟悉是指能够领会概念、原理的基本含义,解释现象。了解是指对基本知识、基本理论能有一定的认识,能够记忆所学的知识要点。

2. 本课程重点突出以岗位胜任能力为导向的教学理念,在技能目标分为熟练掌握和学会两个层次。熟练掌握是指能独立、规范地解决实践技能问题,完成实践技能操作。学会是指在教师的指导下能初步实施实践技能操作。

（三）教学建议

1. 本课程依据医学检验技术岗位的工作任务、职业能力要求,强调理论实践一体化,突出"做中学、学中做"的职业教育特色,根据培养目标、教学内容和学生的学习特点以及执业资格考试要求,提倡项目教学、案例教学、任务教学等方法,利用校内外实训基地,将学生的自主学习、合作学习和教师引导教学等教学组织形式有机结合。

2. 教学过程中,可通过测验、技能考核和理论考试等多种形式对学生的职业素养、专业知识和技能进行综合测评。应体现评价主体的多元化,评价过程的多元化,评价方式的多元化。评价内容不仅关注学生对知识的理解和技能的掌握,更要关注学生将知识运用于在临床实践中解决实际问题的能力水平,重视职业素质的形成。